总主编 李宏军

感染与炎症放射学
心 胸 卷

主 编 刘晶哲 李 莉

科学出版社

北京

内 容 简 介

本书介绍了胸部和心脏大血管中与感染性疾病相关的病原体（细菌、真菌、病毒、寄生虫等）感染及自身免疫性或炎症性疾病。每种疾病均系统介绍了其临床特点、病原体或病理特征、影像学表现、诊断要点、鉴别诊断及研究现状与进展，并配有典型病例和影像图片。希望本书能够帮助影像科医师和临床医师全面了解胸部及心血管系统感染与炎症疾病的临床 - 病理 - 影像特点，提高诊断和鉴别诊断能力。

本书可供影像科医师、医学生，呼吸科、感染科、风湿免疫科医师及相关专业人员参考和学习。

图书在版编目（CIP）数据

感染与炎症放射学·心胸卷 / 李宏军总主编；刘晶哲，李莉本册主编 . —北京：科学出版社，2022.6
ISBN 978-7-03-072412-0

Ⅰ . ①感… Ⅱ . ①李… ②刘… ③李… Ⅲ . ①感染 - 疾病 - 放射医学②炎症 - 疾病 - 放射医学③心脏外科学 - 影像诊断④胸腔外科学 - 影像诊断 Ⅳ . ① R81 ② R65

中国版本图书馆 CIP 数据核字（2022）第 092468 号

责任编辑：丁慧颖 / 责任校对：张小霞
责任印制：肖 兴 / 封面设计：吴朝洪

科 学 出 版 社 出版

北京东黄城根北街 16 号
邮政编码：100717
http://www.sciencep.com

北京九天鸿程印刷有限责任公司 印刷
科学出版社发行 各地新华书店经销
*
2022 年 6 月第 一 版 开本：889×1194 1/16
2022 年 6 月第一次印刷 印张：22 1/2
字数：620 000
定价：228.00 元
（如有印装质量问题，我社负责调换）

总主编简介

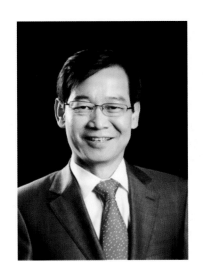

李宏军 医学博士，主任医师、教授，博士生导师。现任首都医科大学附属北京佑安医院医学影像中心主任，首都医科大学医学影像学系副主任。北京市首批"十百千"卫生人才。北京市首批"215"高层次卫生人才学科（骨干）带头人。*Radiology of Infectious Diseases* 主编，*BMC Neurology* 副主编。中华放射学分会传染病学组组长，中国医师协会放射医师分会感染影像专业委员会主任委员，中国研究型医院学会感染与炎症放射学专业委员会主任委员，中国性病艾滋病防治协会感染（传染病）影像工作委员会主任委员，北京影像诊疗技术创新联盟理事长。

主要从事感染与炎症影像诊断研究，培养博士、硕士研究生 20 余名。近年承担课题 10 余项，其中国家科技重大专项 1 项，国家自然科学基金重点项目 1 项、面上项目 2 项。主编教材 2 部，主编中英文专著 28 部，主译专著 3 部，英文专著总下载量达到 16 万次。主编的 *Radiology of HIV/AIDS*，*Radiology of Infectious Diseases 1-2* 分别获得 2014 和 2015 年度"输出版优秀图书奖"、2017 年获得国家新闻出版广电总局"普遍奖励"。发表论文 200 余篇，其中 SCI 文章 60 余篇。获国家发明专利 2 项，知识产权登记 16 项。获中华医学科技奖等省部级奖项 9 项。获北京市总工会授予的"名师带徒"称号；所带领的科研团队由北京市医院管理局授予"科技创新培育团队"称号，并由北京市总工会与北京市科学技术委员会联合授予"市级职工创新工作室"称号。

主编简介

刘晶哲 主任医师，教授。清华大学第一附属医院（北京华信医院）放射科主任兼核医学科主任。长期从事医学影像临床、教学及科研工作，擅长心血管及胃肠道影像诊断，主持或参与多项科研基金项目，以第一或通讯作者身份发表论文20余篇。合作主编、主译、参编专著多部。主持国家级和北京市级继续教育项目。影像临床试验基地PI。

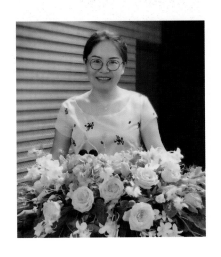

担任北京医学会放射学分会委员，中国心胸血管麻醉学会放射影像与影像工程分会常务委员，中国医学救援协会影像分会常务委员，中国研究型医院学会心血管影像专业委员会常务委员，北京医学教育协会理事，北京朝阳区青年联合会委员。实验动物技术专家（高级）。《中华放射学杂志》审稿专家和《中国研究型医院杂志》编委。

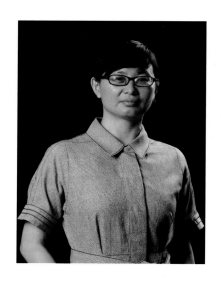

李　莉　医学博士，副主任医师。现任职于首都医科大学附属北京佑安医院。担任中华医学会放射学分会传染病学组委员，中国研究型医院学会感染与炎症放射学专业委员会常务委员，中国艾滋病性病防治协会感染放射学分会常务委员，北京医学会放射学分会内分泌与风湿病学组委员，北京影像诊疗技术创新联盟理事会常务理事，*Radiology of Infectious Disease* 期刊编委。

主要从事传染病影像诊断、科研及教学工作，擅长胸部、腹部传染病的影像诊断。发表论文 30 余篇，并参与包虫病、艾滋病、结核病和新型冠状病毒肺炎等重大传染病影像学诊断专家共识的编写工作。联合主编或副主编、参编中英文医学影像学专著及教材 20 余部。参与国家科技重大专项和国际合作重点研发专项等多项国家级及省部级科研基金项目。2019 年被北京市总工会授予"名师带徒"称号（徒弟）。

《感染与炎症放射学》编委会

《感染与炎症放射学·心胸卷》编写人员

主　　编　刘晶哲　李　莉

副 主 编　许玉峰　李　萍　侯　阳

编　　者　（以姓氏汉语拼音为序）

陈　枫　首都医科大学附属北京佑安医院

陈疆红　首都医科大学附属北京友谊医院

陈婷婷　哈尔滨医科大学附属第二医院

陈旭姣　中国医科大学附属盛京医院

党玉雪　中国医科大学附属盛京医院

樊婷婷　哈尔滨医科大学附属第二医院

付莉伟　哈尔滨医科大学附属第二医院

管　莹　哈尔滨医科大学附属第二医院

郭应林　哈尔滨市太平区人民医院

侯　阳　中国医科大学附属盛京医院

黄仁军　苏州大学附属第一医院

孔丽丽　烟台业达医院

李　莉　首都医科大学附属北京佑安医院

李　萍　哈尔滨医科大学附属第二医院

李桂英　北京老年医院

李宏军　首都医科大学附属北京佑安医院

李慧敏　内蒙古自治区人民医院

李世杰　哈尔滨医科大学附属肿瘤医院

李勇刚　苏州大学附属第一医院

刘　钊　首都医科大学附属北京佑安医院

刘白鹭　哈尔滨医科大学附属第二医院

刘晶哲　清华大学第一附属医院（北京华信医院）

刘丽丽　哈尔滨医科大学附属第二医院

刘宜平　哈尔滨医科大学附属第一医院

刘宇鹏　秦皇岛市第一医院

卢亦波　南宁市第四人民医院

吕哲昊　哈尔滨医科大学附属第一医院

马　跃　中国医科大学附属盛京医院

马明明　北京大学第一医院

马全美　中国医科大学附属盛京医院

牡　丹　南京大学医学院附属鼓楼医院（南京鼓楼医院）

任美吉　首都医科大学附属北京佑安医院

尚　靳　中国医科大学附属盛京医院

宋富桂　天津市第五中心医院

隋　时　中国医科大学附属盛京医院

滕　跃　苏州大学附属第一医院

田靖一　北京水利医院

万秋霞　哈尔滨医科大学附属第二医院

王　岑　北京核工业医院

王　可　北京大学第一医院

王东奎　哈尔滨医科大学附属第一医院

王海波　哈尔滨医科大学附属第二医院

许美玲　哈尔滨医科大学附属第二医院

许玉峰　北京大学第一医院

杨旭华　牡丹江市康安医院

张　琦　哈尔滨医科大学附属第一医院

张极峰　哈尔滨医科大学附属第二医院

张宪贺　哈尔滨医科大学附属第二医院

朱静芬　苏州大学附属第一医院

朱晓龙　河北北方学院附属第一医院

编写秘书　王海波　吕哲昊

序

随着现代社会经济的飞速发展，人们的生活方式及人口流动发生改变，感染与炎症疾病对人类生存和社会经济发展的影响日益显著。国家卫健委发文强调全国二级以上医院需要成立感染性疾病科及感染控制办公室，空前重视感染性疾病对人类健康的危害。近30年来，医学影像学诊疗技术的发展极大地促进了现代诊疗模式的改变。现代医学对医学影像技术的高度依赖，赋予了医学影像学专业在感染与炎症疾病的诊断与鉴别诊断领域的重要使命。

在长期的临床实践及科学研究过程中，我和我的团队认识到，正是因为人们忽视和缺乏对感染与炎症疾病的重点学科体系建设及系统理论体系、规范指南的研究，严重影响了患者的诊疗质量及效果，造成了临床抗生素的滥用，影响了患者健康和生存质量，加重了家庭及社会的经济负担。基于以上考虑，本书汇集中华医学会放射学分会传染病学组、中国医师协会放射医师分会感染影像专业委员会、中国研究型医院学会感染与炎症放射学专业委员会、中国性病艾滋病防治协会感染（传染病）影像工作委员会、中国医院协会传染病医院分会传染病影像学组和北京影像诊疗技术创新联盟等学（协）会的众多专家、学者，整合全国的感染与炎症疾病的临床资源，系统总结感染与炎症疾病的影像学特征、演变规律；揭示感染与炎症疾病的病理基础，提出感染与炎症疾病的影像诊断与鉴别诊断要点。我相信本套图书的出版将促进我国感染与炎症疾病的防控、合理用药及放射影像诊断方面的学术发展，有效服务于临床的精确诊疗。

本套图书首次以感染与炎症放射学为主题进行系统理论阐述。共分为6卷，包括颅脑脊髓卷、头颈卷、心胸卷、腹盆卷、骨肌卷和儿童卷。内容涵盖与感染性疾病相关的四大类病原体（细菌、真菌、病毒、寄生虫）感染及自身免疫性疾病等炎症性疾病。

本套图书具有三大特色：①贴近临床，病种齐全，涵盖临床常见、多发和罕见的感染与炎症疾病；②资料完整，注重诊断的客观依据，尤其是病例和影像图片的完整性、代表性、连续性和真实性；③绝大部分资料来源于编者的临床经验和积累，小部分资料得到国际同道的授权，整体吸收和引用国内外最新研究成果，图书的编排形式和内容均使人耳目一新。

为了本套图书的顺利出版，我们成立了顾问委员会和专家委员会，科学设计，系统论证，从设计大纲到修改成稿历时1年余。在出版中文版的同时，Springer出版集团将发行英文版。编委会高度重视，先后多次组织编委集中进行写作规范化培训，讲解专业审稿、定稿等流程，抽调专人组织审核、修稿与补充。作为本书的总主编，我对此表示衷心感谢！同时，对参与本书编写的全国传染病影像学团队成员所付出的努力表示衷心的感谢。

面对目前感染与炎症疾病防治的严峻形势，这套专著的出版将作为向感染与炎症疾病宣战的又一有力武器，为提升医生的诊疗水平，改善病人的生存质量，延长病人的生命发挥重要的作用。

科学发展的过程也是人们逐步认识完善的过程，偏失在所难免，敬请同道不吝赐教，期待日臻完善。

李宏军
首都医科大学附属北京佑安医院医学影像中心
2019 年 11 月

前　言

　　感染与炎症疾病在临床上很常见，二者具有共同的炎症反应和器官功能障碍，在临床中具有较多相似性。例如，感染和炎症都可以引起发热，被一些低毒力病原体感染时，患者并不伴有明显的感染中毒症状，而大动脉炎也可以出现高热，但并不一定有感染。感染与非感染性炎症性疾病有时可以同时存在，如结缔组织病患者免疫功能下降或药物作用时也会出现感染。感染和非感染性炎症性疾病的复杂性与个体差异性，使得两者的诊断和鉴别诊断成为临床的重点与难点，需要在结合临床表现、实验室检查、影像学和病原学检查等信息的基础上做出综合诊断。

　　本书作为《感染与炎症放射学》（多卷本）中的一卷，内容涵盖胸部和心脏大血管中与感染性疾病相关的病原体（细菌、真菌、病毒、寄生虫等）感染及自身免疫性或炎症性疾病。通过介绍疾病的临床特点、病理表现和影像特征，力求以简洁的语言与精炼的内容对各种感染和炎症疾病进行详细的阐述和讲解，同时配有大量典型的病例图片，力求做到图文并茂，加深读者对疾病的认识和理解。每章中均简明扼要地总结了诊断要点和鉴别诊断，有助于广大读者快速查看。最后把每种疾病的研究现状与进展介绍给读者，力求知识更新、与时俱进。

　　本书邀请了国内数十位胸部和心血管影像专家参与编写，由各位编者结合多年临床经验，并吸收和引用国内外最新研究成果编写而成，凝结着每一位编者的智慧和心血。本卷的编写也得到丛书总主编李宏军教授的大力支持和协助，在此表示深深的敬意和感谢。本书内容丰富，条理清晰且实用，希望能够为影像科和临床医师提供帮助。

　　由于编者水平有限，书中难免有不妥之处，希望各位读者和同道批评指正，并提出宝贵意见和建议，以便再版时更正。

刘晶哲

2022 年 5 月 10 日

目 录

第一篇　心胸感染与炎症疾病总论

第二篇　胸部感染性疾病

第三篇　胸部非感染性炎症性疾病

第四篇　心脏大血管感染性疾病

第五篇　心脏大血管炎症性疾病

心胸感染与炎症疾病总论

第一章　心胸感染与炎症疾病概述

第一节　感染与炎症

炎症（inflammation）指具有血管系统的活体组织对感染和非感染损伤因子所产生的识别、清除和修复的防御反应。炎症依据病程分为急性炎症（＜3周）、亚急性炎症（3周～2个月）和慢性炎症（＞2个月）。凡能引起组织损伤的因素都可成为炎症的原因，包括：①物理因素，如高热、低温、放射线及紫外线等；②化学因素，如外源性酸、碱的腐蚀刺激及由机体内源产生的一些化学毒物等；③机械因素，如切割、挤压、撞击；④致病微生物感染，当机体发生微生物感染后，体内也会产生免疫反应，除感染部位出现红、肿、热、痛等表现外，通常也会有发热等情况；⑤免疫反应，如各型变态反应均能造成组织和细胞的损伤而引起炎症[1, 2]。

感染（infection）是指病原体与宿主免疫系统间相互作用所呈现的病理生理变化。病原体引起严重的病理损伤，出现明显的临床症状，为显性感染；不出现明显临床症状则称为隐性感染。感染还可以表现为潜伏感染和携带状态，潜伏感染是指病原体以隐伏状态寄生于宿主细胞内的一种感染，该状态多发生在显性感染或隐性感染后，在一定条件下潜伏的病原体可被激活，重新引起临床感染；携带状态是指临床感染表现消失后，病原体在机体的存留状态[2]。

因此从概念上来讲，感染可引起炎性反应，也是引起炎症的重要原因之一，但炎症并不完全由感染引起，而潜伏感染及携带状态也可以不引起炎症。

第二节　胸部感染与炎症疾病

炎症是机体对各种刺激产生的自我防御反应，也是临床上众多感染性和非感染性疾病发生发展过程中所具有的共同的病理学特征[3]。感染性疾病是指病原体侵入人体后，在组织、体液或细胞中增殖，引起炎症或器官功能障碍的疾病总称。由于气道和肺与外界相通，因此容易受到病原体的影响而发生感染。肺感染，临床上也称为感染性肺炎，根据其临床表现、病原体或解剖学特点可以有多种分类方法。按照患病环境可以分为社区获得性肺炎（community acquired pneumonia，CAP）和医院获得性肺炎（hospital acquired pneumonia，HAP）；按照患者免疫状态可以分为免疫功能正常人群肺感染和免疫功能低下人群肺感染。按照肺感染的解剖特征主要分为大叶性肺炎、支气管肺炎与间质性肺炎，少见的还包括支气管炎、脓毒性肺栓塞、粟粒性肺感染和肺脓肿。按照病原体可分为细菌性肺炎、病毒性肺炎、支原体肺炎、衣原体肺炎和真菌性肺炎，以及肺寄生虫病等。

非感染性炎症是指病原体以外的各种刺激引起的机体炎症或器官功能障碍的一系列疾病总称。非感染性炎症在胸部也很常见。结缔组织病是一类多系统受累的自身免疫异常的慢性炎性疾病，包括类风湿关节炎、系统性红斑狼疮（systemic lupus erythematosus，SLE）、干燥综合征、硬皮病、皮肌炎和混合性结缔组织病等，常累及肺部和心脏而出现相应的临床症状和影像学表现。特发性间质性肺炎（idiopathic interstitial pneumonia，IIP）是一组原因不明的以弥漫性肺泡炎和肺泡结构紊乱导致肺纤维化为特征的间质性肺疾病，间质性肺炎的许多患者病因不明，不同病理类型与不同病因有一定相关性。多种原因引起的炎性嗜酸细胞在肺泡腔及邻近间质组织的聚集也可以引起炎症，称为嗜酸细胞性肺病。药物和放射线同样也可以引起肺组织损伤而产生炎症。在临床上除病原体外，还有很多引起肺部急性或慢性炎症的疾病，有些疾病病因和发病机制尚不明确，有些疾病有明确的致病因素，正确认识肺部炎症的临床特点、影像学表现和病因对患者诊疗至关重要。

感染和非感染性炎症具有共同的炎症反应和器官功能障碍，在临床中可能具有较多相似性。例如，感染和非感染性炎症都可以有发热症状，在一些低毒力病原体感染或慢性感染时，患者并不伴有明显的感染中毒症状，与非感染性炎症性疾病鉴别困难。虽然微生物标本培养是诊断感染的"金标准"，但阳性率相对较低，有时也不能完全依赖微生物培养。

感染与非感染性疾病有时可以同时存在，许多弥漫结缔组织病患者由于免疫功能下降或药物作用同时会出现感染，肺和上呼吸道是最常见的感染部位，致病微生物种类也有很多种，包括各种细菌、真菌和病毒等。

由于感染与非感染性炎症的复杂性和个体差异性，有时二者的诊断和鉴别诊断是临床的重点与难点，需要在结合临床、实验室检查、影像和病原体检查等信息的基础上做出综合诊断。

第三节　胸部感染与炎症疾病发病机制

微生物可以通过3种途径到达肺部：气道吸入、血行播散和肺外病变直接蔓延。吸入或误吸污染空气或感染性口咽分泌物是最常见的感染途径。直接吸入被认为是结核分枝杆菌、地方性真菌、支原体、军团菌和许多呼吸道病毒感染肺部的重要途径。医院获得性肺炎细菌进入呼吸道的途径包括微量吸入含有致病菌的口咽分泌物，误吸胃内容物，吸入已被污染的气雾剂，远处血行播散及邻近感染灶的直接侵入，从气管插管直接进入等，其中以微量吸入含有致病菌的口咽分泌物最常见。

病原体进入肺内后肺组织的反应和由此产生的影像学表现取决于病原体的毒力、病原体的数量及宿主的防御和免疫功能。肺宿主防御机制分为先天性或非特异性（如机械屏障和吞噬功能）

和获得性或特异性（如细胞介导的防御免疫和体液免疫）。上呼吸道是解剖上的第一道防线，气管、支气管和终末细支气管的纤毛与黏液组成机械屏障，机械清除受吸入的感染物和尘埃的物理性质影响。直径大于10μm的颗粒在上呼吸道（鼻咽部）被滤掉，5～10μm的颗粒可到达气管支气管，被黏液-纤毛清除。只有1～2μm的颗粒可以到达肺泡。病原体到达肺远端后，肺的吞噬功能主要由单核细胞、巨噬细胞和多形核细胞完成。肺泡巨噬细胞是肺泡水平防御的第一道防线，如果病原体数量和毒力大或巨噬细胞功能受损，则巨噬细胞充当抗原提呈细胞，将病原体加工处理并呈递给T细胞和B细胞，诱发获得性免疫，获得性免疫包括体液免疫和细胞免疫两大类。免疫应答是把"双刃剑"，恰当的免疫应答是保护性的，发挥免疫防御、免疫自稳与免疫监视功能。不恰当的免疫应答可介导病理性损伤，如应答过高会产生剧烈的全身炎症反应或过敏反应，而应答过低则容易诱发严重感染[4]。

第四节　感染与结缔组织病的关系

长期以来，感染被认为与结缔组织病有关，一个最重要的推测是感染可能通过影响免疫调节功能而诱导特异性免疫应答。病原体感染在结缔组织病发病机制中的作用正日益引起研究者的关注。目前比较公认的是分子模拟学说，即病原体的成分与自身抗原有着相似表位，机体内可能存在同时识别自身抗原表位及病原体表位的抗原受体，在无相关病原体感染的情况下，这些潜在的自身反应性淋巴细胞会受制于外周免疫耐受机制。但是，被病原体感染时，在其导致的炎症环境中可能有相当多的交叉反应性病原体表位被提呈，可能会打破外周免疫耐受，并启动自身反应性淋巴细胞的活化，引起免疫病理损伤。感染通常发生在结缔组织病临床症状出现的数年前，其在结缔组织病中参与了打破免疫耐受和诱导自身免疫反应等过程[5]。EB病毒是全世界广泛流行的一种疱疹病毒，主要通过唾液传播，原发EB病毒感染期间有细胞免疫和体液免疫参与。研究表明，EB病毒感染与系统性红斑狼疮、类风湿关节炎、干燥综合征和系统性硬化的发病相关。另有研究发现，结核分枝杆菌可能启动或活化自身反应性细胞而产生大量自身抗体，引起自身免疫疾病[6]。

结缔组织病患者往往有严重的免疫功能紊乱和广泛的免疫病理损伤，导致机体针对外界病原体感染的抵抗机制的紊乱和低效，给病原体入侵提供了较为便利的途径。结缔组织病常用治疗药物包括糖皮质激素、细胞毒免疫抑制剂及某些生物制剂等，这些药物都在一定程度上降低了抗感染免疫力，增加了感染的风险。因此各种病原体感染成为结缔组织病的常见并发症。有报道称，33.2% 的 SLE 患者主要死于感染，感染已成为我国 SLE 患者目前死亡的首位原因[7]。

感染无论作为结缔组织病的致病因素之一，还是作为结缔组织病的重要并发症，二者都有密切联系，在临床和影像诊断中要正确理解二者的关系。

第五节　心脏大血管感染与炎症疾病

心脏大血管的炎症病变可以由感染和非感染因素引起。感染性心内膜炎指因各种病原体感染而产生的心瓣膜或心室壁内膜、腱索、人工瓣、植入物等炎症。风湿性心脏病是由 A 组乙型链球菌感染的自身免疫反应引发的心脏炎症和瘢痕形成。风湿性心内膜病变、先天性心脏病、老年退行性心瓣膜病和人工瓣膜置换术等结构性心脏异常是发生感染性心内膜炎的易感因素。

心肌炎（myocarditis）是心肌局限性或弥漫性的急性或慢性炎症病变。心肌炎的病因可分为感染性心肌炎、免疫介导性心肌炎和中毒性心肌炎。感染性心肌炎（infective myocarditis）中最常见的病原体为病毒。免疫介导性心肌炎可继发于一些自身免疫性疾病，如系统性红斑狼疮、类风湿关节炎等。

心包炎（pericarditis）是由多种因素引起的心包脏层、壁层的炎性病变。根据病因可分为感染性心包炎及非感染性心包炎。感染性心包炎（infective pericarditis）可以由病毒、细菌等多种病原体侵犯心包而引起。急性心包炎大部分由感染所致，急性心包炎首次发作后，发生复发性心包炎的概率为 15%～30%，复发性心包炎的病因尚未完全明确，普遍认为免疫介导的机制在发病中可能起主要作用。大多数患者并没有明确的病原学依据，血清中存在非特异性心肌抗体，称为特发性复发性心包炎，是其中最主要的类型。一部分复发性心包炎患者中存在感染，尤其是病毒感染最常见。

由病原微生物感染致主动脉壁局部破坏，管腔局限性扩张形成假性动脉瘤（pseudoaneurysms），目前临床上常称为感染性主动脉炎（infectious aortitis）或感染性动脉瘤（infected aneurysm）。感染性动脉瘤占所有主动脉瘤的 0.7%～2.6%，该病临床误诊率高、并发症多、预后差，主要致死原因为感染所致的动脉瘤破裂出血及全身性感染并发症。炎症性肉芽肿性血管炎可以累及不同的血管，包括主要累及主动脉及其主要分支的大血管炎，累及中小动脉的结节性多动脉炎，累及小血管的 ANCA 相关性血管炎。

（刘晶哲）

参 考 文 献

[1] 刘军. 对全身性感染免疫与炎症关系的思考. 中华急诊医学杂志, 2017, 26（11）: 1230-1235.

[2] 陈杰, 李甘地. 病理学. 北京: 人民卫生出版社, 1990.

[3] 申川, 马路园, 赵彩彦. 感染与非感染之惑的思考与临床实践. 内科急危重症杂志, 2018, 24（3）: 185-187.

[4] 肖贞良, 钱桂生, 夏前明. 肺非特异性防御机制的研究进展. 免疫学杂志, 2001, 17（Z1）: 129-131.

[5] 王晓璐, 李洋. 感染与弥漫性结缔组织病的关系. 临床内科杂志, 2018, 35（9）: 646-648.

[6] 曹晓宇, 吴迪, 侯勇. Epstein-Barr 病毒和结缔组织病. 中华临床免疫和变态反应杂志, 2016, 10（4）: 402-406.

[7] 李志军. 系统性红斑狼疮与细菌感染的研究应向纵深拓展. 中华风湿病学杂志, 2016, 20（3）: 145-147.

第二章　胸部和心脏大血管 X 线成像与 CT 成像技术

第一节　X 线成像技术

普通 X 线检查是胸部和心脏影像学的重要组成部分，是一种广泛应用的检查技术。正常肺部充满气体，具有良好的天然对比，X 线检查对于显示肺部疾病具有重要的临床价值。由于普通 X 线影像是一种重叠影像，临床上评价胸部影像的 X 线检查标准体位包括正位（后前位）和侧位投照，结合正侧位影像可以更好地评价肺部疾病。对于心脏，普通 X 线影像不能直接显示心脏内部结构，只能根据心脏边缘和轮廓分析来判断心脏及各房室的增大，因此有一定的局限性。目前后前位为心脏 X 线摄影检查的基本位置，根据病情需要可再选择加照斜位或左侧位像。

1. 正位（后前位）　患者直立，前胸壁贴近胶片，X 线由后向前水平穿过人体胸部。可用于心脏及其径线的测量。为减小放大率所致失真，投照时要求 X 线管球距离胶片（暗盒）至少 1.8m。

2. 侧位　患者取侧位，左或右胸壁贴近胶片，一般胸部 X 线检查时患侧贴近胶片，而心脏 X 线检查时取左侧位。

3. 斜位

（1）右前斜位：患者直立向左旋转 45°，右肩贴近胶片。

（2）左前斜位：患者直立向右旋转 60°，左肩贴近胶片。斜位时可以加服钡剂，有利于判断心腔增大情况。

4. 床旁摄片　患者一般取半坐前后位，主要用于急重症患者及手术后恢复前无法行立位摄片的患者。需要注意的是，由于床旁摄片受体位及呼吸的影响较大，图像质量受到一定影响，而且对心脏大小及心影的判断存在较大误差，应密切结合临床及其他检查进行综合判断。

第二节　CT 成像技术

计算机体层扫描（computed tomography，CT）是医学影像学发展史上的一次革命。自 20 世纪 70 年代 CT 机问世以来，CT 机可以大致分为 5 代，而随着螺旋 CT 机的出现和普及，以往的 CT 机逐渐被淘汰 [1]。螺旋 CT 可以分为单层螺旋 CT 和多层螺旋 CT（multi-slice spiral CT，MSCT），MSCT 具有扫描速度快、覆盖范围大、空间分辨率高、后处理技术丰富等优点，而且几乎可以完成包括心脏在内的人体所有器官的扫描检查。

一、胸部 CT 成像技术

CT 技术的快速发展对于提高胸部疾病的影像诊断水平具有重要价值，CT 是目前呼吸系统疾病最主要的影像检查方法。呼吸系统疾病在进行 CT 检查时首先进行 CT 平扫，扫描时患者应屏气。螺旋 CT 可进行薄层重建，获得 1mm 左右的薄层图像。常规 CT 均需要调整窗宽、窗位进行观察，分为肺窗和纵隔窗，分析胸壁骨质病变时应采用骨窗。

高分辨率 CT（high resolution CT，HRCT）：采用薄层和高空间分辨率算法（骨算法），提高了 CT 影像的空间分辨率，增加了清晰度。HRCT 适用于肺内小病灶、支气管扩张及肺内弥漫病变。由于 MSCT 设备的进步，目前 MSCT 常规扫描采用 1 ~ 1.25mm 层厚重建，可以代替 HRCT。

CT 增强扫描：经静脉注射含碘对比剂，显示病变的血供情况，一般用于胸部占位病变和血管病变的检查，在评估胸部感染或炎症病变时较少使用，主要用于鉴别诊断或血管并发症的评估。

CT 图像后处理技术：多平面重组（multiplanar reconstructions，MPR）是在胸部疾病诊断过程中最常用到的后处理技术，MPR 可以从不同方向、多个平面显示病变。MSCT 的后处理技术还包括最大密度投影（maximum intensity projections，MIP）、曲面重组（curved planner reconstruction，CPR）和容积再现（volume rendering technology，VRT）等技术。

二、心脏和大血管 CT 成像技术

由于心脏一直持续搏动，传统 CT 的扫描速度不能满足心脏成像的需求，在很长一段时期内心脏 CT 检查的价值十分有限。MSCT 的问世极大地推动了心脏 CT 检查技术的进展，尤其是 64 层或以上 MSCT 的时间分辨率可以达到 200ms 甚至 100ms 之内，空间分辨率可达到各向同性 0.5 ～ 0.625mm，适用于各种心脏和大血管疾病的检查，尤其是包括冠状动脉在内的动脉 CT 血管成像（CT angiography，CTA）已经成为临床常规检查。

心电图触发或门控技术是心脏 CT 检查区别于其他部位 CT 检查的最大特点。心脏搏动为周期性运动，假定不同心动周期的同一时相，心脏运动时相也相同，心脏 CT 检查时就需要应用心电图触发 / 门控技术进行数据采集和重建，从而获得整个心脏的连续图像[2]。前瞻性心电图触发采集通常称为前门控采集，是指在心动周期上设定时相曝光和数据采集，在不同心动周期的同一时相上连续获得不同层面的心脏图像，利用 MSCT 的宽体探测器优势，一般不超过 3 ～ 4 个心动周期即可完成整个心脏的 CT 检查。前门控采集的最大优势在于显著降低 X 线辐射剂量，但对于受检者心率要求一般比较高，目前主要用于心率较慢（小于 65 次 / 分）且心律较齐的情况。

回顾性心电图门控采集通常称为后门控采集，是指在所有心动时相内连续进行 CT 扫描，同时获取心电图数据，然后在图像重建时对数据进行选择，应用特定时相的数据从而获得特定心动周期时相的心脏 CT 图像。后门控采集是目前心脏 CT 检查最常用的技术，对心率要求没有那么高，适用于大部分受检者。其优点在于获取的数据覆盖整个心动周期，可以分别重建出心动周期不同时相的图像以进行心功能测定。其缺点在于 X 线辐射剂量较高。

非门控采集：对于患者不能配合或心律显著不齐，无法实施门控采集，可以采用常规螺旋扫描方式进行非门控心脏 CT 检查。非门控采集优势在于扫描速度快、辐射剂量低，但图像的运动伪影干扰明显，显示心脏细微结构差，无法进行冠状动脉成像。目前非门控采集主要用于无须观察冠状动脉的婴幼儿患者的心脏 CT 检查。

对比增强：心腔及血管内的血液与心肌和血管壁缺乏天然对比，为了提高心腔和血管的对比度，在心脏 MSCT 成像时需要使用高浓度含碘对比剂（350mg/ml 或 370mg/ml）和高注射流率（通常为 4 ～ 5ml/s），并以相同流率追加注射 30 ～ 40ml 生理盐水。对比剂在心腔和血管内存留及保持较高浓度的时间有限，必须准确掌握时机进行曝光扫描。目前扫描延迟时间设定主要分为小剂量对比剂团注测试技术和对比剂团注追踪技术。

（刘晶哲）

参 考 文 献

[1] 唐光健，秦乃姗 . 现代全身 CT 诊断学 . 4 版 . 北京：中国医药科技出版社，2019.

[2] 李坤成 . 中华临床医学影像学心血管分册 . 北京：北京大学医学出版社，2016.

第三章 胸部和心脏大血管磁共振成像与核医学成像技术

第一节 磁共振成像技术

一、胸部磁共振成像

1. 肺磁共振 磁共振成像（MRI）技术作为一种无创性影像学检查方法，在对人体其他组织的检查中已表现出极大的优越性。肺部的 MRI 早在 1979 年即被提出，但由于肺实质内质子密度低，气体组织界面磁敏感伪影大和运动伪影的影响，传统的 MRI 技术并不能获得肺部组织的清晰图像。近年来，随着 MRI 技术的迅猛发展，各种快速成像和短 TE 序列的开发应用，MRI 越来越多地应用于各种肺部疾病的诊断和评估[1-3]。

MRI 对软组织检测分辨率高于 CT，尤其是对炎性渗出更敏感。有研究表明，MRI 在评估复杂肺感染的肺实质、胸膜及淋巴结病变等方面有更高的价值。一项纳入 71 名儿童的前瞻性研究结果表明，MRI 平扫与 MSCT 增强检查在发现胸部异常方面诊断效能相当，建议采用 MRI 平扫取代增强 MSCT 作为儿童胸部疾病首选的断层影像检查方法，从而可减少放射辐射暴露和静脉对比剂对儿童的潜在危害[2]。

虽然 CT 是诊断和评估间质性肺疾病最常用的影像方法，但 CT 在评估间质性肺疾病的进展和治疗反应上仍然存在争议，主要是因为 CT 在鉴别间质性肺疾病的活动性炎症和慢性纤维化方面存在局限性。尽管肺 MRI 在空间分辨率和肺解剖细节上无法与 CT 媲美，但近年来越来越多的研究表明，肺 MRI 有助于鉴别活动性间质炎症与纤维化（图 3-1-1），活动性炎症表现为间质内 T_2WI 高信号，而纤维化表现为等信号，这对评估间质性肺疾病病情和预测其对治疗的反应有重要的临床意义[1]。

肺 MRI 还可以用来评估大气道疾病，较大的气管和支气管管壁在 MRI 上显示为高信号，与周围低信号气体对比明显。此外，MRI 还可以评估肺结节，判断其良恶性；可以用于肺癌的诊断和分期，都表现出很好的临床价值和应用前景。

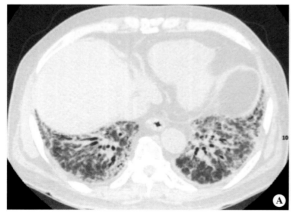
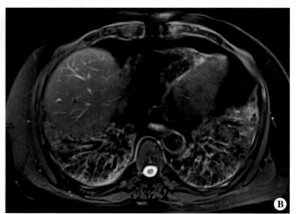

图 3-1-1 间质性肺炎肺 CT 和 MRI 比较

A. CT 肺窗示双肺下叶间质性肺炎，网格状阴影伴磨玻璃样密度，支气管扩张；B. MRI T_2WI 脂肪抑制序列，双肺下叶间质性肺炎，呈斑片状高信号，提示间质性肺炎活动性

2. 超极化惰性气体肺通气成像　传统 MRI 是利用氢质子的信号来成像，但是对于肺部，氢质子密度低，因此传统 MRI 技术对肺部成像不理想。近年来用超极化的 ³He 和 ¹²⁹Xe 取代传统 MRI 中的氢质子来进行成像，可以获得比较清晰的肺部图像。超极化惰性气体 MRI 肺部成像技术目前主要集中在肺通气和肺灌注方面[4]。超极化惰性气体 MRI 能进行肺通气和灌注 3D 成像，进行定量或半定量测定，反映局部肺功能。目前国内外研究主要用于哮喘、慢性阻塞性肺疾病、肺移植并发症、囊性纤维化和儿童患者，表现出一定的临床价值。但超极化惰性气体 MRI 必须使用特殊的装置使惰性气体超极化，而且对射频（RF）线圈有特殊要求，所以其临床常规应用尚有很大的局限性。

3. 磁共振在其他胸部疾病中的应用　MRI 具有良好的软组织分辨率，是评估纵隔及胸壁疾病的一种重要检查手段。MRI 可以很好地显示纵隔病变，炎性水肿在 T_2WI 上表现为高信号，MRI 能准确评估纵隔感染或炎症的范围，以及纵隔内血管和淋巴结的情况。

二、心脏磁共振成像

近年来随着磁共振设备硬件和软件技术的突飞猛进，心脏磁共振（cardiac magnetic resonance imaging，CMRI）检查越来越多地被应用于临床，在心脏疾病，尤其是心肌病变方面发挥着重要作用。一次心脏 MRI 检查可以提供心脏大血管结构、心脏运动功能、心脏血流流量、心脏灌注及代谢等多种信息，号称"一站式"（one stop shop）心脏影像学检查[5]。心脏磁共振凭借其多参数、多平面、多序列成像及较高的软组织分辨率等优点，成为目前无创性评估心脏结构与功能的"金标准"。目前临床上常规应用的心脏 MRI 技术包括反转恢复（inversion recovery，IR）序列、心脏磁共振电影成像（cardiac magnetic resonance cine）、心肌灌注显像与心脏磁共振延迟增强成像等。

1. 反转恢复序列　通过多个反转，血液呈低信号，突出显示管壁和心肌组织，又称黑血技术（black-blood technology），能很好地显示心内结构，是显示心脏解剖结构最为清楚的扫描序列，可以用来观察心肌形态和病变。

2. 心脏磁共振电影成像　又称为白血技术，主要是用快速稳态平衡自由进动序列使血流呈高信号。此序列图像信噪比高，扫描时间较短，可做无间隔的心电门控动态扫描，动态观察整个心动周期室壁运动情况，定量分析测量包括心室容量、心肌质量、每搏量和射血分数等心功能参数，可以显示瓣膜的狭窄和反流。

3. 心肌（首过）灌注显像与心脏磁共振延迟增强成像　是指经静脉团注钆类对比剂，同时利用快速成像序列动态获取对比剂首次通过心肌的一系列图像，评估心肌血流灌注的成像方法。注射钆对比剂后延迟 10～20min 扫描称为延迟增强扫描，可以用来进行心肌活性评估。

4. 其他检查技术

（1）定量成像技术：T_1 和 T_2 是组织的固有属性，在特定的场强下具有特定的数值。T_1、T_2 mapping 可以直接对心肌组织的 T_1、T_2 值进行定量测量。

（2）磁共振血流测定：一般采用磁共振相位对比流速编码电影成像技术。二维相位对比技术可对心脏大血管血流流速和流量进行定量测量，并根据流速计算出左心室流出道或心脏瓣膜的峰值压差。四维血流分析（4D flow）可在 3 个垂直的空间方向上利用心电门控技术和膈肌导航技术获得相位流速编码的数据，通过三维空间内速度矢量的改变，以流速图、流线图及迹线图等三维可视化形式描述血流状态与变化，还可测量常规流量和流速，血流动力学参数如壁面剪切力、脉冲波速度、压力阶差和能量损失等[6]。

三、大血管磁共振成像

目前磁共振血管造影（magnetic resonance angiography，MRA）常采用的方法分为时间飞跃法（time of flight，TOF）、相位对比法（phase contrast，PC）、对比增强磁共振血管造影（contrast enhance MRA，CE-MRA）和血管管壁成像（vessel wall imaging，VWI）。

1. 时间飞跃法和相位对比法　不使用对比剂，主要是利用血流动力学特点与周围静止组织的自然对比，清楚显示相应部位的血管，可以分为 2D 采集和 3D 采集，2D 采集成像速度快，但分辨力较差，对微小病变的显示不如 3D 采集。

不使用对比剂的 MRA 检查存在一些缺点：①采集时间长，需患者密切配合，儿童或躁动的患者可能会出现明显的伪影；②由于扫描时间长及饱和效应，血流信号下降，血管小分支显示不佳；③血流走行和扫描层面不垂直或扭曲的血管等会因饱和作用而造成信号丢失，出现伪影，易造成误诊；④血管狭窄或分叉处的湍流也可能会引起局部信号丢失，易造成误诊。

2. 对比增强 MRA 经静脉注射顺磁性含钆对比剂（Gd-DTPA），对比剂能显著缩短血液 T_1 值，增强血管与背景组织的对比，从而显著提高 MRA 图像质量，比不使用对比剂的 MRA 更为可靠，出现伪影和假象明显减少。CE-MRA 是显示血管解剖结构的最佳序列。近年来还出现了一些新的 CE-MRA 序列，如 TRICKS（高时间分辨率动态增强血管成像序列），每次扫描时间可以缩短至 2～6s，进行多次动态扫描，动态显示心腔和大血管内对比剂流入与流出的情况更接近传统的心血管造影

图像。

3. 血管管壁成像 磁共振高分辨率管壁成像是利用磁共振原理抑制血管内流动血液信号获取血管壁图像的一种成像方法[7]。常用的扫描序列包括自旋回波（spin echo）、快速自旋回波（TSE）和黑血技术。黑血技术可抑制血管管腔内流动的血液信号，保留管壁信号。以黑血序列为基础的多对比序列（T_1WI 平扫和增强，T_2WI 和质子密度加权像）是目前临床血管管壁成像的主要序列（图 3-1-2）。随着 MRI 技术的进展，血管管壁成像已经由二维（two dimension，2D）成像进入到了三维（three dimension，3D）成像的新阶段，高分辨率三维磁共振技术如 SPACE、VISTA、THRIVE 和 CUBE 等具有更高的各向同性分辨率、更快的成像速度和更大的覆盖范围等优势，从而更精准地显示血管管壁结构。VWI 可以用于动脉粥样斑块的评估和血管炎性疾病管壁病变的诊断[8]。

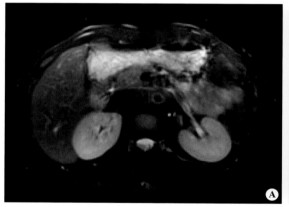
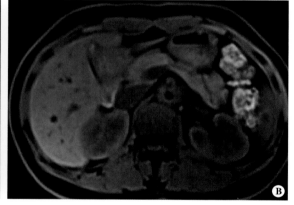

图 3-1-2 大动脉炎的血管管壁成像（VWI）

A. MRI T_2WI 黑血技术脂肪抑制序列示腹主动脉血管管壁环形增厚，信号增高；B. T_1WI 黑血技术脂肪抑制序列亦可以清楚显示环形增厚的血管管壁

第二节　核医学成像技术

核素显像在感染与炎症疾病诊断中的价值越来越得到大家认可。^{18}F-FDG 是目前肿瘤诊断中常用的示踪剂，在许多肿瘤中被大量摄取。研究表明参与炎症和感染的细胞，特别是中性粒细胞和单核巨噬细胞，还有增殖的成纤维细胞都表现出对示踪剂的高摄取，因此 ^{18}F-FDG PET 可以用于明确炎症或感染病灶，特别是对于不明原因发热的病因诊断具有重要价值[9]。^{18}F-FDG PET 越来越

多地被用于心脏和血管植入物感染的探查与评估，一项研究表明，^{18}F-FDG PET 对于血管植入物感染诊断的敏感度、特异度、阳性预测值和阴性预测值分别为 93%、70%、82% 和 88%，均明显高于 CT[10]。

^{18}F-FDG PET 对于炎症疾病，如结节病、大动脉炎等的诊断和评估有一定价值，有助于对全身多部位进行诊断和分期，有助于系统性炎症疾病的治疗评估和活动性判定（图 3-2-1）。此外，^{67}Ga-枸橼酸盐、^{111}In-白细胞、^{99m}Tc-单克隆抗体、^{111}In-人免疫球蛋白等放射性药物也可以用于感染和炎症疾病的显像。

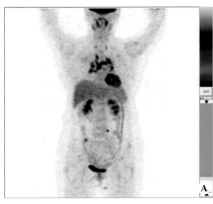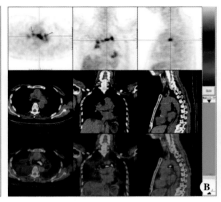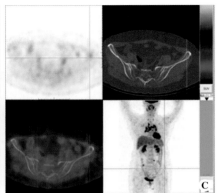

图 3-2-1　结节病的 PET/CT 评估

A. ^{18}F-FDG 显像，纵隔及锁骨上多发浓聚灶，左侧髂骨轻度浓聚灶；B. ^{18}F-FDG PET/CT 纵隔淋巴结层面，纵隔淋巴结浓聚，提示活动性病灶；
C. ^{18}F-FDG PET/CT 左侧髂骨层面，左侧髂骨病变，轻度浓聚，提示结节病（感谢北京大学第一医院核医学科张建华教授提供病例图片）

（刘晶哲）

参 考 文 献

[1] Romei C，Turturici L，Tavanti L，et al. The use of chest magnetic resonance imaging in interstitial lung disease：a systematic review. Eur Respir Rev，2018，27（150）：180062.

[2] Gorkem SB，Coskun A，Yikilmaz A，et al. Evaluation of pediatric thoracic disorders：comparison of unenhanced fast imaging sequence 1.5T MRI and contrast-enhanced MDCT. AJR Am J Roentgenol，2013，200（6）：1352-1357.

[3] 张琳，刘俊刚，李欣. 儿童肺疾病的 MRI 研究进展. 国际医学放射学杂志，2014，37（4）：337-341.

[4] 陈淑珍，孙希文，周康荣. 超极化 MRI 最新进展. 实用放射学杂志，2009，25（2）：284-288.

[5] 李坤成. 中华临床医学影像学心血管分册. 北京：北京大学医学出版社，2016.

[6] Stankovic Z，Allen BD，Garcia J，et al. 4D flow imaging with MRI. Cardiovasc Diagn Ther，2014，4（2）：173-192.

[7] Jung SC，Kang DW，Turan TN. Vessel and vessel wall imaging. Front Neurol Neurosci，2017，40：109-123.

[8] Raman SV，Aneja A，Jarjour WN. CMR in inflammatory vasculitis. J Cardiovasc Magn Reson，2012，14（1）：82.

[9] 李宏军. 感染与炎症性疾病影像诊断. 北京：科学出版社，2018.

[10] 刘思为，石洪成. ^{18}F-FDG PET/CT 在心血管系统感染中的应用价值. 中华核医学与分子影像杂志，2018，38（12）：821-823.

炎症是感染性和非感染性病变的共同病理基础，炎症的基本病变包括变质、渗出和增生，变质即炎症局部组织细胞出现变性、坏死改变[1]。渗出即炎症病变内血管中体液和细胞成分通过血管壁进入周围组织间隙。增生即在致炎因子的刺激下炎症病灶内组织细胞的增殖。感染或炎症疾病在病理上均有这三种基本改变，只是不同疾病彼此轻重不同。三者相互联系，又相互转化，如肺结核以增生为主，当机体抵抗力下降时，可转为变质和渗出。

X线和CT检查是胸部疾病最常用的影像学检查方法。胸部X线片（以下简称胸片）作为怀疑胸部感染或炎症的首选筛查手段，其价值在于发现与肺炎相符合的异常，监测治疗效果，评估病变范围，发现有无空洞、脓肿、气胸和胸腔积液等并发症。CT具有更好的组织和空间分辨率，能提供近似大体病理检查的解剖细节，对胸部感染和炎症疾病的探查更敏感。CT对胸部异常的评估可以从大气道到次级肺小叶和肺泡水平，CT能发现多种气腔病变，包括磨玻璃阴影、实变、空气支气管征、气腔结节和"树芽"征，同时还能评估小叶间隔增厚、网织结节和蜂窝肺等间质病变，有助于感染和炎症疾病的诊断与鉴别诊断，还有助于排除潜在的其他肺部疾病。

影像是病理的一面"镜子"，疾病出现的各种影像征象与其病理改变相一致。一种疾病可能有多种病理改变，与之对应，影像学表现也具有多样性，了解疾病的病理改变对于理解影像特点至关重要[2]。

一、发生在肺泡的病变

支气管经肺门入肺，先分为叶支气管、段支气管，后继续分支为细支气管、终末细支气管、呼吸性细支气管、肺泡管、肺泡囊至肺泡约24个等级。肺泡是支气管树的终末部分，为多面形囊泡，是肺进行气体交换的主要部位。肺泡一面开口于肺泡囊、肺泡管或呼吸性细支气管，其余各面为肺泡壁并与邻近肺泡相连。肺泡壁由单层扁平上皮构成，相邻肺泡壁之间的薄层结缔组织内含密集的毛细血管网，为肺泡隔。肺泡之间通过肺泡间小孔（Kohn孔）相通，一般一个肺泡上可有1～6个Kohn孔，此孔为沟通相邻肺泡内气体的孔道，当某细支气管受到阻塞时可通过此孔建立侧支通气，同时一些肺泡的病变也可以通过Kohn孔蔓延至邻近肺组织。发生在肺泡腔的感染或炎症病变主要包括以下几类。

1. 大叶性肺炎 主要是肺炎链球菌感染引起的以肺纤维素性渗出为主的炎症。病变始于肺泡，组织学特征为渗出性水肿液与中性粒细胞充满含气的肺泡腔，通常自邻近脏胸膜的肺组织开始，并迅速经肺泡间小孔扩散到数个肺段乃至整个肺叶，支气管保持充气。累及胸膜引起胸膜的渗出性炎症。

胸片和CT上表现为均匀的肺实变，相邻肺段可受累，肺实变内可见空气支气管征。CT上有时可见实变周围的磨玻璃样密度区，代表不完全的肺泡充盈（图4-0-1）。

2. 嗜酸性肺炎 单纯性嗜酸性肺炎表现为肺泡腔内渗出物含大量的嗜酸性粒细胞，肺泡间隔增宽，间质内有嗜酸性粒细胞、淋巴细胞和浆细胞浸润，远离病灶的肺组织可见代偿性肺气肿。肺泡腔内渗出液在胸片和CT上表现为一过性和游走性实变或磨玻璃样密度区，肺间质炎症细胞浸润在CT上表现为小叶间隔平滑增厚（图4-0-2）。

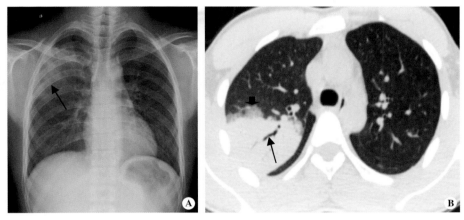

图 4-0-1 大叶性肺炎

A. 胸片示右肺上叶大片状肺实变，密度均匀（长箭头）；B. CT肺窗示右肺上叶片状均匀实变，内可见空气支气管征（充气支气管）（短箭头），
周围可见少量磨玻璃样密度影（长箭头）

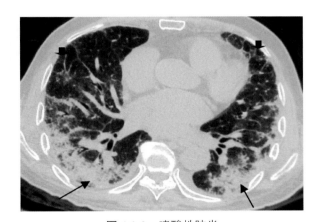

图 4-0-2 嗜酸性肺炎

CT肺窗示双肺胸膜下片状实变（长箭头）和小叶间隔增厚（短箭头）

3. 肺泡出血 肺泡弥漫性出血可发生于各种肺泡出血综合征，包括肺出血-肾炎综合征、特发性含铁血黄素沉积症、韦格纳肉芽肿和系统性红斑狼疮等。病理表现为肺泡弥漫出血，肺泡腔内有新鲜出血和含铁血黄素，含铁血黄素通常在肺泡巨噬细胞内，亦可在细胞外沉积。肺泡间隔增厚，肺泡上皮细胞增生。X线和CT上表现为双肺均匀分布的磨玻璃阴影和实变，大片状实变内可见空气支气管征（图 4-0-3）。反复慢性出血可见持续存在的网织结节，提示间质病变。CT上可显示弥漫分布的 1～3mm 的小叶中心小结节，小叶间隔和小叶内间隔增厚（图 4-0-4）。

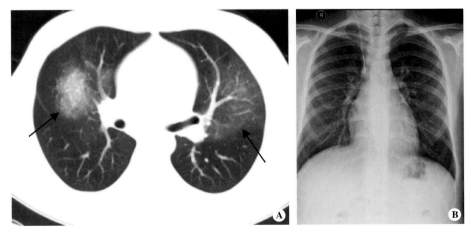

图 4-0-3 肺泡出血（一）

A. CT肺窗示双肺均匀分布的大片状磨玻璃样密度影（箭头），反映了肺泡腔内存在少量肺泡出血；B. 由于肺泡腔内少量出血示密度较低，胸片上可表现为阴性

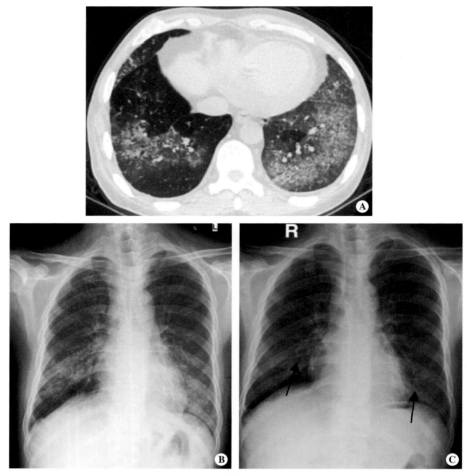

图 4-0-4 肺泡出血（二）

A. CT肺窗示双肺下叶对称性磨玻璃阴影，伴少量网织结节，提示反复肺泡出血导致间质病变；B. 胸片示双肺下叶对称性片状磨玻璃阴影，病变内可见网织结节影；C. 5天后复查，肺泡出血较前吸收，网织结节影更为明显（箭头）

4. 机化性肺炎 常继发于肺炎没能完全吸收而机化，病理上表现为在肺泡腔内可见由成纤维细胞组成的疏松的纤维息肉样组织，可以通过肺泡间小孔到邻近肺泡腔，有时机化的纤维息肉样组织可伸入细支气管。胸片和CT上表现为双肺基底部片状实变。

二、发生在小气道的病变

气道是不对称的分支树管状结构，每个支气管再分为不对称的下极支气管。临床上通常将内径小于2mm的不含软骨的细支气管称为小气道。小气道具有气流阻力小但易阻塞的特点。细支气管又可以分为膜性细支气管、终末细支气管和呼吸性细支气管。支气管树在解剖和生理上是连续的，目前还不能确切区分小气道与其他支气管结构，但它们具有不同的临床和生理异常，还是要尽可能区分疾病累及的是小气道还是大气道。

1. 细支气管炎 主要累及直径小于2mm的细支气管的炎性改变，包括滤泡性细支气管炎、富细胞性细支气管炎、呼吸性细支气管炎、弥漫性泛细支气管炎、闭塞性细支气管炎等[2]。

（1）滤泡性细支气管炎：是一种支气管相关淋巴样组织增生性病变，其病变限于细支气管淋巴组织增生，组织病理特点为围绕细支气管管壁局部淋巴组织聚集增生并有淋巴滤泡形成，气腔可受压和狭窄，其细支气管周围邻近的间质亦可见淋巴组织增生。可见于类风湿关节炎、干燥综合征等结缔组织病及免疫缺陷病。

（2）富细胞性细支气管炎：炎症位于细支气管可伴有或不伴有纤维化或周围细支气管化生。其可分为急性细支气管炎、慢性细支气管炎和混合性细支气管炎（急性和慢性细支气管炎）。急性细支气管炎表现为急性炎症细胞充满细支气管管腔和壁层，伴或不伴上皮坏死和脱落。慢性细支气管炎显示慢性炎症分布在管腔内和壁层，伴或不伴淋巴滤泡形成。急性和慢性细支气管炎可发生于感染（细菌、病毒或支原体感染）、结缔组织病、炎症性肠病等。

（3）呼吸性细支气管炎：也称为吸烟者细支气管炎，病变沿呼吸性细支气管分布。此外，在邻近肺泡管和肺泡腔内亦可见巨噬细胞聚集。

（4）弥漫性泛细支气管炎：病理上主要表现为以呼吸性细支气管为中心的细支气管炎及细支气管周围炎，管壁增厚，有淋巴细胞、浆细胞和组织细胞等炎症细胞浸润，病变累及细支气管管壁全层，因此成为泛细支气管炎。典型的弥漫性泛细支气管炎呈弥漫双肺分布。

（5）闭塞性细支气管炎：病理学特点为终末细支气管与呼吸性细支气管黏膜向心性纤维化，造成小气道狭窄或闭塞。常继发于病毒感染、类风湿关节炎和药物损伤等。

1）X线：细支气管炎可以表现为小结节或网织结节，受累肺野过度充气等，但由于病变较小，X线对细支气管炎的诊断和鉴别诊断价值有限。HRCT成为细支气管炎患者首选的影像学检查方法。

2）CT：正常细支气管管径约为0.6mm，管壁厚约为0.1mm，HRCT不能显示。不同类型的细支气管炎的CT表现可以分为直接征象和间接征象。直接征象是细支气管管壁增厚或纤维化形成，表现为特征性小叶中心结节与分支状线影，类似发芽的树枝，称为"树芽"征（图4-0-5）。小叶中心小结节代表细支气管的炎症与管壁的增厚，感染性细支气管炎与泛细支气管炎的小叶中心小结节的边缘常清楚、锐利，而呼吸性细支气管炎中的小结节边缘模糊（图4-0-6）。间接征象是由继发于气道梗阻的反射性血管收缩导致的，未受累肺的血流再分配造成肺密度不均，即所谓的马赛克样密度（图4-0-7）。细支气管炎引起的小气道梗阻还可以导致局部空气潴留，表现为受累肺野透亮度增加，呼气相CT对于探查空气潴留更敏感。

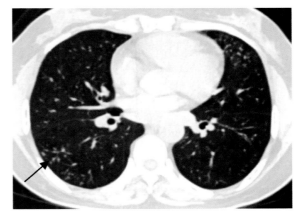

图4-0-5　细支气管炎"树芽"征
CT肺窗示双肺散在小叶中心结节，右肺下叶可见典型的"树芽"征（箭头）

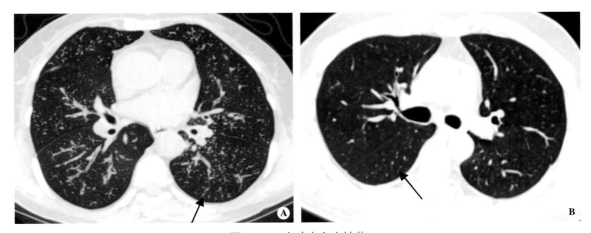

图4-0-6　小叶中心小结节
A.泛细支气管炎，双肺弥漫分布小叶中心小结节（箭头），边缘清楚、锐利；B.呼吸性细支气管炎的小叶中心小结节（箭头），边缘模糊

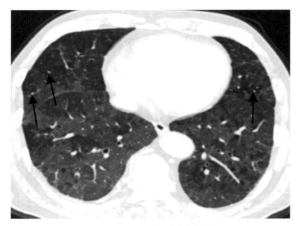

图 4-0-7　马赛克样密度
CT 肺窗示双肺密度不均，低密度区内可见小叶核心小结节（箭头）

2. 外源过敏性肺泡炎　也称为过敏性肺炎，它是机体吸入各种有机物或无机粉尘引起过敏而发生的炎症性肺病。吸入的致敏原多沉积在细支气管与肺泡上皮，引起细支气管炎和肺泡炎，膜性细支气管和近侧呼吸性细支气管病变最严重。主要表现为细支气管炎症细胞浸润，细支气管周围及肺间质内可见小的非坏死性肉芽肿。慢性过敏性肺炎可造成肺实质纤维化。

过敏性肺泡炎急性期典型影像学表现为双肺磨玻璃样密度与边界模糊的小叶中心小结节，分别代表肺泡炎和细支气管炎（图 4-0-8）。慢性期表现为小叶间隔增厚、牵拉性支气管扩张和蜂窝肺改变。

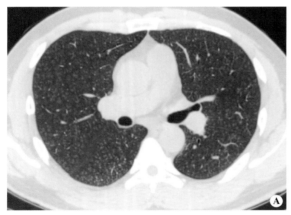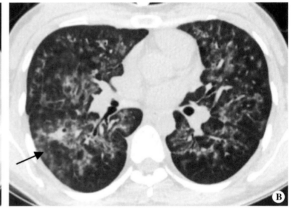

图 4-0-8　过敏性肺泡炎
A. CT 肺窗示双肺弥漫分布的边界模糊的小叶中心小结节；B. 另外一位患者，双肺弥漫分布斑片状磨玻璃样密度（箭头）的边界模糊的小叶中心小结节

三、发生在大气道的病变

大气道的病变是指病变累及具有软骨的叶或段及亚段较大支气管（6 级分支以前）。

1. 支气管肺炎　支气管周围片状炎症与大叶性肺炎不同，可能与支气管肺炎炎性水肿形成较少、病原体毒力较强、组织破坏严重有关。病变进展也可造成肺叶和肺段的实变。主要致病菌为金黄色葡萄球菌、嗜血流感杆菌、铜绿假单胞菌和大肠埃希菌。X 线片上表现为双侧多发斑片状实变，CT 典型表现包括支气管管壁增厚、肺泡结节与多发小叶实变灶（图 4-0-9）。

2. 慢性支气管炎　支气管壁慢性非特异性炎症。表现为支气管黏膜上皮变性坏死，黏膜毛细血管增生、充血、水肿及慢性炎症细胞浸润，支气管腔内黏液增多，有时伴急性炎症细胞浸润。X 线检查结果可以无异常发现，CT 常显示支气管管壁增厚及伴随的肺气肿、肺大疱等改变。

3. 支气管扩张　指支气管慢性不可恢复性扩大。常见的发病机制包括支气管阻塞、支气管管壁损伤和肺实质纤维化（牵拉性支气管扩张）。儿童时期细菌和病毒感染、囊性纤维化及免疫缺陷病等均可引起支气管扩张。肺结核、结节病与肺纤维化等引起的肺实质纤维化也可导致牵拉性支气管扩张。大体病理上根据形态，支气管扩张可以分为柱状、曲张状和囊状扩张。组织学上支气管管壁增厚可见慢性炎症细胞浸润。

X 线片上表现为支气管管壁增厚，可见平行的线状影（"双轨"征），横断面观察时表现为模糊的环形影。多发囊性支气管扩张表现为多发薄壁环

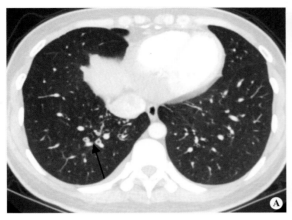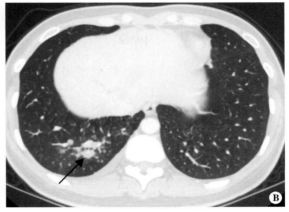

图 4-0-9 支气管肺炎

A. CT 肺窗示右肺下叶基底段支气管管壁增厚（箭头），显示支气管炎症；B. 右肺下叶可见多发小叶性实变（箭头）

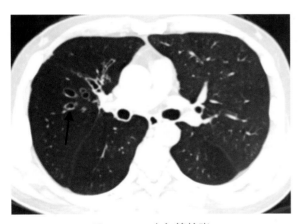

图 4-0-10 支气管扩张

CT 肺窗示右肺中上叶段支气管管腔扩张（箭头）

形影，常含气 - 液平面。CT 表现为支气管管腔扩张，支气管内径大于伴行的肺动脉（图 4-0-10）。

4. 支气管黏液嵌塞 大体病理表现为扩张的支气管管腔内充满黏液物，混有黏液、纤维素、嗜酸性粒细胞、中性粒细胞和细胞坏死碎片等。支气管黏液嵌塞可见于哮喘、慢性支气管炎和囊性纤维化。过敏性支气管肺曲菌病也可以引起支气管黏液嵌塞。X 线片上充满黏液的支气管表现为管状或卵圆形阴影。CT 上可以直接显示扩张的支气管腔内充满接近液体的密度灶，增强扫描后无强化（图 4-0-11）。

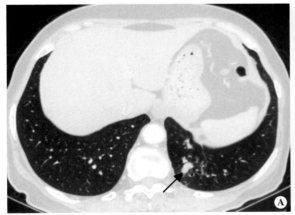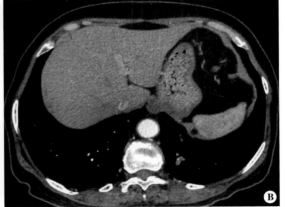

图 4-0-11 支气管扩张伴黏液嵌塞

A. CT 肺窗示左肺下叶支气管扩张，支气管内可见黏液嵌塞（箭头）；B. 增强扫描，纵隔窗示病灶未见强化

四、急性肺损伤（弥漫性肺泡损伤）

弥漫性肺泡损伤（diffuse alveolar damage，DAD）是一个病理描述名称，特征为肺泡和间质的水肿、透明膜形成和Ⅱ型肺泡上皮增生。根据疾病发病过程，弥漫性肺泡损伤病理改变分为急性期（渗出期）和增生期（机化期），二者是连续的过程，没有明确分界，可同时存在。急性期

表现为肺间质和肺泡内水肿伴不等量红细胞渗出和纤维素沉积。疾病开始的 1 天到数天内，紧贴肺泡壁形成富含胞质物质和细胞碎片的透明膜并逐渐增多。在肺间质有淋巴细胞、浆细胞和吞噬细胞等炎症细胞浸润。正常情况下，肺脏有 95% 左右的 Ⅰ 型肺泡上皮细胞覆盖在肺泡壁上，弥漫性肺泡损伤时，Ⅰ 型肺泡上皮细胞肿胀、退变和大量脱落后，Ⅱ 型肺泡上皮细胞增生[3]。

增生期开始于发病后 1 周或更长时间，病理特点为肺泡间隔内有成纤维细胞增生和炎症细胞浸润，间质和肺泡腔内水肿减少，病变最终可导致肺间质纤维化和支气管周围纤维化。弥漫性肺泡损伤可以由多种病因引起，包括感染、放射性肺炎、药物性肺炎和系统性红斑狼疮等。

X 线检查主要表现为双肺中下野片状肺实变。CT 表现为双肺广泛磨玻璃阴影与实变（图 4-0-12）。

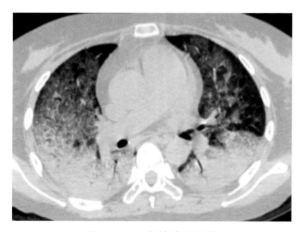

图 4-0-12　急性肺泡损伤
CT 肺窗示双肺广泛分布的磨玻璃阴影和实变

五、发生在肺间质的病变

1. 间质性肺炎　间质性肺炎的组织学特征为肺泡间隔与肺实质内小血管周围间质内单核炎症细胞浸润，最常见的病原体为肺炎支原体、病毒和耶氏肺孢子菌。肺炎支原体和病毒感染时常见小气道受累（细支气管炎），细支气管周围组织和小叶间隔出现水肿及炎症细胞浸润。胸片上表现为广泛性肺纹理增粗和网织结节影。CT 上细支气管肺炎表现为小叶中心小结节和分支状线样影（"树芽"征）。耶氏肺孢子菌引起的肺炎是 HIV 感染者最常见的机会性肺感染。耶氏肺孢子

菌存活在肺泡表面，组织学上表现为肺泡腔内炎性渗出物充盈，并伴有相邻间质内不同程度的淋巴细胞和浆细胞浸润。耶氏肺孢子菌肺炎最常见的 X 线检查表现为双肺模糊的磨玻璃密度影或细网状结节。CT 可显示典型的双侧片状或地图状磨玻璃样密度病变，主要累及肺门周围区域或肺上叶，部分患者可见网状影或小叶间隔增厚（图 4-0-13）。

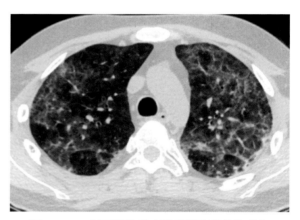

图 4-0-13　间质性肺炎（耶氏肺孢子菌肺炎）
CT 肺窗示双肺上叶磨玻璃阴影及网格影

2. 特发性间质性肺炎（idiopathic interstitial pneumonia，IIP）　是一组原因不明的间质性肺疾病。病理表现的共同特征是原因不明的肺扩张和末端肺间质变形，伴有不同程度的炎症和（或）纤维化。组织病理学分类在区别不同亚类的 IIP 及指导 IIP 的治疗和判断预后方面起着重要作用。2013 年由美国胸科学会（American Thoracic Society，ATS）和欧洲呼吸学会（European Respiratory Society，ERS）共同制订的新的 IIP 分类方案[4]包括两大类：①主要间质性肺炎，特发性肺纤维化、特发性非特异性间质性肺炎、呼吸性细支气管炎、脱屑性间质性肺炎（DIP）、隐源性机化性肺炎、急性间质性肺炎等；②少见间质性肺炎，特发性淋巴细胞间质性肺炎及胸膜肺弹力纤维增生症和未能分类间质性肺炎。特发性间质性肺炎影像表现多样，在第二十四章将详细介绍。

六、肺肉芽肿性炎症和肉芽肿性疾病

1. 坏死性上皮样细胞肉芽肿

（1）结核性肉芽肿：是目前我国最常见的肺部炎性肉芽肿性疾病。病变为坏死性肉芽肿性炎

症，典型的病变是融合的上皮样细胞结节，中心为干酪样坏死组织，外周有纤维结缔组织及慢性炎症细胞浸润。肺非结核分枝杆菌感染的病理改变与结核分枝杆菌类似，常为坏死性肉芽肿性炎症或由上皮细胞组成的非坏死性肉芽肿。对于免疫功能低下的患者，还可以看到组织细胞浸润、急性和慢性炎症等非特异性炎性反应。肺结核在胸片上表现为边界不清的结节影，累及肺上叶或下叶背段。CT 上表现为小叶中心小结节与分支线样结构（"树芽"征），代表肺结核的支气管内播散。病变进展时可表现为实变和空洞形成（图 4-0-14）。

（2）真菌引发的肉芽肿：多由组织胞浆菌、隐球菌、芽生菌、球孢子菌和曲霉菌等引起。根据宿主免疫状态及真菌毒力不同，病理改变也不同。急性期多为急性肉芽肿性肺炎，表现为急性纤维素性炎症，继而发生上皮样肉芽肿和多核巨细胞反应，肉芽肿形成，中心可见坏死。肺部真菌感染的影像表现多样，典型表现为单发或多发结节、肺实变、粟粒样结节和少数空洞形成（图 4-0-15）。

2. 非坏死性上皮样细胞肉芽肿　结节病：病理特征为肉芽肿性炎症，肉芽肿由簇状上皮细胞、多核巨细胞、少量淋巴细胞等炎症细胞组成，无干酪样坏死。病变多位于胸膜、小叶间隔及沿支气管血管分布，早期肉芽肿性炎症可完全消散，随着病变进展，肉芽肿可相互融合并伴有纤维组织。影像表现主要为肺门与纵隔淋巴结肿大，双肺结节和网织结节（图 4-0-16）。

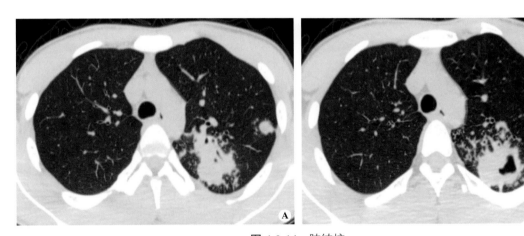

图 4-0-14　肺结核
A. CT 肺窗示左肺上叶边界模糊的结节和肿块；B. 另一层面显示肿块内空洞形成，周围可见"树芽"征（箭头）

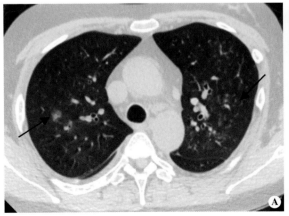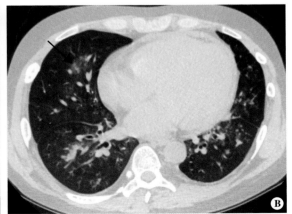

图 4-0-15　肺真菌病
A. CT 肺窗示双肺散在边界不清的多发结节（箭头）；B. 另一层面显示斑片状实变和磨玻璃阴影（箭头）

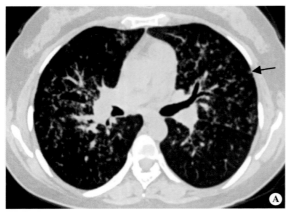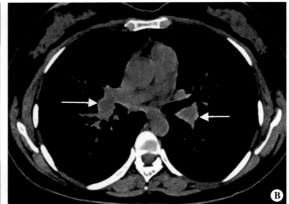

图 4-0-16　肺结节病

A. CT 肺窗示双肺散在多发小结节（箭头），沿支气管血管束、胸膜和小叶间裂分布；B. 纵隔窗示双侧肺门肿大淋巴结（箭头）

3. 肺肉芽肿伴血管炎

（1）韦格纳肉芽肿：典型的韦格纳肉芽肿组织学特点是坏死性肉芽肿伴坏死性血管炎。大体病理上常表现为大小不一的不规则结节状肿块，病变中央可见坏死区或空洞。病变部位有大片状坏死区，坏死区周围可见上皮样组织细胞。病变区小到中等大小的动脉和静脉显示有局限性或广泛性血管炎，最常累及血管壁中膜，偶可发生坏死、上皮样肉芽肿或多核巨细胞聚集。典型的 X 线检查表现为直径 1 ~ 4cm 的多发结节，75% 为双侧，结节内可出现厚壁空洞。CT 表现为随机分布的多发结节，伴有空洞（图 4-0-17）。

（2）Churg-Strauss 综合征：一种少见的血管炎和肉芽肿病。组织学主要表现为中等大小动静脉血管炎、肺组织嗜酸性粒细胞浸润和血管外肉芽肿 3 种基本改变。肺部典型表现为哮喘性支气管炎、嗜酸性肺炎、血管外肉芽肿及血管炎。最常见的影像学表现为一过性片状非节段性肺实变，类似于嗜酸细胞性肺炎的病变分布。

4. 嗜酸性肉芽肿病

（1）朗格汉斯细胞组织细胞增生症：一种原因不明的肺间质病变，特点为朗格汉斯细胞瘤样增生。依据疾病发展过程可以分为早期病变、增生病变和纤维化病变。早期表现为位于膜性细支气管与近侧呼吸性细支气管管壁间质内的细胞浸润，细胞主要包括朗格汉斯细胞、嗜酸性粒细胞、淋巴细胞、浆细胞和少量中性粒细胞，局部呈结节样肉芽肿改变。结节内嗜酸性粒细胞明显增多，可形成嗜酸性脓肿，偶尔结节呈囊性改变。病变进展期，细胞浸润向受累气道相邻的肺泡间质蔓延，病变中心纤维化，并伴有上皮细胞增生。病变进

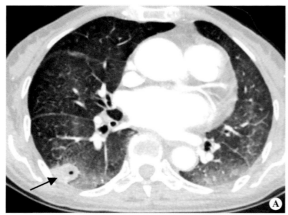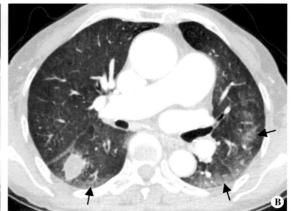

图 4-0-17　韦格纳肉芽肿

A. CT 肺窗示双肺散在多发结节，右肺下叶背段结节内可见空洞（箭头）；B. 双肺可见斑片状磨玻璃样密度影（箭头）

一步进展，肉芽肿改变消失，肺组织纤维化更明显，在疾病晚期肺几乎全部由纤维组织与囊状间隙替代。X线片上朗格汉斯细胞组织细胞增生症早期表现为直径 1～10mm 的小结节，双肺弥漫分布，以上中肺为主。在进展期演变为网织结节，终末期表现为粗大网状影，呈囊状改变，与其病理演变过程一致。CT最常见的异常表现为弥漫结节和囊变，多数结节直径为 1～5mm，倾向于小叶中心分布，与病理结果上细支气管周围肉芽肿性炎症相对应（图 4-0-18）。进展期主要表现为囊变，囊的直径从数毫米到数厘米不等，形态为圆形或不规则形。在晚期肺内出现纤维化，表现为弥漫性蜂窝肺改变。

（2）寄生虫性肉芽肿：包括肺血吸虫、肺吸虫或肺包虫在内的多种寄生虫，在肺内可以引起以肺组织充血、出血和嗜酸性粒细胞浸润为主的渗出性炎症。虫卵或虫体周围可有上皮样细胞和多核巨细胞包绕，可有纤维化，形成肉芽肿。幼虫移行引起的炎症影像学表现为斑片状、迁移性实变或磨玻璃阴影，以及边界不清的小结节或少见的网织结节影。

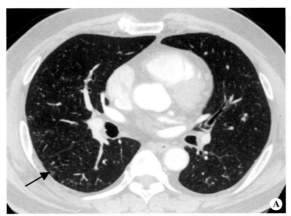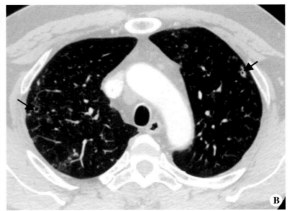

图 4-0-18　朗格汉斯细胞组织细胞增生症

A. CT 肺窗示双肺散在多发小叶核心小结节（箭头）；B. 部分结节出现囊变（箭头）

七、肺血管炎

肺血管炎的病理学特点为血管壁炎性反应，累及血管全层，大中小动静脉均可受累。显微镜下示多血管炎主要累及肺小血管，包括微小动脉、毛细血管和微小静脉。白塞病累及所有管径的血管，包括肺动脉、肺静脉和肺泡间隔毛细血管。动脉炎可以引起血栓、动静脉瘘及血管外膜周围纤维化等，也可以继发肺出血、肺梗死和肺炎。实际上血管炎还可见于多种疾病，如韦格纳肉芽肿、Churg-Strauss 综合征、肺感染及结缔组织病等。

（刘晶哲）

参 考 文 献

[1] 黄启福，王谦 . 病理学 . 3 版 . 北京：科学出版社，2013.

[2] 刘彤华 . 诊断病理学 . 3 版 . 北京：人民卫生出版社，2013.

[3] 唐光健 . 肺部弥漫性疾病 - 临床·病理·高分辨率 CT. 北京：人民军医出版社，2009.

[4] Travis WD, Costabel U, Hansell DM, et al. An official American Thoracic Society/European Respiratory Society statement: update of the international multidisciplinary classification of the idiopathic interstitial pneumonias. Am J Respir Crit Care Med, 2013, 188（6）: 733-748.

第二篇

胸部感染性疾病

第五章　细菌感染

第一节　肺炎链球菌

【概述】

肺炎链球菌（streptococcus pneumoniae）通常情况下寄居于正常人的鼻咽腔，大多数不会致病，只有少数具有毒力。当机体抵抗力下降时常可侵入肺组织而引起肺炎，此外，败血症、鼻窦炎、中耳炎和化脓性脑膜炎等也可由此导致。链球菌肺炎旧称大叶性肺炎（约占院外获得性肺炎的90%），其典型症状为突发寒战、高热、咳嗽、咳铁锈色痰和胸痛等。肺炎链球菌是肺炎的常见病原体，另外也是肺炎住院患者中最常见的病原体，青壮年男性好发，冬春季节多发，通常有淋雨、受凉、劳累、饮酒等诱因，其大多有上呼吸道感染的前驱症状。然而近二三十年来，肺炎链球菌对抗生素的耐药性日益增长，给临床治疗带来了一定的困难。

肺炎链球菌的发生大多与呼吸道受肺炎链球菌侵袭有关，是目前临床常见的一种细菌感染性肺炎，同时也是一种常见类型的社区获得性肺炎。健康人鼻咽部常可培养出肺炎链球菌，但由于正常人呼吸道有多种防止肺部感染的保护机制，如纤毛运动、咳嗽反射、巨噬细胞吞噬作用等，一般情况下肺炎链球菌并不会引起疾病发生。仅当进入气道的细菌数量过大或呼吸道正常防御功能遭受损害时才引起此病发生。临床上多为急性起病，高热，可伴有寒战，咳褐色痰、脓痰或血痰，胸痛，C-反应蛋白（C reactive protein，CRP）升高，外周血白细胞总数明显升高。肺部实变体征：①早期，患侧胸廓呼吸运动幅度下降，呼吸音减低；②中期，叩诊呈浊音、语颤增强、有病理性支气管呼吸音；③后期，湿啰音累及胸膜时有胸膜摩擦音[1]。

【病理学表现】

上呼吸道感染常会对支气管黏膜的完整性造成破坏，从而影响黏膜纤毛活动，进一步导致黏液积聚，使细菌免受吞噬细胞吞噬，同时影响呼吸道清除细菌的能力。一旦含菌黏液被吸入肺泡后，细菌即会在肺泡内生长繁殖，造成肺泡毛细血管扩张、充血，肺泡内浆液渗出，故肺泡腔内会充满炎性渗液（早期实变）；继而大量中性粒细胞吞噬细菌，并伴有红细胞的渗出（红色肝样变）；因大量红细胞和纤维蛋白的渗出，又有大量死菌和细胞碎屑堆积，故肺脏大体上呈灰色观（灰色肝样变）。通常在细菌感染后的5～10天，特异性抗体形成，而后渗出液中出现吞噬细胞，吞噬细胞会吞噬细菌和清除细胞碎屑，肺泡内渗出液溶解吸收，肺泡重新充气（消散期）。因整个病程肺泡壁未被破坏，因此肺炎消散后肺组织将完全恢复正常。若机体抵抗力差或细菌的毒力较强，则病变可累及数个肺叶，病情严重者甚至会引起末梢循环衰竭，血压下降，严重时导致休克（即休克型肺炎）。在链球菌肺炎中，仅有25%～30%的病例发生菌血症，同时继发肺外迁徙性病灶，如关节炎、脑膜炎及心内膜炎等。

【影像学表现】

依据影像学表现的不同常分成3种表现类型：实变（大叶性肺炎）、支气管肺炎（小叶性肺炎）、磨玻璃阴影。

1. X线　胸片大多不能明确诊断。

（1）表现为大叶性肺炎时，因其处于不同的病理时期而胸片表现不一。①充血期：通常无异常发现，或仅表现为肺纹理局限性增多，肺野透明度有所降低。②实变期：表现为大片状均匀一致的密度增高影。其形态及范围与受累肺叶及肺段一致（图5-1-1A、B）。大片阴影中可见空气支气管征。③消散期：实变区密度逐渐减低，表现为大小不一、分布不规则的斑片状阴影；炎症最终可完全吸收并消散，或仅留少量条索状影。

（2）表现为小叶性肺炎时，胸片可表现为肺纹理增粗、边缘模糊；两侧肺野内结节状、斑片状的密度增高影，沿着支气管分布，病灶大多位于两肺下野内带（图5-1-2A）；阻塞性肺气肿；空洞，化脓菌感染易出现肺气囊，表现为圆形薄壁空腔；胸腔积液。少数情况下也可表现为局灶性结节或肿块，称为"球形肺炎"，胸片上表现为球形或类圆形高密度影。空洞和脓肿罕见形成。约10%的患者可以见到胸腔积液征象。

2. CT

（1）表现为大叶性肺炎时，在不同的病理时期表现不同：①充血期，病变呈磨玻璃样密度影，边缘模糊；②实变期，可见沿大叶或肺段分布的致密实变，内可见空气支气管征（图5-1-1C、D）；③消散期，随着病变的吸收，实变密度减低，呈散在、大小不等的斑片状影，最后可完全吸收，或仅留少量条索状影。大叶性肺炎的典型影像学表现为实变病灶起自肺叶外周、紧邻胸膜，然后向肺野中心逐渐扩散。

（2）表现为小叶性肺炎时，由于病灶多以细支气管为中心，病变起始于细支气管，并向其周围所属肺泡蔓延，CT上可见沿支气管分布的斑片状、结节状密度增高影（图5-1-2B），阻塞性肺气肿，空洞性病变，胸腔积液。50%或更少的患者可合并脓胸。当形成"球形肺炎"时，表现为边界不清且不光整的球形高密度影，内部可见充气支气管影。

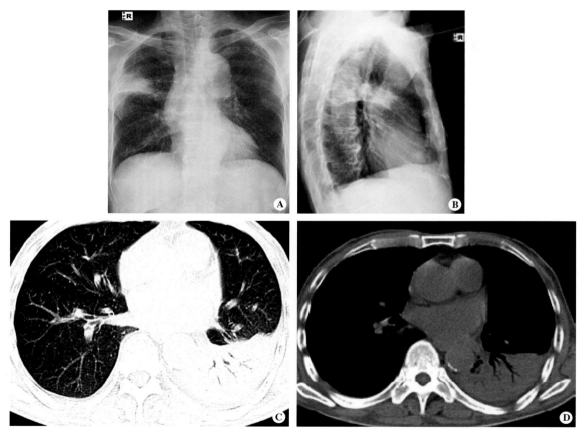

图 5-1-1　大叶性肺炎

A、B. 胸部正侧位片示右上肺野片状高密度影，密度均匀，边缘模糊；C. CT肺窗示左肺下叶片状高密度影，内见空气支气管征；D. 纵隔窗示左肺下叶片状软组织密度影，内见空气支气管征

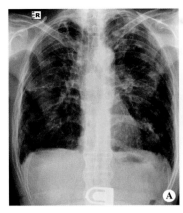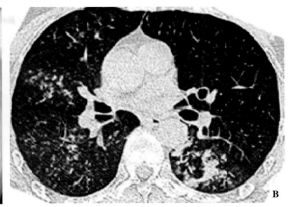

图 5-1-2　小叶性肺炎

A. 胸片示双肺野多发斑片状及结节状高密度影，边界不清，沿支气管分布为主；B. CT 肺窗示双肺内沿支气管走行的斑片状密度增高影，边缘不清

【诊断要点】

1. 多发于既往体健的中青年人，发病前有受寒、淋雨、疲劳等诱因，或有上呼吸道感染的病史。

2. 起病急，表现为寒战、高热、胸痛、咳嗽、咳铁锈色痰或血痰。

3. 肺实变体征，部分可闻及湿啰音。

4. 外周血白细胞总数及中性粒细胞比例增高（＞80%）。

5. X 线及 CT 表现为片状浅淡阴影，肺实变伴空气支气管征。

6. 痰或血细菌检查找到致病菌。

【鉴别诊断】

1. 支原体肺炎　链球菌肺炎与支原体肺炎同属社区获得性肺炎的常见类型，二者间的影像学表现有一定的相似及重叠。支原体肺炎起病较缓慢，全身症状明显，胸片上可见多种形态的浸润影，呈节段性分布，以肺下野多见，有时从肺门周围向外延伸。有研究显示，链球菌肺炎发生无规律肺内实变明显多于支原体肺炎，两组肺内形态差异明显；链球菌肺炎发生肺内磨玻璃阴影及支气管增厚的概率小于支原体肺炎；可通过冷凝集试验、支原体 IgM 抗体测定、核酸杂交及 PCR 技术或病原体培养进行诊断[2-5]。

2. 衣原体肺炎　衣原体肺炎的支气管扩张及支气管血管束增厚的发生率高于链球菌肺炎，因此当在薄层 CT 上显示支气管血管束增厚且伴有支气管扩张，但没有肺组织明显实变时，提示衣原体感染的可能性比链球菌感染大。而支原体肺炎更容易出现网状或线状模糊影、支气管扩张及肺

气肿表现[6]。

3. 葡萄球菌肺炎　患者多表现为高热、寒战、起病急骤，伴有显著的乏力、盗汗等毒血症症状；外周血白细胞总数明显增加；X 线片或 CT 出现典型影像特征，如肺气囊、模糊影，可伴有空洞及气-液平面。

4. 干酪性肺炎　即结核性肺炎，有结核中毒症状，X 线片或 CT 显示病变多有典型的分布部位，如双肺或单侧肺上叶的尖段/尖后段/后段或下叶背段，密度不均，久不消散，可见空洞和肺内播散，痰中找到抗酸杆菌。

【研究现状与进展】

1. X 线　有研究显示，由于链球菌肺炎实变起始于肺的外周部气腔，因此它几乎总是贴近脏胸膜表面或肺凸面的叶间部[7]。在比较少见的情况下，感染表现为球形实变灶，与肿块相似（球形肺炎），而与成人相比，这种类型更多见于儿童[8]。

2. CT　能够为临床提供一些胸片不能显示的重要发现，包括坏死、脓肿、胸膜病及心包积液等，有研究统计 CT 能够发现胸片未显示的病变，CT 至少能显示一个胸片上未显示的重要表现[9]。Hodina 等[10]回顾了 9 例儿科 ICU 患儿的胸片和 CT 图像，虽然给予足量抗生素治疗，但是仍表现为持续性或进展性肺炎、呼吸窘迫或脓毒症，其中包括 4 例链球菌肺炎。9 例患者中有 8 例胸片显示实变，CT 显示 2 例空洞性坏死局限于一个肺叶，7 例显示多个肺大叶或双侧的空洞性坏死，9 例中有 3 例空洞性坏死起初仅在 CT 图像上能够显示，而在胸片上出现的时间要比 CT 延迟 5～9 天，3 例胸片和 5 例 CT 显示肺周积液，3 例有支气管

胸膜瘘，且仅见于 CT 图像。

（李勇刚）

参考文献

[1] Chiang WC, Teoh OH, Chong CY, et al. Epidemiology, clinical characteristics and antimicrobial resistance patterns of community-acquired pneumonia in 1702 hospitalized children in Singapore. Respirology, 2007, 12（2）: 254-261.

[2] Nambu A, Ozawa K, Kobayashi N, et al. Imaging of community-acquired pneumonia: Roles of imaging examinations, imaging diagnosis of specific pathogens and discrimination from noninfectious diseases. World J Radiol, 2014, 6（10）: 779-793.

[3] 郭美玲, 王月训, 郭丽. 小儿肺炎支原体肺炎与链球菌属感染肺炎的 CT 鉴别诊断. 中华医院感染学杂志, 2015, 25（2）: 443-445.

[4] 左金, 王宏超. 小儿肺炎支原体肺炎与链球菌属感染肺炎的 CT 鉴别诊断. 现代医用影像学, 2018, 27（8）: 2765-2766.

[5] 黎全华, 杨永弘. 儿童肺炎链球菌感染的防治进展. 临床药物治疗杂志, 2013, 11（1）: 27-31.

[6] Nambu A, Saito A, Araki T, et al. Chlamydia pneumoniae: comparison with findings of Mycoplasma pneumoniae and Streptococcus pneumoniae at thin-section CT. Radiology, 2006, 238（1）: 330.

[7] Fraser RS, Colman N, Müller NL, et al. Synopsis of Diseases of the Chest. Philadelphia: Elsevier Saunder, 2005.

[8] Hershey CO, Panaro V. Round pneumonia in adults. Arch Intern Med, 1988, 148（5）: 1155.

[9] Donnelly LF, Klosterman LA. The yield of CT of children who have complicated pneumonia and noncontributory chest radiography. AJR Am J Roentgenol, 1998, 170（6）: 1627-1331.

[10] Hodina M, Hanquinet S, Cotting J, et al. Imaging of cavitary necrosis in complicated childhood pneumonia. Eur Radiol, 2002, 12: 391-396.

第二节　葡萄球菌

【概述】

葡萄球菌（Staphylococcus）是革兰氏阳性球菌，可以分为凝固酶阳性的葡萄球菌（主要是金黄色葡萄球菌，简称金葡菌）及凝固酶阴性的葡萄球菌（如腐生葡萄球菌和表皮葡萄球菌等）。金黄色葡萄球菌性肺炎可以分为两种类型：①原发性感染肺炎，是由呼吸道吸入引起的感染；②继发性感染肺炎，通常是身体其他部位有感染性疾病时，病原体经过血液播散至肺内。在医院获得性肺炎中葡萄球菌感染占 11% ～ 25%。

葡萄球菌感染起病多急骤，表现为高热、寒战、胸痛，体温大多可高达 39 ～ 40℃，有脓性痰、量多、带血丝或呈粉红色乳状等全身毒血症表现。肺部听诊时可闻及痰鸣音及干、湿啰音。毒血症症状明显，全身肌肉、关节酸痛，精神萎靡。并且，病情严重者可早期即出现周围循环衰竭和相应的脏器损害表现。院内感染者通常起病比较隐匿，体温逐步上升、咳脓痰。其中，金黄色葡萄球菌性肺炎更为多见，它是由金葡菌所引起的急性肺化脓性炎症。常发生于有基础疾病的老年人群，如血液病、糖尿病、肝病、艾滋病（AIDS）或原有支气管肺疾病者。对于医院获得性肺炎，常见于 ICU 及静脉内给药的患者。儿童患麻疹或流感时也易患此病。葡萄球菌感染早期临床体征常与严重的中毒症状和呼吸道症状不平行，其后可出现双肺散在的湿啰音。病变较大或融合时可出现肺实变。气胸或脓气胸则有相应体征。

葡萄球菌的致病物质主要为毒素与酶，如白细胞素、溶血毒素、肠毒素等，它们具有溶血、坏死、杀死白细胞及致血管痉挛等作用。葡萄球菌致病力可用血浆凝固酶来测定，血浆凝固酶阳性者致病力则较强。金黄色葡萄球菌检测为阳性，是化脓性感染的主因，然而其他凝固酶阴性的葡萄球菌亦可引起感染并发症，随着医院内感染的增多，由凝固酶阴性的葡萄球菌所引起的肺炎亦有发现。近年亦出现医院内耐甲氧西林金黄色葡萄球菌（methicillin-resistant Staphylococcus aureus，MRSA）暴发流行的报道。

【病理学表现】

葡萄球菌通常黏附于皮肤和黏膜表面，在无蛋白质的环境下黏附作用是无特异性的，若有异物进入人体组织或血管，将迅速被基质蛋白所包围。黏附作用中有两种物质非常重要，一种是被称为细胞间黏附素的线性同质聚糖 N-乙酰氨基多聚葡萄糖；另一种是 NOKD2 蛋白质。去除多糖或蛋白质的基因会使同基因菌株的功能发生明显改变，变异菌株仍有表面黏附能力，但丧失积聚功能，然后特异性介导细菌的粘连。在基质蛋白的表位和相关结构之间发生受体与配基的相互作用。然后是积聚，指细菌在表面增生并向其他细菌表面发展，这是由于一种细胞间黏附机制使其可以积聚生长为细胞群落。胞壁酸是存在于葡萄球菌外层的一种含磷的复杂多聚体，可刺激机体产生相应抗体。胞壁酸抗体测定有助于病原学诊断。

【影像学表现】

1. X 线　胸片上病变呈多发性斑片、结节状影分布，进展快，常累及 2 个肺叶以上；出现典型蜂窝状透亮影（图 5-2-1）、空洞和肺气囊。肺气囊是诊断本病的一个重要特征，小气囊呈多发、环形，位于双肺中上野的中外带，靠近肺边缘处多见。大气囊是婴幼儿原发金黄色葡萄球菌性肺炎的特征性表现。大气囊在发病的 1～2 天即可出现，数目为 1 个或几个，大气囊常并发脓气胸，可压迫肺组织，出现肺不张。2/3 的患者出现胸腔积液，部分表现为包裹性积液。气胸（图 5-2-1）、脓气胸，心影增大、心包积气及纵隔气肿等[1-3]也可见到。30% 的患者出现空洞，在动态复查的系列胸片上可观察到疾病的快速进展，甚至数小时就能观察到明显的影像学变化。

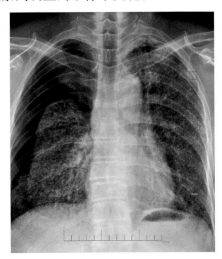

图 5-2-1 葡萄球菌肺炎（一）
胸片示双肺野内弥漫分布的小结节影，右侧气胸形成

2. CT

（1）肺气囊：薄壁、张力高和多发成簇状分布的肺气囊是血源性金黄色葡萄球菌性肺炎最具特征性的表现之一（图 5-2-2A）。

（2）炎性渗出性病灶：表现多样，从多发小叶中心小结节至团块状实变。主要表现为以双肺下叶外带为主的、胸膜下小片状或楔形高密度病灶，病灶边界模糊，与血管关系密切，致密的实变多见。病变多发展迅速，部分患者检查后数小时至 1 天内可由单一病灶迅速发展为多发病灶，炎性渗出灶大部分互相融合成大片状的高密度影或融冰样肺梗死改变。

（3）胸腔积液、气胸和液气胸：血源性金黄色葡萄球菌性肺炎早期可侵犯胸膜即发生液气胸、脓胸及脓气胸等，脓胸患者可见胸膜增厚及强化

（图 5-2-2B、D）。

（4）肺脓肿液化、坏死：坏死灶与血管的关系密切，坏死病灶周围肺组织表现为密度增高等感染的表现，中央的液化坏死灶可与支气管相通，并形成空洞，CT 表现为多发散在的圆形空洞（薄壁或厚壁）（图 5-2-2C、D）。早期表现为大片状磨玻璃样密度影，密度逐渐增高，经治疗后空洞可吸收或残存纤维灶。

（5）多发结节或肿块：见于病原体血行播散所导致的脓毒性肺栓塞，有时结节边缘模糊或互相融合，40%～70% 的患者可见一支血管进入结节（"滋养血管"征），通常是引流的肺静脉。多数结节最后形成空洞。脓毒性梗死最后也形成胸膜下楔形的实变区，且常多发，与结节同时出现[6]。

（6）纤维索条影。

（7）心包积液。

以上表现往往是多种类型并存[4]。

有研究显示[5]，非 AIDS 葡萄球菌肺炎患者的影像学表现多为肺脓肿、脓胸，而 AIDS 合并金黄色葡萄球菌性肺炎的患者中，影像学表现多为斑片状实变、结节、空洞及胸腔积液，可伴有肺门及纵隔淋巴结的肿大，但病原学与胸部 CT 表现之间并无明显的相关性。亦有研究显示[7]，恶性肿瘤患者经手术及放化疗等抗肿瘤治疗后，其免疫功能低下，特别容易继发金黄色葡萄球菌性肺炎，但其表现与普通的金黄色葡萄球菌感染患者有所不同，恶性肿瘤继发肺部金黄色葡萄球菌感染常表现为多种 CT 征象并存，患者常因为治疗后骨髓抑制和白细胞减少，使其感染病灶的化脓倾向不明显，表现为磨玻璃阴影及斑片状影。因此，在脓肿基础上形成的肺气囊亦相对少见，磨玻璃阴影及斑片影是 CT 最常见的表现。

【诊断要点】

1. 起病急骤，高热、寒战，伴有显著的乏力、盗汗等毒血症症状。

2. 患者可有脓性、带血块或粉红色乳状痰。

3. 外周血白细胞总数明显增加。

4. X 线或 CT 表现出典型影像特征，如肺气囊、多灶性实变，可伴有空洞及气 - 液平面。

5. 呼吸道分泌物涂片及培养或血培养检出葡萄球菌时可确诊本病。

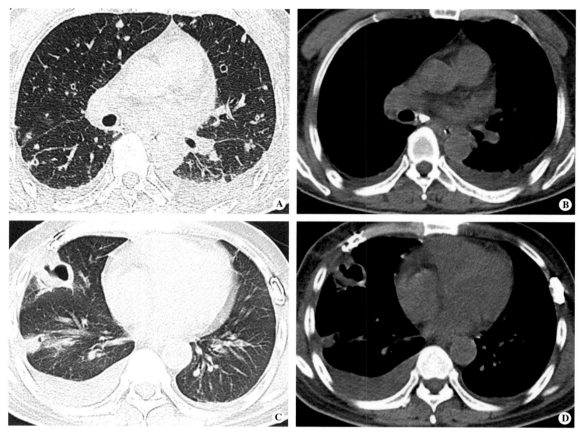

图 5-2-2　葡萄球菌肺炎（二）

A. CT 肺窗示双肺多发结节状高密度影，并见多发小空洞形成；B. 纵隔窗示双侧胸腔积液；C. 肺窗示右肺中、下叶片状高密度影，伴病灶内空洞形成；D. 纵隔窗示右肺斑片状软组织密度影伴空洞形成，双侧胸腔积液（以右侧为著）

【鉴别诊断】

1. 其他细菌性肺炎　包括肺炎链球菌、肺炎克雷伯菌、大肠埃希菌及铜绿假单胞菌等。临床表现相似，可有肺实变；影像学表现可见多发肺实变，也可见空洞形成；没有哪种单独的影像征象能特征性地提示感染的病原体，需要综合判断；痰或血的病原微生物检查找到致病菌有助于确定诊断。

2. 病毒性肺炎　影像表现常为小叶中心结节、"树芽"征、多发片状磨玻璃阴影；肺门周围的线状阴影、支气管壁增厚、肺不张与空气潴留更为常见。

3. 肺结核　患者一般有结核中毒症状，X 线片或 CT 显示病变多有典型的分布部位，如双肺或单侧肺上叶的尖段 / 尖后段 / 后段或下叶背段，密度不均，久不消散，可见空洞和肺内播散，痰中找到抗酸杆菌。

【研究现状与进展】

胸部 CT 对 MRSA 感染的肺囊性纤维化进行评分。MRSA 是肺囊性纤维化的重要病原体。肺囊性纤维化相关的肺结构变化评分描述和量化了支气管扩张、黏液堵塞、支气管周围增厚、实变、小叶周围及小叶中央过度膨胀。研究的主要发现是 MRSA 比铜绿假单胞菌感染患者的 CT 评分更差或相似，与非铜绿假单胞菌感染患者相比更差。比较总的评分和支气管扩张评分得出了相似的结果。因此，MRSA 感染与肺实质结构变化相关，与铜绿假单胞菌感染相关的肺结构变化相似[8]。

（李勇刚　黄仁军）

参 考 文 献

[1] 孙德峰. 16 例金黄色葡萄球菌性肺炎临床及影像学表现分析. 中国当代医药，2009，16（23）：90-91.

[2] 叶宁，田小丽. 金黄色葡萄球菌肺炎的 X 线表现与临床（附 23 例

分析）. 天津医科大学学报, 1999, （3）: 44-45.

[3] 林斯文, 裴会荣. 金黄色葡萄球菌性肺炎15例X线及CT表现. 内科, 2014, 9（5）: 568-569.

[4] 冼新源, 林益良, 吴婧. 血源性金黄色葡萄球菌肺炎影像学分析研究. 影像研究与医学应用, 2018, 2（12）: 33-34.

[5] 窦艳云, 黄葵, 蓝珂, 等. 艾滋病合并细菌性肺炎的影像学及临床特点分析. 新发传染病电子杂志, 2019, 4（1）: 20-23.

[6] Huang RM, Naidich DP, Lubat E, et al. Septic pulmonary emboli: CT-radiographic correlation. Am J Roentgenl, 1989, 153（1）: 41-45.

[7] 宋涛, 黎海亮, 李辛, 等. 恶性肿瘤继发金黄色葡萄球菌肺炎临床及CT表现分析. 临床放射学杂志, 2011, 30（12）: 1765-1767.

[8] Gur M, Spinelli E, Tridello G, et al. Chest computed tomography scores in patients with cystic fibrosis colonized with methicillin-resistant Staphylococcus aureus（MRSA）. Clin Respir J, 2016, 12（2）: 779-785.

第三节　肺炎克雷伯菌

【概述】

肺炎克雷伯菌（*Klebsiella pneumoniae*）为革兰氏阴性杆菌，常存在于人体肠道或呼吸道，为条件致病菌。肺炎克雷伯菌感染占所有社区获得性肺炎的1%～5%，约占医院获得性肺炎的15%[1]。通过荚膜抗血清试验可将其分为80个亚型，1～6型常见于呼吸道感染，其中以克雷伯菌肺炎亚型、克雷伯菌鼻硬结亚型、克雷伯菌臭鼻亚型最多见[1]。近年来，随着抗生素的广泛使用，多重耐药肺炎克雷伯菌发生率逐年递增。全国细菌耐药监测报告显示，2015年肺炎克雷伯菌上报菌株数在革兰氏阴性菌中居第二，对第三代头孢菌素和碳青霉烯类药物的耐药率分别为36.5%和7.6%[2]。Chung等[3]报道在亚洲地区医院获得性感染及通气相关的肺部感染中，肺炎克雷伯菌的多重耐药率高达44.7%，居第二位。2018年，Yao等[4]发现了高致病性肺炎克雷伯菌的耐药机制。

肺炎克雷伯菌肺炎（*Klebsiella pneumoniae* pneumonia）以老年人居多，特别是伴有基础疾病者，如嗜酒、免疫力低下（如有肿瘤病史、糖尿病）者及有慢性肺部基础疾病史的患者等。在一项住院患者的肺炎克雷伯菌肺炎的死亡风险评估中[5]，ICU住院、同时存在实体肿瘤和合并其他细菌或病毒性肺炎这三项是导致患者死亡的主要风险因素。

肺炎克雷伯菌肺炎临床起病急骤，主要表现为高热、寒战、胸痛，痰液黏稠不易咳出，典型者痰液可呈砖红色、果酱样。细菌学检测是确诊的依据。

【病理学表现】

肺部病变表现为大叶或小叶融合渗出性炎症。渗出液黏稠，可引起肺组织坏死、液化，形成脓肿。可侵犯胸膜发生脓胸。急性期多见胸膜表面有纤维素性渗出，镜下可见肺泡壁充血肿胀，肺泡渗出液黏稠，还可见到肺泡壁坏死，有实质破坏及脓肿形成。慢性期患者有多发肺脓肿伴肺实质显著纤维化、胸膜增厚及粘连。

【影像学表现】

1. X线　社区获得性肺炎克雷伯菌肺炎与肺炎链球菌肺炎相似，典型的表现为大叶性肺炎。与肺炎链球菌肺炎相比，急性肺炎克雷伯菌肺炎更能产生大量的炎性渗出物，导致肺叶的膨胀并引起叶间裂的膨出，形成"钟乳石"征，还能导致脓肿和空洞的形成[6]。随着抗生素的广泛应用和大量免疫抑制人群的出现，Korvick等[7]发现肺炎克雷伯菌肺炎患者的胸片出现异常表现，多表现为双肺病变，未见叶间裂的膨出或空洞形成（图5-3-1），其报道的大多数病例都是医院获得性的，这可能是由于医院获得性肺炎以耐药的肺炎克雷伯菌多见，其毒力低于非耐药的菌株。胸片对细微的影像学征象显示不足，在肺炎病因学诊断方面价值有限，可用于发现病变及治疗后复查。

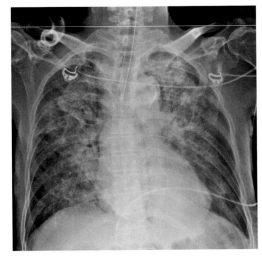

图 5-3-1　肺炎克雷伯菌肺炎（一）

患者，男性，81岁，左侧股骨颈骨折术后患医院获得性肺炎克雷伯菌肺炎。胸片示双肺野广泛的大小不等、斑片状实变，边缘不清

2. CT

（1）大叶范围的肺渗出实变：大叶范围（非段性）的气腔实变多见于社区获得性肺炎，渗出性病变的范围常跨越肺段，上肺多见。由于本病

渗出液多而黏稠，可导致叶间裂膨出或下坠，称为"钟乳石"征。实变内可形成空洞或继发脓胸，发生在下肺者甚至可以累及膈下或侧胸壁，形成膈下脓肿或胸壁脓肿 [7-9]。

（2）多发斑片状实变或磨玻璃阴影：此种影像学表现多见于医院获得性肺炎，表现为斑片状密度增高影，边缘模糊，病灶内可见支气管管壁增厚，常合并小叶间隔增厚及小叶中心小结节表现（图5-3-2，图5-3-3）。Okada 等 [10] 评价了 198 例急性肺炎克雷伯菌肺炎 CT 表现，其 CT 表现主要为磨玻璃阴影（100%）、实变（91.4%）、小叶内间隔增厚（85.9%），多分布于双肺外周区域（96%），常伴有胸腔积液（53%）。另外可见支气管壁增厚、小叶间隔增厚、中央小结节等征象。

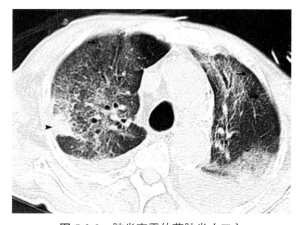

图 5-3-2 肺炎克雷伯菌肺炎（二）
患者，男性，80 岁。股骨头置换术后感染，右肺上叶实变（无尾箭头），双上肺小叶间隔增厚及小叶间隔内增厚（箭头），支气管壁增厚，双侧胸腔积液

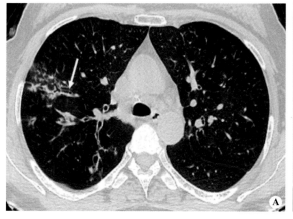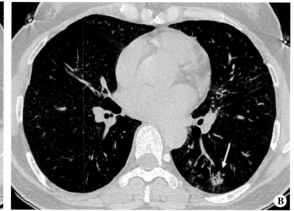

图 5-3-3 肺炎克雷伯菌肺炎（三）
患者，女性，52 岁。A. CT 肺窗示右肺上叶磨玻璃阴影和支气管管壁扩张增厚（箭头）；B. 左下肺结节样磨玻璃阴影，内可见细小支气管，管壁稍增厚（箭头）

（3）空洞形成：Moon 等 [8] 分析了 11 例有并发症的肺炎克雷伯菌肺炎，所有患者均可见肺组织的实变区及边缘模糊伴多发小空洞的低密度区，提示坏死性肺炎。其中，9 例患者在实变肺组织的坏死区内可见散在的强化结构，可能代表不张的肺组织及肺血管。

（4）胸腔积液与脓胸：脓胸常见于社区获得性肺炎，细菌毒力较强，可侵犯胸壁及膈下，部分患者可伴有脑脓肿。影像学表现为弥漫性胸膜增厚及强化结构。胸腔积液在社区及医院获得性肺炎克雷伯菌感染患者中均比较常见。

【诊断要点】

1. 社区获得性肺炎 CT 常表现为大叶性肺实变、"钟乳石"征、空洞或脓胸，具有一定特征。

医院获得性肺炎通常可见多发实变、磨玻璃阴影、小叶内间隔增厚、支气管壁增厚、胸腔积液等多样性非特征性表现。

2. 肺炎克雷伯菌感染的一个临床特征性表现是砖红色或果酱样痰。

3. 痰或血培养、痰标本基因检测等有助于最终明确诊断。

【鉴别诊断】

1. 肺炎链球菌肺炎 可引起小叶或大叶性肺实变，病变边界模糊，无"钟乳石"征；一般无坏死液化和空洞形成，如治疗及时，病变吸收后一般无瘢痕形成。

2. 金黄色葡萄球菌性肺炎 肺内多发斑片状实变和空腔形成，多位于两肺下叶内带，沿支气管分支分布；肺气囊具有游走性及快速进展等特点。

3. 肺炎支原体肺炎　间质性炎症和肺泡性炎症并存的表现；病变可以相互融合，但是大叶性实变少见；一般无坏死和空洞；血清冷凝集试验阳性具有诊断价值。

4. 肺结核　发生在上叶的慢性肺炎克雷伯菌肺炎病灶需要与肺结核相鉴别，结核病灶的多样性更明显，少见"钟乳石"征；有空洞者常可见支气管播散。

【研究现状与进展】

近年来，在耐药肺炎克雷伯菌与非耐药菌株感染的影像学比较中发现，耐药肺炎克雷伯菌肺炎多见于医院获得性肺炎，尤其是免疫力低下者及 ICU 患者。耐药肺炎克雷伯菌肺炎的影像学表现与其他细菌性肺炎相似，很少出现脓肿及脓胸，这可能是由于耐药菌株携带了较多耐药基因，而毒力基因较少的缘故。毛旖川等[11]分析了 18 例多重耐药肺炎克雷伯菌肺炎的临床与 CT 表现，18 例均为住院患者，13 例为外科术后患者。其中胸腔积液、实变及支气管壁增厚较多见，分别为 16 例、12 例及 15 例；10 例可见磨玻璃阴影，9 例可见散在分布的中央肺小结节；小叶间隔增厚及小叶内间隔增厚分别为 6 例和 5 例。多种影像学表现可以并存，且以随机分布为主（图 5-3-3）。18 例中无一例出现脓肿、脓胸及快速进展的强致病性改变，提示耐药菌株毒力较弱。

肺炎克雷伯菌也可合并其他病原微生物感染，这就增加了影像学诊断的难度。Okada 等[12]分析了单纯急性肺炎克雷伯菌肺炎与合并混合感染的肺炎的临床和 CT 表现。单纯肺炎克雷伯菌肺炎共 80 例，合并耐甲氧西林金黄色葡萄球菌 55 例，合并铜绿假单胞菌 25 例。混合感染组患者临床上多伴有较严重的基础疾病。CT 发现混合感染组的小叶中心小结节、支气管壁增厚、空洞、支气管扩张、结节和胸腔积液的发生率明显高于单纯肺炎克雷伯菌肺炎组。

（李勇刚　朱静芬）

参 考 文 献

[1] Wang G, Zhao G, Chao X, et al. The characteristic of virulence, biofilm and antibiotic resistance of Klebsiella pneumoniae. Int J Environ Res Public Health, 2020, 17（17）: 6278.

[2] 李耘，吕媛，郑波，等. 中国细菌耐药监测研究 2015-2016 革兰氏阴性菌监测报告. 中国临床药理学杂志，2017，33（23）: 2521-2542.

[3] Chung DR, Song JH, Kim SH, et al. High prevalence of multidrug-resistant nonfermenters in hospital-acquired pneumonia in Asia. Am J Respir Crit Care Med, 2011, 184（12）: 1409-1417.

[4] Yao H, Qin SS, Chen S. et al. Emergence of carbapenem-resistant hypervirulent Klebsiella pneumoniae. Lancet Infect Dis, 2018, 18（1）: 25.

[5] Candan ED, Aksöz N. Klebsiella pneumoniae: characteristics of carbapenem resistance and virulence factors. Acta Biochim Pol, 2015, 62（4）: 867-874.

[6] Choby JE, Howard-Anderson J, Weiss DS. Hypervirulent Klebsiella pneumoniae-clinical and molecular perspectives. J Intern Med, 2020, 287（3）: 283-300.

[7] Korvick AJ, Hackett AK, Yu LV, et al. Klebsiella pneumonia in the modern era: clinicoradiographic correlations. South Med J, 1991, 84（2）: 200-204.

[8] Moon WK, Im JG, Yeon KM, et al. Complication of Klebsiella pneumonia: CT evaluation. J Comput Assist Tomogr, 1995, 19（2）: 176-181.

[9] Tsukadaira A, Okubo Y, Kogayashi T, et al. Four cases of Klebsiella pneumonia. Nihon Kyoubu Gakkai Zasshi, 2002, 40（6）: 530-535.

[10] Okada F, Ando Y, Honda K, et al. Clinical and pulmonary thin-section CT findings in acute Klebsiella Pneumoniae pneumonia. Eur Radiol, 2009, 19（4）: 809-815.

[11] 毛旖川，朱静芬，李勇刚. 多重耐药肺炎克雷伯杆菌肺部感染临床与 CT 特征. 新发传染病电子杂志，2018，3（4）: 206-209.

[12] Okada F, Ando Y, Honda K, et al. Acute Klebsiella pneumoniae pneumonia alone and with concurrent infection: comparison of clinical and thin-section CT findings. Br J Radiol, 2010, 83（994）: 854-860.

第四节　卡他莫拉菌

【概述】

卡他莫拉菌（*Moraxella catarrhalis*）是一种需氧的革兰氏阴性双球菌，"Moraxella"来源于首次描述该细菌的瑞士医生 Victor Morax，而"catarrhalis"则来源于希腊语中的"catarrh"，意为"向下流淌"。卡他莫拉菌是人类上呼吸道的正常定殖菌，人类是卡他莫拉菌的唯一宿主。卡他莫拉菌是仅次于肺炎链球菌和流感嗜血杆菌的呼吸系统感染原因，其主要造成机会性感染，尤其在免疫系统受损或存在慢性基础疾病的患者中更为常见（如慢性阻塞性肺疾病、支气管扩张、充血性心力衰竭等）。卡他莫拉菌的定殖是感染的诱因，婴儿时期卡他莫拉菌在鼻咽部定植非常常见，据报道患病率在 30% ～ 100%。到成年时，患病率下降到 1%～5%。在患有慢性阻塞性肺疾病（chronic obstructive pulmonary disease，COPD）的成年人中，其定植率较高[1]。故卡他莫拉菌是儿童中耳炎、COPD 病情恶化和急性细菌性鼻窦炎的主要原因。

【病理学表现】

卡他莫拉菌感染的发病机制涉及病毒、细菌病原体和宿主免疫反应之间的复杂相互作用。对于大多数卡他莫拉菌感染，发病的第一步是细菌在黏膜表面的黏附和定植。卡他莫拉菌可以表达多种黏附素，每种黏附素对宿主均具有不同的特异性[2]。细菌黏附后，即可侵入呼吸道黏膜，主要的细胞靶点包括呼吸道黏膜的上皮细胞、抗原呈递细胞、中性粒细胞和淋巴细胞。黏附和侵袭过程会触发过度的促炎性免疫反应，进而损害宿主组织并促进感染的蔓延。促炎反应还导致呼吸道产生大量的黏液。随着细菌的聚集，会形成生物膜，从而降低宿主清除病原的能力并增强病原对抗生素的抵抗力。

在急性中耳炎中，仅仅依靠对黏膜表面的黏附不足以引起疾病，故可能需要辅助因子如病毒感染，以促使细菌通过咽鼓管向中耳扩散。在呼吸道培养中，卡他莫拉菌常与肺炎链球菌或流感嗜血杆菌同时存在，并且可能通过使这些生物体免受补体介导的免疫破坏，促进生物膜形成并将 β-内酰胺酶释放到局部环境中来促进感染。类似的发病机制可能也存在于急性细菌性鼻窦炎中，其中细菌感染常先于病毒感染，最终导致混合感染。

【影像学表现】

1. X 线　卡他莫拉菌感染可为局限性分布（节段性或大叶性肺炎）[3, 4]，也可为弥漫性（支气管肺炎）分布[4]。

2. CT　卡他莫拉菌肺部感染主要见于老年人，尤其是存在肺气肿的患者。卡他莫拉菌肺炎的主要表现为磨玻璃阴影、支气管壁增厚和小叶中心结节（图 5-4-1～图 5-4-4）。其中，前两者常同时出现。约半数的患者可以出现肺实变，1/3 患者可见支气管扩张。胸腔积液和淋巴结肿大很少见于卡他莫拉菌肺炎[5]。

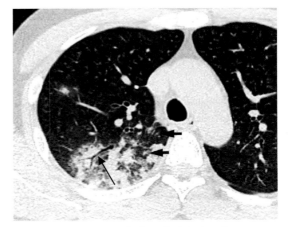

图 5-4-1　卡他莫拉菌肺炎（一）

患者，男性，42 岁，有糖尿病病史。CT 肺窗示右肺上叶实变、磨玻璃阴影、支气管壁增厚（长箭头）和小叶中心结节（短箭头）

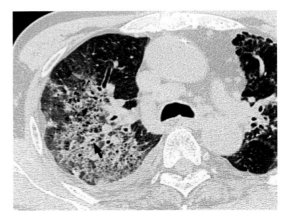

图 5-4-2　卡他莫拉菌肺炎（二）

患者，男性，75 岁，患有肺气肿。CT 肺窗示右肺上叶实变、磨玻璃阴影和支气管壁增厚（箭头），伴有少量胸腔积液

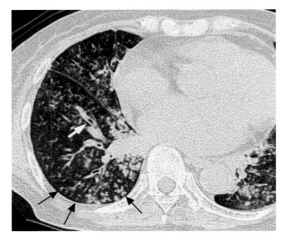

图 5-4-3　卡他莫拉菌肺炎（三）

患者，女性，72 岁，患有心血管疾病和肾衰竭。CT 肺窗示右肺下叶胸膜下小叶中心结节（黑色箭头）、支气管壁增厚（白色箭头）和轻度支气管扩张

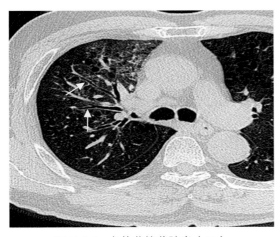

图5-4-4 卡他莫拉菌肺炎（四）
患者，男性，76岁，肺气肿患者。CT肺窗示气管隆嵴水平可见磨玻璃阴影和支气管壁增厚（箭头）

【诊断要点】

1. COPD急性发作的常见症状包括咳嗽、痰液产生、痰脓性（颜色变化）和呼吸困难。胸部X线片或CT表现无特异性，可以表现为大叶实变，也可以表现为支气管肺炎，胸腔积液和纵隔淋巴结肿大较少见。

2. 由卡他莫拉菌引起的急性中耳炎在体征和症状上与其他病原体引起的中耳炎没有实质性差异。常见表现通常包括发热、耳部疼痛和鼓膜鼓胀。

3. 急性鼻窦炎的特点是发热、鼻塞、流涕、面部疼痛和头痛。

4. 对于大多数患者，通常不需要进行微生物学诊断即可进行经验性治疗。对于经验性抗生素治疗失败的患者，进行革兰氏染色和细菌培养有助于确诊。

【鉴别诊断】

1. **肺炎链球菌及流感嗜血杆菌引起的肺部感染** 卡他莫拉菌与肺炎链球菌及流感嗜血杆菌引起的肺部感染表现相似，没有特异的临床及影像学特征可帮助区分由卡他莫拉菌与这两种常见病原体引起的感染。

2. **金黄色葡萄球菌性肺炎** 患者起病急，临床症状重，进展迅速，常见症状包括寒战、高热、胸痛、脓血痰、气急、毒血症症状和休克等。影像学表现为多发边缘模糊肺结节或成簇状分布的肺气囊，可迅速融合成多发空洞性病变，并可早期侵犯胸膜而发生液气胸、脓胸及脓气胸等，影像学表现变化快。

3. **肺炎克雷伯菌肺炎** 分为社区获得性肺炎与医院获得性肺炎，社区获得性肺炎克雷伯菌肺炎具有一定特征性，临床症状较重，痰液量多且较黏稠，呈典型的砖红色胶冻状痰。影像学表现为肺叶或肺段实变，内可见空洞，叶间裂下坠及"钟乳石"征也是其主要特征，可形成脓胸及膈下脓肿。医院获得性肺炎克雷伯菌肺炎多由耐药菌株感染所致，细菌毒力较非耐药菌株弱，影像学表现为非特征性，与卡他莫拉菌肺炎不易鉴别。

4. **铜绿假单胞菌肺炎** 临床表现包括咳嗽，咳大量翠绿色脓性痰，这是其特征性表现之一；患者毒血症症状明显，主要表现有寒战、发热、躁动、呼吸困难、心跳加速甚至昏迷。影像学表现为肺多发结节样或片状高密度影，部分患者可见空洞、胸腔积液或脓胸。

5. **军团菌肺炎** 患者常有前驱症状，如乏力、嗜睡等，临床表现为干咳、高热、肌肉酸痛等，同时，可合并全身其他系统症状。胸部影像学表现为多样性病变，包括结节、斑片状模糊影、条索影、空洞及胸腔积液等，病变呈多叶、多节段分布，进展迅速，消散缓慢。

【研究现状与进展】

1. **X线** 临床和影像学特征较难区分由其他细菌引起的肺炎。

2. **CT** Okada等[5]对109例卡他莫拉菌肺部感染患者进行研究，发现相对于肺炎克雷伯菌肺炎、肺炎链球菌肺炎、衣原体肺炎，卡他莫拉菌肺炎更容易出现支气管壁增厚及小叶中心结节，该表现明显更多见于老年人。卡他莫拉菌肺炎的实变率低于肺炎克雷伯菌肺炎、肺炎链球菌肺炎，小叶内磨玻璃阴影则明显少于肺炎克雷伯菌肺炎和衣原体肺炎。

卡他莫拉菌作为呼吸道的正常定殖菌，在迁延性细菌性支气管炎中的作用也逐渐被重视起来。O'Grady等[6]发现在急性呼吸道感染患儿鼻拭子中检出卡他莫拉菌是促使其发展为慢性咳嗽的唯一微生物学危险因素，提示临床医师需注意卡他莫拉菌在慢性咳嗽发病机制中的作用。

王频佳等[7]通过测定401株从患儿体内分离的卡他莫拉菌株常用抗生素最低抑菌浓度、β-内酰胺酶产酶率，使用PCR扩增结合限制性内切酶分析方法对分离株进行BRO基因分型，发现儿童呼吸道卡他莫拉菌分离株β-内酰胺酶产酶率高（96.5%，387/401），且产酶株主要携带 *BRO-1* 基因（93%），其耐受部分β-内酰胺类和大环内酯类抗生素的能力明显高于 *BRO-2* 基因菌株。因此，临床诊疗中要密切监测卡他莫拉菌感染的流行病学特点及耐药情况。

（李勇刚　滕　跃）

参 考 文 献

[1] Ejlertsen T, Thisted E, Ebbesen F, et al. Branhamella catarrhalis in children and adults. A study of prevalence, time of colonisation, and association with upper and lower respiratory tract infections. J Infect, 1994, 29（1）: 23-31.

[2] Su YC, Singh B, Riesbeck K. Moraxella catarrhalis: from interactions with the host immune system to vaccine development. Future Microbiol, 2012, 7（9）: 1073-1100.

[3] Cheepsattayakorn A, Tharavichitakul P, Dettrairat S, et al. Moraxella catarrhalis pneumonia in an AIDS patient: a case report. J Med Assoc Thai, 2009, 92（2）: 284-289.

[4] Al-Anazi K, Al-Fraih F, Chaudhri N, et al. Pneumonia caused by Moraxella catarrhalis in haematopoietic stem cell transplant patients. Report of two cases and review of the literature. Libyan J Med, 2007, 2（3）: 144-147.

[5] Okada F, Ando Y, Nakayama T, et al. Pulmonary thin-section CT findings in acute Moraxella catarrhalis pulmonary infection. Br J Radiol, 2011, 84（1008）: 1109-1114.

[6] O'Grady KAF, Grimwood K, Sloots TP, et al. Upper airway viruses and bacteria and clinical outcomes in children with cough. Pediatr Pulmonol, 2017, 52（3）: 373-381.

[7] 王频佳, 谢成彬, 吴雨露. 儿童呼吸道卡他莫拉菌分离株耐药性与 BRO 基因分型研究. 临床儿科杂志, 2013, 31（8）: 719-722.

第五节　流感嗜血杆菌

【概述】

流感嗜血杆菌（haemophilus influenzae，HI）为革兰氏阴性杆状细菌，通常寄居在正常人的鼻部、咽部、眼部及阴道黏膜中，一般与正常菌落共生，大多数流感嗜血杆菌的感染是从鼻咽部直接向下蔓延至下呼吸道。同时，它也是社区获得性肺炎中较常见的病原体，仅次于肺炎链球菌，可引起原发性的化脓性感染和继发性感染。HI 大多是在其他病毒感染及流感时继发感染，可侵袭人体内多个器官，成人感染后常发生支气管炎、鼻窦炎，而儿童则以化脓性脑膜炎、鼻窦炎、鼻咽炎、肺炎、化脓性关节炎及心包炎等多见。本病好发于老年人及儿童，其危险因素包括慢性阻塞性肺疾病（COPD）、酗酒、糖尿病、解剖性或功能性脾缺失、免疫球蛋白缺乏、高龄及 AIDS。特别是 COPD 患者，容易导致急性加重，且有极高的发病率及死亡率，其主要的死亡原因为感染[1]。

流感嗜血杆菌感染在冬季发病率最高，临床上起病较缓慢，病程为亚急性，病情表现较重，临床表现多样，包括高热、咳嗽、胸痛、呼吸困难等，类似于肺炎链球菌感染，但前者具有以下特点：有痉挛性咳嗽，类似百日咳，有时表现也类似毛细支气管炎；全身症状较重，中毒症状明显；白细胞总数升高显著，有时伴有淋巴细胞的相对或绝对升高；X 线片胸部表现多样化；小婴儿多易并发脓胸、心包炎、败血症、脑膜炎及化脓性关节炎；易后遗支气管扩张。

【病理学表现】

流感嗜血杆菌分为有荚膜的菌株和无荚膜的菌株，已知有荚膜的乙型流感嗜血杆菌（即 b 型流感嗜血杆菌）是主要的致病菌，荚膜的菌株是具有一定空间构型的细菌群体，其组成成分包括被覆细菌、脂多糖、基质蛋白和核酸等。机体在感染荚膜类菌株后可产生抗荚膜的特异性抗体而获得免疫保护，特异的荚膜多糖可中和机体在感染过程中所形成的抗体，抵抗寄主体内白细胞的吞噬、不触发补体介导的裂解，同时还可以抑制呼吸道黏膜纤毛的活动，引起原发性感染；而没有荚膜的菌株则具有较少的侵略性，其致病力主要来自细菌所产生的内毒素，多引起继发感染，如会厌炎等。此外，流感嗜血杆菌还能产生组胺使支气管平滑肌收缩并分泌黏液，使上皮细胞渗透性增加，并能破坏纤毛运动；致病性流感嗜血杆菌分泌 IgA 蛋白酶，能水解呼吸道黏膜的分泌型 IgA 而致病。通常情况下，寄生的流感嗜血杆菌并不致病，细菌一般自口咽部吸入气管或支气管后即被纤毛运动排出体外。同时，呼吸道黏膜分泌物中的分泌型 IgA 可以保护机体免受感染。但当机体抵抗力降低、免疫功能不完善时即可造成感染，发生流感嗜血杆菌性肺炎，甚至败血症、化脓性脑膜炎而危及生命。

【影像学表现】

1. X 线　流感嗜血杆菌感染可为局限性分布（节段性或大叶性肺炎），也可为弥漫性（支气管肺炎）分布。成人胸片表现为多样性但无特异性，肺内病变多先累及肺段，由肺间质受累逐渐转为肺泡的浸润，多表现为斑片状或节段性分布的实变，实变可为单侧或双侧，以肺野外周带较常见，边缘多锐利；支气管肺炎则表现为散在多发的小结节或网状结节影，可单独存在或与肺泡实变同时出现；50% 的患者可见胸腔积液，而脓胸则不常见。

2. CT 主要表现为单侧或双侧肺内的斑片状或肺段性实变，多同时伴有支气管壁增厚（图 5-5-1），有时也可见磨玻璃样密度病变；肺周围带的小叶中心结节和"树芽"征是支气管肺炎的常见表现，部分可见双肺弥漫性小叶中心结节，直径一般小于 5mm；多发病变则可见融合性改变；约 50% 的患者可见单侧或双侧胸腔积液，支气管扩张及空洞不常见；胸部淋巴结肿大也较为少见[2, 3]。

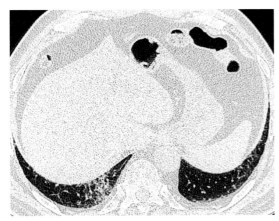

图 5-5-1 流感嗜血杆菌肺炎
CT 肺窗示右肺下叶片状高密度影，其内见增厚的细支气管壁

【诊断要点】

1. 起病较慢，多数患者有感冒前驱症状。

2. 痉挛性咳嗽，全身症状重，中毒症状明显，常伴有高热、呼吸困难及衰竭。

3. 外周血白细胞总数明显升高，通常为（15～30）×10⁹/L，有时伴有淋巴细胞的相对或绝对升高。

4. X 线片或 CT 表现以大叶实变为主，部分表现为支气管肺炎，可伴胸腔积液。

5. 血液或呼吸道分泌物细菌培养确定为流感嗜血杆菌时可确诊本病。

6. 胸腔积液培养出流感嗜血杆菌亦可诊断本病。

【鉴别诊断】

1. 肺炎链球菌肺炎 发病前常有受凉、淋雨、疲劳、醉酒或病毒感染史。急性起病，高热，可伴有寒战、咳脓痰、褐色痰或血痰，胸痛。X 线片及 CT 表现为片状浅淡阴影及肺实变伴空气支气管征。

2. 金黄色葡萄球菌性肺炎 常发生于有基础疾病的患者，起病急，表现为寒战、高热、胸痛、咳脓血痰、气急、毒血症症状和休克。X 线特征为多发成簇状分布的肺气囊迅速融合成多发空洞性病变，早期可侵犯胸膜而发生液气胸、脓胸及脓气胸等，同时伴有胸膜增厚改变。

3. 肺炎克雷伯菌肺炎 起病急，寒战、高热，全身症状明显；痰液量多且较为黏稠，呈典型的砖红色胶冻状痰。X 线片表现为肺叶或肺段实变，内可见多发小空洞，呈蜂窝状改变，并可迅速融合为一大空洞；叶间裂下坠也是其主要特征。

4. 铜绿假单胞菌肺炎 临床表现为咳嗽，咳大量翠绿色脓性痰，这是铜绿假单胞菌肺炎的特征性表现之一；患者毒血症症状明显，主要表现有寒战、发热、躁动、呼吸困难、心跳加速甚至昏迷。X 线检查多见肺多发结节样高密度影，部分融合成片；常见胸腔积液伴脓胸。

5. 军团菌肺炎 患者常有前驱症状，如乏力、嗜睡等，临床表现为干咳、高热、肌肉酸痛等，消化系统表现为恶心、呕吐、腹泻等，神经系统表现为头痛、意识不清、嗜睡等；心血管系统主要表现为心包炎、心内膜炎，肾损害会导致肾衰竭。胸部 X 线检查缺乏特异性，通常为肺外周带或下叶斑片状浸润、实变；病变进展迅速，消散缓慢；在治疗过程中，影像学表现多持续变化[4]。

【研究现状与进展】

1. X 线 临床和影像学特征较难区分本病和其他细菌引起的肺炎。但是，Kofteridis 等[5]通过研究 45 例由流感嗜血杆菌引起的下呼吸道感染病例的临床特点发现，高龄、合并症、呼吸衰竭和胸片上节段性分布的实变可以作为流感嗜血杆菌感染的相对特征性改变。

2. CT Nei 等[6]通过描述肺炎支原体肺炎和社区获得性肺炎患者的 CT 表现，包括 12 例流感嗜血杆菌肺炎患者，发现流感嗜血杆菌肺炎患者 CT 表现中支气管壁增厚比肺炎链球菌患者更常见。

CT 表现与预后有密切关系，Okada 等[2]对流感嗜血杆菌感染患者进行随访，所有研究的 211 例患者均接受抗生素治疗，其中 102 例社区获得性感染患者中 99 例（97.1%）最初的呼吸道症状和随访 CT 及胸片均改善，但是在剩下的 3 例（2.9%）肺气肿和肺源性心脏病（肺心病）患者中，磨玻璃阴影及病变融合等影像学表现均进展，患者随后死亡。在 109 例院内感染患者中，101 例（92.7%）初始呼吸道症状和 CT 或胸片均改善，其余 8 例（7.3%）肺实质病变和胸腔积液均恶化，患者随后死亡，包括肺气肿、支气管哮喘、喉癌术后、糖尿病及心脏病等患者[2]。

Tufvesson 等[7]通过对长期感染流感嗜血杆菌的 COPD 患者的临床表现和 CT 特点进行随访发现，COPD 患者稳定期痰液中细菌增多与肺气肿程度呈正相关，体内定植流感嗜血杆菌的支气管扩张患者与没有支气管扩张的患者相比有所增加，认为支气管扩张和肺气肿程度可作为评价细菌定植及炎症感染程度的影像学指标。

（李勇刚）

参 考 文 献

[1] 陈琴琴，张金飞. 呼吸道感染流感嗜血杆菌的流行病学特征与耐药性分析. 中国卫生检验杂志，2019，29（2）：186-189.

[2] Okada F，Ando Y，Tanoue S，et al. Radiological findings in acute Haemophilus influenzae pulmonary infection. Br J Radiol，2012，85（1010）：121-126.

[3] Trollfors B，Claesson B，Lagergård，T，et al. Incidence，predisposing factors and manifestations of invasive Haemophilus influenzae infections in adults. Eur J Clin Microbiol，1984，3（3）：180-184.

[4] 王宏. 流感嗜血杆菌肺炎的诊断. 中外健康文摘，2011，8（25）：174-175.

[5] Kofteridis D，Samonis G，Mantadakis E，et al. Lower respiratory tract infections caused by Haemophilus influenzae：clinical features and predictors of outcome. Med Sci Monit，2009，15（4）：CR135-CR139.

[6] Nei T，Yamano Y，Sakai F，et al. Mycoplasma pneumoniae pneumonia：differential diagnosis by computerized tomography. Internal Medicine，2007，46（14）：1083-1087.

[7] Tufvesson E，Markstad H，Bozovic G，et al. Inflammation and chronic colonization of Haemophilus influenzae in sputum in COPD patients related to the degree of emphysema and bronchiectasis in high-resolution computed tomography. Int J Chron Obstruct Pulmon Dis，2017，12：3211-3219.

第六节　铜绿假单胞菌

【概述】

铜绿假单胞菌（*Pseudomonas aeruginosa*）为非发酵革兰氏阴性杆菌，为条件致病菌，目前已成为院内感染的主要致病菌之一[1]，其广泛分布于水、空气和正常人的皮肤、呼吸道和肠道中[2]。该菌种具有耐药谱广、耐药率高及耐药机制复杂的特点。患者高龄、有基础疾病（如恶性肿瘤、肺部感染、肝肾功能不全、糖尿病等代谢性疾病）、入住 ICU、住院时间长、使用免疫抑制剂及各种侵入性操作（如有创通气、动静脉置管、留置尿管等）是感染的主要危险因素[3]。

铜绿假单胞菌产生的内外毒素可对器官造成损害，所致的临床表现取决于受累部位。铜绿假单胞菌常引起术后伤口感染，也可引起压疮、脓肿、化脓性中耳炎等。铜绿假单胞菌肺部感染常见的临床表现有咳嗽、咳痰、发热、胸痛、咯血，查体可有肺部干、湿啰音，突出的特点为较易导致低氧血症，但临床上无显著鉴别意义[4]。部分患者还可表现为呼吸困难、肩痛、背痛等，有些发病时仅表现为单侧肩痛。在囊性纤维化的后期铜绿假单胞菌通常会持续存在并发展为慢性感染[5]。此外，铜绿假单胞菌还是尿路感染的常见病原体。在热带气候地区，铜绿假单胞菌是导致微生物性角膜炎的重要病原体[6]。严重的患者可出现败血症及多器官衰竭，发病率及致死率高。

【病理学表现】

铜绿假单胞菌含有 O 抗原（菌体抗原）及 H 抗原（鞭毛抗原），O 抗原包含 2 种成分：一种是外膜蛋白，为保护性抗原；另一种是脂多糖，有特异性。其致病机制复杂，主要由于：①黏附素，包括胞外荚膜、Ⅳ型菌毛等；②分泌能够破坏细胞、组织的胞外产物，如荧光色素、蛋白酶、磷脂酶、糖基转移酶等；③外膜、胞质及内膜所携带的致病因子，如 β-内酰胺酶、外膜蛋白及青霉素结合蛋白；④生物膜障碍与主动转运系统及耐药质粒的存在阻止药物到达其靶位，这些因素共同构成了多重耐药铜绿假单胞菌的致病机制[7]。多重耐药铜绿假单胞菌的耐药机制十分复杂，包括外膜通透性障碍、作用靶位改变、产生抗菌灭活酶、形成生物膜等[4]。

【影像学表现】

1. X 线　铜绿假单胞菌肺炎可表现为双肺内多发结节状阴影，或多发片状高密度实变区，其内可有透亮空洞[8]。部分患者胸片可仅见肺纹理增粗、模糊。当有胸腔积液时，可见一侧或双侧肋膈角变钝。

2. CT 可见双肺内多发结节，呈类圆形致密影。部分患者可见支气管肺炎样改变，表现为沿支气管分布的或散在分布的小斑片状实变及磨玻璃阴影，或部分融合成片。可出现肺实质局灶性坏死而形成弥漫的小脓肿，进而融合成大的空洞，如空洞长期存在，可形成厚壁空洞[9]（图5-6-1）。

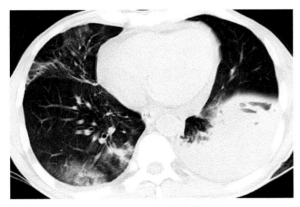

图 5-6-1　铜绿假单胞菌肺炎
CT肺窗示右肺中叶磨玻璃阴影伴局部实变，左肺下叶片状实变伴空洞

【诊断要点】

1. 肺炎相关临床表现，如咳嗽、咳痰或原有呼吸道疾病症状加重、发热等。

2. 肺实变体征和（或）闻及湿啰音。支气管有脓性分泌物。

3. 外周血白细胞总数明显升高，通常 > 10×10^9/L。

4. X线片或CT表现可见新出现或进展性的浸润影、实变或磨玻璃阴影。

5. 血液或呼吸道分泌物细菌培养确定为铜绿假单胞菌可确诊本病。

【鉴别诊断】

1. 肺炎链球菌肺炎　发病前常有受凉、淋雨、疲劳、醉酒或病毒感染史。急性起病，高热。可伴有寒战、咳脓痰、褐色痰或血痰，胸痛等表现。X线片及CT表现为片状浅淡阴影，肺实变伴空气支气管征。

2. 金黄色葡萄球菌性肺炎　常发生于有基础疾病的患者，起病急，表现为寒战、高热、胸痛、咳脓血痰、气急、毒血症症状和休克。X线特征为多发成簇状分布的肺气囊，迅速融合成多发空洞性病变，早期可侵犯胸膜而发生液气胸、脓胸及脓气胸等，同时伴有胸膜增厚改变。

3. 肺炎克雷伯菌肺炎　起病急，表现为寒战、高热、全身症状明显；痰液量多且较为黏稠，呈典型的砖红色胶冻状痰。X线片表现为肺叶或肺段实变，内可见多发小空洞，呈蜂窝状改变，并可迅速融合为一大空洞；叶间隙下坠也是其主要特征。

4. 流感嗜血杆菌肺炎　临床起病慢，病情表现重且多样，包括高热、咳嗽、胸痛、呼吸困难等；患者有痉挛性咳嗽，类似百日咳，有时表现也类似毛细支气管炎；全身症状较重，中毒症状明显。X线片表现多样化；婴儿多易并发脓胸、心包炎、败血症、脑膜炎及化脓性关节炎；易后遗支气管扩张。

5. 军团菌肺炎　患者常有前驱症状，如乏力、嗜睡等，临床表现为干咳、高热、肌肉酸痛等，消化系统表现为恶心、呕吐、腹泻等，神经系统表现为头痛、意识不清、嗜睡等；心血管系统主要表现为心包炎、心内膜炎，肾损害会导致肾衰竭。胸部X线检查缺乏特异性，通常为肺外周带或下叶斑片状浸润、实变；病变进展迅速，消散缓慢；在治疗过程中，影像学表现多持续变化[4]。

【研究现状与进展】

1. X线　有报道[10]称铜绿假单胞菌肺炎以右肺上叶最常受累，约2/3的患者首次胸片表现为右肺上叶实变。

2. CT　有研究[5]表明1岁以内患者铜绿假单胞菌肺炎与后期异常胸部CT表现之间缺乏联系可归因于积极的根除治疗干预，并探讨了其他病原体对结果的潜在影响，但并不显著，认为在当今，囊性纤维化早期铜绿假单胞菌感染可能不会对学龄儿童肺部产生影响。

Takajo 等[11]对1例社区获得性铜绿假单胞菌肺炎患者进行了分析，患者胸片及CT显示整个右肺上叶实变，提示大叶性肺炎，并于入院当天死于呼吸衰竭伴支气管出血，之后通过尸检发现整个右肺上叶的肺泡内充满了致密的炎症细胞，主要由巨噬细胞和中性粒细胞组成。因此，有学者认为由密集的中性粒细胞和巨噬细胞组成的大叶性肺炎，伴有全肺充血和水肿，可能是健康成人社区获得性铜绿假单胞菌肺炎的特征。

Salciccioli 等[12]报道了1例患有系统性红斑狼疮的31岁女性铜绿假单胞菌肺炎病例，该患者胸片显示右肺上叶有空洞病变，周围有磨玻璃样改变，从入院当天的血培养结果中发现了铜绿假单胞菌，痰标本和胸膜液中培养出铜绿假单胞菌。铜绿假单胞菌是造成空洞性肺损伤的罕见原因，并与免疫功能低下的宿主有关。大多数的报道中空洞性铜绿假单胞菌病变都是在继发于 HIV 感染的免疫功能低下的患者中发现的，目前的研究提示了在免疫抑制治疗的患者中感染的可能性。

（李勇刚）

参考文献

[1] 谢朝云，蒙桂鸾，覃家露，等 . 耐多药铜绿假单胞菌感染临床特征及相关因素分析 . 中华医院感染学杂志，2018，28（11）：1617-1620.

[2] 邹红波 . 117 株铜绿假单胞菌感染的临床特征及耐药性分析 . 中国实用医药，2018，13（16）：192-194.

[3] 赵志刚，邱添，梁志欣，等 . 医院获得性铜绿假单胞菌血流感染临床特征及死亡危险因素分析 . 解放军医学院学报，2016，37（4）：324-327.

[4] 陈美芳，赵海红，陈春玲 . 铜绿假单胞菌医院获得性肺炎的临床调查 . 中华医院感染学杂志，2011，21（3）：454-456.

[5] Petrocheilou A，Papagrigoriou-Theodoridou M，Michos A，et al. Early-life Pseudomonas aeruginosa infection in cystic fibrosis and lung disease progression. Glob Pediatr Health，2017，4：2333794X17738465.

[6] Vazirani J，Wurity S，Ali MH. Multidrug-Resistant Pseudomonas aeruginosa keratitis：risk factors，clinical characteristics，and outcomes. Ophthalmology，2015，122（10）：2110-2114.

[7] 王丽娟，徐修礼，史皆然，等 . 多药耐药铜绿假单胞菌研究进展 . 国际检验医学杂志，2013，34（13）：1713-1715.

[8] 高蔚，肖永龙，施斌，等 . 铜绿假单胞菌所致社区获得性肺炎 2 例报告并文献复习 . 国际呼吸杂志，2014，34（6）：413-418.

[9] 韩丹，贺文 . 院内获得性肺炎的影像学评价 . 中国医学计算机成像杂志，2010，16（5）：375-378.

[10] 张若旸，黄絮，李敏，等 . 致死性社区获得性铜绿假单胞菌肺炎一例 . 中华结核和呼吸杂志，2019，42（12）：950-952.

[11] Takajo D，Iwaya K，Katsurada Y，et al. Community-acquired lobar pneumonia caused by Pseudomonas aeruginosa infection in Japan：a case report with histological and immunohistochemical examination. Pathol Int，2014，64（5）：224-230.

[12] Salciccioli JD，Woodcock H，Darmalingam M. Pseudomonas aeruginosa as an unusual cause of cavitating lung lesion. BMJ Case Rep，2017，2017：bcr2017220527.

第七节 军 团 菌

【概述】

军团菌（legionella）是需氧革兰氏阴性杆菌，为一种人类单核细胞和巨噬细胞的兼性细胞内寄生菌，广泛存在于天然淡水或人工水体中。已知有 58 个种，3 个亚群[1]。与人类关系最密切的是嗜肺军团菌种。嗜肺军团菌可分为 15 个血清型。美国及欧洲最常见的致病血清型是 1 型，占总体病例的 80%；而据报道澳大利亚、新西兰的军团病病例中，1 型嗜肺军团菌所导致的病例仅占 50%，长滩军团菌导致的占 30%。该菌具有其他革兰氏阴性杆菌所具有的内毒素，同时含有溶解细胞的外毒素及多种活性酶，具有较强的致病性。

军团病在全球的确切发病率尚不清楚，主要是由于各国在意识水平、诊断方法和报告系统方面存在差异。军团病的流行和传播与人工水环境密切相关。国内外调查资料显示，中央空调冷却塔和供水系统是导致军团菌肺炎暴发的首要风险因素[2-3]。军团病夏秋季节多发，也可呈地方性散发，男女发病比例为 2：1 或 3：1。人群普遍易感，主要发生于免疫功能低下者，易感因素包括老年人（年龄大于 50 岁）、长期吸烟、嗜酒，有基础疾病如 COPD、恶性肿瘤、器官移植、肝衰竭、肾衰竭等。尤其对于肝移植受者，军团菌是其肺部感染的主要致病菌[2-4]。

军团病已被 WHO 及多个国家列入传染病报告范围，我国将其列入 14 种新发传染病之一。临床上军团病分为肺炎型和非肺炎型，军团菌肺炎（legionella pneumophila，LP）属于非典型性肺炎范畴，为重型，通常定义为由支原体、衣原体和军团菌等微生物引起的细菌性肺炎。其临床特征表现为急性下呼吸道感染症状，具备肺炎的典型特征，如咳嗽、咳痰、胸痛、肌肉痛、头痛等，无特异性；庞蒂亚克热（Pontiac fever）是一种类似流感的非肺炎型军团病，为轻型，症状似感冒，有发冷、发热、头痛、肌肉痛，无肺炎，绝大多数均可在短期内恢复[2, 5]。

培养分离得到军团菌菌株是实验室诊断和流行病学调查中确定军团菌感染的金标准，但其培养难度较大。尿军团菌抗原检测操作简单、快捷、灵敏度高，已被广泛应用于军团菌的快速诊断。常用的抗原检测方法包括放射性免疫测定和酶联免疫吸附试验，其敏感度为 80%～90%，特异度为 90%～100%[6, 7]。

【病理学表现】

军团菌肺炎的病理特点为广泛分布的多灶性纤维素性化脓性炎症，常伴有纤维蛋白性和少量黏液性渗出性胸膜炎。军团菌被吸入后，先是被肺泡巨噬细胞吞噬，通过细胞免疫募集中性粒细胞和更多的肺泡巨噬细胞，最终形成富含纤维蛋白的渗出性肺泡炎[8]。肺血管肌型动脉常呈非坏死性血管炎改变，约1/3的患者累及胸膜，呈浆液性、浆液纤维素性或化脓性胸膜炎改变。肺炎改变可修复，但亦可能吸收不完全，引起间质性炎症和纤维化。

【影像学表现】

1. X线

（1）快速进展的渗出实变：影像学表现以肺泡腔被填充为主，包括大片实变、斑片状模糊影、磨玻璃阴影，呈肺叶、肺段肺炎改变，早期累及单侧肺多见，可由一叶一段发展至多叶多段，以多叶多段受累较多见，多位于肺的外周（图5-7-1，图5-7-2）。虽然早期使用了有效抗生素，但该病进展较快，可在3～4天累及多个肺叶或对侧肺组织[9,10]。Tan等[10]分析了43例军团菌肺炎的X线表现，发现40例患者在最初的胸片上有肺部病变，77%的患者表现为肺内片状模糊影，16%的患者有融合趋势或进展为大叶性肺炎。在表现为肺片状模糊影患者中，超过2/3的患者早期仅单侧肺受累。随着病变的进展，可累及双肺，后期肺内可出现索条影及间质性改变。

（2）空洞及胸腔积液：空洞发生率在不同报道中差异很大，可能与宿主免疫状态不同有关。大部分病例合并少量胸腔积液，为肺外周炎症扩散至胸膜腔所致[10,11]。在免疫功能受损的患者中常见空洞[5,9]。

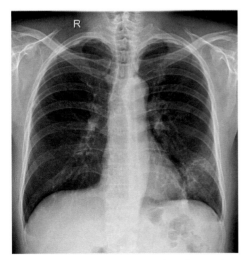

图5-7-1 社区获得性军团菌肺炎（一）
胸片示左下肺野斑片状模糊影

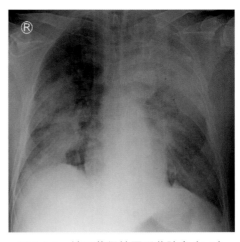

图5-7-2 社区获得性军团菌肺炎（二）
胸片示双肺野大片状实变，边缘模糊，右上肺野见小斑片状模糊影

（3）部分患者特别是免疫功能受损的患者出现肺门淋巴结肿大[12]。

2. CT 既往大多数军团菌肺炎依靠临床表现和胸片表现即可诊断。随着CT检查普及，关于军团菌肺炎CT特征的报道逐渐增多，CT的密度分辨率高，常能发现更多的病变和一些更细微的影像学征象。目前国内外文献报道军团菌肺炎的CT表现无特异性，主要表现为多叶或多段边界清晰的实变与磨玻璃阴影，且二者常伴随出现。Sarkai等[13]对38例军团菌肺炎患者的CT表现进行了回顾性分析研究，发现23例患者病变累及双肺，累及上肺或下肺无特异性。24例患者的实变呈段或亚段分布，常伴有散在分布的磨玻璃阴影，且实变区多位于肺外周，边界清晰。Yu等[11]对23例散发性军团菌肺炎患者的CT表现进行了回顾性分析，发现实变伴磨玻璃阴影为其主要影像学表现，在22例患者的实变内可见空气支气管征，大部分病例可见胸腔积液。在这组病例中，病变无明显分段分布特异性，多为多段多叶受累。雷志丹等[14]对35例军团菌肺炎患者进行研究，多形态病变者31例，主要包括小叶中心结节、腺泡结节、斑片状阴影、大片状阴影、空洞、条索影、网状影、蜂窝影和胸腔积液等。其中，多叶多段病变者25例，说明军团菌肺部病变的形态特点常以多种形态并存，其分布是以多叶多段分布为特征的，而且病变区后期常合并肺的间质纤维化，空洞及胸腔积液也比较多见（图5-7-3，图5-7-4）。

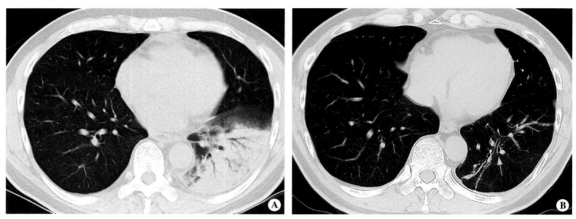

图 5-7-3　社区获得性军团菌肺炎（三）
A. CT 肺窗示左肺下叶大片实变，内见空气支气管征；B. 51 天后复查，左肺下叶完全吸收，仅见索条状影，局部可见轻度扩张的支气管

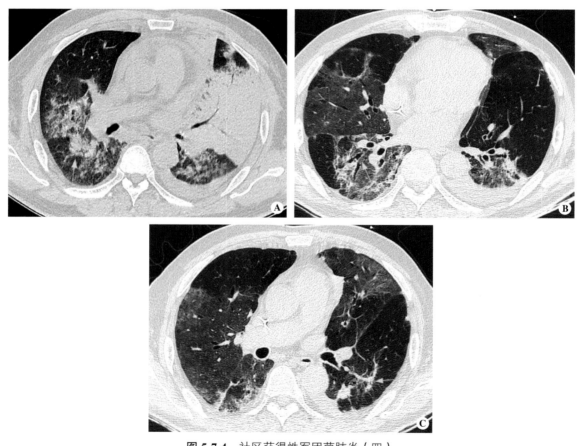

图 5-7-4　社区获得性军团菌肺炎（四）
A. CT 肺窗示左肺下叶大片实变，内见空气支气管征；双肺另见多发斑片状模糊影，边缘模糊；双侧胸腔内可见少量胸腔积液；B. 58 天后复查，双肺实质渗出吸收后呈斑片状磨玻璃阴影，部分呈间质性改变，局部可见轻度扩张的支气管；C. 58 天后复查，左肺下叶另见结节样、索条状高密度影，胸腔积液较前吸收

许多文献报道称军团菌肺炎的影像学动态变化一般迟于临床症状的变化，且临床症状在好转或消失后影像学异常仍可继续存在或加重[14-16]。国外一项研究报道称，57% 的患者在恢复后 13 ～ 19 个月仍有呼吸道症状，包括呼吸困难。33 例二氧化碳扩散力下降而行 CT 检查提示其中 21 例肺实质仍有残留病变，包括高密度索条影 21 例（100%），亚段性或段性实变 8 例（38%）、气管或细支气管扩张 7 例（33%）、肺气囊 4 例（19%）。该病的急性期需要进行机械通气、抗生素治疗不规范不

到位、COPD 均被认为是肺部持续存在异常的高危因素[17]。

【诊断要点】

1. 军团菌肺炎是一种非传染性疾病，由吸入含有军团菌的气溶胶引起，高危因素包括慢性肺部疾病、吸烟、高龄、有旅行史和应用免疫抑制剂等。

2. 影像学表现，早期常为单侧下叶渗出，可迅速进展到多叶；多合并少量胸腔积液；免疫力低下人群的空洞、肺门淋巴结肿大的发生率增加。

3. 培养分离得到军团菌菌株是诊断军团菌感染的金标准。

【鉴别诊断】

军团菌肺炎的影像学表现较为复杂，与典型肺炎和非典型肺炎均有相似的影像学表现，后期病灶残留尚需与间质纤维化的疾病相鉴别。

1. 肺炎双球菌肺炎　易引起大叶性实变，病变边界模糊，多局限于单一肺叶，病变吸收后一般无瘢痕形成，而军团菌病易多叶多段侵犯肺组织，后期易引起间质性炎症和纤维化。

2. 肺炎支原体肺炎　间质性炎症和肺泡性炎症并存的表现；病变可以相互融合，但是大叶性实变少见；血清冷凝集试验阳性具有诊断价值。

3. 肺间质纤维化　特发间质性肺炎一般从下肺的外周部向中央部及上肺发展。其急性期的磨玻璃阴影及实变对激素治疗有效，且牵拉性支气管扩张常见。本病的纤维化主要在病灶周围，对中央部支气管的牵拉较为少见。多数间质性肺炎无发热、咳痰等典型肺炎的临床症状。

【研究现状与进展】

军团菌肺炎的病死率居高不下，基础疾病及免疫抑制的存在进一步增加了军团菌感染的机会，但这其中的具体原因及相互作用尚不明确。军团菌感染所致肺损伤的调控机制研究增进了对军团菌感染后造成肺部损伤的认识[18]。

对疑诊患者尽早进行病原学检测，早期诊断、恰当的抗军团菌治疗是提高治疗成功率、降低病死率的关键。近年发展的分子生物学技术有快速、简便、特异和敏感等优点，已在嗜肺军团菌检测及军团病快速诊断方面占有一席之地。第二代测序（second generation sequencing）也称为高通量测序（high-throughput sequencing，HTS），能一次对几十万到几百万条核酸分子进行序列测定，大大减少了测序所需的时间和费用，使测序技术用于流行病实时监控分析成为可能。测序技术还提供了大量高质量的生物信息学数据，使嗜肺军团菌的研究更为细致与深入。

军团菌肺炎的影像学改变在时间上虽与临床表现不一致，但其范围、形态及纤维化程度在一定程度上反映了其病变的严重程度、预后和转归，尤其是纤维化程度对后两者影响较大。因此，分析和研究军团菌肺炎的影像学表现特点除可以及时、准确诊断外，而且对于治疗方案及治疗持续时间的选择有较大的指导意义。

（李勇刚　朱静芬）

参 考 文 献

[1] Cunha BA，Burillo A，Bouza E. Legionnaires' disease. Lancet，2016，387（10016）：376-385.

[2] Bartram J，Chartier Y，Lee J，et al. Legionella and the prevention of legionellosis. Geneva：World Health Organization，2007.

[3] Fraser DW. Legionellosis：evidence of airborne transmission. Ann N Y Acad Sci，1980，353：61-66.

[4] Atlas RM. Legionella：from environmental habitats to disease pathology，detection and control. Environ Microbiol，1999，1（4）：283-293.

[5] Mittal S，Singh AP，Gold M，et al. Thoracic Imaging Features of Legionnaire's Disease. Infect Dis Clin North Am，2017，31（1）：43-54.

[6] Jarraud S，Descours G，Ginevra C，et al. Identification of legionella in clinical samples. Methods Mol Biol，2013，954：27-56.

[7] Olsen CW，Elverdal P，Jørgensen CS，et al. Comparison of the sensitivity of the Legionella urinary antigen EIA kits from Binax and Biotest with urine from patients with infections caused by less common serogroups and subgroups of Legionella. Eur J Clin Microbiol Infect Dis，2009，28（7）：817-820.

[8] Newton HJ，Ang DKY，van Driel IR，et al. Molecular pathogenesis of infections caused by Legionella pneumophila. Clin Microbiol Rev，2010，23（2）：274-298.

[9] Coletta FS，Fein AM. Radiological manifestations of Legionella/Legionella-like organisms. Semin Respir Infect，1998，13（2）：109-115.

[10] Tan MJ，Tan JS，Hamor RH，et al. The radiological manifestations of Legionnaire's disease. Chest，2000，117（2）：398-403.

[11] Yu H，Higa F，Hibiya K，et al. Computed tomographic features of 23 sporadic cases with Legionella pneumophila pneumonia. Eur J Radiol，2010，74（3）：e73-e78.

[12] Lanternier F，Tubach F，Ravaud P，et al. Incidence and risk factors of Legionella pneumophila pneumonia during anti-tumor necrosis factor therapy：a prospective French study. Chest，2013，144（3）：990-998.

[13] Sarkai F，Tokuda H，Goto H，et al. Computed tomographic features of Legionella pneumophila pneumonia in 38 cases. J Comput Assist Tomogr，2007，31（1）：125-131.

[14] 雷志丹，冯可青，贾武林，等 . 军团菌肺炎的影像学表现及其诊断价值 . 中国医学影像技术，2006，22（11）：1668-1671.

[15] Godet C，Frat JP，Moal GL，et a1. Legionnaire's pneumonia：is there really an interstitial disease? Eur J Radiol，2007，61（1）：150-153.

[16] Dietrich PA，Johnson RD，Fairbanks JT，et al. The chest radiograph in Legionnaire's disease. Radiology，1978，127（3）：577-582.

[17] Jonkers RE，Lettinga KD，Pels Rijcken TH，et a1. Abnormal radiological findings and a decreased carbon monoxide transfer factor can persist long after the acute phase of Legionella pneumophila pneumonia. Clin Infect Dis，2004，38（5）：605-611.

[18] 梁思聪，陈愉 . 军团菌感染所致肺损伤的调控机制研究进展 . 国际呼吸杂志，2021，41（3）：229-235.

第八节 放 线 菌

【概述】

放线菌（actinomycetes）为革兰氏阳性厌氧或微需氧菌，生长缓慢，无芽孢[1]。放线菌大多存在于正常人口腔中，也可见于胃肠道和泌尿生殖道，属于人体的正常菌群。

肺放线菌病（pulmonary actinomycosis）是一种少见疾病，占所有放线菌感染病例的15%～30%，仅次于头颈、腹腔和盆腔的放线菌感染[1-3]。多因误吸口腔或胃肠道带菌分泌物而致病，引起肺部放线菌感染的放线菌多为以色列放线菌[1, 2]。放线菌病的易感因素包括口腔卫生差、牙周病、酗酒、吸烟、慢性消耗性疾病（糖尿病）和肺部基础疾病等[1-3]。

临床表现缺乏特异性，以中老年男性居多。可出现咳嗽、咳痰、咯血、呼吸困难、胸痛等常见的呼吸道症状，累及胸膜时可有胸腔积液、脓胸，累及胸壁形成瘘管时可排出硫磺样颗粒，但极为少见[1, 4]。

病理检查是诊断肺放线菌病的金标准。肺穿刺活检可快速有效地明确肺放线菌病的诊断，但需注意的是一次活检不一定能取到足以明确诊断的病变组织，需多次活检以提高诊断率。文献表明41%～52%的肺放线菌病最终通过手术病理才能明确诊断[5]。

【病理学表现】

放线菌病是一种慢性肉芽肿性炎症，表现为化脓、硫磺样颗粒、脓肿和窦道形成[6, 7]。病理表现为局部支气管黏膜及肺组织炎性反应，伴中性粒细胞、巨噬细胞、浆细胞、淋巴细胞浸润，周围可见纤维化改变和肉芽组织增生。肺叶切除术患者的CT图像与相关的组织学表现显示，CT图像中心低密度灶代表含有硫磺样颗粒的脓肿或含有炎症细胞和放线菌菌落的扩张支气管，低密度区的周边强化代表脓肿壁或肺实质周围肉芽组织内新生的血管[7, 8]。

硫磺样颗粒多出现在窦道、坏死分泌物中，痰中出现硫磺样颗粒可提示肺放线菌病的诊断，但不可作为确诊肺放线菌病的依据，如诺卡菌病、着色性真菌病和真菌性足菌肿等也可出现类似放线菌病的硫磺样颗粒[8, 9]。

【影像学表现】

1. X线 X线可显示以胸膜下、外周肺组织为主的团块状和大片状致密影，多累及单侧肺，病灶内空洞、气泡和坏死灶等细节显示不清，对此病诊断价值有限。

2. CT 特征性的CT表现包括局灶性或斑片状实变，常伴中心低密度灶或空洞（图5-8-1），增强后病灶周边强化，典型病例表现为邻近胸膜增厚[4, 10, 11]。

Cheon等[4]回顾了22例肺放线菌病患者的胸片和CT图像。所有患者的病变均在单侧，直径平均为6.5cm（范围为2～12cm）。CT显示斑片状气腔实变（$n=20$）或肿块（$n=2$）。在20例气腔实变的患者中，15例在实变区中心有低密度灶。15例中有13例行CT增强扫描，13例中有10例（77%）显示中心低密度灶周围的环形边缘强化。Cheon等报道的22例肺放线菌病病例中，16例（16/22，73%）显示实变区的局灶性胸膜增厚。肺叶切除术患者的CT图像中心低密度灶代表含有硫磺样颗粒的脓肿或含有炎症细胞和放线菌菌落的残存扩张的支气管。低密度区的周边强化代表小脓肿的壁或肺实质周围肉芽组织内的新生血管。

Kim[7]和Han等[10]将肺放线菌病分为肺实质型、支气管扩张型、与支气管结石病相关的支气管内型、与异物相关的支气管内型和肺外型。

（1）肺实质型：肺实质型放线菌病的早、中、晚期肺放线菌病影像学表现有所差异。早期一般无特征性，可表现为外周肺组织的不规则斑片状实变或局限性条片状影，周边可伴有磨玻璃阴影形成的"晕"征，伴或不伴小叶间隔增厚。磨玻璃阴影形成与大量中性粒细胞、淋巴细胞、炎症细胞浸润及周围肺泡内纤维素性渗出物有关。中

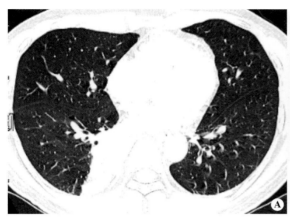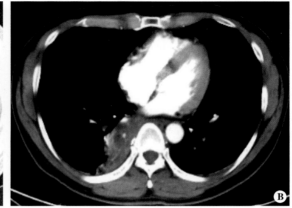

图 5-8-1　肺放线菌病

A、B.CT 示右肺下叶内带团片状实变区，病灶中心见低密度坏死区（本图由东南大学附属中大医院徐秋贞提供）

晚期病灶体积逐渐增大，表现为团片或团块影，病灶最初可能为肺段性分布，后期可累及整个肺叶，放线菌病灶的扩散多以直接蔓延的方式向病灶周围发展，病变累及范围较广，常跨段、跨叶、跨解剖间隙。平扫及增强均可见中心低密度灶，伴空洞或多个类圆形小空泡形成，空洞壁明显强化[11]。"空洞-悬浮气泡"征为本病特征性表现，气体悬浮与重力无关，空洞内为真空状态，所以气体悬浮于内，一般不形成气-液平面[12]。还可见肺门及纵隔淋巴结肿大，局部胸膜增厚，胸腔积液等。

（2）支气管扩张型：文献报道，放线菌易定植于已有损伤破坏的肺组织内并致病，如支气管扩张、肺结核病灶基础上并发放线菌感染，CT 表现为局部的支气管扩张，不均匀的支气管管壁增厚伴或不伴有局部肺脓肿的形成。

（3）与支气管结石病相关的支气管内型：支气管结石病是肺门或支气管内的钙化石，导致局部支气管管腔狭窄，从而继发放线菌感染。CT 表现为病灶近端高密度的支气管钙化石伴远端阻塞性肺炎，阻塞性肺炎病灶内可伴有脓肿或空洞的形成。

（4）与异物相关的支气管内型：此型与支气管结石病相关的支气管内型的 CT 表现大致相仿，异物可以是鸡骨、鱼骨、豌豆或葡萄籽等。

（5）肺外型：由于抗生素的使用，肺外型病例的报道降低。放线菌可以产生蛋白水解酶，可破坏邻近解剖屏障而直接蔓延累及，如外周性肺炎往往累及胸膜、纵隔，产生脓胸；侵入胸壁，破坏肋骨或椎骨等。胸壁受累的影像学表现包括胸壁软组织肿块，通常与肺部病灶相连，其内亦

可见低密度坏死区，脓胸，局部肋骨骨膜反应，肋骨或椎骨的骨质破坏，部分病例后期可形成胸壁窦道。累及纵隔可造成纵隔感染、脓肿，甚者侵犯食管形成支气管食管瘘。

【诊断要点】

1. 临床病史及危险因素，包括口腔卫生差、牙周病、酗酒、吸烟、慢性消耗性疾病（糖尿病）、肺部基础疾病等。

2. 硫磺样颗粒多出现在窦道、坏死分泌物中，痰中出现硫磺样颗粒可提示肺放线菌病的诊断，但不可作为确诊肺放线菌病的依据。

3. X 线检查的常见表现为单侧性、外周肺组织、下叶、斑片状实变；CT 常见实变内因脓肿形成所致的低密度区；"空洞-悬浮气泡"征为本病相对特征性表现。

【鉴别诊断】

1. 周围型肺癌　肺癌有分叶及毛刺，癌性空洞内壁常不光整，可见壁结节。放线菌无明显分叶、毛刺，病灶内常见低密度区或"空洞-悬浮气泡"征。

2. 肺结核　多有结核病史，好发于上叶后段、下叶背段，病灶周围有散在卫星灶，空洞壁较薄且有时可见气-液平面。

3. 肺脓肿　较放线菌起病急，进展及吸收较快，临床常有发热、寒战表现。肺脓肿常表现为厚壁空洞，可见气-液平面。病变可累及多个肺段，但少见跨叶间裂。

【研究现状与进展】

肺放线菌病的诊断需综合临床症状、影像学表现及组织学或微生物学检查结果做出诊断。放

线菌病的管理通常需要延长抗生素治疗疗程，以青霉素为首选药物。更复杂的病例也可能需要手术干预，如重要间隙的感染（如硬膜外感染、脑脓肿）、大量咯血的患者，或存在广泛脓肿和瘘管的患者。下列情况需提高警惕，治疗效果不佳的支气管炎、肺部感染，原因未明的肺脓肿，胸腔积液。基因测序、PCR 和 ^{18}F-FDG PET/CT 有望成为今后体外快速诊断该病的手段。

（李勇刚　朱静芬）

参 考 文 献

[1] Kim SR, Jung LY, Oh IJ, et al. Pulmonary actinomycosis during the first decade of 21st century: cases of 94 patients. BMC Infect Dis, 2013, 13: 216.

[2] Tristan F, Florent V, Judith K, et al. Actinomycosis: etiology, clinical features, diagnosis, treatment, and management. Infect Drug Resist, 2014, 7: 183-197.

[3] Farrokh D, Rezaitalab F, Bakhshoudeh B. Pulmonary Actinomycosis with Endobronchial Involvement: A case report and literature review. Tanaffos, 2014, 13 (1): 52-56.

[4] Cheon JE, Im JG, Kim MY, et al. Thoracic actinomycosis: CT findings. Radiology, 1998, 209 (1): 229-233.

[5] Baik JJ, Lee GL, Yoo GL, et al.Pulmonary actinomycosis in Korea. Respirology, 1999, 4 (1): 31-35.

[6] Zhang M, Zhang XY, Chen YB. Primary pulmonary actinomycosis: a retrospective analysis of 145 cases in mainland China. Int J Tuberc Lung Dis, 2017, 21 (7): 825-831.

[7] Kim TS, Han J, Koh WJ, et al. Thoracic actinomycosis: CT features with histopathologic correlation. Am J Roentgenol, 2006, 186 (1): 225-231.

[8] Heo SH, Shin SS, Kim JW, et al. Imaging of actinomycosis in various organs: a comprehensive review. Radiographics, 2014, 34 (1): 19-33.

[9] Mabeza GF, Macfarlane J. Pulmonary actinomycosis. Eur Respir J, 2003, 21 (3): 545-551.

[10] Han JY, Lee KN, Lee JK, et al. An overview of thoracic actino-mycosis: CT features. Insights Imaging 2013, 4 (2): 245-252.

[11] 张建勇, 和燕斐, 杨瑞. 肺放线菌病 7 例 CT 影像学观察及文献复习. 临床放射学杂志, 2016, 35 (11): 1680-1683.

[12] 柴晓明, 杨秀荣. 肺放线菌病的 CT 诊断及误诊分析. 中华放射学杂志, 2013, 47 (6): 509-512.

第九节　诺　卡　菌

【概述】

诺卡菌（*Nocardia*）是需氧丝状杆菌，同时也是机会感染致病菌，对人体致病的主要为星形诺卡菌，其他致病菌包括巴西诺卡菌、豚鼠诺卡菌等，由于诺卡菌不是人体正常菌群，不会致内源性感染。诺卡菌可引起诺卡菌病（nocardiosis），为急性或慢性化脓性或肉芽肿性病变，多由呼吸道吸入病原体或经外伤感染引起，常见于免疫缺陷患者。诺卡菌存在于土壤、腐物和有机水体中。目前已知对人致病的诺卡菌主要有 4 种：星形诺卡菌（*N. asteroids*）、皮疽诺卡菌（*N. farcinica*）、豚鼠耳炎诺卡菌（*N. otitidiscaviarum*）和巴西诺卡菌（*N. brasiliensis*）。诺卡菌在不同生长阶段毒力不同，在对数生长期的诺卡菌细胞壁含有分枝菌酸，它能够增强诺卡菌的毒力，也可能影响诺卡菌聚集在某些组织的能力。感染诺卡菌后，宿主的中性粒细胞能够抑制诺卡菌但不能杀死诺卡菌。活化的巨噬细胞能够激发细胞免疫，从而杀死诺卡菌。

肺诺卡菌病（pulmonary nocardiosis）的血常规检查可发现中性粒细胞计数升高，可有红细胞总数减少、血红蛋白下降。诺卡菌引起的肺部感染并无显著临床特异性，早期症状可表现为发热、寒战、咳嗽、咳痰、胸痛、胸闷和体重减轻等。患病时间长且咳大量黄脓痰者，应与肺结核相鉴别。对于抗结核治疗久治不愈伴咳大量黄脓痰的患者，尤其应考虑诺卡菌感染的可能。肺诺卡菌病患者的呼吸道长期受慢性化脓性炎症刺激可表现为支气管变形和长期扩张，胸部 CT 可有多发小支气管囊柱状扩张等表现，因此本病应与支气管扩张相区分。本病确诊依赖于痰、下呼吸道分泌物或胸腔积液培养及肺活组织病理检查的结果。血清学方法和皮肤试验无诊断意义。

【病理学表现】

星形诺卡菌菌落表面无白色菌丝，而巴西诺卡菌菌落表面有白色菌丝生长。在液体培养基中常在表面生长形成菌膜，下部液体澄清。诺卡菌的病理改变为化脓性炎症，可见大量中性粒细胞、淋巴细胞和浆细胞浸润；无巨细胞或干酪样坏死。肺诺卡菌病的主要病理改变为化脓性肉芽肿伴大量中性粒细胞、浆细胞、组织细胞浸润，组织坏死并形成脓肿，且趋于融合。在脓肿内可发现菌丝，后者聚集形成疏松颗粒，菌鞘不明显。

【影像学表现】

本病影像学表现缺乏特征性。

（1）局限或弥漫分布的浸润性改变可表现为

磨玻璃阴影、斑片状影，大部分以实变为主。

（2）单个或多个肺结节或肿块（类似原发癌或转移瘤），结节大小不等，早期可见粟粒样结节，多数为较大结节及团块，易形成空洞。呼吸道中的诺卡菌定植并引起支气管肺炎，其病理学改变包括支气管和细支气管壁的炎性变化，以及邻近肺泡的渗出。因此，在支气管肺炎患者中可见支气管壁增厚和小叶中心结节，有时形成"树芽"征和黏液嵌塞[1, 2, 4, 5]。

（3）空洞，因病变为化脓性感染，病灶坏死排出，空洞较常见。

（4）累及胸膜时可出现胸腔积液。

（5）对于肺诺卡菌病的CT特征，综述中提到离散结节往往与免疫抑制有关，肺实变（64.2%）为最常见的影像学表现，其次是肺结节（57%）和空洞（40%）。亦有研究未发现免疫功能低下和免疫功能正常的患者之间存在任何显著差异，认为免疫功能低下和免疫功能正常的肺部诺卡菌病的主要CT表现包括肺结节、实变及空洞。研究表明肺实变、结节和肿块也是诺卡菌病的常见CT特征，在某些情况下也可见空洞。胸腔积液、支气管扩张和"晕"征为本病的少见表现，但在不同的研究中发病率差异较大，可能为这些研究中患者数量有限所致。

（6）HRCT可以更为清晰地显示肺内结构和病变的细节变化，通常用于评估肺实质和间质的异常改变。与常规胸片及普通胸部CT扫描相比，HRCT可以检测早期和晚期肺诺卡菌病变化的特征，肺部诺卡菌病的确诊仍需依据组织病理学检查或培养[3-6]。

【诊断要点】

1. 双肺单叶或多叶片状实变、浸润影。

2. 单发或多发肺结节、肿块、空洞、肺纤维化及弥漫性肺间质病变。

3. 肺门、纵隔淋巴结增大，脓胸和胸膜增厚，少数可侵犯胸壁。

4. 血常规，中性粒细胞计数升高，红细胞总数减少，血红蛋白水平降低。

5. 确诊依赖痰、下呼吸道分泌物或胸腔积液培养及肺活组织病理检查。

【鉴别诊断】

1. 肺脓肿 临床多有感染、发热和咳脓臭痰等症状；影像学表现呈较均匀的厚壁空洞，内多有气-液平面，且伴有"晕"征，增强洞壁呈环形明显强化；胸膜受累可见少量胸腔积液。

2. 肺结核 临床有结核中毒症状，实验室检查结核指标多为阳性；好发于双肺上叶尖后段及下叶背段，空洞壁薄而不规则，周围多为卫星灶，多为干性空洞，无液体或气-液平面；动态观察病变进展较慢，短期内不会发生较大变化。

3. 肉芽肿性多血管炎 70%以上的患者上呼吸道最先受累，ANCA阳性；以肉芽肿性炎症和坏死性血管炎为特征；双肺多发大小不等的结节；"三多一空洞"（"三多"为多形性、多变性、多分布）；可伴有肺门或纵隔淋巴结增大；10%的患者出现胸腔积液。

4. 中央型肺癌 临床症状多较轻，无发热、咳脓痰等，多有咯血；病变边缘清晰而不规则，洞壁厚而不均匀，内部空洞多为偏心性，内缘不规则。空洞内多无气-液平面等；常伴肺门及纵隔淋巴结肿大。

【研究现状与进展】

移植术后者存在肺诺卡菌病的风险，这是由诺卡菌引起的危及生命的机会性感染。鉴于常规诊断技术（显微镜观察和培养）的局限性，目前的研究热点为基于聚合酶链反应（PCR）以检测诺卡菌属。在一项对肺移植患者行诺卡菌PCR检测的前瞻性研究中[7]，有约1/4（5/21）的支气管肺泡灌洗液样本为阳性结果，但没有任何其他支持诺卡菌病的检测（显微镜观察、培养或6个月随访），可能代表诺卡菌的气道定植。另一项研究表明，当用鼻孔、口咽和腹股沟的拭子筛查时，101名健康的美国士兵中发现46名有诺卡菌定植[8]。另外，一些同时有肺结核和HIV感染的患者亦可发现诺卡菌PCR阳性结果[9]。最近的一项前瞻性研究评估了诺卡菌PCR对诺卡菌病高危患者的诊断灵敏度为88%，特异度为74%[10]。

（刘白鹭 吕哲昊 陈婷婷）

参 考 文 献

[1] Qin J, Meng XC, Fang Y, et al. Computed tomography and clinical features of invasive pulmonary aspergillosis in liver transplant recipients. J Thorac Imaging, 2012, 27（2）：107-112.

[2] Tsujimoto N, Saraya T, Kikuchi K, et al. High-resolution CT findings

of patients with pulmonary nocardiosis. J Thorac Dis, 2012, 4（6）: 577-582.

[3] Wang HK, Sheng WH, Hung CC, et al. Clinical characteristics, microbiology, and outcomes for patients with lung and disseminated nocardiosis in a tertiary hospital. J Formos Med Assoc, 2015, 114（8）: 742-749.

[4] Sato H, Okada F, Mori T, et al. High-resolution computed tomography findings in patients with pulmonary nocardiosis. Acad Radiol, 2016, 23（3）: 290-296.

[5] Bahtouee M, Saberifard J, Nabipour I, et al. Combined computed tomography（CT）/scintigraphy strategy may help in diagnostic dilemmas in interstitial lung disease（ILD）. Quant Imaging Med Surg, 2016, 6（4）: 460-461.

[6] Dennie C, Thornhill R, Sethi-Virmani V, et al. Role of quantitative computed tomography texture analysis in the differentiation of primary lung cancer and granulomatous nodules. Quant Imaging Med Surg, 2016, 6（1）: 6-15.

[7] Coussement J, Lebeaux D, El Bizri N, et al. Nocardia polymerase chain reaction（PCR）-based assay performed on bronchoalveolar lavage fluid after lung transplantation: A prospective pilot study. PLoS One, 2019, 14（2）: e0211989.

[8] Vetor R, Murray CK, Mende K, et al. The use of PCR/Electrospray Ionization-Time-of-Flight-Mass Spectrometry（PCR/ESI-TOF-MS）to detect bacterial and fungal colonization in healthy military service members. BMC Infect Dis, 2016, 16: 338.

[9] Ekrami A, Khosravi AD, Samarbaf Zadeh AR, et al. Nocardia co-infection in patients with pulmonary tuberculosis. Jundishapur J Microbiol, 2014, 7（12）: e12495.

[10] Rouzaud C, Rodriguez-Nava V, Catherinot E, et al. Clinical assessment of a Nocardia spp. polymerase chain reaction（PCR）-based assay for the diagnosis of nocardiosis. J Clin Microbiol, 2018, 56（6）: e00002-e00018.

第六章　病毒感染

第一节　流行性感冒病毒

一、流行性感冒

【概述】

流行性感冒（influenza）简称流感，是由流感病毒引起的一种急性呼吸道传染病，主要通过飞沫传播，传染性强，容易引起暴发流行或大流行，发病率居法定传染病首位。本病的主要临床特点为急起高热、乏力、全身肌肉酸痛和轻度呼吸道症状。秋冬季节高发。流感病程短，具有自限性，但婴幼儿、老年人和存在心肺疾病及其他慢性病患者及免疫功能低下者容易并发肺炎或其他严重并发症，并可致死。

1971年世界卫生组织（WHO）统一流感病毒命名系统，流感病毒是RNA病毒，根据病毒核蛋白的抗原特性，流感病毒可分为甲（A）、乙（B）、丙（C）3型。迅速的变异进化是流感病毒的一大特点。流感病毒变异主要是由于血凝素和神经氨酸酶抗原结构的改变，尤其是血凝素。血凝素和神经氨酸酶的各自变异不断组合成新的变异株，足够大的变异使人群中对原有流行株所建立的免疫防御不能发挥有效的保护作用。只要人群免疫力下降到足够低的程度，变异株侵入易感人群，

引起疫情的暴发，这是导致流感大流行反复发生的重要原因。显著的变异主要发生于甲型流感病毒，乙型流感病毒则较少见，丙型流感病毒一般不发生变异（表6-1-1）。

流感患者和隐性感染者是流感的主要传染源。从潜伏期末到发病的急性期都有传染性，其中病初2～3天传染性最强。成人和年龄较大的儿童患季节性流感（无并发症）期间，病毒在呼吸道分泌物中一般持续排毒3～6天。住院的成人患者可以在发病后持续1周或更长的时间散播有感染性的病毒。研究表明，在婴幼儿流感病例或人H5N1型禽流感病例中，长期排毒很常见（1～3周）。此外，艾滋病等免疫缺陷患者也会出现病毒排毒周期延长的现象。

空气飞沫传播是主要传播途径。流感病毒存在于患者或隐性感染者的呼吸道分泌物中，通过说话、咳嗽或打喷嚏等以飞沫或气溶胶形式散播于空气中，使易感者吸入后被感染；也可通过口腔、鼻腔、眼睛等处黏膜直接或间接接触而传播。流感传染性强，传播速度快，流行广泛。其传播速度与人口密集程度相关。人群对流感普遍易感，与性别、职业等无关。愈后有一定的免疫力，抗体于感染后1周出现，2～3周达高峰，1～2个月后开始下降。抗体存在于血液和鼻黏膜分泌物

表 6-1-1　甲、乙、丙型流感病毒的比较

对比项	甲型	乙型	丙型
基因组	8个基因节段	8个基因节段	7个基因节段
结构	10种病毒蛋白 M2为甲型特有	10种病毒蛋白 NB为乙型特有	9种病毒蛋白 HEF为丙型特有
宿主	人、猪、马等	似仅感染人	人、猪
病毒变异性	抗原性漂移和位移	抗原性漂移，可同时流行一种以上变异株	抗原性漂移，多种变异株
临床特征	可引起大流行，死亡率高	一般不引起大流行	多为散发，病情较轻

中。甲、乙、丙三型流感之间及甲型流感不同亚型之间无交叉免疫，可反复发病，感染后免疫保护维持的时间不长，虽然血中有抗体存在，但仍能再次被相同病毒感染。流感病毒常发生变异，感染率较高的通常是青少年。

下列特定人群感染流感病毒后较易发展为重症病例，应给予高度重视，尽早进行流感病毒相关检测及其他必要检查，积极给予有针对性的治疗措施。①妊娠期妇女；②伴有以下疾病或状况者：慢性呼吸系统疾病、心血管系统疾病（高血压除外）、肝肾疾病、血液系统疾病、神经系统及神经肌肉疾病、代谢及内分泌系统疾病、免疫功能抑制者（包括应用免疫抑制剂或 HIV 感染等免疫功能低下者）及集体生活于养老院或其他慢性病疗养机构的被看护人员、19 岁以下长期服用阿司匹林者；③肥胖者 [体重指数（BMI）> 30kg/m^2]；④年龄 < 5 岁的儿童（年龄 < 2 岁的儿童更易发生严重并发症）；⑤年龄 ≥ 65 岁的老年人[1, 2]。

实验室检查：急性期外周血白细胞总数减少，淋巴细胞计数相对增加，嗜酸性粒细胞可消失，合并细菌感染时，白细胞总数和中性粒细胞比例增高。病毒抗原检测时取患者鼻咽部黏膜上皮细胞进行涂片，可发现柱状纤毛上皮细胞坏死及胞质内嗜酸性包涵体。免疫荧光或酶标记法染色检查脱落细胞内的病毒抗原，灵敏度高。单克隆抗体可鉴别甲、乙、丙型流感。血清学检查抗体时取急性期及病后 3 ～ 4 周的双份血清，采用血凝抑制试验、酶联免疫吸附试验、补体结合试验等方法测定流感病毒抗体，如滴度增长 4 倍以上则有诊断意义。阳性率可达 60% ～ 80%。PCR 技术可直接从患者呼吸道标本中检出流感病毒基因，比病毒培养法敏感、迅速。流感病毒培养分离是诊断流感的金标准。

【病理学表现】

甲、乙型流感病毒通过其血凝素（HA）结合呼吸道上皮细胞表面的唾液酸受体以启动感染。流感病毒通过细胞内吞作用进入细胞，病毒基因组在细胞核内进行转录和复制。复制出大量新的子代病毒颗粒，这些病毒颗粒通过呼吸道黏膜扩散并感染其他细胞。流感病毒感染人体后，可以诱发细胞因子风暴，导致全身炎症反应，出现急

性呼吸窘迫综合征、休克及多器官衰竭，儿童可发生急性坏死性脑病。

病理变化主要表现为呼吸道纤毛上皮细胞呈簇状脱落，上皮细胞化生，固有层黏膜细胞充血、水肿伴单核细胞浸润等病理变化。重症肺炎可发生弥漫性肺泡损伤[3]。

【影像学表现】

影像学表现反映了病变的严重程度，高危人群是胸部影像检查的重点，此外，对于肺内原有基础性疾病的影像学表现也要引起重视，注意鉴别诊断。X 线检查为最常用检查方法，主要用于流感病毒性肺炎或流感并发细菌性肺炎的诊断。

1. 流感病毒性肺炎

（1）X 线：以间质性肺炎和支气管肺炎为主，早期表现为肺纹理增强、边缘模糊，以双下肺野显著，密度增高如磨玻璃样，由于早期临床症状不明显，诊断较为困难。病情进展表现为肺野内网状阴影及网状结节状阴影，结节一般小于 5mm，此征象可与肺纹理增强、模糊并存，病变多分布于双肺下野及肺门周围（图 6-1-1，图 6-1-2）。病理表现为肺泡壁及小叶间隔的渗出性炎症。在晚期由于细小支气管炎症性梗阻而出现大小不等的囊状改变，呈蜂窝肺，肺体积缩小，膈肌上抬，叶间裂移位。约 30% 的病例经肺活检证实为肺间质纤维化，但胸部 X 线检查却正常。X 线检查对肺泡炎不够敏感，且缺乏特异性。

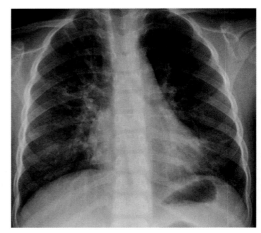

图 6-1-1　流感病毒性肺炎（一）

患者，女性，4 岁，咳嗽 9 天，发热 5 天，最高体温 39.2℃。实验室检查：WBC 5.26×10^9/L，L 24.3%，N 71.4%，CRP 2.7mg/L，甲型流感病毒抗原阳性。胸片示双肺纹理增粗，双肺野中内带可见沿肺纹理分布的点状、小片状阴影，边界模糊

（2）CT：CT 检查较传统 X 线检查更能全面客观评价病情，有利于准确判断肺部损害的程度、范围、部位等，通过窗宽、窗位的调节，可发现病灶细微动态变化及分布情况，获取比胸片更多的信息。CT 表现包括肺叶或肺段大片状实变及伴空气支气管征、小结节、磨玻璃阴影、"树芽"征和马赛克灌注，以及小叶间隔、胸膜下线、相邻胸膜增厚，胸腔积液等（图 6-1-3，图 6-1-4）。

2. 流感并发细菌性肺炎

（1）X 线：细菌性肺炎的特点为肺泡性肺炎（大叶性肺炎）和支气管肺炎（小叶性肺炎）。肺泡性肺炎表现为肺泡实变，见于肺炎球菌、肺炎杆菌、军团菌感染等，病变累及一个或多个肺叶。胸部 X 线检查主要表现为大叶性或占据大叶部分的高密度均匀一致的实变，内可见含气支气管影。根据肺内病变部位不同，影像学表现亦不同。肺内病灶多

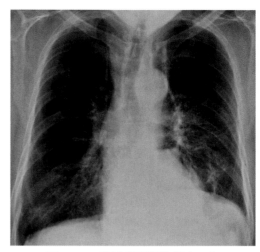
图 6-1-2　流感病毒性肺炎（二）
患者，男性，72 岁，咳嗽、发热、喘憋 7 天，最高体温 39.5℃。实验室检查：WBC 2.99×10⁹/L，L 9.4%，N 84.9%，CRP 45mg/L，甲型流感病毒抗原阳性。胸片示双肺纹理增粗，双肺中下野见沿肺纹理分布的点状、小片状阴影及纤维索条影

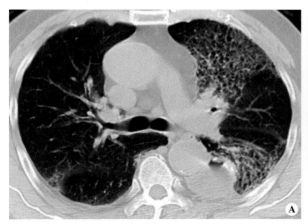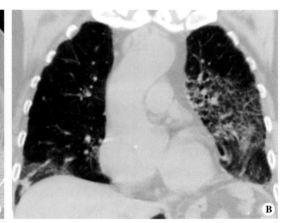
图 6-1-3　流感病毒性肺炎（三）
与图 6-1-2 为同一患者。A、B. 分别为 CT 横断面图像和冠状面 MPR 图像，双肺内可见散在分布的网格状影，小叶间隔增厚，以左肺为著

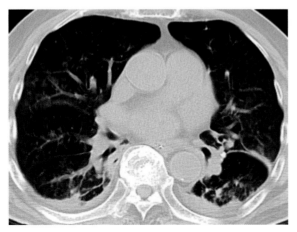
图 6-1-4　流感病毒性肺炎（四）
与图 6-1-1 为同一患者。CT 肺窗示双肺内沿支气管血管束散在分布的小结节状影，边界模糊，双侧胸膜增厚，并可见少量胸腔积液

在 2 周内被吸收。支气管肺炎除上述病原菌感染外，还见于流感嗜血杆菌、金黄色葡萄球菌等感染。多见于婴幼儿、老年人及极度衰弱患者。胸部 X 线检查表现为肺纹理增强、增粗，直径 6～8mm 的模糊结节状影，也可表现为直径 10～25mm 的模糊片状影，而较大的边缘模糊的不均匀斑片状影为多数小叶肺泡炎阴影相互重叠所致（图 6-1-5，图 6-1-6）。黏液堵塞支气管可表现为病变区域内小叶性肺不张或局灶性肺气肿，细支气管堵塞可形成小三角形肺不张。病灶多位于双肺下野内带，肺叶后部病变较前部多，沿支气管分支分布，肺段及肺叶支气管通畅。终末细支气管黏膜充血水肿及炎性渗出可引起阻塞性肺气肿，表现为双肺野透亮度增高、胸廓扩大、肋间隙增宽、膈肌低平。

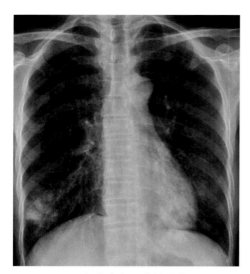

图 6-1-5　流感并发细菌性肺炎（一）

患者，女性，51 岁，发热、咳嗽 7 天，最高体温 39℃。实验室检查：WBC 7.31×10⁹/L，L 13.3%，N 80.1%，CRP 18.0mg/L，乙型流感病毒抗原阳性。胸片示双肺纹理增粗，右肺下叶肺野中外带见不规则团片状影，边界模糊

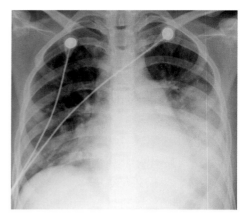

图 6-1-6　流感并发细菌性肺炎（二）

患者，女性，14 岁，发热、咽痛 4 天，最高体温 40.2℃。实验室检查：WBC 6.4×10⁹/L，L 10.2%，N 88.0%，CRP 251.1mg/L，甲型流感病毒抗原阳性。胸片示双肺纹理增粗，左肺野透亮度减低，左肺中下野见均匀高密度实变，右肺野内亦可见沿肺纹理分布的小片状影，边界模糊；左侧膈面及肋膈角消失

（2）CT：胸部 CT 检查主要是为了早期发现，评估病变并与其他疾病相鉴别。CT 图像血管特点包括与肺叶分布形态一致的实变、空气支气管征，以及沿支气管束分布的大小不等的边缘模糊的结节影及斑片状影，并可见小叶性肺不张或局灶性肺气肿（图 6-1-7）。

3. 特殊人群流感合并肺炎的影像学表现

（1）儿童流感：婴幼儿及学龄前儿童为流感高发人群。健康儿童感染流感病毒可能表现为轻型流感。新生儿流感少见，易合并肺炎（图 6-1-8，

图 6-1-9）。

（2）老年人流感：老年人因免疫功能相对较低，常伴有基础疾病，因此感染流感病毒后病情多较重，病情进展快，肺炎发生概率较高，并易发展为重症肺炎而导致死亡[4]（图 6-1-10）。

（3）妊娠妇女流感：中晚期妊娠妇女感染流感病毒后易发生肺炎，可出现急性呼吸窘迫综合征甚至死亡（图 6-1-11）。

（4）免疫缺陷或免疫损害人群流感：免疫缺陷人群感染流感病毒后发生重症流感的概率较高，易发生多种并发症（图 6-1-12）。

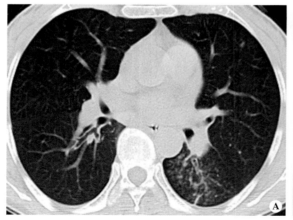
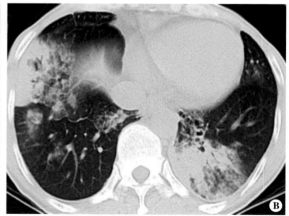

图 6-1-7　流感并发细菌性肺炎（三）

与图 6-1-5 为同一患者。A、B. CT 肺窗示双肺下叶楔形实变，其内可见支气管影，双肺内另见沿支气管血管束分布的模糊结节影、小斑片状影及磨玻璃阴影

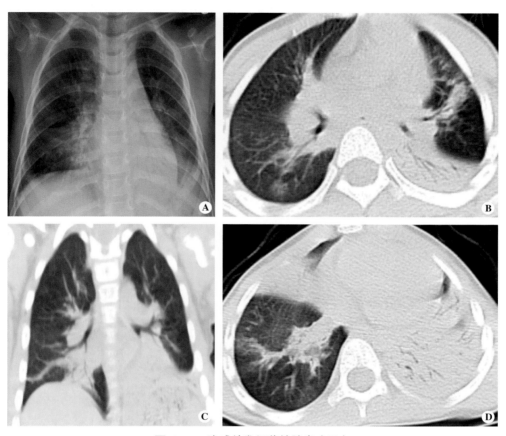

图 6-1-8　流感并发细菌性肺炎（四）

患者，女性，3岁。咳嗽咳痰3周，发热2周，最高体温39.6℃。实验室检查：WBC 13.32×10⁹/L，L 14.7%，N 81.4%，CRP 9.5mg/L，甲型流感病毒抗原阳性。A. 胸片示双肺纹理增粗，双肺见沿肺纹理分布的片状模糊影，部分融合实变；B～D. 分别为CT横断面图像（B、D）和冠状面MPR重组图像（C），双肺支气管血管束增粗，双肺内见多发的范围不等的楔形实变，内见空气支气管影

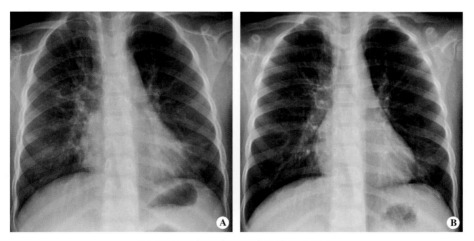

图 6-1-9　流感并发细菌性肺炎（五）

与图6-1-1为同一患者。A. 首诊胸片，双肺纹理增粗，双肺野中内带见沿肺纹理分布的点状、小片状阴影，边界模糊；B. 治疗后5天，双肺纹理较前清晰，原双肺内点状、片状阴影范围较前明显缩小

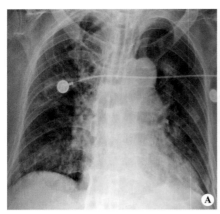
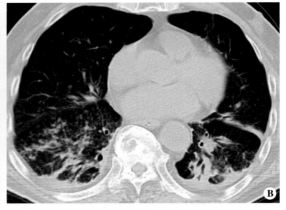
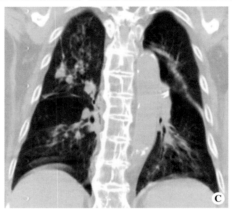

图 6-1-10 流感并发细菌性肺炎（六）

与图 6-1-2 为同一患者。A. 胸片示双肺野纹理增粗，双肺内见沿肺纹理分布的多发点状、片状影，边界模糊；B、C. 分别为 CT 横断面图像和冠状面 MPR 图像，双肺内可见沿支气管血管束散在分布的小结节状及小斑片状影，边界模糊，双侧胸膜增厚，并可见少量胸腔积液

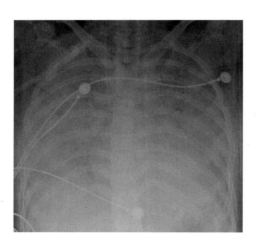

图 6-1-11 流感并发细菌性肺炎（七）

患者，女性，22 岁，孕 39 周，发热、畏寒 5 天，最高体温 39℃。实验室检查：WBC 13.25×10⁹/L，L 11.8%，N 90.1%，CRP 45.3mg/L，SaO₂ 85%，甲型流感病毒抗原阳性。胸片示双肺野透亮度减低，肺纹理模糊，双肺内见大片融合的均匀高密度影，边界模糊，双侧膈面及肋膈角模糊

【诊断要点】

流感流行期间诊断本病较为容易，可根据临床症状进行诊断，采取分层诊断原则。但散发流感早期病例要结合流行病学史、临床表现、实验室检查进行综合诊断。诊断依据包括流感接触史、典型的症状和体征、病原学检查。确诊依靠从患者鼻、咽分泌物中检出流感病毒或病毒抗原，或检出相应的血清抗体。

1. 临床诊断 病例出现上述流感临床表现，有流行病学证据或流感快速抗原检测结果阳性，且排除其他引起流感样症状的疾病。

2. 确定诊断 病例有上述流感临床表现，具有以下一种或以上病原学检测结果阳性：①流感病毒核酸检测结果阳性；②流感病毒分离培养阳性；③急性期和恢复期双份血清的流感病毒特异性 IgG 抗体水平呈 4 倍或以上升高。

3. 影像学表现 在一定程度上反映了病变的严重程度，轻症患者胸部影像学检查无明显异常或仅有肺纹理增粗、模糊的间质性肺炎的表现。重症患者并发细菌感染时，肺内可出现较大范围的实变，病变可按肺叶或肺段形态分布，部分患者合并肺水肿及急性呼吸窘迫综合征，出现双肺多发弥漫病变，病变动态变化快，少数可危及患者生命。

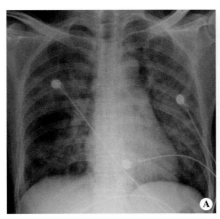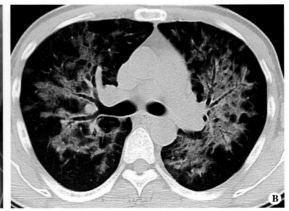

图 6-1-12 艾滋病、流感并发细菌性肺炎

患者，男性，35 岁，HIV 抗体阳性。发热 4 天，伴有胸痛、乏力，最高体温 38.7℃。实验室检查：WBC 10.0×10^9/L，L 11.8%，N 90.1%，CRP 45.3mg/L，SaO_2 85%，甲型流感病毒抗原阳性。A. 胸片示双肺野透亮度减低，肺内可见广泛分布的片状模糊影，左侧显著；B. CT 肺窗示双肺内沿支气管血管束分布的磨玻璃阴影

【鉴别诊断】

1. 普通感冒 又称为急性鼻炎或上呼吸道卡他性炎症。引起本病的病毒有鼻病毒、副流感病毒、呼吸道合胞病毒、埃克病毒、冠状病毒等，其中成人多由鼻病毒引起，儿童则以副流感病毒和呼吸道合胞病毒引起为主（表 6-1-2）。

2. 其他病毒性肺炎 包括腺病毒肺炎、呼吸道合胞病毒肺炎、麻疹病毒肺炎等。影像学表现主要以肺内磨玻璃阴影为主。

（1）腺病毒肺炎：其 X 线表现与病情、病期有密切关系。早期表现为肺纹理增粗、模糊，双肺中下野中内带见沿肺纹理分布的小结节影。发病 3～5 天出现肺部实变，可有大小不等的片状病灶或融合性病灶，以双肺下野及右肺上叶多见，病灶密度随病情发展而增高，病变增多，分布较广，互相融合。肺气肿多见。少数病例可出现胸腔积液。

（2）呼吸道合胞病毒肺炎：呼吸道合胞病毒是引起小儿病毒性肺炎最常见的病原体，典型改变为弥漫性间质性浸润。多数病例有小点片状阴影，常可见于 2～3 个肺大叶内。约 1/3 的病例出现不同程度肺气肿或肺含气过多；约 15% 的病例 X 线检查只有肺含气过多表现。约 1/4 的病例出现肺部实变或肺不张，其分布限于肺段以下，多见于右肺上叶。肺实变的吸收明显滞后于症状和体征的改善。

（3）麻疹病毒肺炎：多见于婴幼儿及免疫力低下者，多发生于疾病的早期。胸片主要为片状或弥漫分布的磨玻璃阴影和（或）支气管血管束增粗。CT 表现为边界模糊的小叶中央结节、磨玻璃阴影、小叶间隔增厚及小叶或肺段分布的实变。

表 6-1-2 流行性感冒与普通感冒的鉴别

对比项	流行性感冒	普通感冒
致病原	流感病毒	鼻病毒、副流感病毒
流感病原学检测	阳性	阴性
传染性	强	弱
发病季节性	有明显季节性	无明显季节性
发热程度	高热（39～40℃）伴寒战	不发热或发热程度较轻
发热持续时间	3～5 天	1～2 天
呼吸系统症状	早期不显著	明显
全身症状	明显	轻或无
病程	5～10 天	5～7 天
并发症	可合并肺炎、心肌炎、脑炎或脑膜炎	少见

3. 其他病原体肺炎

（1）支原体肺炎：是肺炎支原体引起的急性呼吸道感染伴肺炎。小儿和成人均可发病，冷凝集试验大多阳性。胸部 X 线检查病变早期仅可见肺纹理增多，边缘模糊，随之可见模糊云雾状或均匀一致的阴影，常分布于中下肺野，近肺门部较致密，向外逐渐变浅，边缘不清楚，通常不侵犯整叶，呈大叶病灶的支原体肺炎与其他病原引起的大叶性肺炎不能鉴别。CT 表现主要有肺部磨玻璃阴影，结节状或小斑片状气腔实变（特征性表现），支气管血管束增粗，"树芽"征，大片实变，并可伴有纵隔淋巴结肿大及胸腔积液。肺部病变通常在 2 周被吸收，长者可达 4～6 周。

（2）过敏性肺炎：是一组由不同致敏原引起的非哮喘性变应性肺疾病。胸片正常或弥漫性间质纤维化。常出现双侧斑片状或结节样浸润，肺纹理增粗，或呈小的腺泡样改变。肺门淋巴结肿大和胸腔积液罕见。CT 可见支气管血管束增粗，沿支气管血管束分布的边缘模糊的小斑片状影及磨玻璃阴影，CT 表现无一定规律性，影像学表现的严重程度可与临床症状不符。

（3）肺炎克雷伯菌肺炎：是由肺炎克雷伯菌引起的急性肺部炎症，多发生于慢性酒精中毒、营养不良及老年人群。胸部 X 线表现可分为 3 型：①肺纹理增多型；②小叶型或弥漫性肺炎型；③大叶实变型或肺脓肿形成型。CT 检查较 X 线检查能更加清晰地显示病灶。肺炎克雷伯菌肺炎早期实变呈小叶性分布、斑片状或不规则致密影，常散在分布，累及多个肺段，很快病变相互融合呈大叶性实变，多见于右肺上叶。由于病灶中渗出液黏稠而重，致使叶间隙下坠。由于病灶易发生坏死，因此可形成肺脓肿，多为多发直径小于 2cm 的小空洞，愈合过程慢，常可遗留广泛的纤维化。

4. 急性呼吸窘迫综合征（acute respiratory distress syndrome，ARDS） 是指肺内、外严重疾病导致的以肺毛细血管弥漫性损伤、通透性增强为基础，以肺水肿、透明膜形成和肺不张为主要病理变化，以进行性呼吸窘迫和难治性低氧血症为临床特征的急性呼吸衰竭综合征，是急性肺损伤发展到后期的典型表现。ARDS 在影像学上的异常表现与肺泡上皮受损或弥漫性肺泡壁的破坏导致含有大量蛋白质的水肿液漏出并充满肺泡腔有关。

胸片常表现为双肺弥漫分布的阴影，并可见基础疾病特征性的影像学改变，如各种病原体所致的重症肺炎。CT 表现为病变分布不均匀：①非重力依赖区（仰卧时主要在前胸部）正常或接近正常；②前部和中间区域呈磨玻璃阴影；③重力依赖区呈实变。无肺毛细血管膜损伤时，双肺斑片状阴影均匀分布，既不出现重力依赖现象，也无变换体位后的重力依赖性变化。这一特点有助于与肺部感染性疾病相鉴别。ARDS 晚期表现为支气管扭曲牵拉，肺段或肺叶体积缩小，出现网格状影、条索状影、蜂窝影，严重者发展为蜂窝肺[5]。

【研究现状与进展】

流感并发肺炎的主要影像学表现为双肺多发磨玻璃阴影及实变，累及多肺叶、肺段，双下肺野较重，可伴有胸腔积液和（或）心包腔积液。儿童流感病毒肺炎还应注意并发流感相关性脑病和急性坏死性脑炎等。不同类型流感并发肺炎的影像学表现大致相似。

有研究表明，血乳酸脱氢酶（lactate dehydrogenase，LDH）含量与患者病情严重程度高度相关。随着病情的加重，LDH 含量逐渐增高，也成为评估甲型流感病毒肺炎病情轻重的一个有效指标[6]。

（陈 枫）

参 考 文 献

[1] 中华人民共和国国家健康委员会 . 流行性感冒诊疗方案（2018 年版修订版）. 中华临床感染病杂志，2019，12（1）：1-5.
[2] 陆普选，罗一婷，郑秋婷 . 流行性感冒影像学表现及最新国家诊疗方案要点 . 新发传染病电子杂志，2019，4（1）：56-61.
[3] 王振光，马大庆，李铁一 . 非特异性间质性肺炎的临床、病理和影像诊断 . 中华放射学杂志，2004，38（5）：543-545.
[4] 陈枫，赵大伟，文硕，等 . 重症及危重症甲型 H1N1 流感肺炎的影像学表现 . 中华放射学杂志，2010，44（2）：123-126.
[5] Grieser C，Goldmann A，Steffen IG，et al. Computed tomography findings from patients with ARDS due to Influenza A（H1N1）virus-associated pneumonia. Eur J Radiol，2012，81（2）：389-394.
[6] 吴挺挺，丁群力，马红映，等 . 甲型流感合并肺炎影像学与疾病严重程度参数的相关性 . 中华结核和呼吸杂志，2019，42（1）：50-52.

二、甲型 H1N1 流感

【概述】

甲型 H1N1 流感是由变异后的新型甲型流感病毒 H1N1 亚型所引起的急性呼吸道传染病。多数病例病情温和，少数病例病情严重，进展迅速，甚至死亡。

甲型 H1N1 流感病毒结构与其他甲型流感病

毒相似，但与以往流行的季节性流感病毒不同的是，该病毒是一个新变种的病毒，包含有禽、猪、人流感 3 种流感病毒的基因片段，是基因重组而形成的"混合体"[1]。

甲型 H1N1 流感自 2009 年 3 月于墨西哥暴发以来迅速向全球蔓延，我国在 2009 年 5 月发现首例病例。2009 年 6 月，WHO 将流感大流行的警告级别提为最高级 6 级，即正式宣告新的流感大流行已经在全球开始。到 2010 年 8 月，WHO 宣布甲型 H1N1 流感大流行已经结束，步入后流感大流行时代。此后，病毒的活动回归于季节性水平[2]。

甲型 H1N1 流感病毒潜伏期一般为 1～7 天。临床主要表现为发热、咳嗽、流涕、头痛和乏力等流感样症状，部分患者病情进展迅速，突发高热、继发肺炎，重者可以出现急性呼吸窘迫综合征、呼吸衰竭、多器官损伤等，甚至死亡。原有基础疾病亦可加重，发病人群多为青壮年。肺炎是甲型 H1N1 流感最常见的并发症，可为原发性病毒性肺炎或继发性细菌感染所致。

【病理学表现】

甲型 H1N1 流感病毒主要在气管支气管上皮和肺泡上皮中大量复制，引起弥漫性肺泡损伤，伴有肺透明膜形成、肺泡间隔水肿、坏死性细支气管炎和肺泡出血。

【影像学表现】

1. 成人甲型 H1N1 流感病毒肺炎　甲型 H1N1 流感病毒肺炎（简称甲流肺炎）早期是病毒性肺炎，继之可以是病毒和细菌的混合性肺炎，也可以只是继发细菌性肺炎。轻症病例表现为间质性肺炎的特点，即肺内按叶段分布的磨玻璃阴影（ground-glass opacity，GGO），HRCT 上显示小叶间隔增厚，呈网格状。重症病例表现为肺内弥漫分布 GGO，中下肺野明显，可出现明显的气腔实变，HRCT 提示间质病变和肺泡实变。

（1）X 线：病变初期（发病 3 天内）发生末梢细支气管及其周围炎症，X 线表现为肺纹理增粗、模糊，小斑片状阴影（图 6-1-13），病灶多位于下肺野和肺门周围[3]，以双肺病变多见。进展期（发病 3～7 天）以 GGO 和实变为主[4]。多发散在病灶迅速融合，可累及多个段叶（图 6-1-14）。恢复期病灶基本被吸收，肺内可残留条索状、网格状阴影和局限性肺气肿。鲍永霞等[5] 报道恢复期遗留肺大疱，考虑为炎症累及终末细小支气管引起肺的局部通气过度所致。

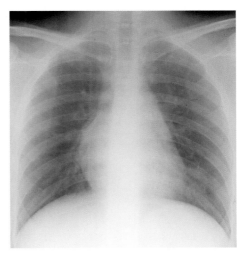

图 6-1-13　甲型 H1N1 流感病毒肺炎（一）
胸片示双肺纹理增多，左下肺心缘处可见片絮状阴影

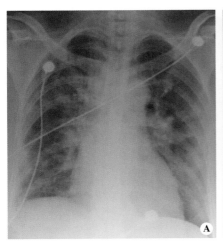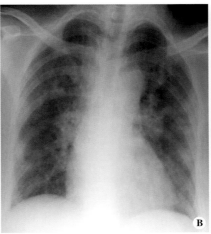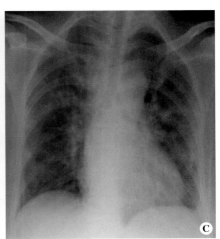

图 6-1-14　甲型 H1N1 流感病毒肺炎（二）
A. 胸片示双肺纹理增多，双下肺可见片絮状模糊阴影，肺门影增大变浓；B. 治疗 2 天后复查，病变进展，双肺可见多发片絮状阴影，边缘模糊，肺门结构欠清，右侧肋膈角稍钝；C. 治疗 4 天后复查，病变吸收好转，双肺纹理增多伴点片状模糊阴影

（2）CT：HRCT上主要表现为肺内弥漫或多发斑片状GGO，伴或不伴实变，多分布于支气管血管束周围或胸膜下（图6-1-15）[6]。病变进展，GGO迅速互相融合扩大，密度增高（图6-1-16），伴有GGO内或外的片状实变（图6-1-17）。亦有只见实变而无GGO者（图6-1-18）。乞文旭等[7]采用CT半定量视觉评分法定量显示肺内病变的程度，发现半定量GGO的CT评分与发热时间存在正相关性，半定量实变CT评分与发热时间无相关性。说明甲流肺炎在发病初期病程进展以GGO范围扩大为标志。病变吸收表现为GGO及实变密度减低、范围缩小。恢复期部分病例可见小叶间隔增厚、支气管血管束增粗，甚至纤维化等改变。推测是因为病变早期局限于支气管黏膜，继之支

气管周围与小叶间隔炎症细胞浸润、水肿及纤维化[8]，虽然气腔内病变（肺泡与呼吸性细支气管）减轻，但间质病变加重。

无论是病变早期还是进展期，GGO均是本病最常见的表现，GGO的较高发生率在其他肺炎中是比较少见的征象。病变早期，分布于胸膜下或支气管血管周围的类圆形GGO是本病的典型特征。GGO中心亦可见小叶中心结节，且小叶中心结节内可见空腔[9]，可能是病毒侵犯支气管上皮组织，然后扩散到支气管周围组织，引起免疫反应，进而导致支气管狭窄，引起肺局部通气过度。部分病例可有少量胸腔积液，但一般无小气道改变，如肺内结节、"树芽"征、马赛克灌注等。

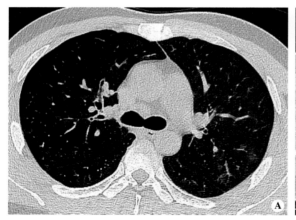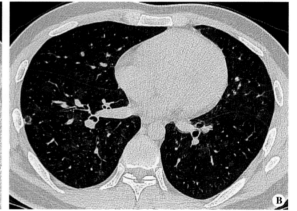

图6-1-15　甲型H1N1流感病毒肺炎（三）

HRCT示双肺多发斑片状GGO，病灶多分布于支气管血管束周围和胸膜下，右肺下叶胸膜下病灶呈"反晕"征

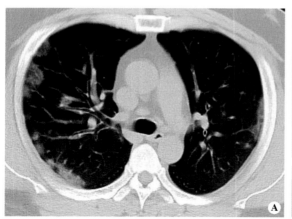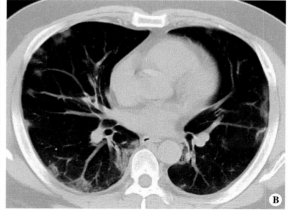

图6-1-16　甲型H1N1流感病毒肺炎（四）

CT肺窗示双侧胸膜下多发磨玻璃阴影，大小、形态各异，边缘尚清

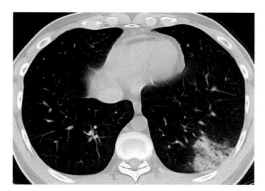

图 6-1-17 甲型 H1N1 流感病毒肺炎（五）
CT 肺窗示左肺下叶楔形磨玻璃阴影，其内可见小片状实变和
条状支气管影

重症甲流肺炎并发 ARDS 的胸部影像学特点：①病变形态多样，可见斑片状、大片状实变，斑片融合影或云絮状模糊影，大片的磨玻璃阴影（图 6-1-19）。病变侵犯一叶或多叶时，肺实变密度表现为均匀一致，呈"白肺"征象。②病

变部位和范围呈现出多叶浸润和游走性改变。③肺间质和肺实质均受累。④影像表现变化速度快。⑤并发症多见，如气胸、纵隔及皮下气肿，甚至出现腹膜后积气，亦并发真菌感染。个别病例肺组织局部毁损和纤维化，出现蜂窝肺、气胸复张不全等。

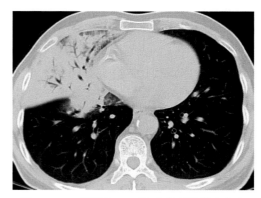

图 6-1-18 甲型 H1N1 流感病毒肺炎（六）
CT 肺窗示右肺大片状实变，其内可见充气支气管影

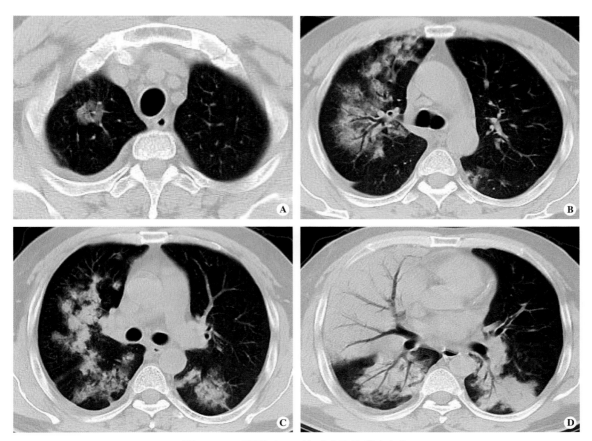

图 6-1-19 甲型 H1N1 流感病毒肺炎（七）
CT 肺窗示双肺多发实变和磨玻璃阴影，其内可见空气支气管征

轻症病例预后良好，一般在 2 周内病变即可完全吸收或明显减轻，一般不遗留纤维化或仅有轻度周围间质增厚。重症患者肺内病变吸收较迅速，多在 1～2 天基本消失。危重症患者肺内病灶进展迅速，甚至 1 天内病灶就有很大变化[10]，可并发 ARDS、气胸、纵隔和皮下气肿，甚至出现腹膜后积气。Agarwal 等[3]报道 36% 的甲型 H1N1 流感病毒严重感染患者在住院期间出现急性肺动脉栓塞，考虑可能是继发于 ARDS 等所致的血液高凝状态。

2. 儿童甲型 H1N1 流感病毒肺炎　甲流肺炎患儿早期胸部影像学表现无特征性，与普通肺部感染无明显差异。进展期以肺实质病变为主，吸收期以间质改变为主。

（1）X 线：①肺实质病变，实质浸润为本病的主要表现，多为双侧，也有研究认为单侧多于双侧，且右侧多于左侧。病变主要位于内中带，上中下肺野均可受累，中下肺野受累更常见，但也有研究认为病变以基底部为主。实质浸润可表现为单发或多发小斑片状影，也可融合成大片影和（或）GGO。儿童主要表现为斑片状影，婴幼儿则以片絮状影多见。②肺间质病变，肺纹理增多、增粗及模糊，有不同程度的网格影和结节影。也有学者提出在儿童病变初期胸片无间质改变，可能与胸片局限性和病程有关[11]。③重症患儿还可见到肺纹理增多伴过度充气，且肺过度充气程度与临床患儿呼吸困难程度及病程一致[12]。④吸收期以肺纹理模糊、双肺透亮度差、充气不均等间质改变为主。⑤其他，也可见到胸膜受累、胸腔积液、纵隔和肺门淋巴结肿大等表现。

（2）CT：胸部 CT 表现与 X 线片表现基本相同（图 6-1-20），其优势在于能够清楚地显示细微病变，有利于评价病变的程度。

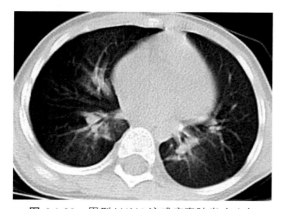

图 6-1-20　甲型 H1N1 流感病毒肺炎（八）
CT 肺窗示双侧支气管血管周围多发斑片状磨玻璃阴影

3. 孕产妇甲型 H1N1 流感病毒肺炎　轻症表现为单个或多个肺叶的 GGO 及小片絮状高密度影；重症表现为多个肺叶的团絮状阴影及 GGO，空气支气管征；24h 内病变进展，表现为双肺弥漫性高密度灶，部分伴有肺不张，可合并单侧或双侧胸膜炎或胸腔积液、心包积液等[13]。

【诊断要点】

1. 在甲型 H1N1 流感流行时期，发病前 7 天内曾到过疫区，与感染者有密切接触等流行病学史。

2. 发热、咳嗽、头痛、乏力等流感样症状。

3. 胸部影像学表现为双肺多发 GGO，多发生在下肺野，病变进展表现为大片状实变。

4. 从患者呼吸道标本中分离出甲型 H1N1 流感病毒或检测到甲型 H1N1 流感病毒核酸，或双份血清甲型 H1N1 流感病毒的特异性抗体水平有 4 倍或以上升高是本病确诊的重要依据。

【鉴别诊断】

1. 腺病毒性肺炎　多见于小儿，以气管、支气管周围炎及肺泡炎为主。X 线表现为肺纹理增粗、模糊及渗出性阴影，常伴有肺气肿。病程较短，抗病毒治疗有效，呼吸衰竭的发生率较低。

2. 支原体肺炎　早期表现为肺纹理增强、模糊及网状纹理，进展期呈局限或广泛的片状模糊影，自肺门向肺野外围伸展的大片扇形阴影，可按或不按肺叶、肺段分布。CT 可以显示早期肺间质炎症、网状影及小叶间隔增厚。

3. 过敏性肺炎　病灶变化较快，肺部阴影常较淡薄，治疗后病灶吸收快，发病与过敏原有关，病理以渗出性肺泡炎和间质性肺炎为主。

4. 严重急性呼吸综合征　早期表现为肺内小片状影，进展期发展为大片状或弥漫性病变，可合并肺实变，与重型甲流肺炎相同。SARA 病程较长，鉴别需行病原学检测。

【研究现状与进展】

Mineo 等[14]对甲流肺炎进行为期 4 个月的随访显示，75% 的患者为普通肺炎，25% 的患者合并 ARDS，普通肺炎病例随访期满时临床和肺部 X 线上均完全恢复正常；合并 ARDS 的病例中，20% 的病例死亡，60% 的病例胸部 CT 表现为周围肺组织纤维化，20% 的病例 4 个月时胸部 CT 异常逐渐消退。

刘景院等[15]对 24 例重型甲流肺炎，且合并需要机械通气的中重度 ARDS 患者随访发现，1 年后 46% 的患者存在胸部 CT 异常，主要表现为不同程度的网状影，少数患者可见少量磨玻璃样改变和局部肺气肿。随访期 CT 上网状影与急性期胸部 CT 的异常程度、最差氧合指数、机械通气时间和条件无相关性，而 Murray 急性肺损伤评分与随访末肺组织纤维化程度呈正相关，提示肺损伤综合评分更能反映肺部病变的严重程度，对预测长期肺部异常有帮助。

（李　莉　刘宇鹏）

参 考 文 献

[1] Tong S，Li Y，Rivailler P，et al. A distinct lineage of influenza A virus from bats. Proc Natl Acad Sci U S A，2012，109（11）：4269-4274.
[2] 李兰娟，任红 . 传染病学 . 9 版 . 北京：人民卫生出版社，2018.
[3] Agarwal PP，Cinti S，Kazerooni EA. Chest radiographic and CT findings in novel swine-origin influenza A（H1N1）virus（S-OIV）infection. Am J Roentgenol，2009，193（6）：1488-1493.
[4] Li HJ，Cheng JL，Li N，et al. Critical influenza（H1N1）pneumonia：imaging manifestations and histopathological findings. Chin Med J（Engl），2012，125（12）：2109-2114 .
[5] 鲍永霞，曹智刚，王晶，等 . 甲型 H1N1 流感肺炎 30 例胸部影像学分析 . 实用医学杂志，2011，27（12）：2220-2222.
[6] Ajlan AM，Quiney B，Nicolaou S，et al. Swine-origin influenza A（H1N1）viral infection：radiographic and CT findings. Am J Roentgenol，2009，193（6）：1494-1499.
[7] 乞文旭，刘俊鹏，高嵩，等 . 甲型 H1N1 流感患者胸部 CT 首诊表现 . 中华放射学杂志，2010，44（2）：130-133.
[8] Gómez-Gómez A，Martínez-Martínez R，Gotway MB. Organizing pneumonia associated with swine-origin influenza A H1N1 2009 viral infection. Am J Roentgenol，2011，196（1）：W103-W104.
[9] Finn BC，Rodríguez Pabón EM，Young P. A new cause of cavitated bilateral pulmonary nodules：influenza A（H1N1）virus. Eur J Intern Med，2010，21（1）：50.
[10] 陈枫，赵大伟，文硕，等 . 重症及危重症甲型 H1N1 流感肺炎的影像表现 . 中华放射学杂志，2010，44（2）：123-126.
[11] Lee CW，Seo JB，Song JW，et al. Pulmonary complication of novel influenza A（H1N1）infection：imaging features in two patients. Korean J Radiol，2009，10（6）：531-534.
[12] 程华，曾津津 . 儿童甲型 H1N1 流感病毒肺炎的胸部影像学特征 . 中国实用儿科杂志，2010，25（2）：86-88.
[13] 李莉，李宏军 . 甲型流感肺炎的影像学表现 . 放射学实践，2014，29（7）：760-762.
[14] Mineo G，Ciccarese F，Modolon C，et al. Post-ARDS pulmonary fibrosis in patients with H1N1 pneumonia：role of follow-up CT. Radiol Med，2012，117（2）：185-200.
[15] 刘景院，徐云良，孙燕，等 . 甲型 H1N1 流感肺炎合并急性呼吸窘迫综合征的肺部 CT 及肺功能随访研究 . 中华临床医师杂志（电子版），2013，7（11）：4752-4755.

三、人感染高致病性禽流感

【概述】

人感染高致病性禽流感（human infection with the highly pathogenic avian influenza，简称人禽流感）是由禽甲型流感病毒某些亚型中的一些毒株引起的急性呼吸道传染病。

根据致病性的强弱，禽流感病毒可分为高致病性、低致病性和非致病性。其中 H5 和 H7 亚型毒株（以 H5N1 和 H7N7 为代表）能引起严重的禽类疾病，是高致病性流感病毒。甲型禽流感病毒具有宿主特异性，已证实可感染人的禽流感病毒亚型主要有 H5N1、H9N2、H7N7 等，其中感染 H5N1 亚型的患者病情重、病死率高。

1997 年，人感染 H5N1 亚型禽流感病例首次在中国香港出现，之后多个国家相继出现。WHO 统计[1]，从 2003 年至 2021 年 1 月 29 日，全球试验室确诊人感染 H5N1 亚型禽流感 862 例，其中 455 例死亡；中国确诊 53 例，其中 31 例死亡，死亡率高达 58%。

本病的传染源为患禽流感或携带禽流感的家禽类。人禽流感可经呼吸道传播，也可通过密切接触病禽的分泌物和排泄物，受病毒污染的物品和水等而被感染。人群对禽流感病毒普遍缺乏免疫力。儿童多发，病情较重，无明显性别差异。

本病潜伏期为 1～7 天，多呈急性起病。早期表现为流感样症状，发热和咳嗽为主要临床表现。体温一般达 39℃以上，可伴有鼻塞、咽痛、肌肉酸痛和全身不适等，部分患者可有恶心、腹泻、腹痛等消化道症状。重症患者病情发展迅速，患者一般均有肺炎表现，可出现 ARDS、肺出血、胸腔积液、Reye 综合征等多种并发症。重症患者多有白细胞总数及淋巴细胞数下降，血小板计数轻至中度下降。

【病理学表现】

中国香港 3 例 H5N1 亚型人禽流感患者死后解剖的病理表现显示，患者的肺部病变为典型的病毒性间质性肺炎改变。其中 2 例主要表现为病变机化、弥漫性肺泡损伤、肺间质纤维化[2]。1 例肉眼可见双肺实变，伴有弥漫性出血、水肿、纤维蛋白渗出、肺泡浸润。组织病理学显示弥漫性肺泡损伤、间质纤维化及气腔扩张。间质淋巴细胞及浆细胞浸润，散在分布组织细胞[3]。

【影像学表现】

X 线片和 CT 主要表现为肺内片状 GGO 或实变，边缘模糊，病变内可见空气支气管征。

1. 早期（发病 1 ~ 4 天） 90% 的患者表现为局灶性片状影、实变或 GGO，可先后出现单发及多发小片状影，右肺及外周分布多见。Qureshi 等[4]报道超过 90% 的患者病灶多发，80% 的患者双肺受累，病灶范围累及和超过 4 个肺野或 10 个肺段。此外，还可伴有少量胸腔积液、肺间质病变等。

2. 进展期（发病 5 ~ 14 天） 病变进展加重，表现为大片、多发或弥漫性 GGO 及实变，其内见空气支气管征（图 6-1-21A ~ C）。病情严重者在发病 1 ~ 2 天即可发生明显变化，病变由单侧肺发展到双侧肺，由 1 个肺野发展到多个肺野，GGO 向实变发展[5]。多数患者发病 8 ~ 14 天已达肺部浸润最为严重的状况，称为病变的高峰期或"极期"。

3. 稳定期（发病 15 ~ 21 天） 肺实质与肺间质改变并存，病灶开始逐渐被吸收（图 6-1-21D），

肺泡炎症改变相对吸收较快，间质水肿、增生及早期纤维化等间质改变吸收相对较慢。此外，最晚受侵部位的病灶吸收快，而最先出现的病灶吸收缓慢。

4. 恢复期（发病 22 ~ 30 天） 大部分患者病灶可完全吸收，少部分患者以肺间质改变为主，表现为条索影、网格状影、小叶间隔增厚及胸膜下线等（图 6-1-21E）。

患儿在病变初期表现为单发斑片状影，进展期病变进展迅速，病灶分布广泛，短期内从单侧发展到双侧，从 GGO 向肺实变转变。病程 12 个月后复查 CT，肺内病变仍在慢慢被吸收。发病初期和进展期肺容积变小；病变初期、进展期和恢复期均可见 GGO；进展期可见纵隔疝[6]。

陆普选等[7]总结了 H5N1 亚型人禽流感肺炎的胸部影像学特点：①发病早期肺野可见大片状密度增高影及 GGO；②双肺多叶多段弥漫性、渗出性改变，并发 ARDS 时出现"白肺"样改变；③病灶变化迅速；④肺实质和肺间质可同时受累，但以肺实变为主；⑤病灶缓慢被吸收（图 6-1-21F ~ H）。

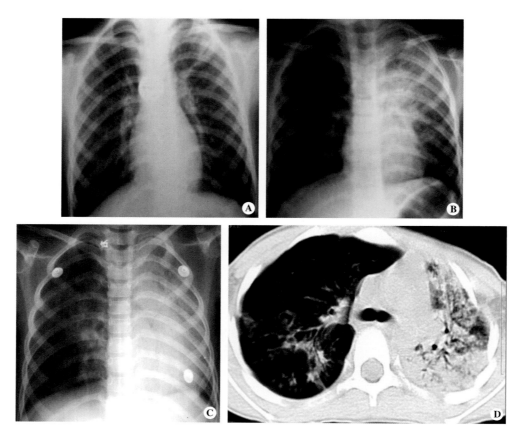

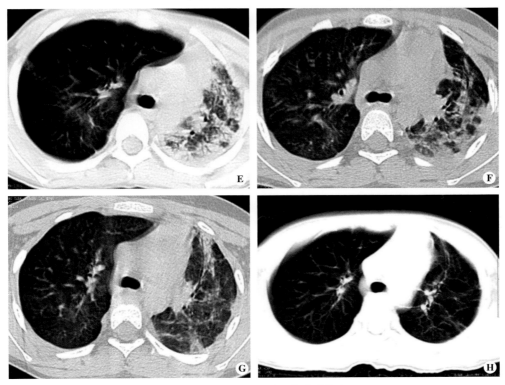

图 6-1-21 H5N1 亚型人禽流感肺炎

A. 病程第 5 天，胸片示左上肺小片状淡薄模糊影。B. 病程第 9 天，左上肺病灶迅速扩大蔓延至中上肺野，伴肺叶萎陷，内见空气支气管征。右肺内带见斑片状模糊影。C. 病程第 13 天，左肺病灶蔓延至整个肺野并呈"白肺样"改变，肺萎陷加剧。右肺病灶增多。D. 病程第 15 天，CT 肺窗示左侧胸廓塌陷，左肺和右肺上叶见大量片状和条索状阴影，内见空气支气管征；部分肺组织疝入前上纵隔内，且纵隔向左侧移位。E. 病程第 22 天，双肺病变均有吸收，左肺萎陷和纵隔疝加剧。F. 病程第 31 天，双肺病变明显吸收，左肺前外侧病变吸收较内后侧明显。G. 病程第 53 天，双肺多发条索影，右肺上叶见磨玻璃阴影，纵隔向左侧移位。H. 11 个月后复查 CT，左肺仍见条索影，纵隔稍向左侧移位（本图由深圳市第三人民医院陆普选提供）

【诊断要点】

1. 在禽流感流行时，发病前 1 周内曾到过疫区，有明确的病、死禽及其分泌物、排泄物接触史，或与人禽流感患者有密切接触者。

2. 结合临床表现、实验室检查、病毒分离和血清学抗体检测易于诊断。

3. 胸部影像学表现为双肺多叶多段 GGO 或实变，并发 ARDS 时出现"白肺"样改变。

【鉴别诊断】

1. 金黄色葡萄球菌性肺炎 发病急，病变进展快，白细胞总数升高。胸部影像学表现为大片状炎性渗出，其内可见支气管充气征，且空洞多见。当炎性病灶吸收后，肺部可见小气囊及肺气囊，甚至脓胸或脓气胸。

2. 腺病毒肺炎 影像学表现为肺纹理增粗模糊及肺部渗出性阴影，易合并细菌性肺炎，引起肺实变。病灶分布范围广，但无游走性。胸腔积液少见。影像学表现和临床轻重程度一致。

3. 过敏性肺炎 肺部云雾状阴影较淡薄，可分布于肺的任何部位。病灶变化快，呈游走性。临床有过敏史。实验室检查示白细胞总数显著升高，以嗜酸性粒细胞升高为主。

【研究现状与进展】

1. H5N1 亚型禽流感病毒进化的研究 对禽流感疫苗的研制、禽流感大流行的预防等方面均具有重要意义。

2. H5N1 亚型禽流感病毒传播的动力学研究 对建立中国 H5N1 禽流感场群间传播动力学模型，挖掘其内在传播机制，以及估计中国 H5N1 禽流感传播的基本再生数（R_0），利用数值模拟对 R_0 进行敏感性分析，定量评估防控措施的防控效果[8]具有重要意义。

（李 莉 孔丽丽）

参 考 文 献

[1] WHO. Cumulative number of confirmed human cases of avian influenza A（H5N1）reported to WHO，2003-2021[EB/OL].. https：//cdn.who. int/media/docs/default-source/influenza/h5n1-human-case cumulative-table/2021_jan_tableh5n1.pdf?sfvrsn=bedeaf3f_7. pdf[2021-01-29].

[2] To KF，Chan PK，Chan KF，et al. Pathology of fatal human infection associated with avian influenza A H5N1 virus. J Med Virol，2001，63（3）：242-246.

[3] Peiris JSM，Yu WC，Leung CW，et al. Re-emergence of fatal human influenza A subtype H5N1 disease. Lancet，2004，363（9409）：617-619.

[4] Qureshi NR，Hien TT，Farrar J，et al. The radiologic manifestations of H5N1 avian influenza. J Thorac Imaging，2006，21（4）：259-264.

[5] Apisarnthanarak A，Kitphati R，Thongphubeth K，et al. Atypical avian influenza（H5N1）. Emerg Infect Dis，2004，10（7）：1321-1324.

[6] 陈桦，金科，祝益民，等. 儿童禽流感肺炎与细菌性肺炎的胸部放射征象分析. 医学临床研究，2009，26（2）：196-199.

[7] 陆普选，周伯平，朱文科，等. 高致病性 H5N1 亚型人禽流感病毒性肺炎的影像学表现特点. 中国医学影像技术，2007，23（4）：532-535.

[8] 高瑞，张娟. 中国 H5N1 禽流感病毒传播的动力学研究. 重庆理工大学学报（自然科学），2019，33（4）：209-215.

四、人感染 H7N9 禽流感

【概述】

人感染 H7N9 禽流感（简称 H7N9 禽流感）是由 H7N9 禽流感病毒引起的急性呼吸道传染病。自 2013 年 3 月我国首次报道以来，截至 2020 年 7 月，人感染 H7N9 禽流感已经历了 8 个流行季。本病因潜伏期短、病情进展快、病死率高而引发全球的广泛关注。

H7N9 禽流感病毒属正黏病毒科甲型流感病毒属，是一种新型三重重配体病毒，与其他甲型流感病毒类似的是基因组亦为 8 个片段结构。现有证据表明新型 H7N9 病毒可能至少有 3 种起源，均来源于禽流感病毒，不含任何人流感病毒的基因片段。研究表明，H7N9 禽流感病毒受体结合位点的某些关键氨基酸已发生突变，如 G186V 及 Q226L 突变等，这些突变增强了禽流感病毒与人上呼吸道上皮细胞 SAα2、6-Cal 受体的结合能力，促使病毒能直接从禽类传播到人，并在较大范围内传播[1]。

活禽暴露是人感染 H7N9 禽流感病毒的关键风险因素，多数病例曾直接或间接暴露于受感染活禽或带毒禽类污染的环境。从家庭聚集性疫情来看，不排除有限的人与人密切接触传播，但目前尚无人际间传播的证据。直接接触禽类的职业人群、老年男性及患基础病的人群是本病的高危人群。

本病早期无特异性，一般表现为发热、咳嗽、咳痰等流感样症状，可伴有头痛、肌肉酸痛、腹泻等全身不适症状。肺炎为本病的主要表现，仅少数患者表现为轻症。重症患者病情发展迅速，体温多持续在 39℃以上，多在 5～7 天出现重症肺炎，患者呼吸困难，伴咳血痰，可迅速进展为 ARDS、感染性休克，甚至因多器官功能障碍而死亡。部分患者可出现纵隔气肿、胸腔积液等。重症病例治疗效果差、病死率高。

【病理学表现】

疾病早期，肺部弥漫性肺泡上皮损伤，伴肺泡内出血、透明膜形成；晚期可见纤维组织增生。

【影像学表现】

X 线和 CT 检查对 H7N9 禽流感肺炎的诊断、病情监测和判断疗效有重要作用。根据其演变过程，分为 4 期：①起病期，发病 ＜ 3 天；②进展期，发病 3～6 天；③吸收期，发病 7～15 天；④稳定期，发病 ＞ 15 天[2]。

1. X 线 感染早期多表现为边缘模糊的小片状阴影，双肺下野及中野多见。进展期双肺呈大片状阴影，密度不均匀，边缘清楚或模糊，可见空气支气管征。出现 ARDS 者可见类似"白肺"样改变。恢复期对上述病灶吸收逐渐减少，条索状、网状阴影逐渐增多。

2. CT 病变多发或单发，分布以双肺或一侧肺为主，汪洋等[3]报道，发病早期病灶以右肺为主，且双肺下野较双肺上野多见。以肺实质病变为主，主要表现为 GGO 和实变。病情较轻、病变范围较小时，以 GGO 为主；感染严重时，病变范围累及多个肺叶，实变所占比例增多。相邻肺段实变可融合，病变亦可越过叶间裂蔓延至邻近肺叶[4]。实变内常见空气支气管征。肺间质改变主要表现为病变范围内小叶间隔及小叶间质的增厚，常呈网格状改变（图 6-1-22，图 6-1-23）。吸收期肺间质改变和肺纤维化更为明显。

GGO 可出现在发病早期、进展期和吸收期。早期 GGO 边缘模糊，提示渗出性病变；进展期 GGO 范围增大，密度增加；吸收期则范围缩小，边界逐渐清晰，密度减小，提示间质性病变。

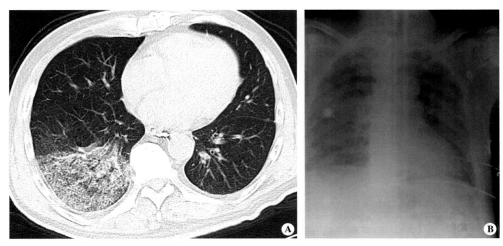

图 6-1-22 人感染 H7N9 禽流感肺炎 (一)

患者, 男性, 72 岁。乏力 10 天, 咳嗽、发热、胸闷 1 周, 体温最高达 38.4℃, 无明确禽鸟类接触史。A. CT 肺窗示右肺下叶呈 "铺路石" 样改变, 左侧胸膜下小结节; B. 治疗 3 天后复查, 胸片示双肺多发大片实变

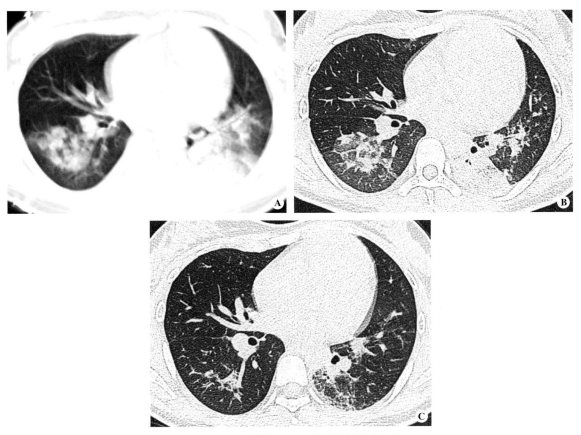

图 6-1-23 人感染 H7N9 禽流感肺炎 (二)

患者, 女性, 20 岁。发热、咳嗽、咳痰 8 天, 体温最高达 39℃, 否认禽类接触史。A. CT 肺窗示双肺多发片状及结节状实变, 以下肺为主, 实变周围环绕磨玻璃阴影, 左肺病变跨越叶间裂; B. 治疗 8 天后复查, HRCT 示双肺病灶缩小, 病变被吸收; C. 治疗 16 天后复查, HRCT 示双下肺病变明显被吸收, 以纤维索条影及蜂窝状影为主

重症肺炎的影像学主要表现是进展迅速的肺实变和 GGO, 病变主要发生在双肺下叶及背部, 右肺比左肺病变范围更广, 实变更早。多数患者在初次影像学检查时即表现为重症肺炎, 或在发病后短期 (较快者在 3 ~ 6 天) 进展为重症肺炎。重症肺炎的片状影累及多个肺叶, 在胸片上一般超过 3 个肺野。病变进展迅速, 1 ~ 2 天内增加 50%[5]。肺内实变所占比例明显增大, 或

者病变总体密度增高，表明肺泡病变严重。胸腔积液可在一定程度上提示疾病的严重程度：轻症感染时多无胸腔积液，重症肺炎时可见少量双侧胸腔积液。部分患者可出现气胸、皮下气肿及纵隔气肿。肺门及纵隔淋巴结肿大少见。重症肺炎并发 ARDS 时，病变范围占整个肺野的 60% 以上，或肺内实变增大，以及有"白肺"样改变（图 6-1-24）。

陆普选等[6]认为，胸腔积液是 H7N9 禽流感的影像特点之一，其原因可能与 H7N9 禽流感病毒直接攻击胸膜或与唾液酸受体结合后产生大量细胞因子有关，继而诱发细胞因子风暴，导致全身炎症反应。杨晨等[7]研究发现，H7N9 禽流感易出现胸膜增厚和薄壁空洞。胸膜增厚考虑因患者就诊时间较晚，胸腔积液长时间刺激胸膜，加之积液中纤维蛋白附在胸壁上或肉芽组织增生所致。薄壁空洞与肺实质坏死和活瓣形成的支气管狭窄有关。

病变吸收首先开始于 GGO、近肺门中央区的实变。实变密度减低至实变稀疏，实变的肺组织逐渐膨胀。吸收过程中可见早期及进展期最早出现的病灶较晚吸收、晚出现的病灶较早被吸收的特点[6]。

Chen 等[8]报道，随访 56 例 H7N9 禽流感患者的胸部 CT 表现，在出院后 6 个月内可见到 GGO、实变、网格影等病变的吸收，但 6 个月后病灶无明显变化。

【诊断要点】

1. 发病前 10 天内，有接触禽类及其分泌物、排泄物，或者到过活禽市场，或者与人感染 H7N9 禽流感病例有密切接触史[9]。

2. 出现流感样临床症状。

3. 影像学检查可见双肺或单侧肺多发的 GGO

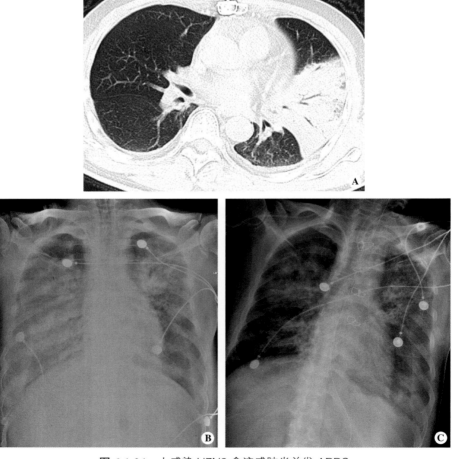

图 6-1-24 人感染 H7N9 禽流感肺炎并发 ARDS

患者，男性，56 岁。发热 1 周，意识不清 2h，体温最高 39.5℃，近期无禽类接触史。A. CT 肺窗示左肺舌段大片状实变，其内可见空气支气管征；B. 治疗 7 天后复查，胸片示双肺大片状实变，以右肺为著，呈"白肺"样改变；C. 治疗 11 天后复查，双肺实变明显被吸收，病灶密度减低，范围缩小

和实变,空气支气管征,伴有小叶间隔增厚等肺间质病变,重症者可有胸腔积液、"白肺"等改变。

4. 呼吸道标本中分离出 H7N9 禽流感病毒或病毒核酸检测呈阳性,或者动态检测双份血清 H7N9 禽流感病毒特异性抗体水平呈 4 倍或以上升高。

【鉴别诊断】

1. 甲型 H1N1 流感病毒肺炎 早期表现以支气管血管束周围或胸膜下分布的 GGO 为主,病变进展后发展为广泛的肺泡实变。而 H7N9 禽流感早期主要表现为单个或多个肺段或肺叶渗出改变,无上述分布特点。此外,前者病变及临床进展较为温和,只有少数危重患者发生 ARDS 后死亡,而 H7N9 禽流感患者病情发展迅速,易快速进展为 ARDS,甚至多器官功能障碍等。

对于病变融合速度、累及范围及并发症的发生情况,H7N9 禽流感患者比甲型 H1N1 流感病毒肺炎患者进展更快,并发症发生率也更高,而且 H7N9 禽流感患者治疗期间,病情更易反复。

2. 严重急性呼吸综合征(SARS) CT 表现为双肺弥漫的 GGO 及肺内广泛的实变,肺内病变进展迅速,但多位于肺周,主要累及胸膜下;HRCT 示小叶间隔增厚,呈"碎路石"样改变。人感染 H7N9 禽流感与之类似,但间质改变没有 SARS 明显,且无以肺周分布为主的特征。

3. 人感染高致病性 H5N1 禽流感 人感染 H7N9 禽流感与人感染高致病性 H5N1 禽流感在影像学上不易区分,均表现为肺段、肺叶性实变且进展迅速,确诊有赖于病毒分离及检测。

4. 肺水肿 以双肺门周围为著,呈融合性 GGO,可见中等量以上胸腔积液及心影增大,临床上有心力衰竭及肾功能异常等表现。

【研究现状与进展】

董常峰等[10]报道,重症人感染 H7N9 禽流感患者超声检查显示治疗前肝脏右叶斜径大于治疗后及对照组,提示 H7N9 亚型病毒可能诱发急性肝损伤。此外,超声检查还能够及时发现下肢深静脉血流速度缓慢等血栓形成前血流动力学状态的改变,有利于临床采取预防性措施。

(李 莉 郭应林)

参 考 文 献

[1] 李兰娟,任红.传染病学.9 版.北京:人民卫生出版社,2018.
[2] 胡粟,胡春洪,周小飞,等.人感染 H7N9 禽流感的胸部影像特点.中华放射学杂志,2013,47(9):775-777.
[3] 汪洋,周竹萍,张英炜,等.人感染 H7N9 禽流感的临床与影像学特征.中华放射学杂志,2013,47(9):780-782.
[4] 倪云龙,赵志新,崔凤,等.人感染 H7N9 禽流感的胸部影像学表现.中华放射学杂志,2013,47(9):783-785.
[5] 李小虎,邱晓辉,陆玉和,等.人感染 H7N9 禽流感胸部 X 线及 CT 表现.中华放射学杂志,2013,47(9):778-779.
[6] 陆普选,曾政,郑斐群,等.人感染 H7N9 禽流感病毒重症肺炎的影像学表现及动态变化特点.放射学实践,2014,29(7):740-744.
[7] 杨晨,程冰雪,周莉,等.人感染 H7N9 禽流感与甲型 H1N1 肺炎的早期鉴别诊断.临床放射学杂志,2018,37(9):1464-1468.
[8] Chen JJ, Wu J, Hao SR, et al. Long-term outcomes in survivors of epidemic Influenza A(H7N9)virus infection. Sci Rep, 2017, 7(1):17275.
[9] 国家卫生和计划生育委员会.人感染 H7N9 禽流感诊疗方案(2017 年第 1 版).传染病信息,2017,30(1):7-9.
[10] 董常峰,刘映霞,李汉英,等.重症人感染 H7N9 禽流感的超声影像学研究.医学影像学杂志,2017,27(1):173-176.

第二节 麻疹病毒

【概述】

麻疹(measles)是由麻疹病毒(measles virus)引起的急性呼吸道传染病。主要临床表现有发热、咳嗽、流涕等卡他症状及眼结合膜炎,口腔麻疹黏膜(Koplik spots)及皮肤斑丘疹为其特征。本病主要由飞沫传播,传染性极强,常见于儿童。

肺炎为麻疹最常见的并发症,多见于 5 以下患儿,是导致患儿死亡的主要原因。麻疹病程中出现的肺炎可分为两类,即麻疹病毒直接造成的肺部病变(麻疹肺炎)和在感染麻疹病毒基础上合并细菌或病毒感染所致的肺部感染(麻疹合并肺炎)。出疹期患儿由于机体体质弱、免疫力低下,因此常合并其他病原体的混合感染。麻疹肺炎临床症状多不严重,但继发感染是麻疹患者病情加重的主要原因。临床表现为病情突然加重,咳嗽、咳脓痰,患儿可出现鼻翼扇动、口唇发绀,肺部有明显的啰音。

实验室检查示白细胞总数减少,淋巴细胞比例相对增多。如果白细胞总数增加,尤其是中性粒细胞增加,提示继发细菌感染。若淋巴细胞严重减少，常提示预后不好。重症患者多出现氨基转移酶明显升高，血肌酐及尿素氮升高。严重者出现电解质紊乱，心肌酶谱升高，凝血功能异常，常合并呼吸衰竭、低氧血症、酸中毒等。

【病理学表现】

麻疹病毒对肺组织的侵犯具有一定的特征性。麻疹病毒侵入呼吸道后，沿气道蔓延，逐渐侵犯各级细支气管，直至侵犯肺泡腔，引起气道黏膜卡他性炎症。同时，病毒引起的炎症向气道外发展，侵入支气管壁，累及支气管和血管周围间隙，引起支气管和血管周围炎，同时肺泡间隔受累，损伤肺泡上皮，炎症进一步扩展至肺实质[1, 2]。

早期肺泡腔内无明显炎性渗出物或仅有少量浆液渗出，细支气管及肺泡上皮细胞增生肿胀，形成多核巨细胞，其中可见病毒包涵体。如果病情未得到有效控制，将进一步损伤肺泡上皮，并促使肺泡巨噬细胞和炎性反应链激活，导致肺内炎性反应，病理学表现为肺弥漫性肺泡损伤[3]。近来的研究表明，间质性肺炎不仅始发于支气管、血管周围等肺间质，也涉及细支气管和肺泡腔内[4]。

重症麻疹肺炎的病理表现有肺间质及肺泡腔大量炎细胞浸润，细支气管周围脓肿形成。肺泡壁坏死，肺结构有严重破坏，炎症在小叶间扩散，出现弥漫性肺实变[5, 6]。

【影像学表现】

1. 麻疹肺炎 其影像学表现以肺间质改变为主[7]。

（1）儿童麻疹肺炎

1）X线：典型者以间质性炎症为主，主要表现为肺纹理呈网格状改变。早期X线片表现为肺纹理增多、增粗、模糊，以双侧中下肺和肺内中带明显，伴有点片状模糊阴影（图6-2-1和图6-2-2）[8]。局限性肺气肿是间质型麻疹肺炎较常见的X线表现，常见于年龄较小的幼儿。随着病程进展，肺实质受累，肺内可出现大小不等的片状模糊影或实变。肺门阴影增大、增浓、模糊，多见于单侧，其发生率高于成年人。

蒋燕等[9]根据胸片表现将麻疹肺炎分为4型：肺气肿型、肺间质型、肺小叶型和肺实变型。

A. 肺气肿型：是麻疹肺炎的早期表现，由细支气管黏膜的充血、水肿和渗出造成，炎症反应主要局限于各级支气管黏膜，病变程度相对较轻。

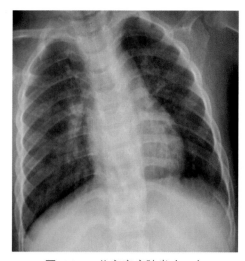

图 6-2-1 儿童麻疹肺炎（一）

入院治疗第4天后，胸片示双肺纹理增粗、模糊，左上肺野内中带可见小网格影，右下肺门可见片状模糊影

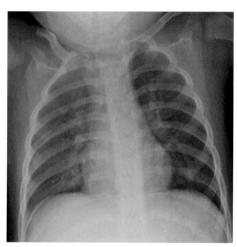

图 6-2-2 儿童麻疹肺炎（二）

胸片示双肺纹理增粗、模糊，双侧肺野可见多发致密阴影，右肺门影增高、增粗

B. 肺间质型：随着疾病的发展，麻疹病毒侵犯肺间质，肺间质炎症加重，出现以肺纹理增多、模糊表现为主的间质型麻疹肺炎。

C. 肺小叶型：当代表肺实质的肺泡细胞逐渐受到损伤，肺泡内渗出增多，由于病变程度相对早，病变相对较轻，小叶间隔没有遭受明显破坏，炎症反应尚局限于肺小叶内，形成范围相当局限的小叶性麻疹肺炎改变。

D. 肺实变型：当炎症反应突破肺小叶，在小叶间扩散，形成肺段性或肺叶的实变，胸部X线表现出明显实变。

2）CT：主要以肺间质改变为主，表现为支气管血管周围间质、小叶间隔及小叶内间质增厚，以小叶间隔增厚为著，呈网织状和磨玻璃样改变。网织结节的分布以中下肺野中内带为著，结节大小、密度、分布欠均匀，多表现为 1～3mm 的微小结节。此外，还可见肺气肿、肺门增大、泡性或小叶性肺不张等改变。肺气肿或肺过度充气以外带肺组织为主，考虑与早期小气道阻塞或小气道反应有关。"马赛克灌注"征可能是局限性肺气肿在 HRCT 上的一种表现形式[10]。炎症累及肺间质，造成区域性肺血流/通气比例失调，HRCT 表现为"地图"样密度高低不均的"马赛克灌注"征。

（2）成人麻疹肺炎

1）X 线：麻疹病毒侵犯肺间质，表现为肺纹理增多（图 6-2-3）、紊乱，网织结节影，磨玻璃阴影（图 6-2-4），肺气肿等。王小群等[11] 将成人麻疹肺炎 X 线表现分为 3 型。

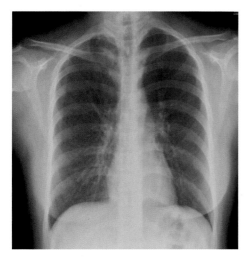

图 6-2-3　成人麻疹肺炎（一）
胸片示右肺下叶肺纹理增多

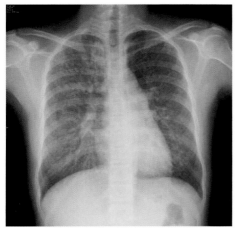

图 6-2-4　成人麻疹肺炎（二）
胸片示双肺弥漫分布的磨玻璃阴影

A. 网织型（Ⅰ型）：肺纹理增多、增粗、模糊，呈网织样结构，以肺野中内带及下部明显。双肺有阻塞性肺气肿改变。

B. 网织小结型（Ⅱ型）：在 Ⅰ 型基础上，双肺可见广泛网织状阴影，以及沿双侧肺纹理分布的小的点状模糊阴影，小结节直径为 5～8mm，边缘模糊不清；病灶多分布于中下肺野内带。双肺有阻塞性肺不张改变。

C. 网织小结浸润型（Ⅲ型）：在 Ⅱ 型基础上，沿双肺纹理分布的小斑片状、片状模糊影，以双下肺内中带明显；病灶大小为 1～3cm，呈浸润性改变。

2）CT：病变早期，由于毛细支气管内炎性分泌物的不完全阻塞，CT 可表现为肺过度充气。麻疹病毒感染肺泡细胞，炎性分泌物持续增多，导致肺泡性肺不张、肺泡炎或细小支气管周围炎，CT 上表现为沿支气管走行的斑点状、小结节状模糊影，分布不均且多位于网格状影之内，直径多 ＜ 1.0cm。随着病程进展，部分病灶可增大、融合，可见磨玻璃阴影（图 6-2-5）。

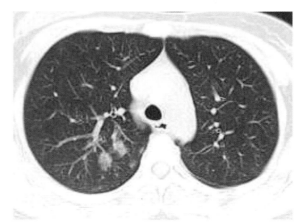

图 6-2-5　成人麻疹肺炎（三）
CT 肺窗示右肺上叶后段多发片状磨玻璃阴影

2. 麻疹合并肺炎　患者感染麻疹病毒后可产生暂时的免疫抑制，机体的抵抗力和免疫能力下降，导致继发的细菌感染或多重感染，发生重症肺炎时又称为麻疹合并肺炎。

（1）儿童麻疹合并肺炎：主要表现为双肺间质均匀性增厚并伴有实质病变，肺实质病变具有双肺广泛分布、多灶性的特点。

早期多表现为小叶性肺炎，考虑为婴幼儿肺泡间孔发育不完全，炎症不易在小叶间扩散所致[5]。双肺广泛多发的斑片状影或大片实变最为多见（图6-2-6），可能是炎症进一步发展致肺泡壁坏死、肺组织结构破坏、炎症扩散。疾病早期和恢复期均可出现磨玻璃阴影，考虑是肺泡炎或肺间质纤维化形成的表现。早期磨玻璃阴影密度较小，积极的治疗可使其迅速吸收、消散，反映了病变处于活动期；后期密度较高，呈不透明的磨砂样，吸收也较慢，反映了间质机化或纤维化的形成[12]。

病变进一步发展，肺部出现广泛的炎性浸润，肺泡壁广泛坏死，肺泡腔内透明膜形成，进展为ARDS，其影像学表现具有以下特点[12]：①受累范围广，病变常侵犯一叶或多叶，短期内变化快，迅速进展为"白肺"（图6-2-7）；②病程复杂，病灶变化快，吸收慢；③原病灶经积极治疗后，病变范围缩小或相对稳定，但其他部位又出现新的浸润病灶，此消彼长，呈现出游走性；④并发症多，由于肺组织的炎性损伤及接受正压通气等，部分患者出现气胸、纵隔及皮下气肿等并发症。

（2）成人麻疹合并肺炎：除间质性肺炎表现外，可见沿支气管分布的斑片状密度增高影，表现为小片状、节段性或大叶性，边缘模糊，也可融合成大片状肺实变。部分患者可见邻近胸膜增厚或少量胸腔积液、心包积液。少数病例可见肺大疱形成，以及纵隔及皮下气肿。

【诊断要点】

1.典型麻疹根据临床表现即可以做出诊断。

2.流行病学史，当地是否有麻疹流行，是否接种过麻疹疫苗，是否与麻疹患者有接触史等。

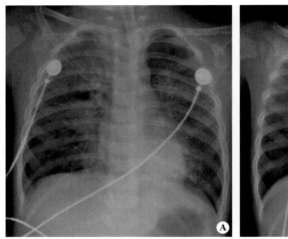
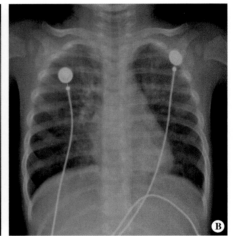

图 6-2-6　儿童麻疹合并肺炎

A.胸片示双肺纹理增强且模糊，双肺多发斑片状阴影，以右肺为著；B.治疗4天后复查，病变吸收，病情好转

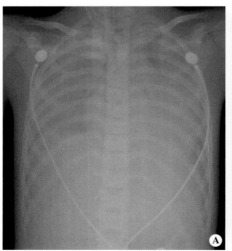
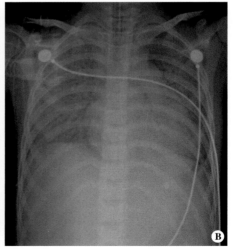

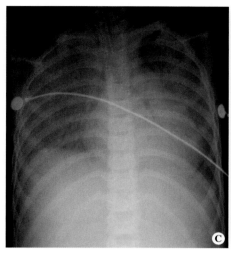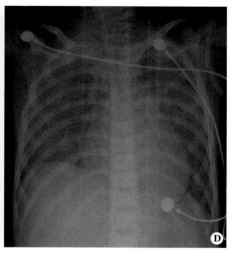

图 6-2-7　儿童麻疹合并肺炎，ARDS

A. 胸片示双侧肺野呈广泛高密度影，双侧肺纹理消失；B. 治疗 1 天后复查，双肺可见多发大片状阴影，双肺透光度增高；C. 治疗 4 天后复查，病变进一步好转；D. 治疗 7 天后复查，双侧肺野实变，其内可见支气管影，双侧肺门显示不清

3. 典型麻疹的临床表现，如急起发热、上呼吸道卡他症状、结膜充血、畏光、口腔麻疹黏膜斑及典型的皮疹等。

4. 麻疹肺炎的影像学表现以肺间质改变为主，肺纹理增多模糊，磨玻璃阴影、肺气肿、网织结节等表现常见。

5. 麻疹合并肺炎的影像学表现除间质性肺炎表现外，双肺可见广泛多发的斑片状影或大片状实变。

6. 非典型患者主要依赖实验室检查以确定诊断。

【鉴别诊断】

1. 支原体肺炎（原发性非典型肺炎）　好发于春秋季节，是儿童肺炎中较常见的感染类型。具有阵发性刺激性呛咳、胸部体征轻、影像学表现显著等特点。较典型的表现为自肺门向外呈扇形分布的薄片影，淡如薄纱，其内肺纹理清晰可见，影像学表现以其具有游走性、动态可变性、此消彼长为特点。支原体抗体阳性是临床诊断特异而可靠的指标。同时需要警惕麻疹患儿合并支原体肺炎感染的发生。

2. 肺泡性肺水肿　肺门影扩大呈"蝶翼"状，心影增大，经强心、利尿治疗后短时间内消散。

【研究现状与进展】

1. 人工智能（artificial intelligence，AI）　研究表明[13]，AI 不仅具有自动检出肺内病变的功能，还具有对病灶进行精准量化、自动对比，以及疾病预警等功能。

2. 血清乳酸脱氢酶（LDH）　血清 LDH 作为一种机体普遍存在的生物活性酶，其升高的程度反映了机体某器官损害的严重程度。当肺组织缺氧坏死时，细胞膜通透性增加，酶从细胞内释放至血液，使血液中 LDH 增高，因此血清 LDH 也作为反映肺部疾病的常规检测指标而应用于临床。Tasaka 等[14]研究表明，LDH 升高更多反映的是肺组织损伤的严重程度。

蒋燕等[9]对麻疹肺炎的血清 LDH 指标进行统计学分析，并探讨了各型麻疹肺炎肺组织的受损程度。结果表明，肺气肿型麻疹肺炎血清 LDH 平均值虽然高于正常值，但均低于其他 3 型。肺间质型和肺实变型麻疹肺炎的 LDH 平均值相近，相互间无统计学差异，但相对于肺气肿型麻疹肺炎，两者的 LDH 与其有着显著的差异性，说明此时分别发生于肺间质和肺实质的炎症损伤程度相近。肺实变型麻疹肺炎患者的 LDH 平均值明显升高，与前三者比较，存在显著差异，说明肺组织损伤更趋严重。

3. 降钙素原（PCT）　PCT 在区分细菌性肺炎和病毒肺炎中有重要的参考价值，参照 PCT 检测结果可以提示临床合理使用抗生素[15]。

（李　莉　牡　丹）

参考文献

[1] 中华医学会儿科学分会呼吸学组全国儿童弥漫性肺实质疾病 / 肺间质疾病协作组，赵顺英，农光民 . 儿童肺间质疾病诊断程序专家共识 . 中华儿科杂志，2013，51（2）：101-102.

[2] Vece TJ，Fan LL. Diagnosis and management of diffuse lung disease in children. Paediatr Respir Rev，2011，12（4）：238-242.

[3] 贺明礼，周艳，喻少聪．儿童间质性肺疾病诊断进展．实用放射学杂志，2004，20（12）：1145-1146，1151.

[4] 刘鸿瑞．关于间质性肺疾病的病理诊断．中华病理学杂志，2004，33（2）：97-99.

[5] 李宏军，李莉，吕付东．麻疹合并肺炎尸检病理与影像对照一例．放射学实践，2011，26（9）：1018-1019.

[6] 张永刚，刘雨成，周胜利，等．少儿麻疹肺炎并急性呼吸窘迫综合征的影像学表现．临床放射学杂志，2009，28（11）：1539-1542.

[7] 谢正平，杜超，戴峰，等．小儿麻疹合并间质性肺炎的影像学分析．医学影像学杂志，2014，24（2）：230-234.

[8] 廖承德，张林，刘晓梅，等．小儿麻疹合并肺炎的临床及胸部 X 线分析．实用放射学杂志，2007，23（11）：1526-1528.

[9] 蒋燕，李代欣，谢正平．童麻疹肺炎胸部 X 线表现分型与血清 LDH 相关性．临床放射学杂志，2019，38（12）：2405-2409.

[10] 贺明礼，刘莲花，赖华．儿童间质性肺疾病低剂量容积数据高分辨 CT 随访观察．实用放射学杂志，2017，33（11）：1802-1804.

[11] 王小群，杨惠，李小平，等．成人麻疹肺炎及麻疹合并肺炎 X 线表现及临床分析．井冈山学院学报（自然科学），2009，30（4）：78-79，91.

[12] 谢正平，戴峰，蒋燕．小儿麻疹合并重症肺炎的影像学分析．东南大学学报（医学版），2013，（4）：441-446.

[13] 许东海，周安，吕志彬，等．人工智能 HRCT 在成人麻疹肺炎中的应用价值．医学影像学杂志，2020，30（9）：1628-1631.

[14] Tasaka S，Hasegawa N，Kobayashi S，et al. Serum indicators for the diagnosis of Pneumocystis pneumonia. Chest，2007，131（4）：1173-1180.

[15] 谢正平，李代欣．儿童麻疹肺部感染的影像学表现与 PCT 相关性．临床放射学杂志，2017，36（10）：1488-1493.

第三节　冠状病毒

一、严重急性呼吸综合征

【概述】

严重急性呼吸综合征（severe acute respiratory syndrome，SARS）又称为传染性非典型肺炎（infectious atypical pneumonia），是由 SARS 冠状病毒（SARS coronavirus，SARS-CoV）引起的急性呼吸道传染病。主要通过短距离飞沫、接触患者呼吸道分泌物及密切接触传播。以发热、头痛、肌肉酸痛、乏力、干咳少痰、腹泻等为主要临床表现，严重者出现气促或呼吸窘迫。本病是一种新的呼吸道传染病，2002 年 11 月在我国广东省发现病例，其临床表现与其他非典型肺炎相似，但传染性强，故将其命名为传染性非典型肺炎。

SARS 发病急骤，患者早期表现似流感样症状，常以发热为首发症状就诊，体温常 > 38℃，伴或不伴乏力、肌肉酸痛、关节痛，咳嗽多为干咳少痰。多数患者肺部体征不明显，部分可闻及少许湿啰音。伴有呼吸困难者主要以限制性的呼吸困难为主，发展迅速，可并发 ARDS，少数患者可因呼吸衰竭而死亡。

实验室检查：外周血白细胞总数一般不升高或降低，常有淋巴细胞计数减少，CD_4、CD_8 细胞数减少，部分患者出现血小板计数减少、心肌酶增高及 ALT 异常等。

【病理学表现】

双肺明显肿胀，镜下可见弥漫性肺泡病变、肺水肿及透明膜形成。病程 3 周后可见肺间质纤维化，造成肺泡纤维闭塞。显微镜下还可见小血管内微血栓和肺出血、散在的小叶性肺炎、肺泡上皮脱落、增生等病理改变。肺门淋巴结多充血、出血及淋巴组织减少。

【影像学表现】

SARS 患者病程中均会出现肺部病变，病变具有出现较早、形态多样、范围广、进展快的特点。多在呼吸系统常见症状出现后 1 ～ 2 天即可发现肺部病变，甚至比呼吸系统常见症状出现得早。

1. X 线　病程 1 ～ 7 天胸片即可见异常改变。早期多为边缘模糊的局灶性阴影，呈小斑片状或磨玻璃样，大小不一，单侧或双侧，中下肺野多见（图 6-3-1，图 6-3-2）。部分病变表现不明显，仅为边缘模糊的网格状阴影。随着病程进展，多数患者在 8 ～ 14 天到达病变的"极期"（高峰期）[1]，

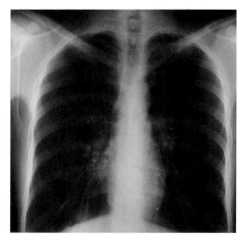

图 6-3-1　SARS（早期）（一）
病程第 3 天，胸片示右肺下叶类圆形阴影

变范围扩大可超过 50%。高峰期多持续 3 ～ 5 天，此期后 2 ～ 3 天病变开始明显被吸收（图 6-3-4）。部分病例在病变吸收后数日又有较多的病变出现，称为"双极"表现。部分患者肺内残留吸收较慢，特别是出现间质性改变者。

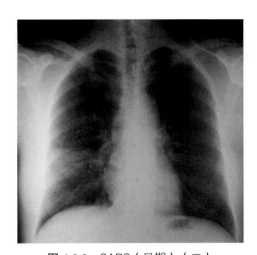

图 6-3-2　SARS（早期）（二）
病程第 3 天，胸片示右肺下叶楔形致密影，边界尚清

即影像学改变最为严重的时期。此期多表现为双肺结节、大片实变。病变可由早期的单侧进展为双侧，涉及多段、多叶，常分布于双肺野外带（图 6-3-3）。少数患者病变可呈游走性。病变发展迅速，短期即可发生明显改变，重症患者 2 天内病

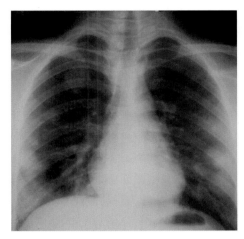

图 6-3-3　SARS（极期）
胸片示双肺胸膜下串珠状类圆形磨玻璃阴影

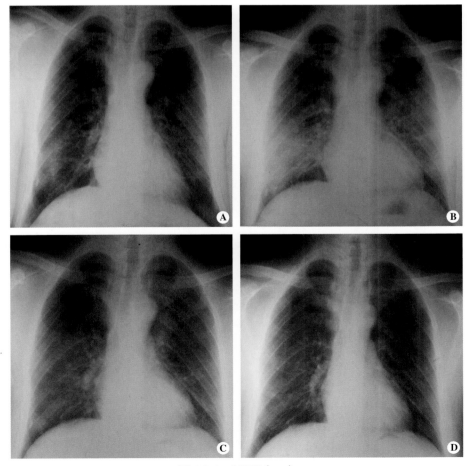

图 6-3-4　SARS（一）
A. 病程第 3 天，胸片示双下肺多发斑片状影；B. 病程第 8 天，病变进展，双侧中下肺野可见大片状密度增高影；C. 病程第 12 天，双肺大片状密度增高影明显减少；D. 病程第 17 天，胸片示双肺病灶基本被吸收

儿童 SARS 的胸部 X 线表现主要也为斑片状、局灶性浸润性阴影，单侧或双侧，通常儿童治疗后肺部病变吸收完全，无慢性纤维化出现。

王仁贵等[2]报道，胸片上最常见的早期表现是边缘模糊的棉絮状团片影，其次为肺叶或肺段实变、肿块或肉芽肿样病变，以及双肺弥漫渗出性病变。约半数病灶为混合型，即磨玻璃阴影伴有实变或肉芽肿等。

陆普选等[3]总结了 SARS 的胸片表现，具体如下：①病变多呈双侧小片状或大片状阴影，以中下肺野分布较著；②病变变化迅速，初始胸片表现正常或表现为局限性肺纹理增粗，随后短期内即可出现片状浸润病灶；③病变未得到有效控制时，肺内磨玻璃阴影迅速增大，可呈跨段、跨叶分布；④以间质病变为主时，病变吸收较好，多不出现片状实变；⑤部分患者症状与 X 线表现不一致，表现为症状轻，肺内病变重；⑥病变具有游走性；⑦一部分被治愈的患者可遗留纤维化。

2. CT　胸部 CT 检查对检出早期轻微病变很有价值。磨玻璃阴影是 SARS 早期和进展期最常见的 CT 表现（图 6-3-5，图 6-3-6），康复期亦可见。单一的磨玻璃阴影少见，多与肺实变同时存在（图 6-3-7）。肺实变可位于磨玻璃阴影的内部，或分别存在[4]。病变多位于肺实质的外周部或胸膜下，其形态无特异性，多为斑片状、类圆形、肺叶、肺段和大片融合状阴影。此外，还可见"铺路石"征（图 6-3-8）、肉芽肿样病变、病灶内细支气管扩张或牵拉性细支气管扩张、小叶间隔和小叶内间隔增厚、胸膜下弧线等，空洞、胸腔积液和纵隔淋巴结肿大等少见。

陈疆红等[5]认为，SARS 发病期与康复期肺内磨玻璃样病变可能有不同的病理基础，并预测了磨玻璃样病变的转归，即在急性间质性肺炎的急性渗出期，磨玻璃样病变反映的是肺泡间隔水肿及沿肺泡壁透明隔的形成等，而康复期磨玻璃样病变形成的病理基础是肺泡及间质内的组织增生、纤维化。

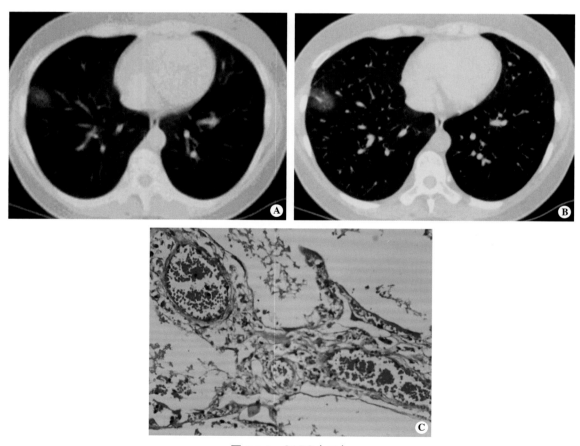

图 6-3-5　SARS（二）

A. CT 肺窗示右肺下叶前基底段磨玻璃样阴影；B. HRCT 示病灶内部的扩张血管影；C. 病理检查示肺泡间隔明显增宽、水肿，间质血管扩张充血（HE×400）

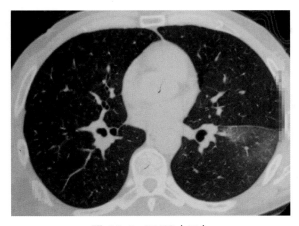

图 6-3-6 SARS（三）

病程第 3 天，CT 肺窗示左肺下叶外基底段片状磨玻璃样阴影

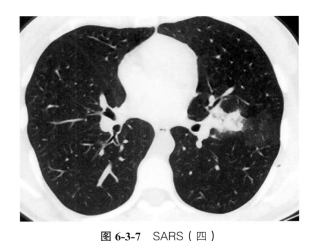

图 6-3-7 SARS（四）

病程第 3 天，CT 肺窗示左肺下叶前外基底段片状磨玻璃样阴影，部分实变

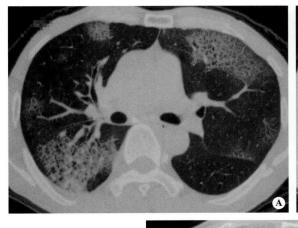

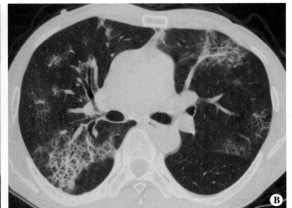

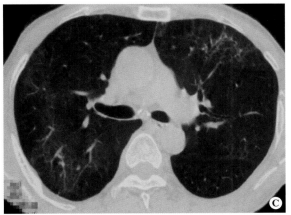

图 6-3-8 SARS（五）

A. 病程第 7 天，CT 肺窗示双肺多发磨玻璃阴影，呈"铺路石"征改变；B. 病程第 16 天，双肺磨玻璃阴影消散；C. 病程第 25 天，双肺磨玻璃阴影明显消散，局部见纤维索条影

　　SARS 病程早期的表现以单发的类圆形或沿肺叶、肺段分布的磨玻璃样密度灶为主；进而发展为双肺弥漫分布、多种形态的以磨玻璃样密度灶为主的并有肺实变的病灶；之后病变的动态变化与多种因素有关，一般于病程的 7 ～ 14 天后病灶逐渐被吸收（图 6-3-9），但有些患者病变会加重甚至出现 ARDS（图 6-3-10）。

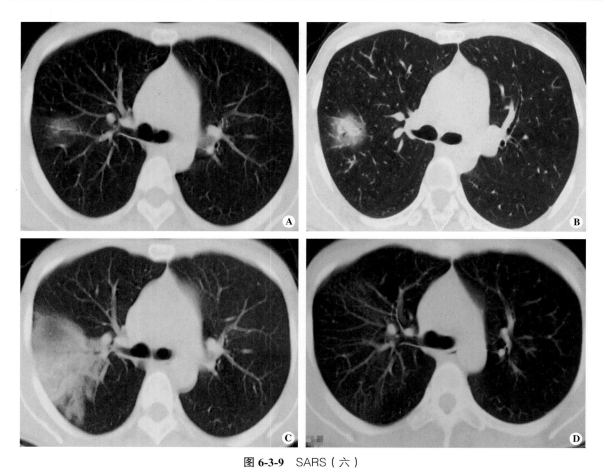

图 6-3-9 SARS（六）

A. 病程第 1 天，CT 肺窗示右肺上叶类圆形磨玻璃阴影；B. 病程第 4 天，随病程进展，病灶密度增加，范围扩大；C. 病程第 11 天，病灶呈大片状实变，其内可见空气支气管征；D. 病程第 16 天，病灶基本被吸收

SARS 病程早期和进展期并发症很少见，主要是与呼吸机使用有关的气胸、纵隔气肿和皮下气肿（图 6-3-11）；恢复期（4～5 周）常继发肺部感染，多为真菌、结核分枝杆菌或其他细菌感染[6, 7]。当影像学检查发现单发或多发空洞或气-液平面时，应考虑继发感染的可能（图 6-3-12）。继发真菌感染时（图 6-3-13），表现为厚壁空洞，呈结节状或结节影向空腔内突入。肺结核表现为圆形或结节状病灶，单发或多发，有结核病史者应注意结核复发的可能[7]。

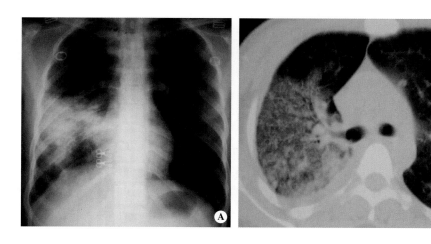

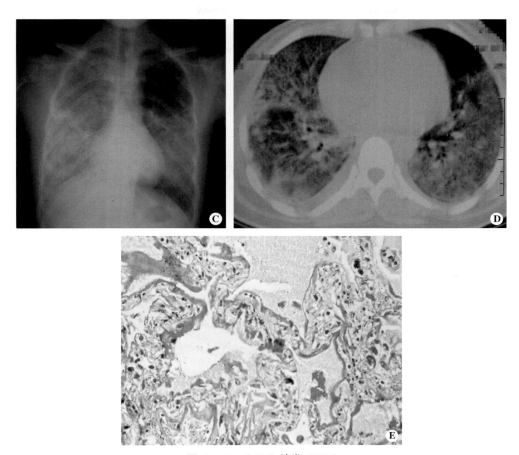

图 6-3-10　SARS 并发 ARDS

A. 病程第 9 天，胸片示右中下肺野大片状致密影；B. CT 肺窗示右肺及左肺下叶背段磨玻璃阴影，以右肺为著；C. 病程第 11 天，胸片示右肺及左中下肺野呈"白肺"表现；D. CT 肺窗示双肺弥漫磨玻璃阴影及实变；E. 病理示肺泡腔内充满均匀淡染嗜酸性的渗出液，为浆液性或纤维素性液体，肺泡腔内渗出物浓缩形成透明膜，贴于肺泡壁（HE×200）

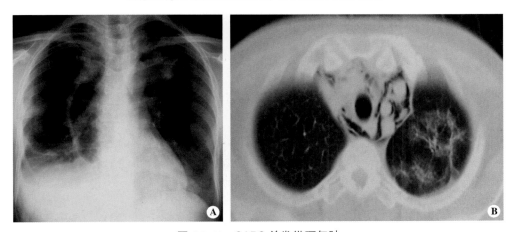

图 6-3-11　SARS 并发纵隔气肿

A. 胸片示纵隔内多发不规则形透亮区；B. CT 肺窗示纵隔内多发气体密度影，左肺上叶多发斑片状影及条索影

　　SARS 患者出院时，磨玻璃阴影为肺内残留的主要影像学表现[5]。SARS 恢复期 CT 动态观察表明[5, 8-10]，部分患者仍可见肺内磨玻璃阴影、小叶间隔增厚、胸膜下线和纤维索条影等，但磨玻璃阴影较发病期间密度减低，范围减小。纤维索条影、小叶间隔增厚、胸膜下线则多在磨玻璃阴影的基础上出现。大部分 SARS 患者恢复期肺部病灶可完全被吸收，包括重型 SARS 甚至双肺呈"白肺"改变者亦可完全被吸收，少数 SARS 有发展为肺间质纤维化的可能[10]。

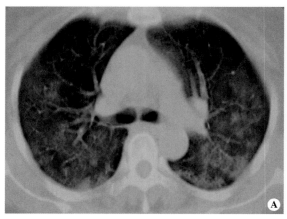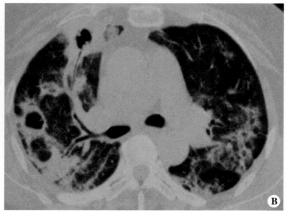

图6-3-12　SARS并发金黄色葡萄球菌感染
A.病程第16天,CT肺窗示双肺弥漫分布的磨玻璃阴影;B.病程第25天,右肺实变及多发空洞形成,左肺病灶部分被吸收,部分进展

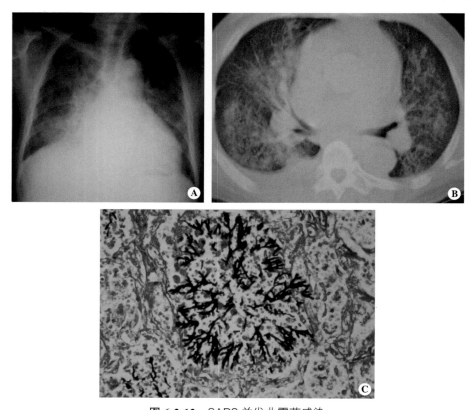

图6-3-13　SARS并发曲霉菌感染
A.病程第62天,胸片示双肺多发斑片状影,心影增大;B.CT肺窗示双肺纹理增强,沿肺纹理分布斑片状影;C.病理示曲霉菌的菌丝和孢子,
呈黑褐色(六胺银×400)

【诊断要点】

1.流行病学史,有明确的SARS患者接触史。

2.起病突然,病变进展迅速。

3.影像学检查可见弥漫或斑片样磨玻璃阴影,"铺路石"征,肺实变、肺纤维化等表现。

4.确诊有赖于实验室检查。

【鉴别诊断】

1.肺嗜酸性粒细胞增多症　患者可有高热,但胸片多为大片淡薄浸润性阴影,且多伴有哮喘样发作。外周血嗜酸性粒细胞数升高,有助于与SARS相鉴别。

2.过敏性肺炎　患者症状轻,白细胞总数及嗜酸性粒细胞数升高,抗过敏治疗有效。CT显示病灶影较淡,变化快,呈多发性和游走性,但以肺野中带为主,周边少见,与SARS的周边分布不同。

3. 军团菌肺炎 患者发热，肺部病变累及多叶多段，可见片状影、磨玻璃阴影，肺内可见空洞，常伴有胸腔积液和胸膜肥厚。

4. 肺水肿 常继发于心力衰竭、尿毒症等。典型表现以肺门为中心，双肺内中带透亮度减低，肺纹理增粗、模糊，阴影变化快，常合并双侧胸腔积液。如由心力衰竭引起，可见相应的心脏异常。

【研究现状与进展】

1. CT 有研究表明，一氧化碳肺弥散量占预计值的百分比（DL_{co}%）的恢复与性别和肺部磨玻璃阴影评分有关[11]。CT视觉评分可以定量评估肺内残留病变，预示肺功能情况[8]。

2. 乳酸脱氢酶（LDH） LDH的峰值水平反映了组织的破坏程度。据文献报道，肺内残留病灶视觉评分较高的康复者其LDH峰值水平也较高[12]。张伟宏等[8]指出，肺内残留的网格影越多，肺功能复查TLC%、DL_{co}%下降也较多，肺内残留病灶与DL_{co}%呈负相关。

（李　莉　张宪贺　杨旭华）

参 考 文 献

[1] 程钢，马大庆. 72例SARS的胸部X线影像分析. 中华放射学杂志，2003，37（9）：784-787.
[2] 王仁贵，孙洪跃，宋鲁新，等. 112例SARS急性期的X线和CT表现特征分析. 北京大学学报（医学版），2003，35（z1）：29-33.
[3] 陆普选，杨根东，余卫生，等. SARS的影像学诊断. 临床肺科杂志，2003，8（4）：295-298.
[4] 王微，马大庆，赵大伟，等. SARS的CT表现及动态变化. 中华放射学杂志，2003，37（8）：686-689.
[5] 陈疆红，马大庆，贺文，等. SARS康复过程中的胸部CT表现. 中华放射学杂志，2004，38（5）：459-462.
[6] 张雪哲，卢延，王武. 关注SARS并发症的影像学研究. 中华放射学杂志，2003，37（8）：678-679.
[7] 张雪哲，王武，卢延，等. SARS胸部表现和并发症的CT研究. 中华放射学杂志，2003，37（9）：775-779.
[8] 张伟宏，金征宇，王沄，等. SARS患者出院后恢复期的CT表现与肺功能相关性研究. 中华放射学杂志，2004，38（5）：477-481.
[9] 刘晋新，唐小平，张烈光，等. 重型SARS患者的转归及胸部影像学随访观察研究. 中华放射学杂志，2004，38（5）：463-466.
[10] 张烈光，刘晋新，陈碧华，等. SARS胸部CT随访初步研究. 影像诊断与介入放射学，2004，13（4）：237-240.
[11] 蓝日辉，曾庆思，孙翀鹏，等. SARS康复者肺部CT表现及肺功能恢复与临床的联系. 中国临床医学影像杂志，2006，17（11）：608-612.
[12] Chang YC, Yu CJ, Chang SC, et al. Pulmonary sequelae in convalescent patients after severe acute respiratory syndrome: evaluation with thin-section CT. Radiology, 2005, 236（3）: 1067-1075.

二、新型冠状病毒肺炎

【概述】

新型冠状病毒肺炎（coronavirus disease 2019，COVID-19）简称新冠肺炎，为新发急性呼吸道传染病。通过积极防控和救治，我国境内疫情得到有效控制。由于全球疫情持续存在，我国仍面临疫情传播和扩散的风险[1]。

2020年2月12日，国际病毒分类委员会冠状病毒研究小组建议将新型冠状病毒正式命名为"严重急性呼吸综合征冠状病毒2"（severe acute respiratory syndrome coronavirus 2，SARS-CoV-2），同日WHO宣布，正式将这一疾病命名为"coronavirus disease 2019（COVID-19）"。COVID-19作为急性呼吸道传染病，已纳入《中华人民共和国传染病防治法》的乙类传染病，按照甲类传染病管理[1]。

COVID-19的传染源主要是新型冠状病毒感染的患者和无症状感染者，在潜伏期即有传染性，发病后5天内传染性较强。经呼吸道飞沫和密切接触传播是主要的传播途径，接触病毒污染的物品也可造成感染，人群普遍易感[1]。

COVID-19以发热、干咳、乏力为主要表现。部分患者以嗅觉、味觉减退或丧失等为首发症状，少数患者伴有鼻塞、流涕、咽痛、结膜炎、肌痛和腹泻等症状。轻型患者可表现为低热、轻微乏力、嗅觉及味觉障碍等，无肺炎表现。少数患者在感染新型冠状病毒后可无明显临床症状。重症患者多在发病1周后出现呼吸困难和（或）低氧血症，严重者可快速进展为急性呼吸窘迫综合征、脓毒症休克、难以纠正的代谢性酸中毒和出凝血功能障碍及多器官衰竭等。极少数患者还可有中枢神经系统受累及肢端缺血性坏死等表现。多数患者预后良好，少数病情危重者预后不良[1]。

实验室检查：发病早期外周血白细胞总数正常或减少，可见淋巴细胞计数减少，部分患者可出现肝酶、乳酸脱氢酶、肌酶、肌红蛋白、肌钙蛋白和铁蛋白增高。多数患者C-反应蛋白和红细胞沉降率升高，降钙素原正常。重型、危重型患者可见D-二聚体升高、外周血淋巴细胞进行性减少，炎症因子升高。采用RT-PCR、NGS等方法在鼻拭子、口咽拭子、痰和其他下呼吸道分泌物、血液、粪便、尿液等标本中可检测出新型冠状病毒核酸特异性 IgM 抗体、IgG 抗体阳性，发病 1 周内阳性率均较低。一般不单独以血清学检测作为诊断依据，需结合流行病学史、临床表现和基础疾病等情况进行综合判断[1]。

【病理学表现】

肺脏呈不同程度的实变。实变区主要呈弥漫性肺泡损伤和渗出性肺泡炎。肺不同区域病变复杂多样，新旧交错[1]。

肺泡腔内见浆液、纤维蛋白性渗出物及透明膜形成；渗出细胞主要为单核细胞和巨噬细胞，可见多核巨细胞。Ⅱ型肺泡上皮细胞增生，部分细胞脱落。肺泡间隔可见充血、水肿，单核细胞和淋巴细胞浸润。少数肺泡过度充气、肺泡隔断裂或囊腔形成。肺内各级支气管黏膜部分上皮脱落，腔内可见渗出物和黏液。小支气管和细支气管易见黏液栓形成，也可见肺血管炎、血栓形成（混合血栓、透明血栓）和血栓栓塞。肺组织易见灶性出血，可见出血性梗死、细菌和（或）真菌感染。病程较长的病例可见肺泡腔渗出物机化（肉质变）和肺间质纤维化[1]。

电镜下支气管黏膜上皮和Ⅱ型肺泡上皮细胞胞质内可见冠状病毒颗粒。免疫组化染色显示部分支气管黏膜上皮、肺泡上皮细胞和巨噬细胞呈新型冠状病毒抗原免疫染色和核酸检测阳性[1]。

【影像学表现】

1. X 线　病变早期胸片检查多无异常发现。普通型患者多表现为双肺中外带和胸膜下的局限性斑片状或多发节段性片状阴影。重症患者双肺多发实变，下肺病灶较明显，部分融合成大片状实变，少量胸腔积液。病变进展为危重型，表现为双肺弥漫性实变，呈"白肺"改变[2]（图 6-3-14）。重型及危重型患者治疗过程中容易出现气胸、皮下及纵隔气肿等并发症，考虑由于重型及危重型患者肺内血气交换障碍，需气管插管进行高压通气而导致[3]。

2. CT　HRCT 能够更为准确地显示胸部病灶的细微结构，从而检出胸片或常规 CT 无法检出或明确诊断的病灶，因此其成为 COVID-19 筛查和诊断强推荐的首选检查方式之一，特别是对于无症状感染者的影像检查。

（1）分期：根据 COVID-19 的 CT 表现将其分为 4 期，不同分期的 CT 表现有所重叠。

1）早期：双肺中、下叶单发或多发局限性、散在分布磨玻璃阴影和（或）结节，多位于双肺外周、胸膜下或叶间裂下。磨玻璃阴影表现为淡薄的小斑片状（图 6-3-15）、类圆形或大片状，或楔形或扇形，或沿支气管血管束分布，边缘模糊，伴或不伴实变。磨玻璃阴影内可见实变，细支气管扩张和管壁增厚，小血管增多、增粗。部分磨玻璃阴影见"反晕"征或"铺路石"征。如果 CT 仅表现为局部胸膜下磨玻璃阴影，胸片往往难以显示，容易漏诊[2,4,5]。

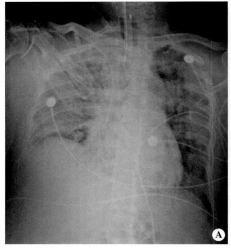
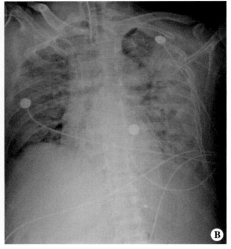

图 6-3-14　新冠肺炎，ARDS（危重型）

患者，男性，65 岁。发热 4 天，最高体温 38℃，伴干咳，食欲减退。A. 胸片示双肺弥漫性实变，呈"白肺"改变；B. 治疗 2 天后复查，病变进展

2）进展期：随着病变进展，肺内可见新发病变或原有病变范围扩大，病变密度增高。磨玻璃阴影内出现大小、程度不等的实变，实变内可见空气支气管征（图 6-3-16）。原有磨玻璃阴影或实变也可融合或部分吸收，融合后病变范围和形态常发生变化，范围可扩大到肺段或肺叶，可不完全沿支气管血管束分布 [2, 4]。部分病例可见原有病变吸收的同时有新发实变及磨玻璃阴影出现，呈现"边吸收边进展"的特点，患者的病程明显延长 [6]。纤维化病灶则表现为局部肺纹理增粗、扭曲，其内支气管管壁呈柱状。邻近胸膜或叶间胸膜增厚。无基础疾病的患者多无胸腔积液，纵隔及肺门淋巴结无肿大 [4]。

3）重症期：出现重型及危重型肺炎者多倾向于既往患有高血压、冠心病及糖尿病等基础疾病的患者或老年患者。病变范围扩大，48h 内病灶范围可增加 50%。双肺病变呈弥漫性分布，以实变为主，其内可见空气支气管征。非实变区可呈斑片状磨玻璃阴影（图 6-3-17，图 6-3-18）。双肺大部分受累时呈"白肺"改变。邻近胸膜增厚和叶间胸膜增厚，有少量胸腔积液 [2, 4]。

4）转归期：此期患者经隔离治疗，病情趋于稳定、好转，表现为病变范围缩小、密度减低和病灶数量减少。磨玻璃阴影和实变可完全消失。病变可以在较短的时间内演变为沿胸膜下走行的粗细不一的纤维化的条索影（图 6-3-18F ～ H）。条索影出现时间早，随着治疗好转，病灶逐步被吸收。此期部分患者可出现病情反复，病灶增多、增大甚至出现新发病灶 [2, 4]。

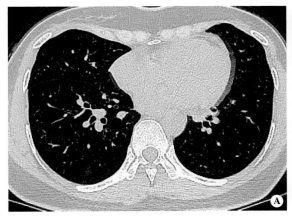
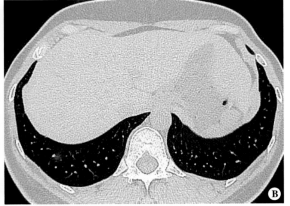

图 6-3-15 新冠肺炎（早期）
CT 肺窗示右肺下叶多发斑片状淡薄磨玻璃阴影，个别病灶位于血管周围

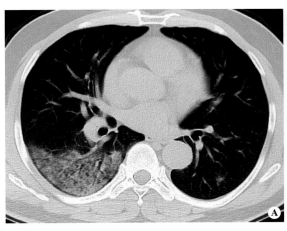
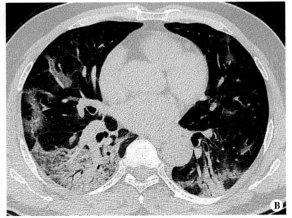

图 6-3-16 新冠肺炎（早期、进展期）
A. CT 肺窗示右肺下叶胸膜下扇形磨玻璃阴影，密度不均，其内可见空气支气管征；左肺下叶斑片状影；B. 治疗 8 天后复查，病变进展，磨玻璃阴影内可见实变；双肺新发多处实变及磨玻璃阴影，多位于血管周围

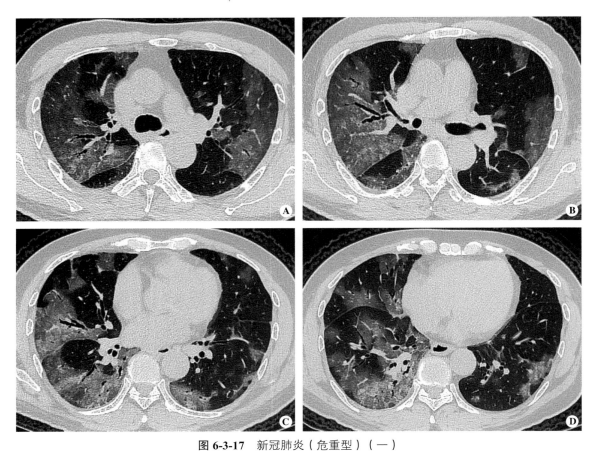

图 6-3-17　新冠肺炎（危重型）（一）

CT 肺窗示双肺多发大片状、斑片状、不规则磨玻璃阴影；密度不均，其内可见空气支气管征，小血管影增多、增粗、细支气管扩张

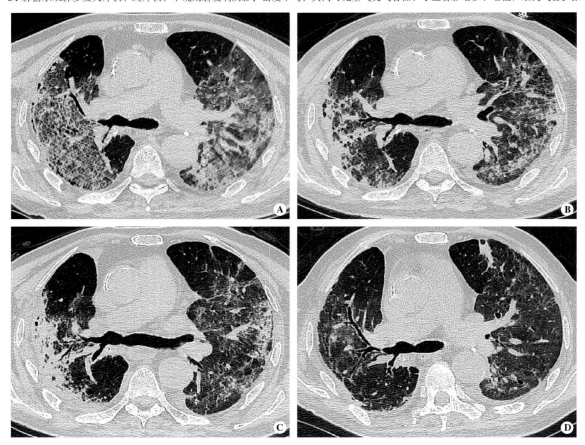

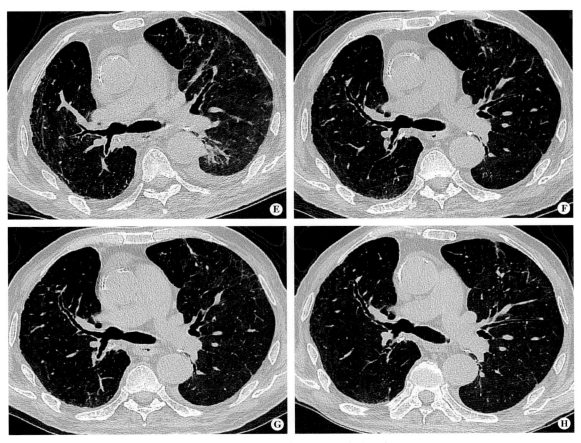

图 6-3-18 新冠肺炎（危重型）（二）

患者，男性，80岁。发热伴轻度喘憋2周，体温最高38.2℃。否认新冠肺炎患者接触史。A. 入院后第5天，CT肺窗示双肺大片状磨玻璃阴影，其内可见空气支气管征和小片状实变；B、C. 入院后第11天和第16天复查，病变呈"边吸收边进展"的特点，部分病灶被吸收，密度减小，体积缩小；部分磨玻璃阴影进展为实变；D～H. 患者出院后第10天（D）、第23天（E、F）和第48天（G、H）复查，原有病灶逐渐被吸收、消散，肺内残留淡薄磨玻璃阴影和条索影，多位于胸膜下；并见牵拉性支气管扩张，以右侧为著

（2）无症状感染者：是指无相关临床症状，如发热、咳嗽、咽痛等可自我感知或可临床识别的症状与体征，但呼吸道等标本核酸检测或抗体检测呈阳性者[7, 8]。

HRCT表现以未见异常表现或早期表现为主。无症状感染确诊病例多转为轻型和普通型，较少发展为重型，推测与早期发现、早期干预治疗有关。胸部HRCT的表现缺乏特异性，主要表现为胸膜下、肺外周的数量较少、范围较小的磨玻璃阴影及实变（图6-3-19），以肺间质为主，偶可见纤维化的条索影。

研究报道[9]，无症状感染者病灶最初常累及单肺，部分累及双肺。病灶多位于胸膜下，且均以磨玻璃阴影形式存在，"晕"征多见。病灶较少转归为纤维灶，吸收期大多呈磨玻璃阴影表现。

（3）复阳患者：患者复阳后CT表现多为病灶吸收、好转，或未见变化，CT表现加重的病例少见。胸部CT可见多种病灶并存或仅表现为单一病灶（图6-3-20）。肺内可见磨玻璃阴影呈小斑片状或小结节状。细支气管受牵拉扩张，支气管血管束增多、增粗，小叶间隔增厚，呈纤维索条影。胸膜增厚，有胸腔积液等。复阳后病变加重病例的CT表现为双肺支气管血管束增多、增粗较前明显，双肺透亮度减低，呈轻度磨玻璃阴影改变[10]。

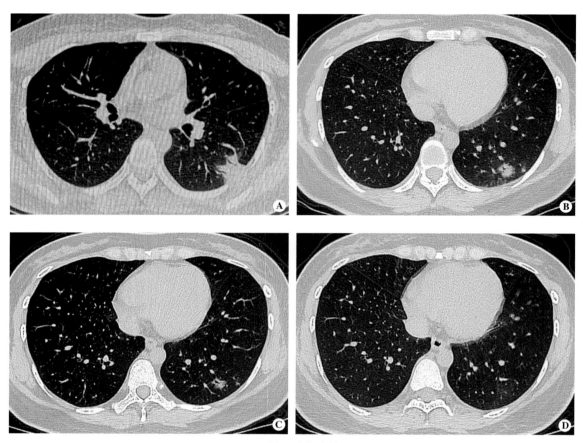

图 6-3-19　新冠肺炎（普通型）

患者，女性，31 岁。患者因发现新冠病毒核酸检测阳性 2h 入院，无任何症状和体征。有新冠肺炎确诊患者接触史。A. 病程第 1 天，CT 肺窗示左肺下叶实变，其内可见充气支气管影；B. 病程第 10 天，左肺下叶新发类圆形实变，其内见细支气管影，边缘可见"晕"征；病灶周围另见斑片状磨玻璃阴影；C. 病程第 16 天，病灶明显被吸收，体积缩小，密度减小；D. 出院后 15 天复查，原病灶表现为淡薄的斑点状磨玻璃阴影

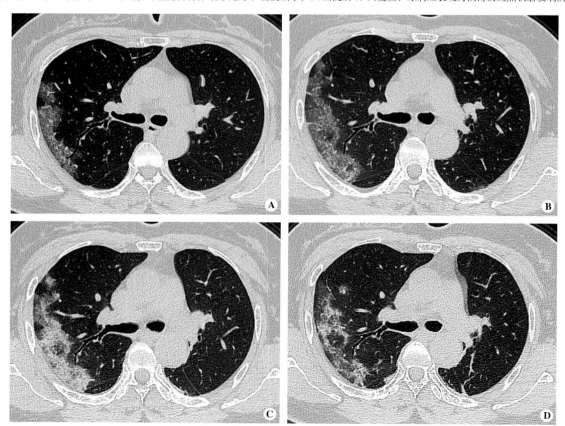

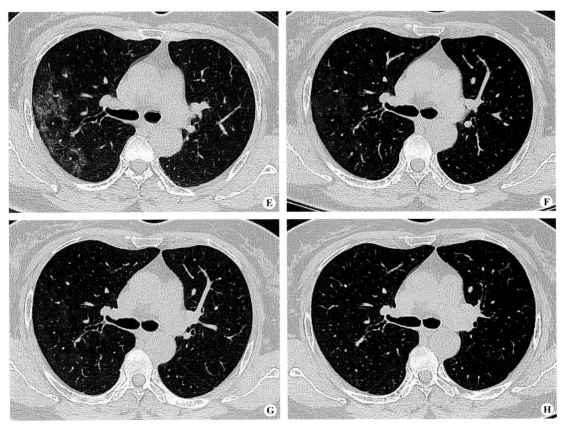

图 6-3-20　新冠肺炎（复阳）

患者，女性，54 岁。发热 6 天，SARS-CoV-2 核酸检测阳性 2 天。2020 年 1 月 24 日患者出现发热，最高体温 38.6℃，伴有少量咳嗽、咳痰，自服退热药物稍好转。2020 年 1 月 27 日患者再次发热，伴有乏力、间断性头痛。患者有疫区居住史。2 次 SARS-CoV-2 核酸检测阳性，考虑为新冠肺炎确诊病例。住院后经抗病毒、退热、补钾及保肝治疗，符合《新型冠状病毒肺炎诊疗方案（试行第五版）》出院标准后出院。出院后患者于隔离点隔离，体温正常，无明显不适。2020 年 3 月 6 日因复查 SARS-CoV-2 核酸阳性而再次入院，患者无任何不适。A. 首次入院 CT 肺窗示右肺上叶胸膜下弧形磨玻璃阴影，其内见扩张的细支气管影和增多、增粗小血管影，右侧支气管扩张；B. 入院后第 4 天复查，右肺病灶范围扩大，左肺下叶胸膜下新发小片状磨玻璃阴影；C. 入院后第 7 天复查，右肺磨玻璃阴影内实变；D. 入院后第 11 天复查，右肺病灶范围缩小，密度减小，以磨玻璃阴影为主要表现；左肺叶间胸膜增厚；E. 入院后第 15 天复查，右肺病灶明显吸收，呈多发斑片状磨玻璃样密度改变；F. 核酸复阳 2 天前 CT 复查，原右肺病灶表现为极其淡薄的磨玻璃阴影；其余肺野未见新发病灶；G. 核酸复阳后第 13 天复查，原右肺病灶进一步被吸收、消散；H. 2020 年 5 月 17 日复查，原右肺病灶全部被吸收，未见残留

【诊断要点】

1. 诊断原则　根据流行病学史、临床表现、实验室检查等进行综合分析，做出诊断。新型冠状病毒核酸检测阳性为确诊的首要标准。未接种新型冠状病毒疫苗者新型冠状病毒特异性抗体检测可作为诊断的参考依据。对于接种新型冠状病毒疫苗者和既往感染新型冠状病毒者，原则上抗体不作为诊断依据。

2. 影像诊断

（1）早期：CT 可无异常发现。随着病变进展，CT 表现为双肺多发斑片状、扇形、楔形磨玻璃阴影或实变，多沿支气管血管束和胸膜下分布，病灶内可见增粗的血管影；也可表现为细网格影，呈"铺路石"征。

（2）进展期：CT 表现为磨玻璃阴影、实变、结节和纤维化等多种性质病变共存，实变内常见空气支气管征、细支气管管壁增厚。邻近胸膜或叶间胸膜增厚。病变呈"边吸收边进展"的特点。

（3）重症期：CT 表现为病变范围扩大，48h 内病灶范围可增加 50%。双肺病变呈弥漫性分布，以实变为主，非实变区可呈斑片状磨玻璃阴影。双肺大部分受累时呈"白肺"改变，邻近胸膜增厚和叶间胸膜增厚，有少量胸腔积液。

（4）转归期：CT 表现为病变范围缩小、密度减低和病灶数量减少。磨玻璃阴影和实变可完全消失。

【鉴别诊断】

1. 支原体肺炎 支原体肺炎的易感人群以儿童及青年为主。CT 表现为肺间质炎症伴气腔实变及磨玻璃阴影，支气管壁增厚，沿支气管血管束分布的斑片状影，伴有"树雾"征和"树芽"征，间质常受累，可有淋巴结增大。实验室检查示冷凝集素试验阳性。临床症状较重而影像学表现轻微也是该病特点之一，最终鉴别需依赖病原学诊断。

2. 急性过敏性肺炎 CT 表现为双肺多发磨玻璃样改变，以中下肺较多见，短时间内病灶部位变化大且具有游走性，小叶区密度减低（马赛克灌注），呼气相扫描有小叶空气潴留。

3. 肺泡蛋白沉积症 CT 表现为弥漫性斑片状实变或磨玻璃阴影，与正常肺组织分界清楚，呈"地图样"分布，其分布主要以中央型为主，呈"蝶翼状"分布，也可以周围性边缘分布为主，磨玻璃阴影中见小叶间隔增厚（"铺路石"征），实变内可见空气支气管征。

4. 心源性肺水肿 小叶间隔增厚比病毒性肺炎明显，小叶间隔增厚可出现在非磨玻璃阴影区域。肺水肿支气管血管束增粗呈"袖套"征，心影增大，胸腔积液或心包积液常见。结合临床表现及实验室检查不难鉴别。

5. 细菌性肺炎 以累及肺实质为主，易形成沿着叶段、肺段分布的大片实变，与病毒性肺炎引起间质改变不同。实验室检查示白细胞总数增高，比较容易鉴别。

【研究现状与进展】

1. ^{18}F-FDG PET/CT

（1）COVID-19 早期诊断和鉴别诊断：适用于疾病早期临床症状不典型且肺部出现磨玻璃阴影或 GGN 者；合并肿瘤的无症状和少见症状而易被忽略的 COVID-19 感染者。

（2）SARS-CoV-2 发病机制的研究：Karimi-Galougahi 等[11]研究表明，^{18}F-FDG PET/CT 脑扫描在揭示 COVID-19 患者嗅觉缺失症的机制方面可能发挥重要作用，为进一步研究 SARS-CoV-2 的发病机制提供有效的方法。

（3）评估炎症反应：Li 等[12]和 Doroudinia 等[13]报道，COVID-19 患者的肝脏和脾脏摄取 ^{18}F-FDG 增加，提示 ^{18}F-FDG PET/CT 可作为无创性检查方法用于评估 COVID-19 患者肝脏和脾脏的炎症反应情况。

2. 人工智能

（1）智能扫描：人工智能（AI）辅助的 CT 扫描技术目前可以实现智能定位、精准识别和个性化扫描剂量控制[14]。例如，AI 平台的智能辅助摆位功能和定位框自适应功能，不仅极大地降低了患者与一线技师之间的院内感染风险，而且减少患者与患者之间的交叉感染。此外，定位框自适应功能还可减少肺部扫描边缘误差，减少患者因人为因素导致的扫描框不够或过大而受到的不必要的辐射剂量[15]。

（2）辅助诊断：AI 技术可以快速完成病灶自动检出、分割、精准量化并自动形成格式化报告，有助于在患者症状不明显的早期或核酸检测阴性时，辅助放射科医生及时发现隐匿病灶，提高诊断的准确率。并能对 COVID-19、常见社区获得性肺炎、部分其他病毒性肺炎进行初步鉴别，输出可能性诊断[16,17]。

（3）病情与疗效评估：可准确进行单一病灶、肺叶病灶、全肺病灶的全方位量化；并可在随访中实现多期影像中的病灶数量、病灶体积变化、病灶密度变化等量化对比分析功能，精准提示病情变化，并可评估患者的疗效及预后。研究表明[18]，COVID-19 病灶严重程度在 CT 上呈类抛物线样变化，采用 AI 技术对肺炎病灶体积比进行动态精确测量有助于评价疾病的严重程度和预判疾病的发展趋势，病灶体积比快速增长的患者更容易转变为重型或危重型。基于 AI 胸部 CT 定量指标（实性密度体积、磨玻璃样密度体积、实性密度体积/磨玻璃样密度体积）与 COVID-19 肺炎临床严重程度密切相关[19]。

（4）AI 联合多模态临床信息的应用：多项研究将首次就诊患者的临床、实验室和影像学资料建立预测模型，评估 COVID-19 患者的预后和预警重型及危重型患者，结果显示 AI 预测模型对早期发现重型及危重型患者、降低重型及危重型患者死亡率具有重要意义[14]。

（李　莉　王海波　刘　钊）

参考文献

[1] 国家卫生健康委办公厅. 新型冠状病毒肺炎诊疗方案（试行第八版修订版）. http://www.nhc.gov.cn/yzygj/s7653p/202104/7de0b3837c

8b4606a0594aeb0105232b/files/f192ac6e5567469db4f0a8691ca18907.
pdf[2021-5-10].

[2] 中华医学会放射学分会 . 新型冠状病毒肺炎的放射学诊断：中华
医学会放射学分会专家推荐意见（第一版）. 中华放射学杂志，
2020，54（4）：279-285.

[3] 陈淮，邹玉坚，蓝博文，等 . 重型和危重型新型冠状病毒肺炎患者
床边胸部 X 线平片表现及其在随访中的作用 . 中华放射学杂志，
2020，54（6）：539-543.

[4] 李宏军 . 新型冠状病毒肺炎影像学辅助诊断指南 . 中国医学影像技
术，2020，36（3）：321-331.

[5] 李莉，王珂，任美吉，等 . 新型冠状病毒肺炎早期胸部 CT 表现 .
首都医科大学学报，2020，41（2）：174-177.

[6] 钟正，胡瑛，喻奇志，等 . 2019 冠状病毒病多阶段 CT 影像学特征 .
中南大学学报（医学版），2020，45（3）：250-256.

[7] Chan JFW，Yuan SF，Kok KH，et al. A familial cluster of pneumonia
associated with the 2019 novel coronavirus indicating person-to-person
transmission: a study of a family cluster. Lancet，2020，395（10223）：
514-523.

[8] Hu Z，Song C，Xu C，et al. Clinical characteristics of 24 asymptomatic
infections with COVID-19 screened among close contacts in Nanjing，
China. Sci China Life Sci，2020，63（5）：P706-P711.

[9] 吕雪飞，方芳，张丹丹，等 . 新型冠状病毒肺炎无症状感染者胸部
CT 征象 . 中国医学影像学杂志，2020，28（10）：730-733，740.

[10] 黄加美，袁超，黄德扬，等 . 广州地区新型冠状病毒肺炎患者核
酸"复阳"的 CT 表现和临床特征 . 实用医学杂志，2020，36（21）：
2889-2893.

[11] Karimi-Galougahi M，Yousefi-Koma A，Bakhshayeshkaram M，
et al. [18]FDG PET/CT scan reveals hypoactive orbitofrontal cortex in
anosmia of COVID-19. Acad Radiol，2020，27（7）：1042-1043.

[12] Li XC，Wang Y，Bai Y，et al. PET/MR and PET/CT in a severe
COVID-19 patient. Eur J Nucl Med Mol Imaging，2020，47（10）：
2478-2479.

[13] Doroudinia A，Tavakoli M. A case of coronavirus infection incidentally
found on FDG PET/CT scan. Clin Nucl Med，2020，45（7）：
e303-e304.

[14] 萧毅，夏黎明，施裕新，等 . 新型冠状病毒肺炎肺部影像人工智能
产品研发现状与进展 . 中华放射学杂志，2021，55（3）：217-221.

[15] 谭佳，李真林，袁元，等 . 天眼 AI 平台结合低 mAs 在 COVID-19
胸部 CT 筛查中对患者的双重保护价值研究 . 中国医疗设备，
2020，35（6）：44-48，58.

[16] Mei X，Lee HC，Diao KY，et al. Artificial intelligence-enabled rapid
diagnosis of patients with COVID-19. Nat Med，2020，26（8）：
1224-1228.

[17] Kang HY，Xia LM，Yan FH，et al. Diagnosis of coronavirus disease
2019（COVID-19）with structured latent multi-view representation
learning. IEEE Trans Med Imaging，2020，39（8）：2606-2614.

[18] 杜丹，谢元亮，李惠，等 . 人工智能定量测量对新型冠状病毒肺
炎患者胸部 CT 炎性病灶动态变化的评估价值 . 中华放射学杂志，
2021，55（3）：250-256.

[19] 朱桐，黄璐，严祥虎，等 . 基于机器学习的 CT 定量指标与新型冠
状病毒肺炎临床分型及肺损伤严重程度的相关性研究 . 中华放射
学杂志，2021，55（3）：239-244.

第七章 真菌感染

第一节 曲霉菌

【概述】

曲霉菌（aspergillus）在自然界中广泛存在，属于条件致病性真菌，正常情况下，肺泡巨噬细胞与中性粒细胞能够吞噬和消灭吸入的孢子及菌丝。当机体免疫力下降、吸入量超出人体防御能力的曲霉菌孢子后可导致发病，并导致一系列致敏相关的疾病，如过敏性哮喘、过敏性肺炎、变应性支气管肺曲霉病（allergic broncho-pulmonary aspergillosis，ABPA）等。人的呼吸系统（鼻旁窦、咽部、气管支气管及肺部）为最易受累部位，曲霉菌可通过呼吸系统寄生、定植而播散至全身[1]。

侵袭性肺曲霉病（invasive pulmonary aspergillosis，IPA）多发于免疫功能低下的患者。发生 IPA 的最常见危险因素是粒细胞缺乏，好发于血液系统恶性肿瘤、接受放化疗治疗和骨髓造血干细胞移植患者[1]。IPA 可分为血管侵袭性肺曲霉病及气道侵袭性肺曲霉病。血管侵袭性肺曲霉病（angio-invasive aspergillosis，AGIA）主要见于免疫功能低下者；气道侵袭性肺曲霉病（airway invasive aspergillosis）多见于严重免疫功能抑制者，亦可见于免疫功能正常者。侵袭性肺曲霉病的临床表现与肺炎相似。在广谱抗生素治疗下，白血病和实体组织移植接受者仍持续出现发热，应考虑侵袭性肺曲霉病的可能性；明显免疫功能不全尤其是接受糖皮质激素治疗的患者有时可无发热症状。其他临床表现还包括咳嗽、呼吸困难、咯血和胸膜炎性胸痛。

慢性坏死性肺曲霉病（chronic necrotizing pulmonary aspergillosis，CNPA）又称半侵袭性肺曲霉病。慢性消耗性疾病、高龄、饮酒、营养不良、糖尿病、长期应用糖皮质激素、放疗和肺部基础

疾病者易患此病。本病进展缓慢，多表现为肺组织内局部侵袭改变，鲜少播散至其他部位。

本病诊断方法较多，包括真菌涂片、真菌培养、GM 试验和 PCR 法等。真菌涂片快速、经济，为重要检查手段，真菌培养可提高诊断的敏感性，但时间较长。GM 试验标本主要为血清及支气管肺泡灌洗液（BALF），以 BALF 的准确性较高[2]。

【病理学表现】

1. 非侵袭性肺曲霉病（腐生性曲霉病） 曲霉菌非侵袭性寄生于免疫功能正常者以往存在的空洞 / 囊肿中，形成真菌球（即在肺空洞或在扩张的支气管内聚集的真菌菌丝混合有黏液和细胞碎片的肿块），最常见的潜在病因是结核病，其次是结节病。

2. 慢性坏死性肺曲霉病（半侵袭性肺曲霉病） 患者免疫轻度损害，多发生于既往存在肺部损害（COPD、放疗等）者、轻度免疫受损或虚弱患者（酗酒者、糖尿病患者等），表现为缓慢进展的病变并累及邻近的结构。病理检查示局限性肺组织侵袭。

3. 侵袭性肺曲霉病 严重免疫受损常致命，绝对中性粒细胞计数 $< 0.5 \times 10^9/L$。特征是广泛的曲霉菌侵入活体组织，通常有组织破坏。主要病理学表现包括：①支气管内真菌增殖，继而穿透支气管，侵袭肺部血管，最终导致广泛出血、小动脉内血栓形成、缺血性组织坏死和全身播散；②真菌球。

4. 变应性支气管肺曲霉病 哮喘者吸入孢子后进入肺段支气管，并发育形成菌丝，产生免疫反应，继而引起肺部浸润、组织破坏及中心性支气管扩张。

【影像学表现】

根据影像学表现和基于患者的免疫状态及生物

体的毒力产生临床表现，将肺曲霉病分为4种类型：非侵袭性肺曲霉病（腐生性曲霉病）、变应性支气管肺曲霉病、半侵袭性或慢性坏死性肺曲霉病、侵袭性（气道侵袭性和血管侵袭性）肺曲霉病。

1. 非侵袭性肺曲霉病（腐生性曲霉病） 多为免疫活性宿主中的曲霉菌感染，最常见病因包括结核病、结节病、肺气肿、支气管扩张、尘肺、纤维化肺病、肿瘤、肺梗死、支气管囊肿、肺隔离症和继发于肺孢子菌肺炎的肺气肿。影像学表现为单发或多发，主要位于上叶。胸部X线和CT扫描可见肺部空腔，内含圆形真菌球，可移动，真菌球通过空气边缘与洞壁分开，此征象称为"空气新月"征（图7-1-1）。另一个常见表现为腔壁和邻近胸膜增厚。

2. 变应性支气管肺曲霉病（ABPA） 是对曲霉菌的超敏反应引起的，几乎全部发生在长期支气管哮喘患者中，偶尔也可并发于囊性纤维化患者中。嗜酸性粒细胞增多和血清IgE水平升高可以提示诊断。与气道侵袭性肺曲霉病不同，病原体仍保持在气道，未侵入气道基底膜。早期影像学表现为游走性的肺部阴影（肺泡中免疫复合物和炎症细胞的沉积），支气管发生不可逆的损伤伴扩张，支气管壁增厚，内部可见黏液堵塞。胸部CT可见支气管管状或囊状扩张，可见因扩张支气管内黏液堵塞的密度增高影，主要累及上叶，呈带状或"指套"征（图7-1-2）；阻塞细支气管可见"树芽"征。本病亦可见肺气肿、肺不张、肺纤维化及胸膜局限性增厚，HRCT可见马赛克样异常灌注。

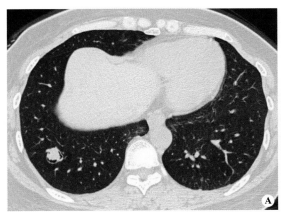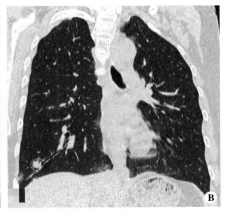

图7-1-1 肺腐生性曲霉病

患者，女性，42岁，既往体健。A. CT肺窗示右肺下叶可见局限性空洞样病变，边缘清晰，洞壁菲薄，内可见多发类圆形真菌球，与洞壁构成"空气新月"征；B. MPR可见引流支气管影

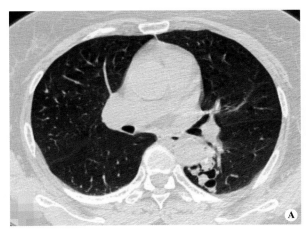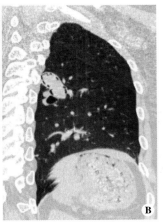

图7-1-2 变应性支气管肺曲霉病

患者，女性，67岁，间断咳嗽1年。A. CT肺窗示左肺下叶支气管呈串珠状扩张，管壁增厚，可见典型的"印戒"征改变，扩张的支气管内可见黏液堵塞形成的密度增高影；B. MPR可见扩张支气管内伴铸型的密度增高影，形似"指套"征改变，同时亦可见其与支气管壁形成的"空气新月"征

3. 慢性坏死性肺曲霉病（CNPA）或半侵袭性肺曲霉病 是一种局部的、惰性更强的侵袭性肺曲霉病，有慢性疾病的患者易患。组织学表现为坏死组织和肉芽肿性炎症。影像学上可见长期的肺部阴影，多位于肺野外带，单发或多发的空洞，但病变表现缺乏特异性，与肺结核表现相似，还可伴有胸膜增厚，可形成支气管胸膜瘘。

4. 侵袭性肺曲霉病（IPA） 根据传播途径，将其分为血管侵袭性和气道侵袭性，同一患者甚至可同时具有两种表现。

（1）血管侵袭性肺曲霉病的组织学特征为真菌菌丝侵入中小型血管，导致血栓形成和血管闭塞，随之发生组织坏死和全身性扩散。早期胸部CT表现为小结节和（或）小楔形改变，边缘模糊，有的聚集成簇，软组织密度结节或肿块周围可见浅淡的、磨玻璃晕（"晕"征），此征象较常见，为肺泡出血所致。随着病变进展，结节可能会出现空洞，坏死的薄壁组织会从邻近的肺部分离，形成类似于曲霉菌中的空气新月形。真菌性脓肿可累及支气管，导致管腔不规则狭窄。此后，由磨玻璃晕环绕的结节或实变，进展为空洞或"空气新月"征，是血管侵袭性肺曲霉病的典型影像学表现（图7-1-3）。其他CT表现还包括多发小叶实变或小叶融合性阴影，肺叶、肺段及亚段实变，结节或肿块影及薄壁或厚壁空洞，肿块内可见低密度区，但上述表现不具特异性。

（2）气道侵袭性肺曲霉病：占侵袭性肺曲霉病的14%～34%，包括细支气管炎或大叶性肺炎，

但没有发生血管侵犯。累及的气道周围可见大小不等的出血区和（或）组织性肺炎。其影像学表现为支气管周围斑片状实变、小叶中心结节、"树芽"征改变（图7-1-4）。但这些影像学表现也不具特异性，常与由其他微生物引起的支气管肺炎无法区分，有时CT扫描检查结果甚至是正常的，有时非特异性气管壁增厚是唯一发现[3-6]。

【诊断要点】

1. 感染早期，胸片多正常或有非特异性发现。进展的感染可表现为扩大结节样病变，弥漫浸润和空洞。

2. 胸部CT可见结节、磨玻璃阴影、合并浸润、空洞。

3. "晕"征在免疫功能受损者中，最常与侵袭性肺曲霉病相关。在血液肿瘤者中，其敏感性和特异性高，阳性预测值＞90%，但不能排除其他侵袭性真菌感染。

4. "空气新月"征表明结节中心存在坏死。

5. 曲霉性气管支气管炎患者应行支气管镜检查以确诊。

【鉴别诊断】

1. 肺结核球 临床有结核中毒症状，实验室检查结核相关指标多为阳性；好发于双肺上叶尖后段及下叶背段，空洞较大，其壁薄且不规则，多为干性空洞，无液体或气-液平面，空洞内球形内容物可为干酪样坏死团块，密度不均，边缘不规则，无移动性，周围可见卫星病灶；病变进展较慢，短期内变化不大。

2. 周围型肺癌 空洞薄厚不均，外缘呈分叶

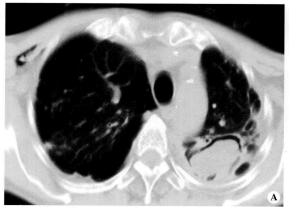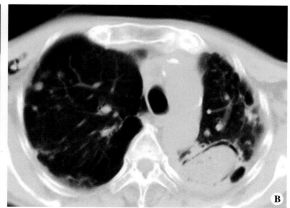

图7-1-3 血管侵袭性肺曲霉病

患者，男性，64岁，肺结核病史10年。A. CT肺窗示左肺上叶空洞样病变，内见真菌球，可见典型的"空气新月"征，病变周围可见斑片状密度增高影，右肺上叶可见多发小结节；B. 双肺上叶多发的结节样病变，左侧胸腔内可见少量液体密度影

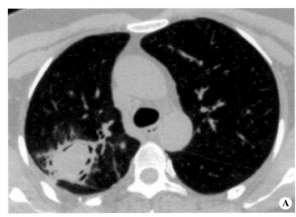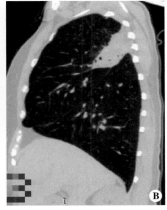

图 7-1-4 气道侵袭性肺曲霉病

患者，女性，52 岁，间断痰中带血 2 个月余。A. CT 肺窗示右肺上叶不规则空洞样病变，内见真菌球，可见"空气新月"征；B. 矢状面可见右肺上叶病变呈楔形，边界欠清，呈段性肺炎样改变

状，洞壁球形结节形态不规则，不能移动。痰中找到癌细胞有助于本病的诊断。

【研究现状与进展】

1. SPECT/CT 使用靶向真菌核糖体 RNA 的 MORF 寡聚体临床研究表明，当 ^{99m}Tc 标记的曲霉特异性探针与 SPECT 联合应用时，CT 检查的特异性可显著提高。目前已研究了 AGEN（属特异性）和 AFUM（烟曲霉特异性）2 种探针，实验小鼠 SPECT/CT 成像结果显示，与未感染侵袭性肺曲霉病的对照组相比，烟曲霉感染肺中的 ^{99m}Tc 标记的探针水平增加了 2 倍。虽然 AGEN 寡聚体能与白色念珠菌交叉反应，AFUM 寡聚体会排除检测除烟曲霉之外的传染性曲霉属真菌，但通过使用特异性的病原体探针，CT 的诊断效能仍能大大提高[7]。

2. MRI 因空气填充的空间中缺乏可检测的质子及空气 - 组织界面之间的潜在伪影，限制了肺部 MRI 成像的广泛应用。但在小鼠体内进行的纵向研究结果表明，烟曲霉肺部病变可以通过 MRI 进行观察和量化。使用具有超短回波时间的高级 MR 脉冲序列，肺内感染的病理变化可被检测，并且具有较高灵敏度。动态对比增强 MRI（DCE-MRI）也可用于免疫抑制的急性髓细胞白血病患者的侵袭性肺曲霉病检测[8, 9]。

3. ^{18}F-FDG 可用于真菌感染成像，区分非侵袭性和侵袭性肺曲霉病，识别肺外感染和治疗监测等。但最近一项联合 PET 和 MRI（PET/MRI）检测体内烟曲霉肺部感染的研究表明，肺曲霉病 ^{18}F-FDG 摄取的增加与无菌性炎症或由肺炎链球菌及小肠结肠炎耶尔森菌引起的细菌性肺部感染无

法区分，表明了这种方法缺乏特异性[10-12]。

（刘白鹭 吕哲昊 张 琦）

参 考 文 献

[1] 崔南南. 曲霉菌感染分类及治疗药物进展. 天津药学，2019，31（2）：62-67.

[2] 任增花，徐凌. 侵袭性肺曲霉菌病诊断方法的研究进展. 中国临床医学，2018，25（6）：1009-1015.

[3] Sapienza LG, Gomes MJL, Maliska C, et al. Hemoptysis due to fungus ball after tuberculosis: a series of 21 cases treated with hemostatic radiotherapy. BMC Infect Dis, 2015, 15: 546.

[4] Godet C, Philippe B, Laurent F, et al. Chronic pulmonary aspergillosis: an update on diagnosis and treatment. Respir Int Rev Thorac Dis, 2014, 88: 162-174.

[5] Desai SR, Hedayati V, Patel K, et al. Chronic aspergillosis of the lungs: unravelling the terminology and radiology. Eur Radiol, 2015, 25（10）: 3100-3107.

[6] Steinmann J, Hamprecht A, Vehreschild MJGT, et al. Emergence of azole-resistant invasive aspergillosis in HSCT recipients in Germany. J Antimicrob Chemother, 2015, 70（5）: 1522-1526.

[7] Wang YZ, Chen L, Liu XR, et al. Detection of Aspergillus fumigatus pulmonary fungal infections in mice with ^{99m}Tc-labeled MORF oligomers targeting ribosomal RNA. Nucl Med Biol, 2013, 40（1）: 89-96.

[8] Poelmans J, Hillen A, Vanherp L, et al. Longitudinal, in vivo assessment of invasive pulmonary aspergillosis in mice by computed tomography and magnetic resonance imaging. Lab Invest, 2016, 96（6）: 692-704.

[9] Araz Ö, Karaman A, Ucar EY, et al. DCE-MRI findings of invasive aspergillosis in patient with acute myeloid leukemia. Clin Respir J, 2014, 8（2）: 248-250.

[10] Sharma P, Mukherjee A, Karunanithi S, et al. Potential role of 18F-FDG PET/CT in patients with fungal infections. Am J Roentgenol, 2014, 203（1）: 180-189.

[11] Stanzani M, Sassi C, Battista G, et al. Improved radiographic imaging of invasive fungal disease: the cornerstone of antifungal stewardship in

the hematology units? Curr Fung Infect Rep, 2016, 10（2）: 78-86.

[12] Rolle AM, Hasenberg M, Thornton, CR, et al. ImmunoPET/ MR imaging allows specific detection of Aspergillus fumigatus lung infection in vivo. Proc Natl Acad Sci USA, 2016, 113（8）: E1026- E1033.

第二节 毛 霉 菌

【概述】

毛霉菌（*Mucor circinelloides*）为条件致病菌，分布于空气、土壤及腐败食物中，在高温、高湿度及通风不良的条件下生长良好[1]。可通过吸入、食入或皮肤直接接种进入人体，当机体免疫力低下，毛霉菌能够迅速侵犯黏膜、血管、骨质等结构导致组织坏死，并向邻近组织蔓延，如不及时治疗，短期内可造成严重后果。

在免疫功能低下的患者中，肺毛霉菌主要通过鼻腔和口腔进入上呼吸道，侵袭支气管和肺泡，由于机体的天然或获得性免疫屏障不健全，导致吞噬细胞无法吞噬病原菌，T细胞杀伤靶细胞的能力下降，导致毛霉菌定植于肺部，最终引起炎症。本病的临床表现为发热（使用广谱抗生素治疗无效）、咳嗽、咯血，伴或不伴胸痛，合并气道狭窄可闻及喘鸣音。

毛霉菌病根据感染部位分为鼻脑型、肺型、肠胃型、脑型等。临床以鼻脑型居多，单纯脑型少见。病原菌以毛霉菌目中的根霉菌及毛霉菌较常见，前者好侵犯鼻、鼻旁窦、脑及消化道，后者好侵犯肺脏。毛霉菌病的好发因素包括中性粒细胞减少、免疫抑制、糖尿病及穿透性创伤。实验室检查无特异性，炎性指标中白细胞、中性粒细胞、血降钙素原、C-反应蛋白多为正常，红细胞沉降率可轻度增加[2]。

【病理学表现】

毛霉菌的亲血管性极强，一旦在感染处生长繁殖，可释放弹力酶样蛋白水解酶，迅速侵犯邻近血管（以动脉血管为主），菌丝侵犯血管内皮后可导致化脓性动脉炎，孢子可在动脉弹力层增殖，使其从血管中膜剥离，最终导致血管炎、血栓、血管阻塞和组织梗死，病理特征为血管梗死和组织坏死。肉眼观可见肺实变，弹性差，切面显示大片出血伴新近梗死。镜下可见不同程度的水肿、充血、大片出血、坏死，伴中性粒细胞和浆细胞浸润，有时见巨噬细胞；组织多表现为化脓性改变，鲜少形成肉芽肿，在血管壁内可见 $10 \sim 15\mu m$ 宽的菌丝。HE 染色时菌丝呈淡蓝色，乌洛托品银染色显示最清晰。被毛霉菌感染的组织常伴水肿和中性粒细胞浸润，但病理学表现缺乏特异性。

【影像学表现】

80% 以上肺毛霉菌病患者的易感因素是血液系统疾病，尤其是血液系统的恶性肿瘤[4]。仅不到一半的肺毛霉菌病患者在诊断时出现中性粒细胞减少，因此，即使患者未见中性粒细胞减少，也不应将毛霉菌病排除在鉴别诊断之外。本病最常见的影像学表现为病变进展迅速，肺毛霉菌病胸部 CT 变化规律如下：初期病变中心可见实变，周围伴磨玻璃阴影，表现为"晕"征，随着毛霉菌侵袭血管引起出血，可见"反晕"征，最新的研究表明"反晕"征是其最重要的影像征象[7]，其他征象包括如大型磨玻璃"晕"征，为磨玻璃样密度面积远大于中心病灶的实性成分面积，其范围较广表明肺毛霉菌病相较于其他血管侵袭性感染，更易导致大量的肺出血，如曲霉菌感染，通常只有小"晕"在结节周围，病变继续发展可表现为中央坏死、周围实变、晚期脓肿形成伴气-液平面。增强扫描后病灶呈轻、中度强化，有时与肺肿瘤难以鉴别[2,6]。

毛霉菌的血管侵袭性在胸部 CT 影像上大多可观察到"晕"征，当病变慢性转归时，结节周围的渗出被吸收，边缘光滑、锐利。梗死出现后可观察到坏死性肺炎并伴有"空气新月"征。上叶病灶数量往往多于中下叶，肺野外带多于肺中内带[3]。本病的另一个常见影像学特征是病变在肺外周分布，并且有时可见与这些病变相关的血管截断征，这一表现与远端血管受累导致肺梗死的过程相一致[8]。在中性粒细胞减少的情况下可以看到与肺脓毒性栓子相似的表现，这显示了肺毛霉菌病通过血源性播散的过程，甚至可以在肺毛霉菌病的患者中观察到肉眼可见的脓毒性肺栓塞导致的肺动脉高压性心内膜炎[11]。

有研究证实，胸腔积液是毛霉菌性肺炎的独立危险因素，毛霉菌累及的肺实质可在局部形成厚壁空洞，洞壁多光滑，病灶内部易出现液化、坏死[5]，增强扫描表现为不均匀强化或不规则的环形强化，实性部分强化明显，但以延迟强化为主。偶见肺门淋巴结肿大、双肺粟粒样结节、支气管扩张，亦可见小叶间隔增厚，支气管闭塞和肺假性动脉瘤少见[9, 10]。

【诊断要点】

1. 渗出、楔形实变；单侧或双侧结节样病变。

2. 孤立或多发肿块、空洞，形成"晕"征，注射对比剂后边缘强化，毛霉菌患者影像学检查更容易出现"反晕"征。

3. 病灶与正常组织间形成"空气新月"征。

4. 急性支气管炎症状，累及肺时引起肺实变及肺脓肿，并伴有血栓形成和梗死的征象。

5. 肺毛霉病的组织病理表现无特异性，主要依据组织切片内找到无分隔或分隔稀少的粗大菌丝。

【鉴别诊断】

1. 结核空洞　好发于上叶尖后段或下叶背段，多为薄壁空洞，进展相对缓慢，常伴有卫星灶；肺毛霉菌病空洞无好发位置，多为厚壁，进展快，易有肺动脉栓塞形成。

2. 癌性空洞　多为偏心空洞，常有壁结节，外壁分叶明显和短毛刺多，易伴肺门、纵隔淋巴结肿大；肺毛霉菌病空洞为多发，内壁多数光滑，且外壁可有长毛刺，短毛刺极少见。

3. 肺曲霉病　多为薄壁空洞，曲霉球与空洞形成"空气新月"征，属于其特征性变化，伴有曲霉菌球者易鉴别。

【研究现状与进展】

肺毛霉菌病的 MRI 检查示 T_2WI 病灶可见低信号边缘，这可能代表与出血性梗死相关的血液，亦可能是真菌生物内的浓缩金属，如铁、镁或锰。此外，增强 MRI 显示病变内无强化，被称为"黑洞"征[11]。

通过聚合酶链反应（PCR）对支气管肺泡灌洗液（BALF）中的毛霉菌目进行检测可帮助鉴定真菌性肺炎的病原，并能够检测混合曲霉菌感染。研究显示血清毛霉菌 PCR 是大多数情况下诊断肺毛霉菌病最早的证据，阳性 BALF 毛霉菌 PCR 既是发现肺毛霉菌病的生物学试验检查方法，也是帮助诊断合并曲霉菌感染的方法，因此，这种新工具实际上可以提供必要的微生物学证据，以迅速开展有效的抗毛霉菌治疗[12, 13]。

（刘白鹭　吕哲昊　张　琦　王东奎）

参 考 文 献

[1] 魏妍荣，唐晓丽. 肺毛霉菌病 2 例并文献复习. 临床肺科杂志，2017，22（2）：377-380.
[2] 姜华，李春梅，南岩东，等. 侵袭性肺毛霉菌病诊治及预后分析. 中华肺部疾病杂志（电子版），2018，11（6）：659-663.
[3] 石卉. 肺部真菌感染的 CT 影像学诊断分析. 影像研究与医学应用，2017，1（8）：72-73.
[4] Wang XM, Guo LC, Xue SL, et al. Pulmonary mucormycosis: a case report and review of the literature. Oncol Lett, 2016, 11（5）: 3049-3053.
[5] Acharya S, Shukla S, Noman O, et al. Isolated pulmonary mucormycosis presenting as cavitary lesion in an immunocompetent adult: a rare case report. Int J Appl Basic Med Res, 2016, 6（1）: 73-74.
[6] Sarkar S, Jash D, Maji A, et al. Solitary pulmonary nodule: a rare presentation of pulmonary mucormycosis in an immunocompetent adult. Lung India, 2014, 31（1）: 70-72.
[7] Legouge C, Caillot D, Chretien ML, et al. The reversed halo sign: pathognomonic pattern of pulmonary mucormycosis in leukemic patients with neutropenia? Clin Infect Dis, 2014, 58（5）: 672-678.
[8] Jung J, Kim MY, Lee HJ, et al. Comparison of computed tomographic findings in pulmonary mucormycosis and invasive pulmonary aspergillosis. Clin Microbiol Infect, 2015, 21（7）: 684.e11-18.
[9] Choo JY, Park CM, Lee HJ, et al. Sequential morphological changes in follow-up CT of pulmonary mucormycosis. Diagn Interv Radiol, 2014, 20（1）: 42-46.
[10] Nam BD, Kim TJ, Lee KS, et al. Pulmonary mucormycosis: serial morphologic changes on computed tomography correlate with clinical and pathologic findings. Eur Radiol, 2018, 28（2）: 788-795.
[11] Hammer MM, Madan R, Hatabu H, et al. Pulmonary mucormycosis: radiologic features at presentation and over time. Am J Roentgenol, 2018, 210（4）: 742-747.
[12] Scherer E, Iriart X, Bellanger AP, et al. Quantitative PCR（qPCR）detection of mucorales DNA in bronchoalveolar lavage fluid to diagnose pulmonary mucormycosis. J Clin Microbiol, 2018, 56（8）: e00289-18.
[13] Skiada A, Lass-Floerl C, Klimko N, et al. Challenges in the diagnosis and treatment of mucormycosis. Med Mycol, 2018, 56（suppl 1）: 93-101.

第三节　新型隐球菌

隐球菌属酵母菌，广泛分布于自然界中，在土壤及禽粪中尤为多见，隐球菌属包括 17 个种和 18 个变种，但仅新型隐球菌及其变种（格特变种、格鲁比变种）具有致病性。隐球菌感染好发于 HIV 感染、恶性肿瘤、器官移植、血液病、长期使用糖皮质激素等免疫抑制人群[1]。隐球菌可以感染人体任何组织和脏器，以中枢神经系统、肺部、皮肤感染为主，其中 90% 病损仅局限于肺部，仅 10% 可经血行播散至其他器官。

【概述】

肺隐球菌病（pulmonary cryptococcosis，PC）是由新型隐球菌感染引起的急性或慢性肺真菌病。单独侵犯肺脏，没有其他原发肺病和肺结构异常的肺隐球菌感染称为原发性肺隐球菌病。PC 的发病率居肺真菌病第 2 位，仅次于肺曲霉病，且男性患者略多于女性。隐球菌经呼吸道吸入，进入肺外带，继而发生胸膜下感染，引起肺肉芽肿性病变和间质性广泛浸润。免疫功能正常的宿主，PC 年发病率为（0.4～0.9）/10 万；而免疫功能损害，特别是 HIV 感染者，占总发病人数的 6%～10%。近些年发生于免疫正常宿主的隐球菌感染报道不断增多。在我国，约 70% 的 PC 患者并无明显危险因素。本节主要介绍免疫功能正常者肺隐球菌病。

本病的临床表现无特异性，且症状轻重不一。根据临床表现的轻重缓急可以分为下列 3 种类型。①无症状型，对于正常宿主，绝大多数是在接受胸部 X 线检查时偶然发现的，这部分患者基本没有任何临床症状。②慢性型，常隐匿性起病，临床表现为咳嗽、咳痰、胸痛、发热、夜间盗汗、气急、体重减轻、全身乏力和咯血。查体一般无阳性发现。③急性型，此型在 AIDS 患者中尤为多见，临床表现为高热、明显气促和低氧血症，偶尔还可表现为急性、严重的下呼吸道感染，导致急性呼吸衰竭，与肺孢子菌肺炎症状十分相似。除气促和发绀外，体格检查时还可闻及双肺细湿啰音，极少数患者可因并发胸腔积液而出现相应的临床体征。

真菌镜检是最有效的实验室诊断方法，阳性结果可确定真菌感染，但阴性结果亦不能排除诊断。血清学检查可采用 Eiken 试验，即利用蛋白酶对血清预处理，可明显提高检测的敏感性。除血清外，还可检测痰液、胸腔积液、支气管肺泡灌洗液（BALF）中的抗原滴定度。此外，国外已有研究证实[2]，血清隐球菌荚膜多糖抗原检测对隐球菌感染具有很高的诊断价值，灵敏度和特异度达 93%～100%。因此，隐球菌荚膜抗原的乳胶凝集试验是现阶段隐球菌病最快速和最有诊断价值的诊断方法。

【病理学表现】

新型隐球菌在组织液或培养物中呈较大球形，直径可达 5～20μm，菌体周围有肥厚的荚膜，折光性强，一般染料不易着色，难以发现；PAS 染色可见隐球菌外膜被染成鲜红色，六胺银染色可见胞壁被染成棕黑色，清晰显示其轮廓[3]；用墨汁阴性显影法镜检，可见到透明荚膜包裹着菌细胞，菌细胞常有出芽，但不生成假菌丝。病灶内有较多的炎症细胞浸润，主要为单核细胞、淋巴细胞和浆细胞，由于荚膜对中性粒细胞有抑制作用，故中性粒细胞少见。肉芽肿由大量的组织细胞、上皮样细胞和多核巨细胞聚集形成。在上皮样细胞和多核巨细胞内外可见真菌孢子[3]。肉芽肿内的细胞呈弥漫分布，很少形成结节，且坏死不彻底，网状纤维支架存在，可与增殖性肺结核相鉴别。病理检查必须查见隐球菌病原体方可确诊。

【影像学表现】

PC 影像学检查主要依赖 CT 检查，在 CT 上 PC 主要分布于肺外周胸膜下[3]。免疫功能正常者多表现为肺单发结节或肿块，实变少见，当机体的免疫状态良好时，隐球菌感染肺部以后可以诱导较强的迟发型超敏反应，形成肉芽肿性结节。同时，良好的机体免疫通过促进巨噬细胞吞噬免疫复合物，最终激活 CD_8^+T 细胞以杀死靶细胞，使肺隐球菌感染范围局限，防止在肺内大范围播散甚至累及中枢神经系统。结节型 PC 病理表现为非干酪性肉芽肿性病变，孤立性肉芽肿中央有坏死，内见巨噬细胞和多核巨细胞，胞质内含有大量的隐球菌孢子。肺泡腔内的炎症细胞、红细胞渗出，间质、肺泡壁的炎症细胞浸润，支气管壁周围的坏死提示隐球菌由气道内向外侵犯的可能。

1. 结节样病变 结节样病变为免疫功能正常的 PC 患者最常见的表现，多发的簇状结节为主要表现，易误诊为转移瘤，其次为单发结节[4]。PC 感染的肺内结节形态往往不规则，提示为感染性结节[5]。病灶分布于肺野周围者明显多于中央和混合者，一般位于胸膜下，双下肺明显，上肺较少见，其原因可能是隐球菌孢子更容易在外周带定植；部分沿支气管血管束分布的斑片及结节状影提示了隐球菌沿气道由内向外生长繁殖的过程。

2. 肿块样病变 PC 肿块大小不等，单发或多发，肿块边缘较清晰，可见"刀切"征、"平直"征，其中"刀切"征在胸膜下结节中常见；部分病变可见分叶和毛刺，但分叶较浅，毛刺较纤细，多为"晕"征中的毛刺影，且胸膜凹陷征较少[3]。

肿块内可见空气支气管征，为免疫功能正常的 PC 患者的肿块样病变中最具特征性的表现，病理基础可能和肺炎类似，为病原体周围发生炎症反应，表现为肺泡实变，肺支架结构完整，支气管支架结构未被破坏，因此 PC 出现空气支气管征时表现为近肺门侧支气管深入病灶，走行自然，管壁光滑，与肺癌等恶性病变不同 [6, 7]。增强扫描后病灶呈轻、中度强化，延迟亦可见强化，强化方式多样，亦可表现为不均匀强化或环状强化。本病约 2/3 与胸膜之间有孔隙，1/3 与胸膜相连，表现为"糊墙"征，即病灶附近胸膜增厚、胸膜外脂肪间隙增宽 [1]。

3. "晕"征　PC 病灶周边或邻近肺野可见模糊磨玻璃阴影，即"晕"征（图 7-3-1），"晕"征病理基础为结节出血、肿瘤细胞浸润、炎性渗出等，而在 PC 病理表现上对应肉芽肿性炎症及周围的炎性渗出 [1]。

4. 浸润实变样病变　病灶呈大叶或节段性分布，主要发生于双肺下叶，其次为中叶、上叶尖后段。病变中间密度高，周围密度低，边界模糊，内见多发散在坏死灶，实变内可见空气支气管征，为免疫功能正常患者的较为特征性征象，提示为肺泡渗出性病变，支气管可以直达远端，亦可在近端堵塞，堵塞处支气管正常或轻度扩张，走行正常 [1]。

5. 空洞样病变　免疫功能正常的 PC 患者中空洞少见，且以凝固性坏死为主，可出现在结节、团块影或肺实变内，直径为 0.3 ～ 2.2cm，内壁较光滑，空洞内亦可见壁结节及分隔。它的出现往往提示局部严重真菌感染，需要更强效的抗真菌治疗 [8,9]。

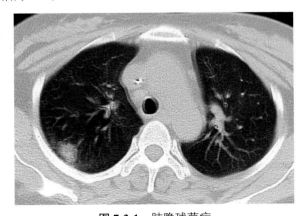

图 7-3-1　肺隐球菌病
CT 肺窗示右肺上叶胸膜下类圆形肿块，周围可见"晕"征

【诊断要点】

1. 当肺内病灶呈多态、多灶、多发性，且病灶以位于肺外围为主，临床症状与影像表现不一致时，应考虑到 PC 的可能。

2. 免疫状态良好的 PC 患者，以单发和结节肿块型为主，合并有基础疾病的 PC 患者，以多发和浸润实变、混合型为主，二者的主要 CT 征象均为空气支气管征、"晕"征和空洞。

3. PC 起病隐匿，症状不典型，容易漏诊和误诊，对于抗生素治疗效果不佳的肺部呈团块状阴影的病灶应早期活检获得病理诊断。

【鉴别诊断】

1. 孤立结节、团块样病变需与周围型肺癌相鉴别　PC 多无明显强化，边缘可见"晕"征；肺癌边缘不规则、可见深分叶、棘状突起、短毛刺征、血管集束征、"小空泡"征、胸膜牵拉征，远端可见炎性病变，周围磨玻璃阴影边界清楚，近端支气管堵塞，增强前后 CT 值变化多在 20 ～ 60HU。

2. 多发结节样病变需与多发性肺转移瘤相鉴别　PC 病灶形态多种多样，大小不一，边缘多不清晰，病灶常聚集分布；肺转移瘤患者有原发病史，结节大小多差别不大，多为类圆形，边缘光滑，密度均匀，随机分布，一般表现为棉团状，毛刺、"晕"征和"空泡"征少见，往往合并其他区域转移。

3. 弥漫粟粒样病变需与急性血行播散性肺结核相鉴别　急性血行播散性肺结核多有典型的临床症状，痰菌、T-SPOT 检测多为阳性。

4. 混合型病变需与肺结核相鉴别　PC 多以结节、肿块为主；肺结核多以斑片、斑点和条索为主。肺结核多位于上叶尖后段及下叶背段，同时可伴有支气管播散；隐球菌病变多位于双肺下叶胸膜下。结核钙化常见，隐球菌病变钙化罕见。结核周围可见"树芽"征、卫星灶；隐球菌病变周围可见小"晕"征、毛刺，与血管相连。结核外带强化，隐球菌均匀强化。

5. 实变型病变需与肺炎相鉴别　PC 的影像表现明显而临床症状较轻，实变分布较分散，较大叶性肺炎病变密度更高，但周围密度影明显变淡而稀疏；另外，多数气道征象仅限于实变肺的近端，与大叶性肺炎空气支气管征贯穿于实变肺有明显不同，且一般抗炎治疗效果差。炎症多急性起病，白细胞总数升高，中性粒细胞百分比升高，多有发热，临床症状明显，与肺部改变一致。

6. 实变型需与肺炎型肺癌相鉴别 肺炎型肺癌实变区密度减低，增强扫描后多有强化减低区，边缘可同时观察到膨隆及收缩，其内支气管多扭曲、变形，近端堵塞处狭窄，内部血管走行较僵硬，病变内可见"蜂窝"征，周围的磨玻璃阴影边界比较清晰，可见纵隔淋巴结及远处转移。

【研究现状与进展】

^{18}F-FDG PET/CT 成像的广泛使用表明核医学在现代肿瘤学中取得了长足的进步，它不仅改变了对肺癌和淋巴瘤诊断和治疗的方式，还可对非侵袭性癌症进行分期。一些研究表明，肺隐球菌病的 SUV 值可从 0.93 到 4.85 不等，这与血清隐球菌抗原水平相关。因此，单纯通过 ^{18}F-FDG PET/CT 仍很难区别肺隐球菌病和肺部恶性肿瘤，SUV 值过高可能导致 ^{18}F-FDG PET/CT 对疾病过高评估，影响临床诊断。临床上高 FDG 摄取病变应考虑活动性炎症，正常 FDG 摄取表明没有活动性炎症，因此 ^{18}F-FDG PET/CT 主要用于指导治疗计划和选择最佳的活检位置。肺隐球菌病相关的纵隔淋巴结炎是罕见的，通常淋巴结炎可通过纵隔镜检查、CT 引导淋巴结活检或支气管内超声引导针吸活检来证实，还有研究显示通过 ^{18}F-FDG PET/CT 扫描可提供检测纵隔淋巴结的信息[10-13]。

（刘白鹭　吕哲昊　宋富桂　管　莹）

参考文献

[1] Yamakawa H, Yoshida M, Yabe M, et al. Correlation between clinical characteristics and chest computed tomography findings of pulmonary cryptococcosis. Pulm Med, 2015, 2015: 703407.

[2] Kaplan JE, Vallabhaneni S, Smith RM, et al. Cryptococcalantigen screening and early antifungal treatment to prevent cryptococcal meningitis: a review of the literature. J Acquir Immune Defic Syndr, 2015, 68 (Suppl 3): S331-S339.

[3] 刘启梁, 雷美, 尹中波. 肺隐球菌病 57 例影像和病理特征分析. 中国临床研究, 2019, 32 (4): 531-534.

[4] Xin S, Yao H, Wei S, et al. Clinical features of pulmonary cryptococcosis in thin-section CT in immunocompetent and non-AIDS immunocompromised patients. Radiol Med Actions Search in PubMed Search in NLM Catalog Add to Search. 2020, 125 (1): 31-38.

[5] Qu Y, Liu G, Ghimire P, et al. Primary pulmonary cryptococcosis: evaluation of CT characteristics in 26 immunocompetent Chinese patients. Acta Radiol. 2012, 53 (6): 668-674.

[6] 杨海, 刘子姗, 陈盈, 等. 免疫正常患者肺隐球菌病的 CT 征象分析.

中华全科医学, 2018, 16 (2): 279-290.

[7] Haddad N, Cavallaro MC, Lopes MP, et al. Pulmonary cryptococcoma: a rare and challenging diagnosis in immunocompetent patients. Autops Case Rep, 2015, 5 (2): 35-40.

[8] Fang W, Fa ZZ, Liao WQ. Epidemiology of Cryptococcus and cryptococcosis in China. Fungal Genet Biol, 2015, (78): 7-15.

[9] Deng H, Zhang J, Li J, et al. Clinical features and radiological characteristics of pulmonary cryptococcosis. J Int Med Res, 2018, 46 (7): 2687-2695.

[10] Hsu CH, Lee CM, Wang FC, et al. F-18 fluorodeoxyglucose positron emission tomography in pulmonary cryptococcoma. Clin Nucl Med, 2003, 28 (9): 791-793.

[11] Igai H, Gotoh M, Yokomise H. Computed tomography (CT) and positron emission tomography with (^{18}F) fluoro-2-deoxy-D-glucose (FDG-PET) image of pulmonary cryptococcosis mimicking lung cancer. Eur J Cardiothorac Surg, 2006, 30 (6): 837-839.

[12] Shao D, Gao Q, Wang SX, et al. Preliminary discussion on the value of 18F-FDG PET/CT in the diagnosis and early staging of non-mycosis fungoides/Sézary's syndrome cutaneous malignant lymphomas. Eur J Radiol, 2015, 84 (7): 1293-1298.

[13] Wang SY, Wang SX, Liao JQ, et al. ^{18}F-FDG PET/CT and contrast-enhanced CT of primary malignant tracheal tumor. Clin Nucl Med, 2016, 41 (8): 595-605.

第四节　组织胞浆菌

【概述】

肺组织胞浆菌病（pulmonary histoplasmosis）是由荚膜组织胞浆菌感染引起的原发性真菌病。荚膜组织胞浆菌为双相型真菌，在组织中呈酵母型，室温下呈菌丝型，后者感染性更强。肺组织胞浆菌主要存在于带有蝙蝠或禽类腐烂粪便的土壤中，人为活动造成带有表层土壤中的孢子的气溶胶，继而被吸入体内引起肺部感染[1]，免疫功能低下者可演变为系统性播散。本病常见于获得性免疫缺陷综合征、器官移植、恶性血液系统疾病、服用激素及免疫抑制药物等免疫功能低下或免疫缺陷者[2-4]。

肺组织胞浆菌病的临床表现轻重不一，与该菌的暴露强度及宿主的免疫力有关。临床可分为无症状型、急性自限性、急性重症肺炎型、亚急性及慢性肺组织胞浆菌病。根据发病时间分为急性（1 个月内）、亚急性（1～3 个月）和慢性（>3 个月）。急性及亚急性肺组织胞浆菌病临床症状通常为流感样表现（发热、寒战、乏力、不适、头痛、干咳），亦可出现心包炎、结节性红斑、胸膜炎和急性关节炎等。症状较轻者数周内可自行好转，重症病例可出现弥漫性双肺渗出并导致呼吸衰竭。慢性感染主要发生于老年（>50 岁）男性吸烟者，临床症状为咳嗽、咳痰、呼吸困难、胸痛、夜间盗汗和病情恶化过程中体重减轻等[5]。

急性或亚急性肺组织胞浆菌病的确诊方法包括组织病理、培养及血清学组织胞浆菌抗体、抗原检测和 PCR 测定，因单一检查的灵敏度和特异度均达不到 100%，因此对疑诊病例应采用多种检查方法。血、尿抗原检测和血清学检测虽然敏感度较高，但目前我国尚缺乏血清学检测试剂，因此其在我国应用有限[6]。

【病理学表现】

本菌侵犯各器官后的病理改变相似，组织胞浆菌孢子或菌丝体侵入人体后，被白细胞和巨噬细胞吞噬，转化为酵母型，产生特异性细胞介导的免疫反应，即迟发型超敏反应。随着炎症反应增强与迁延，形成纤维性肉芽肿，肉芽肿结节中心组织发生营养不良性钙化，形成"中心靶"征或弥漫性钙化。在形成细胞介导的免疫反应之前，组织胞浆菌可由巨噬细胞携带向远处播散，经淋巴途径到纵隔淋巴结或经血流到网状内皮系统，形成纵隔和肺门淋巴结肿大、钙化，常伴肺内结节或实变[7, 8]。

肺组织胞浆菌病患者的肺部病理改变与含菌量及机体免疫状况相关，表现为炎性渗出或肉芽肿性炎症，严重者可见弥漫性肺泡损伤。免疫功能正常人群常表现为肉芽肿性炎症，伴或不伴坏死，需与其他真菌及结核性肉芽肿性炎症相鉴别。肺组织特殊染色可见组织胞浆菌，呈酵母样，直径为 2 ~ 5μm，可见核内深染小点及外周空晕。肺活检组织病理切片的 PAS 染色及六胺银染色可找不到肺组织胞浆菌孢子，这与组织胞浆菌染色相对困难有关，也与患者免疫功能正常、暴露感染环境时间短及患病后活检时间相对较晚有关。

【影像学表现】

影像学检查的作用是排除并协助诊断、分型，了解病变侵犯的程度和范围，评价治疗效果。

1. 活动期 肺部病变由肺实质内肉芽组织与肺间质的炎性病变组成，表现为多发散在肺部浸润和肺门淋巴结肿大。肺内病灶形态多种多样，可呈条索状、斑片状、大片状和结节状。具体表现如下。

（1）肺炎型：多见于病变早期，表现为间质性肺炎、细支气管炎、小叶或大叶性肺炎。病变为双肺野散在分布，边缘模糊，常呈小叶性或节段性肺炎改变，以胸膜下多见，范围可波及整个肺叶或肺段，内部可见空洞。波及整个肺叶时与大叶性肺炎难以鉴别；病灶在双上肺野时，表现形似肺结核；在中下肺野时与支气管肺炎表现相似；出现空洞时形似肺脓肿，内壁光滑，壁外可见渗出。增强扫描时病变轻度强化。

（2）结节型：病变进一步进展，逐渐形成单发或多发圆形或卵圆形致密影，大小为 0.5 ~ 2cm，密度均匀，边界清楚，边缘可见毛刺及不完整磨玻璃样密度影。磨玻璃晕的形成可能因结节密度较高，结节边界与肺实质间密度不同造成的。此征与肺磨玻璃样结节不同，后者指整个结节呈圆形及类圆形，边界清楚、完整，类似磨玻璃样密度的结节，常提示肺浸润前病变或微浸润腺癌[9]。体积较大的结节状病变可呈单个或多发肺内球形影，散布于两肺野中内带，与原发性或转移性肺肿瘤相似，可形成空洞，亦可有斑点环形钙化。增强扫描示轻度强化。侵及胸膜时可引起胸膜炎，形成胸腔积液或胸膜增厚、粘连，甚至可累及肋骨。

（3）粟粒播散型：双肺弥漫散在粟粒样结节，以中下肺野内中带为主，密度均匀，呈圆形，大小为 1 ~ 4mm 不等，体积较大者分布稀疏，较小者分布密集，但极少发生融合。病灶间肺组织正常，数年后肺组织可发生纤维化或钙化。

（4）淋巴结肿大型：淋巴结肿大可与肺内病变并存或单独出现。

2. 愈合期 肺炎型一般均能逐渐被吸收而不留痕迹，而结节型、粟粒播散型及淋巴结肿大型愈合后常表现为纤维化和钙化。钙化的结节大都呈圆形或椭圆形，边缘光滑、致密。

（1）肺内改变：通常为致密的圆形钙化灶，密度高，形似支气管造影后碘油存留，边缘锐利，周围可见条索影。根据其表现形式分为结节型钙化和粟粒播散型钙化。结节型钙化表现为双肺散在分布的圆形致密影，大小不等，小如针尖，大如豆粒（0.1 ~ 4.0cm），边界清楚，也可表现为多结节中心钙化聚集分布，形成"霰弹"征[8]。粟粒播散型钙化常表现为双肺弥漫分布的大小相近的结节（0.2 ~ 0.5cm），密度均匀，边缘光滑、锐利，中下野分布均匀，肺尖较少。

（2）肺门改变：肺门阴影增大、增宽、增浓，并见淋巴结蛋壳样钙化。

（3）胸膜改变：可见少量胸腔积液及胸膜增厚[10-13]。

【诊断要点】

1. X线表现为肺内改变与临床症状不成正比；肺内病变类似结核或肺炎病变；合并肺外病变，如肝脾大、全血细胞减少等。

2. CT表现为双肺多发散在渗出性病灶，大小不一，或呈边缘较清的结节状病灶；可单发或多发；病变周围出现渗出影；强化不明显。

3. 肺内改变与临床症状不成正比，不对应，抗炎、抗结核治疗无效，痰结核菌检查结果呈阴性。

4. 本病的诊断金标准是从组织或体液中培养出组织胞浆菌，但该方法非常缓慢，耗时 1～6 周，不利于临床早期诊断。

5. 组织病理学或骨髓细胞学检查发现组织胞浆菌是可靠的诊断依据。

【鉴别诊断】

1. 急性血行播散性肺结核　急性血行播散性肺结核的病灶可分布于全肺，增殖性病灶边界清楚，渗出性结节边界模糊且有融合趋势。结节钙化后呈不规则状，与本病分布不均匀、圆形、边缘光滑的结节不同。

2. 支气管结石　支气管结石的临床表现多为反复咯血，伴咳出豆粒大结石。支气管阻塞或气管食管瘘可能会加重病情[5]。影像学表现为结石形态不规则，大小不一，多沿支气管分布，以下肺野多见。

3. 肺泡微石症　患者常有家族史，影像学表现为高度密集的鱼子样白点状结石影分布于全肺野，以中下肺野内带最密集，心外缘和肺纹理不显示，形似火焰，且多伴有胸膜和心包膜钙化，膈肌影不清。

4. 肺实质钙化　风湿性心脏病患者肺内可出现钙化结节，散在分布于下肺野，体积较大，密度不高，形状不规则，与本病圆形边缘光滑的钙化不同。

5. 矽肺结节钙化　矽肺结节钙化以双肺中下肺野多见，常伴有肺门淋巴结蛋壳样不规则钙化，

结合有粉尘接触的职业病史，不难诊断。

【研究现状与进展】

由肺感染性病变引起的肉芽肿在影像学上往往表现为无法定性的肺结节（indeterminate pulmonary nodules，IPN），^{18}F-FDG PET/CT 可用于中度风险结节的评估，但其对真菌感染引起的良性肉芽肿结节的特异性显著降低，并产生假阳性结果。在这种情况下，临床上通常需要积极寻找病理诊断证据，而患者因此活检将面临合并发症的风险。通过血清学试验测量真菌感染的生物标志物是一种具有良好应用前景的方法，有研究将组织胞浆菌病新的血清酶免疫测定（enzyme immunoassay，EIA）用于评估此类结节，并与 ^{18}F-FDG PET/CT 的代谢诊断成像进行对照研究，^{18}F-FDG PET/CT 的诊断效果表现不佳，灵敏度为 76%，特异度仅为 39%。组织胞浆菌病的 EIA 阳性结果为临床医生提供了有效的帮助诊断的信息，当 IgG 和 IgM 抗体均为阳性时，应考虑为肺组织胞浆菌病的活跃期，进而与肺癌进行鉴别[14]。

（刘白鹭　吕哲昊　宋富桂）

参 考 文 献

[1] 潘炜华. 我国组织胞浆菌病的流行特点及防治. 皮肤科学通报，2017，34（5）：571-586.

[2] 耿鹏，杜映荣，吴磊，等. 8例原发群体急性肺组织胞浆菌病CT表现分析. 临床放射学杂志，2018，37（10）：1661-1663.

[3] Brown EM, McTaggart LR, Dunn D, et al. Epidemiology and geographic distribution of blastomycosis, histoplasmosis, and coccidioidomycosis, Ontario, Canada, 1990-2015. Emerg Infect Dis, 2018, 24（7）: 1257-1266.

[4] Bahr NC, Antinori S, Wheat LJ, et al. Histoplasmosis infections worldwide: thinking outside of the Ohio River valley. Curr Trop Med Rep, 2015, 2（2）: 70-80.

[5] Wheat LJ, Azar MM, Bahr NC, et al. Histoplasmosis. Infect Dis Clin North Am, 2016, 30（1）: 207-227.

[6] Kauffman CA. Histoplasmosis: a clinical and laboratory update. Clin Microbiol Rev, 2007, 20（1）: 115-132.

[7] 吴颖，李国红，吴政光. 肺组织胞浆菌病的影像表现特征与鉴别. 罕少疾病杂志，2018，25（3）：21-22，25.

[8] Cano MV, Hajjeh RA. The epidemiology of histoplasmosis: a review. Semin Respir Infect, 2001, 16（2）: 109-118.

[9] Gurney JW, Conces DJ. Pulmonary histoplasmosis. Radiology, 1996, 199（2）: 297-306.

[10] 朱文标，朱志强，卢善明. 组织胞浆菌性肺结节影像与临床病理特征. 海南医学，2018，29（17）：2449-2451.

[11] Schub HM, Spivey CGJr, Baird GD. Pleural involvement in histoplasmosis. Am Rev Respir Dis, 1966, 94（2）: 225-232.

[12] Goodwin RAJr, Owens FT, Snell JD, et al. Chronic pulmonary

histoplasmosis. Medicine（Baltimore），1976，55（6）：413-452.

[13] Loyd JE, Tillman BF, Atkinson JB, et al. Mediastinal fibrosis complicating histoplasmosis. Medicine（Baltimore），1988，67（5）：295-310.

[14] Deppen SA, Massion PP, Blume J, et al. Accuracy of a novel histoplasmosis enzyme immunoassay to evaluate suspicious lung nodules. Cancer Epidemiol Biomarkers Prev, 2019, 28（2）：321-326.

第五节　粗球孢子菌

【概述】

球孢子菌病（coccidioidomycosis）是由粗球孢子菌引起的肺或其他器官的真菌病，肺是最常受累的器官，临床分为原发性和进行性。原发性表现为急性、自限性呼吸道感染；进行性表现为慢性、致死性全身感染。

60%的球孢子菌病患者表现为无症状的亚临床经过，仅在球孢子菌皮试检查时发现；40%的患者临床表现各异，主要有以下类型：①原发性肺球孢子菌病，感染10~16天后出现流感样症状，干咳、偶有血丝痰，常有胸痛。20%的患者有结膜炎、变形性红斑、结节性红斑等过敏性皮肤损害可伴有多发性浆膜炎（胸膜炎、心包炎、关节炎）。病程呈自限性，6~8周症状可消退。感染初期易发生真菌血症，但肺外破坏甚少，主要见于皮肤、关节、骨骼和脑膜。②慢性进行性球孢子菌肺炎，原发感染8周以后，肺部病灶持续存在且病变逐渐恶化，表现为持续性低热、咳嗽、厌食、体重下降，部分患者有咯血。此阶段缓慢而持续时间长，可达数月至数年。③粟粒样肺球孢子菌病，此型为原发性肺球孢子菌病的严重合并症，病原菌经血行播散至全肺及肺外其他脏器。本型常在病程早期出现，亦可为慢性进行性球孢子菌肺炎晚期的并发症，如发生于免疫抑制和有严重基础病者，临床表现酷似血行播散性肺结核，可迅速发展为呼吸衰竭；血行播散可累及皮肤、关节、淋巴结、脑膜、肝、脾等[1]。

肺球孢子菌病（pulmonary coccidioidomycosis）患者的外周血白细胞总数升高，原发性肺球孢子菌病常有血嗜酸性粒细胞数升高，发病第2~3周最明显；患者原发感染4周后皮试反应即呈阳性，但既往感染者亦可持续阳性。血行播散患者可呈阴性；球孢子菌培养阳性对诊断具有特殊的意义，痰培养阳性率为40%~60%，纤维支气管镜标本的阳性率较高；血清学方法检测球孢子菌抗体极少为假阳性，乳胶凝集试验灵敏度达90%，常用于初筛。抗体滴度与疾病严重程度相关[2]。

【病理学表现】

孢子侵入机体后，首先引发化脓性炎症，之后形成肉芽肿。该肉芽肿由多种细胞成分增生构成，可发生干酪样坏死，钙化少见。镜下可见大量球孢子菌、单核细胞、多核巨细胞、淋巴细胞、浆细胞及中性粒细胞浸润，形成巨细胞肉芽肿病灶。

【影像学表现】

1. 正常或肺纹理增多（非特异性）。

2. 双肺小叶性肺泡和间质浸润，呈不规则网状或网结节状影和（或）磨玻璃阴影，结节常位于网状影或磨玻璃阴影内，网织结节影沿小叶中心分布。

3. 支气管肺炎样斑片状影或中心部位段、叶实变，边缘清晰。

4. 慢性感染可形成单发或多发结节，少有钙化，结节和实变中心坏死可形成空洞，洞壁可厚可薄，但以单发薄壁空洞最常见。空洞可破入胸膜腔引起气胸、脓胸或支气管胸膜瘘。

5. 粟粒状结节是播散型肺球孢子菌病的一种表现形式，类似粟粒样肺结核的粟粒状阴影，或类似癌性淋巴管炎的网织结节影，此时病变可累及心包引发心包积液、心脏压塞或缩窄性心包炎。

6. 病变邻近胸膜增厚，但胸腔积液少见。

7. 肺门或纵隔淋巴结肿大少见，多为单侧，可伴或不伴肺实质内渗出[3,4]。

【诊断要点】

1. 在流行区域有呼吸道感染者应怀疑本病。

2. 流感样症状，干咳、偶有血丝痰，常有胸痛。

3. 双肺小叶性肺泡和间质浸润，支气管肺炎样斑片状影或中心部位段、叶实变。

4. 涂片或培养找到粗球孢子菌特有的球体可确诊[5,6]。

【鉴别诊断】

1. 肺结核球　临床有结核中毒症状，实验室检查结核相关指标多为阳性；好发于双肺上叶尖后段及下叶背段，空洞较大，其壁薄且不规则，多为干性空洞，无液体或气-液平面，空洞内球形内容物可为干酪样坏死团块，密度不均，边缘不规则，无移动性，周围可见卫星病灶；病变进展较慢，短期内变化不大。

2. 肺癌 外缘呈分叶状，形态不规则，有时可见空洞，空洞薄厚不均，洞壁球形结节形态不规则，痰中找到癌细胞有助于本病的诊断。

【研究现状与进展】

肺球孢子菌病多发展为肺结节样病变，目前没有可靠的非侵入性方法可以鉴别本病，通常还是依靠活检这种有创的方法。最新的研究利用 PET/CT 扫描的时间节点对肺球孢子菌病结节和肺恶性肿瘤进行鉴别诊断[7]，炎性病变中的葡萄糖 -6- 磷酸酶（G6PD）活性与恶性病变存在很大的差异，恶性细胞酶活性低，因此随着时间的推移，将继续累积 ^{18}F-FDG，在 ^{18}F-FDG 高摄取时，FDG 的双时间点成像（DTPI）鉴别良、恶性病变具有很好的临床应用前景[8]。播散性球孢子菌病的骨骼受累主要引起溶骨性改变，使用 PET/CT 进行软组织评估可以发现更多需要手术处理的临床隐匿性软组织感染或脓肿，因此 ^{18}F-FDG PET/CT 可以提供全身综合评估并指导活检[9]。

（刘白鹭　吕哲昊　陈婷婷）

参考文献

[1] Blair JE, Chang YHH, Cheng MR, et al. Characteristics of patients with mild to moderate primary pulmonary coccidioidomycosis. Emerg Infect Dis, 2014, 20（6）: 983-990.

[2] Capone D, Marchiori E, Wanke B, et al. Acute pulmonary coccidioidomycosis: CT findings from 15 patients. Br J Radiol, 2008, 81（969）: 721-724.

[3] Jude CM, Nayak NB, Patel MK, et al. Pulmonary coccidioidomycosis: pictorial review of chest radiographic and CT findings. Radiographics, 2014, 34（4）: 912-925.

[4] Saenz-Ibarra B, Prieto VG, Torres-Cabala CA, et al. Coccidioidomycosis involving lungs and skin: a mimicker of metastatic disease. Am J Dermatopathol, 2018, 40（3）: e41-e43.

[5] Hartmann CA, Aye WT, Blair JE. Treatment considerations in pulmonary coccidioidomycosis. Expert Rev Respir Med, 2016, 10（10）: 1079-1091.

[6] Malo J, Luraschi-Monjagatta C, Wolk DM, et al. Update on the diagnosis of pulmonary coccidioidomycosis. Ann Am Thorac Soc, 2014, 11（2）: 243-253.

[7] Reyes N, Onadeko OO, Luraschi-Monjagatta MDC, et al. Positron emission tomography in the evaluation of pulmonary nodules among patients living in a coccidioidal endemic region. Lung, 2014, 192（4）: 589-593.

[8] Cheng G, Alavi A, Werner TJ, et al. Serial changes of FDG uptake and diagnosis of suspected lung malignancy: a lesion-based analysis.

Clin Nucl Med, 2014, 39（2）: 147-155.

[9] Basu S, Chryssikos T, Moghadam-Kia S, et al. Positron emission tomography as a diagnostic tool in infection: present role and future possibilities. Semin Nucl Med, 2009, 39（1）: 36-51.

第六节　念　珠　菌

【概述】

支气管 - 肺念珠菌病（pulmonary candidiasis）是念珠菌属引起的急性、亚急性或慢性支气管、肺部感染。在肺部真菌感染中较为常见，多为院内感染，尤其在重症监护室、烧伤科和肿瘤科中的发病率较高。

临床上肺念珠菌病可分为 3 种类型。①支气管炎型：患者一般情况良好，症状轻微，无发热，有咳嗽，为白色黏液痰或乳白色痰，偶带血丝。②肺炎型：多见于免疫抑制或全身情况极度衰弱的患者，呈急性肺炎或败血症表现，出现畏寒、发热、咳嗽、咳白色黏液胶冻样痰或脓痰，常带有血丝或坏死组织，呈酵母臭味，甚至有咯血、呼吸困难等。肺部可闻及干、湿啰音。除上述症状外，血源性肺炎可伴有皮肤损害、心肌炎、念珠菌菌血症、休克。慢性病例表现为弥漫性纤维化和肺气肿，多次痰或支气管肺泡灌洗液中培养出念珠菌可确诊。③过敏型：表现为支气管哮喘或过敏性鼻炎。

组织病理学检查包括纤维支气管镜活检或经皮肺活检，组织病理学检查有念珠菌菌丝侵入证据可以确定诊断。

【病理学表现】

念珠菌入侵组织后转为菌丝型，大量繁殖，菌丝念珠菌有抗吞噬能力，引起以白细胞浸润为主的急性炎症反应，可表现为单核细胞、淋巴细胞和中性粒细胞等炎症细胞的浸润，形成溃疡、多发性微小脓肿、组织坏死，表现为大小不等的坏死灶，其中炎症细胞比较少。慢性感染则以肉芽肿病变和纤维组织增生为主，这种病变的比较少见，除一般的炎症细胞浸润外，还可见多核巨细胞和类上皮细胞形成的结状肉芽肿。血行播散型则是菌丝和酵母向血管内侵入，引起双肺弥漫性损害，典型表现为坏死的肺组织和大量繁殖的念珠菌组成的出血性结节。

【影像学表现】

1. 支气管肺炎型 病变主要累及支气管及其周围组织，未侵犯肺实质，肺纹理增粗而模糊，夹杂斑点状阴影，可以伴肺门淋巴结增大，以双下肺多见。

2. 肺炎型 多表现为肺叶、肺段的实变，即大片状单发病灶，边缘模糊，密度欠均匀，形态不规则（图 7-6-1），同样以双肺下野多见（图 7-6-2），亦可表现为小片状阴影，可融合成大片，大片炎症区可见坏死、空洞，壁厚，局部厚薄不均，无明显壁结节（图 7-6-3），最终可发展为肺脓肿；早期多不伴发肺间质改变，晚期可见到肺小叶间隔增厚和支气管血管束增厚，有时可见少量胸腔积液或胸膜增厚（图 7-6-4）。

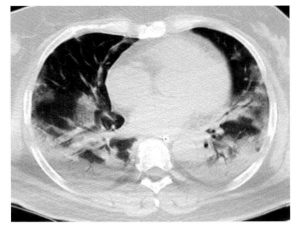

图 7-6-1 肺念珠菌病（一）

患者，女性，57 岁，既往过敏性紫癜，糖耐量异常。CT 肺窗示双肺多发的小斑片状及大片状实变，边界模糊不清，分布以胸膜下、双肺下叶为主，实变内可见空气支气管征

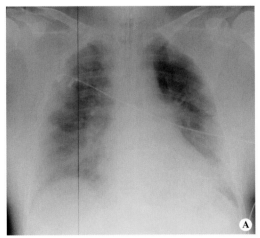
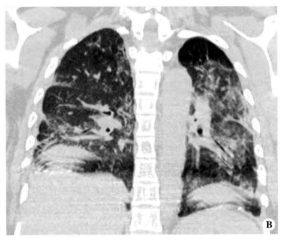

图 7-6-2 肺念珠菌病（二）

与图 7-6-1 为同一患者。A. 床旁摄片示双肺散在片状密度增高影，边界模糊，肺纹理略增强，密度增高区以双肺下野为著；B. CT 肺窗示双肺病变范围进一步扩大，实变以双肺下叶分布为主

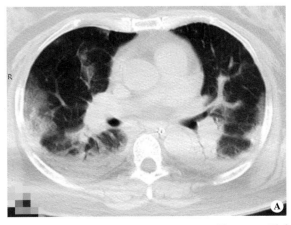
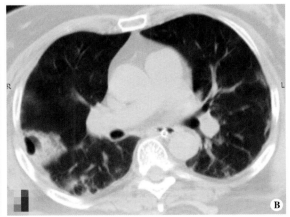

图 7-6-3 肺念珠菌病（三）

与图 7-6-1 为同一患者。A. CT 肺窗示双肺多发斑片状影，边界模糊；B. 治疗 10 天后复查，同一位置出现空洞样改变，洞壁局部厚薄不均，内壁光滑、锐利，无明显壁结节，双下肺病变吸收明显

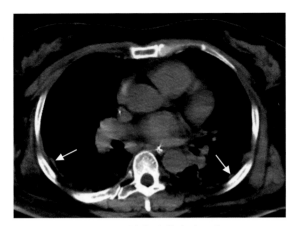

图 7-6-4 肺念珠菌病（四）

患者，女性，32 岁，间断发热伴咳嗽、咳痰 1 周。CT 纵隔窗示双侧胸膜局限性增厚（箭头）

3. 播散型 当真菌经血行播散时常表现为双肺弥漫分布的粟粒状、斑片结节状影（图 7-6-5），以双下肺多见，可累及全身，肺部病灶早期散在分布棉团状影，边缘模糊，可进一步形成多发性肺脓肿，实性结节、空洞结节及囊样病灶混杂存在。真菌球为实质性肿块，呈类圆形，寄生于空洞中，自肺门向外侧呈"V"形或"Y"形；亦可表现为"葡萄串样"阴影，此种阴影可在数周内消失，以后可再出现，亦可是游走性，可伴胸膜增厚和少量胸腔积液（图 7-6-6）。此外尚可见一些基础病变，如肺气肿、肺动脉高压和右心室增大等。CT 检查可见结节多位于肺小叶间隔和胸膜上，边缘模糊，较血行播散性肺结核的结节大且稀少，多不累及肺尖。

薄层 CT 扫描是公认检测免疫功能低下患者急性肺病早期肺部变化最敏感的检查方法[1]。CT 扫描可补充胸片上未显示的病灶，并可见病变的一些特征性表现，还能够帮助引导进行活检[2]。然而即便是薄层 CT 扫描能够发现的关于念珠菌性肺炎的信息也极为有限，一般见于移植术后，多表现为孤立性病变。多发的结节样病变依然是本病的主要 CT 表现，直径为 3～30mm，边界清晰，有时可见空气充气征、"树芽"征及环绕磨玻璃阴影（"晕"征）（图 7-6-7）。组织学上结节的致密核心为由念珠菌引起的凝固性坏死区域，"晕"征对应梗死周围的水肿和出血的混合物。

另外一个较有特征的 CT 表现为分布无规律的实变内可见多发小气泡征，实变区为支气管肺炎、肺泡内出血和渗出；空洞样病变罕见，通常叠加其他细菌性病变感染。小气道受累可导致细支气

管壁炎症，表现为管壁增厚和扩张（图 7-6-8）；薄层 CT 可见树芽样的小叶中心结节，多为肺周边外带，呈小"Y"形和"V"形；念珠菌性肺炎的少见 CT 表现还包括胸腔积液[3]。

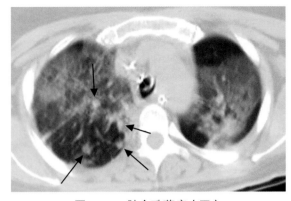

图 7-6-5 肺念珠菌病（五）

与图 7-6-4 为同一患者。CT 肺窗示右肺上叶多发小结节样高密度影，边界模糊（箭头）

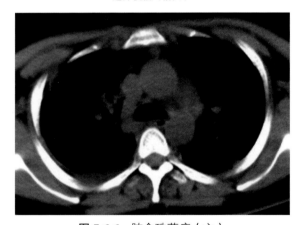

图 7-6-6 肺念珠菌病（六）

与图 7-6-4 为同一患者。CT 纵隔窗示右侧胸腔内见少量弧形液体密度影，前纵隔可见轻度增大的淋巴结

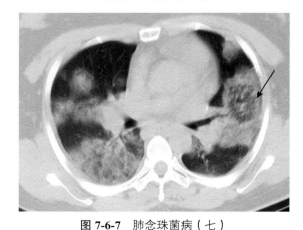

图 7-6-7 肺念珠菌病（七）

与图 7-6-4 为同一患者。CT 肺窗示双肺多发散在大小不一的结节，边界模糊；左肺上叶可见团块影，其内见磨玻璃样密度影，为肺真菌感染常见的"反晕"征（箭）

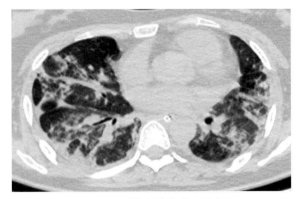

图 7-6-8　肺念珠菌病（八）

为图 7-6-4 患者治疗 1 个月后复查，薄层胸部 CT 肺窗示右肺中叶支气管远端轻度扩张，管壁增厚，病变吸收较为明显，病变由叶、段性实变演变为类似细支气管性肺炎样改变

【诊断要点】

1. 咳嗽、咳白色黏液痰或脓痰、咯血、气急等。

2. 检查口腔、咽部可见覆盖点状白膜，肺部可闻及干、湿啰音。

3. 胸片可见小片状或斑点状阴影，部分可融合。

4. 痰连续 3 次培养出同一菌种念珠菌或直接镜检发现大量假菌丝或菌丝和成群芽孢。

5. 环甲膜穿刺吸引或用纤维支气管镜取下呼吸道分泌物、肺组织、胸腔积液，或取脑脊液等培养出念珠菌或直接涂片发现大量芽孢和假菌丝。

【鉴别诊断】

肺念珠菌病通常发生在机体抵抗力减低的情况下，故诊断时应密切结合临床，注意原发疾病及诱因。由于其临床症状和影像学表现无特异性，需与小叶型肺炎、过敏性肺炎等相鉴别，根据病史一般不难鉴别。

弥漫粟粒状病变需与血行播散性肺结核相鉴别，前者结节较后者粗大、稀少，很少累及肺尖。由于激素具有非特异性抑制炎症的作用，故使用激素后症状可以改善，但影像学上病灶不但不吸收，还可能继续发展。

【研究现状与进展】

目前，临床实验室对肺念珠菌病的诊断依赖于真菌培养，但呼吸道标本的培养或分子测试无法区分疾病来源（污染、定植和侵入性疾病）。尽管不依赖培养的技术在鉴别其他呼吸道病原体方面取得了进展，但真菌培养仍然是念珠菌属鉴定的"金标准"，其缺点为缺乏敏感性，并且真菌生长的时间较长。对呼吸道标本的研究包括先前接触抗菌治疗及技术因素，如样本量、使用的培养基、培养时间和温度。另一种方法为用显微镜直接观察支气管肺泡灌洗液，比真菌培养敏感，但由于需要专业知识进行解释并且在具有相似形态的真菌中差别较小，其临床应用受到了一定的限制。

1,3-β-D- 葡聚糖测定法检测真菌生长和分裂过程中释放的可溶性真菌壁成分，它已被证明可应用于作为血液侵入性真菌感染的筛查试验，但其在支气管肺泡灌洗液中的效用尚未得到证实。但 1,3-β-D- 葡聚糖测定不能区分念珠菌和其他真菌，限制了其临床诊断效能[4-6]。另外，有研究证明可在支气管肺泡灌洗液中使用乳胶凝集来检测念珠菌抗原，以及使用 PCR 技术来分析、鉴定具有混合感染的念珠菌分离株[7]。这些方法已经获得了足够的研究证明其可以用于临床工作。

（刘白鹭　吕哲昊　陈婷婷）

参 考 文 献

[1] Franquet T，Müller NL，Giménez A，et al. Infectious pulmonary nodules in immunocompromised patients：usefulness of computed tomography in predicting their etiology. J Comput Assist Tomogr，2003，27（4）：461-468.

[2] Logan PM，Primack SL，Staples C，et al. Acute lung disease in the immunocompromised host：diagnostic accuracy of the chest radiograph. Chest，1995，108（5）：1283-1287.

[3] Franquet T，Müller NL，Lee KS，et al. Pulmonary candidiasis after hematopoietic stem cell transplantation：thin-section CT findings. Radiology，2005，236（1）：332-337.

[4] Pendleton KM，Huffnagle GB，Dickson RP. The significance of Candida in the human respiratory tract：our evolving understanding. Pathog Dis，2017，75（3）：ftx029.

[5] Bowman SM，Free SJ. The structure and synthesis of the fungal cell wall. Bioessays，2006，28（8）：799-808.

[6] Rose SR，Vallabhajosyula S，Velez MG，et al. The utility of bronchoalveolar lavage beta-D-glucan testing for the diagnosis of invasive fungal infections. J Infect，2014，69（3）：278-283.

[7] Zarrinfar H，Kaboli S，Dolatabadi S，et al. Rapid detection of Candida species in bronchoalveolar lavage fluid from patients with pulmonary symptoms. Braz J Microbiol，2016，47（1）：172-176.

第八章　寄生虫感染

第一节　肺血吸虫

危害人类健康的血吸虫主要包括日本血吸虫、曼氏血吸虫、埃及血吸虫，其中日本血吸虫是我国主要的流行种类，主要的流行区域分布在湖南、湖北、江西、安徽、四川、云南等省份，这些区域为中间宿主钉螺生存的主要地方。

【概述】

感染血吸虫病的患者是主要的传染源，其将含有活卵的粪便排入水中，为血吸虫病传播的重要环节。感染血吸虫病的牛、羊、马、猪等家畜也是主要的传染源。感染了血吸虫病的人或动物将含有虫卵的粪便排入水中后，虫卵在水中孵化成毛蚴，毛蚴感染中间宿主钉螺，在其体内发育繁殖，最后形成尾蚴，再次入水。当人接触到疫水时，尾蚴迅速吸附于人体皮肤上，并迅速脱尾穿过皮肤侵入体内成为童虫。另一感染途径为人喝了含有尾蚴的水，尾蚴可以通过口腔黏膜进入人体。

感染后患者大多数为隐匿性发病，无明显症状，最常出现的呼吸系统症状为咳嗽、咳痰并发热。患者初次感染后或严重的再次感染后14～84天出现夜间发热、干咳、气短、肌痛、头痛及腹部压痛等症状，称为片山综合征（Katayama syndrome）[1]。

【病理学表现】

尾蚴变童虫进入人体后，经静脉回流入肺毛细血管，进而穿过肺循环进入体循环，部分进入肠系膜静脉，随血流进入肝内门静脉分支，发育为成虫，成虫成熟后产卵，虫卵沉积于肠道及肝脏，易引起结肠、直肠的炎症及血吸虫性肝硬化，因此主要引起机体损害的是虫卵所造成的炎症病变，诱发形成虫卵肉芽肿和纤维化是最主要的病理改变，而血吸虫其他发育阶段所造成的损害相对较轻。血吸虫引起的异位损害以肺和脑为著。

童虫沿血流移行时，可以引起所经过的脏器损伤，其中肺部病变较明显，可穿破肺泡壁毛细血管进入肺组织，局部可见范围大小不等的出血、白细胞及嗜酸性粒细胞浸润，继而患者会出现咳嗽、发热等临床表现，这与虫体代谢产物或崩解物引起的变态反应有关。实验室检查示白细胞总数及嗜酸性粒细胞计数升高。亦有少部分童虫停留在肺静脉内发育为成虫并在此产卵，虫卵周围会聚集大量的嗜酸性粒细胞及少量白细胞等，形成嗜酸性肉芽肿。门静脉内成虫产卵入血，可以到达肺部引起粟粒结节表现，为嗜酸性虫卵结节。最终虫卵破裂或钙化，其周围绕淋巴细胞、巨噬细胞等形成类似结核的结节，被称为"假结核结节"，此类结节会逐渐被吸收或发生纤维化。人体持续感染数年后，虫卵可以阻塞小的肺动脉分支引起肺动脉高压改变，这是重要的肺部表现。

【影像学表现】

1. X线　患者感染血吸虫病情越重越容易出现肺部症状及相关的影像学表现，急性感染初期肺内病变主要是由于尾蚴穿行肺组织引起的机械性损伤及其代谢产物引起的变态反应，大多数患者胸片表现仅为肺纹理增多、增粗，少部分患者表现为以双下肺为主的范围不等的片状阴影，可表现为一过性、游走性，继发感染时可出现大片实变病灶，就诊时其表现与普通的肺部感染难以鉴别，易误诊；此外还可见边缘模糊的结节影。在慢性期结节为常见表现。此外，肺动脉高压表现为肺动脉段膨隆，肺门部肺动脉呈"残根样"改变，甚至心脏增大。

2. CT　急性期可见以胸膜下分布为主的斑片实变及磨玻璃样密度灶，磨玻璃样密度灶可以位于实变病灶周围而形成"晕"征，或实变病灶围绕磨玻璃样密度灶而形成"反晕"征；急性期虫卵随血流进入肺组织形成粟粒结节（图 8-1-1），CT 可以更清晰地显示结节的分布、形态和密度，与血行播散性肺结核和病毒感染表现相似[2]。在亚急性期，由于虫卵周围的免疫复合物沉积及嗜酸性粒细胞浸润而形成伴有"晕"征的多发大结节[3]。

在慢性期，结节灶为典型表现，结节中心密度较高，周围亦可见磨玻璃样密度病变形成的"晕"征，病理结果提示为组织坏死及纤维组织增生[4]。长期多量虫卵阻塞小的肺动脉而造成血管损伤、肺动脉高压和肺动脉增粗[5]。

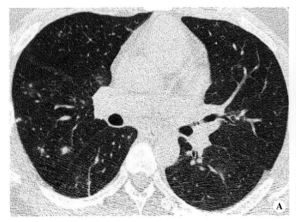
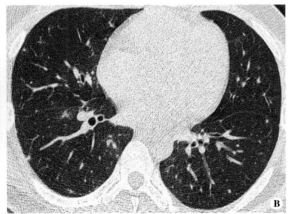

图 8-1-1 肺血吸虫病
CT 肺窗示双肺随机分布小结节，边缘模糊

【诊断要点】

1. 流行病学史，疫水接触史。

2. 肺内病变往往不典型，急性期以胸膜下分布的斑片实变及磨玻璃样密度灶为主，急性期及慢性期以多发带"晕"征的结节为主，长期感染引起肺动脉高压。

3. 确诊需结合实验室检查。大便孵化及虫卵检查、直肠黏膜压片试验常呈阳性。粪便检查得到虫卵或孵出毛蚴，提示体内有活成虫寄生。但慢性或晚期患者因肠壁纤维化，虫卵不易从肠壁中排出，故阳性率很低。此时需行直肠镜检查取黏膜活检。免疫学方法存在假阳性和假阴性，与其他吸虫病存在交叉反应的可能。血吸虫循环抗原、IgG 抗体及虫卵抗体检测联合应用可以提高诊断的敏感性和特异性。

【鉴别诊断】

1. 血行播散性肺结核 患者往往有免疫力受损的基础疾病史，临床上存在低热、盗汗、乏力等结核感染中毒症状，急性血行播散性肺结核的结节呈典型的大小均匀、分布均匀及密度均匀表现，而亚急性、慢性血行播散性肺结核病灶在上肺野多见且较大，结节边缘一般较清晰，而血吸

虫卵入肺形成的结节边缘炎性渗出显示模糊。

2. 血行转移瘤 患者往往存在恶性肿瘤病史，结节以下肺外周带分布多见，大小不等且边缘一般较清晰。

3. 血源性肺脓肿 患者高热、寒战等感染症状较明显，血常规示白细胞总数明显增高且中性粒细胞比例明显增高。在早期肺内外周带分布多发斑片实变，继而出现多发空洞及气 - 液平面。

（陈疆红）

参 考 文 献

[1] Ross AG，Vickers D，Olds GR，et al. Katayama syndrome. Lancet Infect Dis，2007，7（3）：218-224.

[2] Souza AS Jr，Marchiori E，Cury MP，et al. Acute pulmonary schistosomiasis：correlation between the high-resolution CT and pathological findings. Rev Port Pneumol，2007，13（5）：741-744.

[3] Waldman AD，Day JH，Shaw P，et al. Subacute pulmonary granulomatous schistosomiasis：high resolution CT appearances-another cause of the halo sign. Br J Radiol，2001，74（887）：1052-1055.

[4] 金宇，朱毅，齐栩，等. 肺血吸虫病 1 例并文献复习. 南京医科大学学报，2017，37（12）：1660-1662.

[5] Papamatheakis DG，Mocumbi AO，Kim NH，et al. Schistosomiasis-associated pulmonary hypertension. Pulmonary Circulation，2014，4（4）：596-611.

第二节 肺 吸 虫

肺吸虫又称为肺并殖吸虫，主要分布在亚洲、非洲和南美洲，在我国主要分布于西南地区。我国主要有卫氏肺吸虫和斯氏肺吸虫两种。人体感染肺吸虫通常是生食或食入未煮熟的含有囊蚴的淡水蟹和喇蛄（小龙虾）所致，WHO 对 20 余种引起食源性感染的寄生虫进行排序，肺吸虫居第 14 位[1]，其对人体的危害较大。

【概述】

疾病可分为急性期和慢性期，急性期为囊蚴进入体内到童虫移行的过程，往往引起发热、腹痛、腹泻等表现。慢性期为肺吸虫侵入肺部阶段，该阶段主要表现为咳嗽、咯血等症状。如有其他脏器受累则出现相应的症状。有时为隐匿性感染，临床上仅表现为嗜酸性粒细胞升高。卫氏肺吸虫感染肺部易引起多浆膜腔积液，表现为胸腔积液、心包积液，易误诊为结核感染，一旦确诊为寄生虫引起的中等量到大量心包积液，需进行外科手术治疗[2]。

根据不同的受累部位，肺吸虫可以分为胸肺型、腹型、脑脊髓型、皮肤型和混合型[3]。

1. 胸肺型 肺吸虫侵犯肺部时可引起咳嗽、咳痰、胸痛等症状，胸膜、心包炎症引起胸腔积液和心包积液。

2. 腹型 虫体在腹腔移行的过程中可引起腹痛、腹泻、消化不良等症状，还可侵犯肝脏，腹膜受侵引起腹腔积液。

3. 脑脊髓型 可引起头痛、头晕、惊厥、意识障碍等症状。脊髓受侵可引起感觉、运动障碍，甚至瘫痪，此型是危害最重的肺外型表现。

4. 皮肤型 胸背部、腰部及四肢等皮下出现游走性包块，局部多无红肿及压痛。

实验室检查：血常规示白细胞总数升高，嗜酸性粒细胞的比例及绝对值升高，但其对诊断无特异性，嗜酸性粒细胞升高还见于其他变态免疫性疾病等。有浆膜腔积液时，积液检查显示嗜酸性粒细胞升高、葡萄糖降低等反应。免疫学检查包括抗原检测及抗体检测，直接检测特异性抗原可以证实肺吸虫感染；抗体检测包括肺吸虫抗原皮内试验、后尾蚴膜反应，均具有良好的敏感性及特异性。我国自 20 世纪 80 年代初开始应用酶联免疫吸附试验（enzyme linked immunosorbent assay，ELISA）诊断肺吸虫，阳性率可达 100%。斑点免疫渗滤试验（dot immunogold filtration assay，DIGFA）相对于 ELISA 法更适用于临床检测，其优势在于对设备要求简单、易于操作且检测快速[3]。

【病理学表现】

肺吸虫的虫卵在水中发育成毛蚴，侵入第一中间宿体内，螺类为第一中间宿主，在其体内发育成尾蚴，尾蚴入水，侵入第二中间宿主，多为淡水蟹及喇蛄，形成囊蚴，当人食入含有生的或未彻底煮熟的淡水蟹和喇蛄后而感染肺吸虫。囊蚴在人体肠内溶解，童虫则穿透肠壁进入腹腔、胸腔、肺、皮肤甚至脑而引起局部炎症反应或出血，引起多种不同的临床症状。斯氏肺吸虫主要侵犯肺外组织，而卫氏肺吸虫主要侵犯肺组织。

【影像学表现】

1. X 线 胸片难以显示肺吸虫的影像特点，表现为斑片实变、磨玻璃样密度灶、囊性病灶、空洞，或者胸腔积液、气胸、心包积液、局限性横膈隆起等非特异性表现，较难确诊，易误诊为其他炎症病变。

2. CT 胸部 CT 可以对病变形态、密度、受累范围进行准确评估。CT 表现取决于感染所处的阶段。在童虫移行阶段，局部表现为炎症、出血，为片状实变、磨玻璃样密度灶，胸腔积液等，与普通的炎症难于区别，有时表现为胸膜下延续到肺内的条状实变，提示为虫体的移行轨迹；后期可形成囊性病灶、结节、空洞等，有时结节周围带"晕"征，与出血有关。肺吸虫在肺组织内移行时，对肺组织造成机械性损伤，虫体死亡被吸收后会形成典型的"隧道"征，表现为片状实变病灶内条状透亮影，为诊断肺吸虫的重要影像学表现（图 8-2-1）[4]。约 30% 的患者会出现胸腔积液或液气胸，部分患者还表现为腹腔积液、心包积液等多浆膜腔积液等，胸膜还会出现增厚、钙化[5]。10% 的患者出现肺门或纵隔淋巴结肿大。

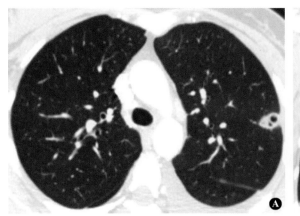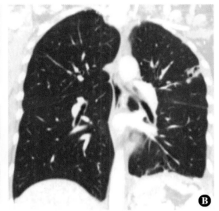

图 8-2-1　肺吸虫病

A.CT肺窗示左肺上叶尖后段胸膜下形态不规则结节，其内见含气透亮区；左侧胸腔积液；B.左肺叶上部的病灶内可见透亮区，呈典型"隧道"征表现

【诊断要点】

1. 流行病学史，生食淡水蟹、蝲蛄等。

2. 实验室检查示肺吸虫抗原、抗体检测阳性。

3. CT表现为典型的"隧道"征。

【鉴别诊断】

当肺吸虫病的影像学表现缺乏典型的"隧道"征时，单纯从影像学表现进行诊断存在一定困难。患者有生食淡水蟹、蝲蛄史，以及实验室检查示血嗜酸性粒细胞增高等均提示血吸虫感染的可能性。

1. 社区获得性肺炎　以细菌感染多见，典型的实变表现为按肺叶、段等解剖结构分布，而非肺吸虫病表现的胸膜下条状实变，抗感染治疗后效果一般较好，相对寄生虫病的浆膜腔积液量少。

2. 肺结核　典型的发病部位为上叶尖后段、下叶背段，表现为多形态病变，如实变、结节、条索影、"树芽"征、空洞等，临床存在结核感染中毒症状。

3. 支气管扩张　肺吸虫表现为"隧道"征时需与支气管扩张相鉴别，支气管扩张往往累及多支且为其走行部位，和肺动脉伴行。而肺吸虫"隧道"征一般比较孤立，为非支气管所在解剖部位及走行。

（陈疆红）

参 考 文 献

[1] Robertson LJ, van der Giessen JWB, Batz MB, et al. Have foodborne parasites finally become a global concern? Trends Parasitol, 2013, 29（3）：101-103.

[2] Wu YH, Zhou YH, Jin X, et al. Diagnosis and surgical management of pericardial effusion due to paragonimiasis. Int Infect Dis, 2019, 83：102-108.

[3] 胡杨红，詹学. 肺吸虫病的诊治进展. 中华临床医师杂志（电子版），2017，11（5）：849-854.

[4] Seon HJ, Kim YI, Lee JH, et al. Differential chest computed tomography findings of pulmonary parasite infestation between the paragonimiasis and nonparagonimiatic parasite infection. J Comput Assist Tomogr, 2015, 39（6）：956-961.

[5] 盛利平，孔宪炳，邓友松，等. 30例卫氏并殖吸虫病患者临床及影像学特征. 中国血吸虫病防治杂志，2019，31（2）：200-203.

第三节　肺 棘 球 蚴

棘球蚴病（echinococcosis）又称为包虫病，是由棘球绦虫的幼虫寄生于人体引起的人兽共患寄生虫病。寄生于人体的主要有囊型包虫病（cystic echinococcosis，CE）和泡型包虫病（alveolar echinococcosis，AE）两种，分别为带绦虫科棘球绦虫属的细粒棘球绦虫（*Echinococcus granulosus*）和多房棘球绦虫（*Echinococcus multilocularis*）所致。我国是包虫病高发病率国家之一，以囊型包虫病为主。

【概述】

在我国棘球蚴病主要发生于畜牧业比较发达的新疆、青海、甘肃、宁夏、西藏、内蒙古等地。病变主要累及肝脏，65%～80%的CE发生在肝脏，而AE则高达98%发生在肝脏，其次为肺脏及骨骼[1]。

临床症状有赖于其寄生部位、病变的大小及有无并发症。有时可寄生于人体数年到十几年而无明显症状出现。当包虫囊较大时产生压迫症状，在肺组织生长较快，可引起干咳、咯血等症状。

实验室检查包括酶联免疫吸附试验（ELISA）、间接红细胞凝集试验（IHA）、PVC薄膜快速

ELISA、免疫印迹（Western blot，WB）等免疫学检查，如查出棘球蚴病相关的特异性抗体或循环抗原或免疫复合物可确诊。其中，以 ELISA 法最为常用且较敏感。在手术活检材料、切除的病灶或排出物中发现棘球蚴囊壁、子囊、原头节或头钩以获得病原学诊断[2]。

【病理学表现】

棘球蚴病主要通过粪口途径传播，中间宿主为人和有蹄类动物（牛、马、猪、羊等），终末宿主为犬科和猫科动物。终末宿主将虫卵排出，污染了土壤、水源、草场等，中间宿主食入虫卵而被感染。虫卵进入中间宿主的十二指肠，在消化液的作用下，六钩蚴脱壳而出，继而钻入肠壁，随血液循环进入门静脉系统，大部分幼虫在肝脏发育成棘球蚴，只有很少部分到达肺脏，或者经体循环到达其他脏器发育成棘球蚴。

【影像学表现】

棘球蚴病的影像学表现主要取决于结节或囊肿的实性物质、囊泡及其钙化的程度[3]。

1. X 线　在诊断单纯肺棘球蚴病时可以较清晰地显示病灶，通常表现为肺内单发或多发的圆形、类圆形阴影，边缘较清晰、光整，病灶大小不一，直径从数厘米甚至达到 10cm 以上[4]；当囊肿破裂与支气管相通，气体进入囊肿内可以形成新月形透亮区。结合临床流行病学情况可以做出较明确的诊断，但是当囊肿破裂或合并其他疾病时给诊断带来一定困难，仅凭胸片较难明确诊断。

2. CT　CT 诊断肺棘球蚴病具有较明显的优势，常见表现包括肺内单发或多发囊性病变，以单囊多见，囊壁光滑，多位于中下肺外带。病灶大小不等，可以为 1cm 左右的小囊，甚至达 10cm 以上的大囊（图 8-3-1），易与胸膜粘连。包虫囊肿的外囊是相邻肺组织对包虫反应形成的一层纤维性包膜，内囊是包虫囊肿的固有囊壁。由于内囊的生发层可以生出小芽孢，逐渐长成子囊，因此 CT 上还可见囊内含有子囊的表现，囊中有囊为较特异的改变（图 8-3-2），但是出现这种表现的仅占 10% 左右，明显低于肝包虫出现子囊的概率，

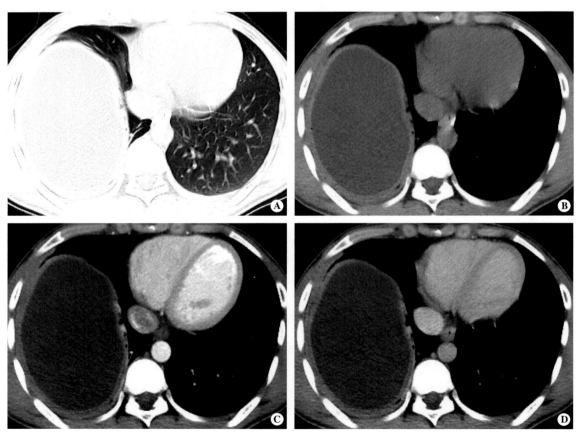

图 8-3-1　肺棘球蚴病（一）
A. CT 肺窗示右肺内巨大的球形病灶，边缘清晰、光滑、规则；B. 纵隔窗示囊内液体密度均匀，囊壁厚薄均匀、规则，周围肺组织受压改变；
C、D. 增强扫描，动脉期和静脉期显示病灶无强化（图片由新疆医科大学第一附属医院刘文亚、张铁亮提供）

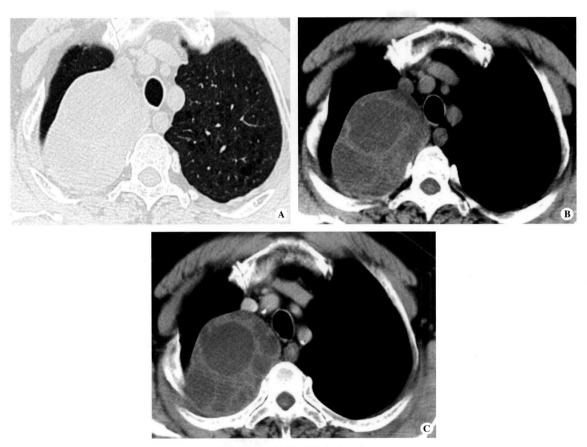

图 8-3-2　肺棘球蚴病（二）

A. CT 肺窗示右上肺内球形病灶，边缘光滑、清晰；B. 纵隔窗示右肺上叶囊性病灶内多发大小不等的囊，囊壁较均匀、光整；C. 增强扫描，病灶无明显强化（图片由新疆医科大学第一附属医院刘文亚、张铁亮提供）

大囊内含较多的子囊则形成"桑葚"状或"蜂窝"状表现。若外囊破裂与支气管相通，气体进入内、外囊之间，形成"新月"征；内外囊都破裂，囊内容物部分排出，空气同时进入内、外囊内，有气 - 液平面出现，其上方有两层弧形的透亮带，形成"双弓"征；内、外囊均破裂，内容物排出后，内囊塌陷，漂浮在液面上，则可形成有诊断特征的"飘带"征或"水上浮莲"征（图 8-3-3）。周围可伴有支气管血管受压移位征象，囊肿破裂与胸腔相通时可见胸腔积液[5-7]。包虫囊肿感染后常失去锐利的边缘，显示模糊、不规则表现或有棘状突起，囊内密度不均匀，CT 表现和肺脓肿相似。

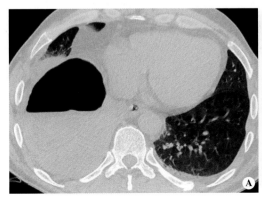

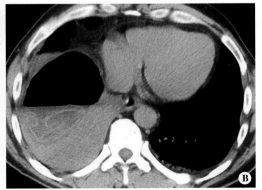

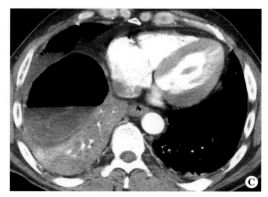

图 8-3-3 肺棘球蚴病（三）

A. CT 肺窗示右肺下叶密度增高，其内可见气 - 液平面；B. 纵隔窗示右肺下叶囊性密度灶，囊液内见条状形态不规则高密度，囊性密度灶周围见片状实变肺组织；C. 增强扫描，囊壁及囊液内条状高密度无明显强化（图片由新疆医科大学第一附属医院刘文亚、张铁亮提供）

【诊断要点】

1. 流行病学史，曾在疫区居住，并有与狗、羊等动物接触史。

2. 影像学表现，肺内囊性占位，出现囊中含有子囊、"飘带"征、"新月"征等典型征象。

3. 免疫学检查，查出棘球蚴病相关的特异性抗体或循环抗原或免疫复合物，或者获得病原学诊断结果。

【鉴别诊断】

1. 肺脓肿 患者临床症状较明显，高热、寒战，血常规检查示白细胞总数明显增高。急性肺脓肿空洞外壁周围模糊，有渗出，内壁较光整，有气 - 液平面；慢性肺脓肿，洞壁外缘变得相对清晰，形态不规则，但明显的"分叶"征少见，内壁也相对光整。

2. 肺结核空洞 病变一般位于结核好发的上叶尖后段及下叶背段，可见厚壁或薄壁空洞，气 - 液平面少见，可见引流支气管，周围可见"卫星灶"或表现为"树芽"征的支气管播散病灶。

3. 癌性空洞 空洞外缘清晰，可见分叶征、胸膜凹陷征等典型表现，内壁凹凸不平，可见壁结节，若出现同侧肺门及纵隔内增大淋巴结则更有助于诊断。

【研究现状与进展】

1. MRI 包虫的外囊为一层纤维结缔组织，在 T_1WI 及 T_2WI 上表现为连续、均匀、光滑的环形低信号，增强后为延迟强化表现。其良好的组织结构分辨率有助于囊壁、子囊的显示，利于囊液性质的判断，是否存在感染后的改变等均优于 CT；此外还可准确判断病灶与周围大血管、心脏的关系，为手术提供可靠的帮助。

2. PET/CT 此检查的优势在于显示病灶的代谢活性。主要见于肝包虫病灶的研究，显示病灶的摄取情况及其边缘的活性病灶区可反映病灶发展趋势，在判断是否存在浸润方面有重要价值，还可以用来随访观察病灶对于药物治疗的反应[8]。对于诊断多器官受累的包虫感染，PET/CT 有明显的诊断价值。

（陈疆红）

参考文献

[1] 李德生，张力为，张铸，等. 胸部包虫病诊疗技术规范专家共识. 中国胸心血管外科临床杂志，2015，22（9）：799-802.

[2] 全国地方病寄生虫病标准委员会. 包虫病诊断标准（WS 257—2006）. 热带病与寄生虫学，2018，16（1）：56-61.

[3] 楚慧，王志强，张巍. 包虫病 668 例临床病理学分析. 新疆医科大学学报，2015，38（1）：73-76.

[4] 宋燕. 肺包虫病 X 线征象分析. 中外健康文摘，2013，23：161-162.

[5] 曹源，肖建生，何玉麟. 包虫病的影像学诊断进展. 实用放射学杂志，2018，34（9）：4.

[6] 关键，蒋世玖，朱志军，等. 含子囊型肺包虫病一例. 中华结核和呼吸杂志，2015，38（8）：635-636.

[7] 孙小芹. 青海高原地区体部包虫病的 CT 表现. 实用放射学杂志，2008，24（8）：1059-1061.

[8] Bulakçl M，Kartal MG，Yilmaz S，et al. Multimodality imaging in diagnosis and management of alveolar echinococcosis: an update. Diagn Interv Radiol，2016，22（3）：247-256.

第四节 肺 囊 虫

【概述】

猪带绦虫是我国常见的人兽共患病，病变常累及皮下、肌肉、脑组织，而肺部感染很少见。

猪带绦虫寄生于小肠，会吸收人体摄入的营养物质并不断释放代谢产物，主要引起腹痛、腹泻等消化系统症状。囊尾蚴为猪带绦虫的幼虫，基于寄生部位、幼虫数目、是否存活及机体反应等会引起不同的临床症状，寄生于脑部引起脑囊虫病，引发癫痫、颅内压增高等症状；寄生于肺部引起肺囊虫病，主要引发咳嗽、咳痰等呼吸系统症状或无明显症状。

实验室检查包括粪便中查虫卵、孕节，皮下肌肉型囊尾蚴病可以进行皮下结节活检，眼型囊尾蚴病可以进行眼底镜检查，脑型囊尾蚴病可以通过典型的影像学表现及血清学检查，如酶免疫转移印迹试验（EITB）法，检测血清中猪带绦虫抗体，特异度为100%。

【病理学表现】

人因食用生的或半生的含有猪囊尾蚴的猪肉而被感染，囊尾蚴进入肠道在消化液的作用下，在小肠内翻出头节吸附于肠壁上，造成肠壁损伤，并逐渐在此发育，长出体节、发育为成虫，寄生人体达数年或数十年，不断排出孕节，成为主要的传染源。如果人意外食入猪肉绦虫虫卵或孕节，在十二指肠处六钩蚴脱出钻入肠壁，进入血液循环到达全身各部位，形成囊尾蚴，若停留于肺部，则发生肺囊虫病。因此，人不仅是猪带绦虫的终末宿主，也是中间宿主。

【影像学表现】

中下肺野外带胸膜下区微循环相对丰富且血流缓慢，有利于六钩蚴停留，局部会产生炎症反应，会引起非特异性的炎症病灶，或引起胸腔积液[1,2]，这些征象无特征性，仅依靠肺部影像很难诊断。若六钩蚴停留在肺组织内发育为囊尾蚴，刺激周围组织形成纤维包裹、嗜酸性粒细胞浸润，表现为中心密度低的环形病灶，边缘较光滑。当囊尾蚴头节发生钙化时，小结节内可见小钙化点[3]，此征象具有提示作用。囊尾蚴坏死组织的周围形成结核样肉芽组织，继而出现纤维组织增生，玻璃样变及嗜酸性粒细胞浸润，形成密度均匀、边缘光滑的小结节影。当其他部位尤其是颅内或皮下出现囊虫病变时，要考虑到肺部受累。

【诊断要点】

1. 流行病学史　曾食用生的或半生猪肉。

2. 影像学检查　当肺部出现中心透亮的小结节或带钙化的小结节有诊断价值，且当皮下、肌肉或脑内出现囊虫感染病灶时，更提示囊虫病的诊断。

3. 实验室血清检查　猪带绦虫抗体阳性。

【鉴别诊断】

1. 血行播散性肺结核　临床上患者存在低热、盗汗、乏力等结核感染中毒症状，亚急性、慢性播散病灶以上肺分布为著，急性播散病灶的结节为"三均匀"表现，有时在肺部结核好发的上肺叶尖后段或下肺叶背段见到空洞等多形态病变。

2. 转移瘤　患者一般有肿瘤病史，结节随机分布、大小不一，以下肺多见，结节内点状钙化少见。

（陈疆红）

参 考 文 献

[1] Chen YF，Wang PL，Ding LR. Two cases of pulmonary cysticercosis manifesting as pleural effusion：case report and literature review. J Thorac Dis，2017，9（8）：E677-E681.
[2] Gupta N，Meena M，Harish S，et al. A rare case of pulmonary cysticercosis manifesting as lung cavity with pleural effusion. Lung India，2015，32（5）：515-517.
[3] 裴云，邓东，龙莉玲，等. 肺囊虫病的X线表现. 中华放射学杂志，2002，36（5）：468-469.

第九章　支原体肺炎

【概述】

支原体肺炎（mycoplasma pneumoniae，MP）是由肺炎支原体引起的急性呼吸道感染伴肺炎，可引起流行，约占全部肺炎的10%，严重者也可致死亡。肺炎支原体在发病前2～3天直至病愈后的数周皆可于呼吸道分泌物中被发现。它通过接触感染，长在纤毛上皮之间，不侵入肺实质，其细胞膜上有神经氨酸受体，可吸附于宿主的呼吸道上皮细胞表面，抑制纤毛活动和破坏上皮细胞，同时产生过氧化氢而进一步引起局部组织损伤。其致病性可能与患者对病原体或其代谢产物的过敏反应有关。感染后可以引起体液免疫，大多成年人血清中存在抗体，较少发病。

本病潜伏期为2～3周，起病缓慢，约1/3的病例无症状。以气管-支气管炎、肺炎、耳鼓膜炎等形式出现，而以肺炎为最重。发病初有乏力、头痛、咽痛、发冷、发热、肌肉酸痛、食欲减退、恶心和呕吐等，头痛显著。发热程度不一，可高达39℃。2～3天后出现明显的呼吸道症状，如阵发性刺激性咳嗽，咳少量黏痰或黏液脓性痰，有时痰中带血。发热可持续2～3周。体温恢复正常后尚可遗有咳嗽，伴胸骨下疼痛，但无胸痛。

支原体肺炎患者的白细胞总数多在正常范围内，偶尔可升高，白细胞分类中中性粒细胞或嗜酸性粒细胞稍增多。直接抗球蛋白试验可阳性，红细胞沉降率在发病初期阶段可增加。补体结合试验是诊断肺炎支原体感染广泛使用的血清学诊断方法。间接血凝试验主要检测IgM抗体。酶联免疫吸附试验用于检测IgM和IgG抗体。该方法敏感、特异性高、快速、经济，是诊断肺炎支原体感染的实用、可靠的手段。现已有ELISA试剂盒出售。冷凝集试验是一种诊断肺炎支原体感染的非特异性试验。聚合酶链反应（PCR）技术能检查肺炎支原体感染的临床标本。

【病理学表现】

支原体肺炎肺部病变呈片状或融合性支气管肺炎或间质性肺炎，伴急性支气管炎。肺泡内可含少量渗出液，并可发生灶性肺不张、肺实变和肺气肿。肺泡壁和间隔有中性粒细胞和大单核细胞浸润。支气管黏膜细胞可有坏死和脱落，并有中性粒细胞浸润。胸膜可有纤维蛋白渗出和少量渗液。

【影像学表现】

支原体肺炎的影像学表现缺乏特异性，也可表现为正常。

1. 节段或大叶型肺实变　病变可按大叶或节段分布为主，呈大片状实变。密度较高或不均匀，多为单侧病变，右肺多于左肺，下叶多于上叶，以右肺下叶最多见。

2. 小斑片状或扇形浸润阴影　病变以肺小叶分布为主，表现为支气管炎，多发生在双肺下野，自肺门向外呈扇形或放射状延伸，可表现为心旁区大小不等的斑片状影，密度不均，边缘模糊（图9-0-1）。HRCT更易检出小叶中心受累及间质性改变，支原体肺炎作为一种间质性肺炎，病理上表现为支原体聚集在呼吸道上皮的表面，破坏气管、支气管上皮细胞，致支气管壁水肿、溃疡形成，同时引起支气管、血管周围的间质充血、水肿和多核细胞浸润，引起支气管炎、间质肺炎，在多数情况下胸部CT具有典型的间质性表现，但仅单纯的间质性表现不多，常与肺实质型改变同时存在。

3. 肺门周围局限性间质炎　肺门周围间质浸润及淋巴结增大。单侧病例多于双侧，表现为肺门影增大，结构不清，病变吸收时间多于2～3周。

4. 肺间质浸润改变　病变多分布于下肺野，表现为肺纹理增粗、增多，局部肺野透亮度减低，肺野模糊，呈网状及结节状影。

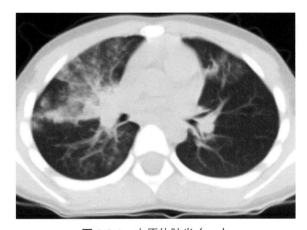

图 9-0-1 支原体肺炎（一）

患者，女性，6 岁。CT 肺窗示双肺多发斑片状影及小结节，边缘模糊不清

5. 肺不张 在大片状阴影病变的吸收过程中可出现肺不张。

6. 胸腔积液 发生率低，多为少量，分布于肋膈角区，或需侧卧水平位投照观察。

7. 儿童支原体肺炎 病灶类型表现为磨玻璃阴影、网织结节影（图 9-0-2）和实变；主要病变特点包括空气支气管征、支气管管壁增厚、淋巴结增大及胸膜改变；小于 3 岁患儿病变好发于双叶，4 岁及以上患儿多局限于单叶，下叶病变略多于上叶[1]。

【诊断要点】

1. 影像学表现，可为大片状实变、小斑片状影或扇形浸润影；亦可见肺间质改变。

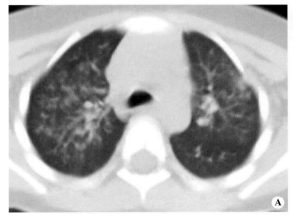 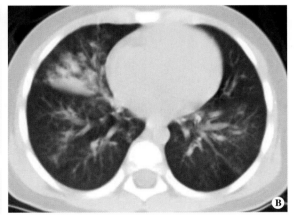

图 9-0-2 支原体肺炎（二）

患者，男性，3 岁。A、B. CT 肺窗示双肺多发网织结节影，边界模糊，右肺中叶可见部分实变

2. 实验室检查，白细胞总数大多正常或稍增高，红细胞沉降率多增加，Coombs 试验阳性。

3. 血清凝集素（属 IgM 型）大多滴度上升至 1：32 或更高，病情越重，阳性率越高。

4. 血清特异性抗体测定有诊断价值，临床常采用补体结合试验、间接血凝试验、间接免疫荧光法及酶联免疫吸附试验等。

【鉴别诊断】

1. 原发性肺结核 儿童好发，与轻型肺炎症状相似，但前者起病缓慢，可有全身中毒症状，如午后低热、盗汗、疲乏无力等，影像学检查可有"哑铃"征的特征表现。

2. 继发性肺结核 病灶局限于上肺野者有时需与渗出浸润为主的继发性肺结核相鉴别。支原体肺炎病变一般在无特殊药物治疗下 1～2 周明显或全部吸收，而结核不经治疗则吸收缓慢，随访复查可以鉴别。

3. 急性肺脓肿 起病急，但随着病情进展，咳出大量脓臭痰为其特征，影像学检查有时可见空洞样改变。

4. 肺炎球菌肺炎 起病急骤，常有受寒、淋雨、上呼吸道感染等诱因，有寒战、高热、胸痛、咳铁锈色痰，肺实变体征明显，血常规可见白细胞总数显著增高，多在 $10×10^9$/L 以上，痰及血中可分离出病原菌。

5. 过敏性肺炎 支原体肺炎有病灶多发或病灶迁移现象者需与过敏性肺炎相鉴别。多数支原体肺炎患者周围血中嗜酸性粒细胞计数不高，可资鉴别。

6. 病毒性肺炎 二者影像学表现相似，鉴别主要依靠冷凝集试验或支原体培养。

【研究现状与进展】

桂莹等[2] 研究表明，支原体肺炎患儿存在机体细胞免疫紊乱与体液免疫失衡，且病情越严重，紊乱和失衡程度越明显[3]。维生素 D 是一种脂溶性维生素，可以调节人体的钙磷代谢，促进细胞的生长、分化，同时还有重要的免疫调节作用，可以调节呼吸道局部及全身的免疫功能。绝大多数免疫细胞上都存在维生素 D 受体（vitamine D receptor，VDR），维生素 D 与免疫细胞上的 VDR 结合，通过调节各种免疫细胞的生长、分化和增殖，进而影响细胞因子和抗菌肽的分泌，从而对固有免疫和适应性免疫产生调节作用。王字举等[4]研究表明，血清 25-（OH）-D$_3$ 水平与儿童肺炎支原体肺炎相关，提示维生素 D 缺乏可能增加了患支原体肺炎的风险，可能是其发生的独立预测因素，原因可能是维生素 D 缺乏导致免疫调节功能降低，不能有效调节支原体肺炎的免疫紊乱状态，加重了支原体肺炎的严重程度。

目前支原体肺炎检测主要依靠支原体培养、血清学检测、分子检测等手段。支原体培养作为支原体肺炎检测的金标准，因其耗时长且阳性率低导致其在支原体肺炎早期检测中的应用严重受限。而近期流行的分子检测由于仪器操作设备要求高，操作烦琐也一直未被广泛使用，所以在临床应用较多的仍然是血清学检测。支原体肺炎的血清学检测包括被动凝集法、金标法及间接免疫荧光法 3 种方法。间接免疫荧光法有最高的灵敏度和特异度；被动凝集法灵敏度最低且操作较为复杂；金标法的灵敏度稍低，而特异度和间接免疫荧光法一致，且检测快速，仅需 20min 即可判读结果，快速诊断的潜在价值较高。支原体肺炎抗体金标法联合降钙素原（PCT）和超敏 C- 反应蛋白检测对支原体肺炎感染的诊断效能显著提高，且检测时间明显缩短，有很好的临床经济性和实用性[5]。

（刘白鹭　吕哲昊　许美玲）

参 考 文 献

[1] 吕利英，吕哲昊，吕祎梅，等 . 126 例不同年龄段儿童支原体肺炎的胸部 CT 影像学特征 . 临床肺科杂志，2017，22（2）：294-298.

[2] 桂莹，李晓岚 . 儿童咳嗽变异性哮喘与反复肺炎支原体感染的相关性研究 . 临床肺科杂志，2017，22（2）：276-279.

[3] Wittke A，Chang A，Froicu M. Vitamin D receptor expression by the lung micro-environment is required for maximal induction of lung inflammation. Arch Biochem Biophys，2007，460（2）：306-313.

[4] 王字举，闫丹丹，王红，等 . 儿童肺炎支原体肺炎血清 25-（OH）-D$_3$ 水平的研究 . 中国实验诊断学，2019，23（7）：1148-1150.

[5] 涂海霞，韩忠燕，徐丽云，等 . 肺炎支原体抗体金标法联合降钙素原、超敏 C 反应蛋白检测快速诊断支原体肺炎 . 国际检验医学杂志，2019，40（8）：897-900+904.

第十章　衣原体肺炎

【概述】

衣原体肺炎为由衣原体引起的肺炎，衣原体分为沙眼衣原体（*Chlamydia trachomatis*）、肺炎衣原体（*Chlamydia pneumoniae*）、鹦鹉热衣原体和家畜衣原体。肺炎衣原体肺炎常见，偶见鹦鹉热衣原体肺炎。本病多见于学龄儿童，大部分为轻症，发病常隐匿。感染率没有性别差异，四季均可发生。肺炎衣原体的传染途径是通过呼吸道分泌物人-人传播，在半封闭的环境如家庭、学校、军队及其他人口集中的工作区域可存在小范围的流行。肺炎衣原体的感染还可能与哮喘、冠心病及动脉粥样硬化的发病，慢性阻塞性肺疾病的急性发作和恶化有关。

本病起病多隐匿，早期表现为上呼吸道感染症状。临床上与支原体肺炎颇为相似。通常症状较轻，表现为发热、寒战、肌痛、干咳、非胸膜炎性胸痛、头痛、不适和乏力，少有咯血。发生咽喉炎者表现为咽喉痛、声音嘶哑，有些患者可表现为双阶段病程：开始表现为咽炎，经对症处理后好转，1～3周后又发生肺炎或支气管炎，咳嗽加重。肺炎衣原体感染时也可伴有肺外表现，如中耳炎、关节炎、甲状腺炎、脑炎、吉兰-巴雷综合征等；体格检查时肺部偶闻湿啰音。

衣原体肺炎患者的白细胞总数和分类结果多正常，但红细胞沉降率多增加。微量免疫荧光（micro-immunofluorescence，MIF）试验是目前国际上标准的且最常用的肺炎衣原体血清学诊断方法，除性病门诊患者等特定人群外，肺炎衣原体肺炎的 MIF 血清学诊断可使用肺炎衣原体单一抗原，即不需要同时检测沙眼衣原体和鹦鹉热衣原体抗体。血清学诊断标准：MIF 试验 $IgG \geq 1 : 512$ 和（或）$IgM \geq 1 : 32$，在排除类风湿因子（RF）所致的假阳性后可诊断为近期感染，双份血清抗体滴度 4 倍或以上升高也可诊断为近期感染；$1 : 16 \leq IgG < 1 : 512$ 为既往感染。

【病理学表现】

肺炎衣原体由上呼吸道吸入而侵入鼻咽等黏膜后，首先引起局部组织炎症细胞的浸润性病变，病原体在单核巨噬细胞中繁殖，进而通过血行扩散。病变明显多发于肺等下呼吸道，炎性病变由肺门逐步扩大，表现为小叶性及间质性肺炎，多发于肺下部。伴随肺部的早期炎性反应，呈现多形核白细胞浸润及肺泡的纤维素样渗出，可见肺泡腔充满液体，肺泡壁和肺间质呈明显增厚，可发生水肿、出血及坏死。病变也可累及网状内皮系统，肝脏出现炎症及小灶性坏死，脾大。有时可见胸膜炎、心膜炎及心肌炎等，肾脏、神经系统与消化系统也可出现病变。在肺巨噬细胞、心肌、心包及肝星形细胞内均可见到嗜碱性包涵体。

【影像学表现】

新生儿衣原体肺炎的胸片多表现为双肺发病，对称分布于中下肺，少数病例呈不对称性分布。肺内表现为类似于间质性肺炎的网织影及颗粒影改变，以肺中内带分布为主，双肺较多出现肺过度充气的透亮度增高表现，明显者甚至可见肋间肺膨出。另可见肺部感染的斑片状实变征象，但实变范围非肺叶或肺段分布，亦无胸膜渗出。胸部 CT 表现多种多样，多累及双肺，对称分布。双肺透亮度增高，此为新生儿衣原体肺炎的一大特点，有时表现为小叶中心性肺气肿。肺纹理增多、增强呈网织状改变，小叶间隔或支气管血管束增厚。有时双肺可见多发结节，大小不等，小者呈小点状或粟粒状，大者表现为小结节，直径可不一致；分布不均匀，可呈多发弥漫或散在分布，二者无明显差异。结节另一特点是胸膜下分布较显著；结节可孤立也可融合存在，可合并不同程度的肺内实变，斑片状影主要分布于中外带，靠近内带及肺门区影大多较小或不明显，斑片状影可以遮盖病变内的粟粒或结节影等，但一般无空气支气管征，亦非肺叶或肺段分布，不同于新生儿肺出血等渗出性病变表现，此征象对支原体肺炎的诊断无特异性。

成人衣原体肺炎较多见磨玻璃样改变，但新生儿衣原体肺炎磨玻璃样改变相对较少。成人衣原体肺炎与其他非典型肺炎有许多相似之处，影像学表现可多种多样，并无明显特异性。主要表现为实变（图 10-0-1）、磨玻璃阴影、网织影、小片模糊影和小结节。病变多呈小叶性分布，以双下肺多见，可单发或多发[1-3]。

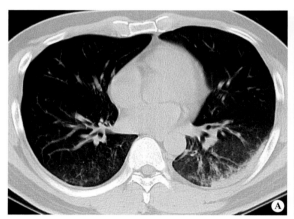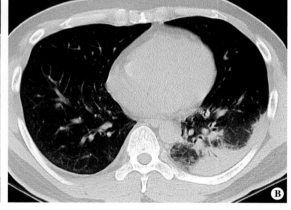

图 10-0-1 衣原体肺炎
CT 肺窗示左肺下叶胸膜下条带状和扇形实变，其内可见空气支气管征；实变周围和左右肺下叶可见多发磨玻璃阴影

【诊断要点】

1. 临床症状及影像学表现均无特异性，影像学表现可为双肺透亮度增高，双肺胸膜下可见多发大小不等结节，可合并不同程度的实变。

2. 确诊有赖于实验室诊断，取鼻咽部或咽后壁拭子、气管和支气管分泌物、肺泡灌洗液等标本培养。

3. 应用 PCR 试验检测上述标本对诊断有很大帮助。

4. 微量免疫荧光试验是目前国际上标准的且最常用的肺炎衣原体血清学诊断方法。

【鉴别诊断】

1. 新生儿吸入性肺炎 多有明确吸入史，如胎粪吸入，出生即发病，胸部影像学表现为肺中内带为主的小斑片状影及广泛性或局灶性过度充气等，可与衣原体肺炎表现类似，但衣原体肺炎发病时间为出生后 2～4 周，根据发病时间和临床特征可鉴别。

2. 新生儿呼吸窘迫综合征 多为早产儿，出生后进行性呼吸困难，呼吸道症状显著，主要表现为双肺内渗出引起肺透亮度降低，可见网织颗粒，空气支气管征显著；衣原体肺炎多见于足月儿，于新生儿晚期出现症状，且临床症状轻，肺内影像表现严重，尤其大多有肺过度充气的表现，与新生儿呼吸窘迫综合征的肺充气不良明显不同。

3. 支原体肺炎 其与衣原体肺炎肺实质的结节或气腔实变影像学表现相似，且均有间质改变，但支原体肺炎以年龄为 3～5 岁及以上的儿童发病率最高，一般均伴有发热，其间质改变更多表现为支气管血管束增厚、支气管扩张等；实验室血清冷凝集试验、支原体抗体阳性可以帮助支原体感染的诊断。

4. 急性血行播散性肺结核（粟粒肺） 儿童肺结核以原发综合征或肺门淋巴结多见，若表现粟粒肺，其发病时间多在新生儿期后，多有密切接触史，常有发热等结核感染中毒症状，临床结核菌素试验为阳性，影像特征为"三均匀"，即结节的大小、密度及分布均匀，肺门淋巴结常肿大，这与新生儿衣原体肺炎通常在发病时间、肺内结节表现（"三不均匀"）且一般不伴纵隔肿大淋巴结等影像有所不同。衣原体肺炎患者实验室检查衣原体抗体阳性，当两者鉴别困难时，可观察大环内酯类药物治疗的反应，若短期内好转，则支持衣原体感染的诊断。

5. 间质性肺炎 大多数由病毒引起，肺内可表现网织颗粒及结节影，尤其是巨细胞病毒肺炎病变分布和影像特征与衣原体肺炎表现相似，有时单纯依靠影像学表现鉴别较为困难，但巨细胞病毒感染常合并其他器官受累的症状和体征，衣原体肺炎肺部体征轻，影像学表现相对明显，在血清学检查结果出来之前可试行大环内酯类药物治疗，临床好转则支持衣原体感染。

【研究现状与进展】

目前对于衣原体肺炎的实验室检测方法包括病原体分离培养法、直接检测法、荧光定量核酸扩增法、荧光定量聚合酶链反应及血清检测法。血清检测法又包括化学发光法（CLIA）、酶联免疫吸附试验（ELISA）及间接免疫荧光（IIF）等。ELISA 实验步骤多、干扰环节多；IIF 只能检测 IgM。衣原体肺炎感染后抗体的形成慢于其他病原体，肺炎支原体 IgG 抗体水平通常在再感染后 1～2 周升高，但有时没有再感染也会升高；肺炎支原体 IgM 抗体水平在再感染时可能会稍微升高。有研究证明[4]，CLIA 和 ELISA 检测肺炎支原体 IgG 和肺炎支原体 IgM 抗体的 Kappa 值分别为 0.900 和 0.903，一致百分比分别为 85.0% 和 85.5%，表明 CLIA 和 ELISA 检测肺炎支原体 IgG 和肺炎支原体 IgM 抗体的一致性较好。此外，CLIA 和 IIF 检测衣原体肺炎抗体的 Kappa 值为 0.905（$P < 0.001$），一致百分比为 80.0%，表明 CLIA 和 IIF 检测衣原体肺炎抗体也具有较好的一致性。CLIA 具有操作简便、灵敏度高、特异度强、精密度高、检测范围宽等优点，临床上可以替代 ELISA 和 IIF 用于肺炎衣原体抗体的检测。

肺炎衣原体的主要外膜蛋白（Cpn-MOMP）是其主要的表面抗原，衣原体蛋白酶样活性因子（Cpn-CPAF）是由衣原体合成并分泌到宿主细胞内的蛋白，是肺炎衣原体和宿主之间相互作用的途径之一[5]。有研究[6]构建了 Cpn-MOMP 工程菌株，rCpn-MOMP 表达量可达菌体蛋白的 53%，经过提纯，纯度可达 90% 以上，与传统的细菌培养相比，该方法操作简便、条件可控、产量高、产物纯度高，因此该技术可以为临床检验提供大量纯度较高的 rCpn-MOMP 抗原，为临床中肺炎衣原体感染提供较好的检验手段。

（刘白鹭 吕哲昊 张宪贺）

参 考 文 献

[1] Itob I，Ishida T，Hashimoto T，et al. Chest radiograph of atypical pneumonia comparison among chlamydia pneumoniae ornithosis and mycoplasma pneumoniae pneumonia. Kansenshogaku Zasshi，2000，74（11）：954-960.

[2] 曹永丽，彭芸，孙国强. 新生儿衣原体肺炎的临床及影像表现特点分析. 中华放射学杂志，2012，46（6）：512-515.

[3] 潘文玲，王瑞芳，李博. 新生儿衣原体肺炎 11 例的临床和影像特点分析. 实用医学影像杂志，2013，14（1）：44-46.

[4] 周涌，李慧敏，李夏萌. 化学发光法检测肺炎衣原体抗体的性能评估. 国际检验医学杂志，2019，40（9）：1107-1110+1113.

[5] Atanu FO，Oviedo-Orta E，Watson KA. A novel transport mechanism for MOMP in Chlamydophila pneumoniae and its putative role in immune-therapy. PLoS One，2013，8（4）：e61139.

[6] 王菲，李岩伟，黄小兰，等. 肺炎衣原体及肺炎支原体临床血清学检测试剂的研发及应用. 标记免疫分析与临床，2018，5（25）：616-619.

第十一章 大叶性肺炎

【概述】

大叶性肺炎（lobar pneumonia）是以肺泡腔内弥漫性纤维素渗出为特征的急性炎性病变，病变通常累及肺大叶的全部或大部分[1]。本病常见于青壮年，最常见的致病菌为肺炎链球菌。大叶性肺炎多急性起病，主要临床表现为咳嗽、咳铁锈色痰、高热、胸痛、寒战、呼吸困难等，部分患者可有上腹痛。查体可有叩诊浊音、语颤增强、呼吸音减低和肺部啰音等。实验室检查示外周血白细胞和中性粒细胞增多[2]。

大叶性肺炎已经成为社区获得性肺炎的一种重要类型，吸烟、免疫功能下降、空气污染、呼吸道病毒感染等可增加大叶性肺炎患病风险。虽然抗生素的应用可提高治愈率，但重症患者的病死率仍然较高。

【病理学表现】

本病主要为肺泡腔内的纤维素性炎，以渗出的水肿液、纤维素、红细胞、中性粒细胞充填肺泡腔为其病理学特征，常发生于单侧肺，多见于左肺或右肺下叶，也可同时或先后发生于 2 个至多个肺叶[3]。典型的病程可分为 4 期[3, 4]。

1. 充血期 发病后 1 ～ 2 天。①肉眼观：病变肺叶呈暗红色肿大。②镜下：肺泡间隔内毛细血管弥漫性扩张充血，肺泡腔内有大量浆液性渗出液，以及少量红细胞及白细胞。

2. 红色肝样变期 一般为发病后的第 3 ～ 4 天。①肉眼观：病变肺叶肿大进一步加重，充血呈暗红色，质地变实，切面灰红，外观似肝脏，故称为红色肝样变期。②镜下：肺泡间隔内毛细血管仍保持扩张充血，而肺泡腔内则充满纤维素和大量红细胞，其中纤维素可穿过肺泡间孔与相邻肺泡内的纤维网相连，此外肺泡腔内还伴有少量中性粒细胞和巨噬细胞。

3. 灰色肝样变期 发病后的第 5 ～ 6 天。①肉眼观：病变肺叶充血消退，但仍肿大，实变区转变为灰白色，质实如肝，故称灰色肝样变期。②镜下：肺泡腔内有大量纤维素，纤维素网中充满大量中性粒细胞，由于肺泡壁毛细血管受压，肺泡腔内红细胞少，呈贫血状态。

4. 消散期 发病后约 1 周，机体免疫防御功能逐渐增强，肺泡腔内中性粒细胞变性坏死，释放大量蛋白溶解酶，并溶解渗出的纤维素，经淋巴管吸收或气道咳出。肉眼观：肺内实变病灶消失，肺组织质地变软，逐渐呈现黄色。炎症病灶完全溶解消散后，因肺组织无坏死、肺泡壁结构无破坏，肺组织结构及功能可恢复正常。

【影像学表现】

本病主要表现为密度均匀的肺实变，其内可见空气支气管征。慢性大叶性肺炎的影像学表现不一，可为结节、类圆形肿块，以及肺叶、肺段的实变[1]。

1. X 线 由于 X 线征象晚于临床症状出现，因此早期可无明显异常征象或仅见局部肺纹理增多及肺野透亮度降低。实变期可见肺叶或肺段呈大片均匀致密影（图 11-0-1），致密影内可见含气透亮的支气管影（空气支气管征）。病变叶间裂处边界清楚，未达叶间裂处边界模糊不清。消散期致密影密度逐渐减低，呈不规则斑片状影并逐渐被吸收后形成条索影，最终恢复正常。少数病例因肺泡内渗出物机化，肺泡间隔及支气管、血管周围纤维化而演变为机化性肺炎。

2. CT 充血期多无明显表现或仅表现为散在的条状或斑片状稍高密度影，密度不均。实变期表现为以肺段或肺叶为分布特点的均匀高密度实变（图 11-0-2），其内可见充气的支气管影，表现为空气支气管征，此为本病特征性影像学表现。消散期实变区密度随着吸收而逐渐减小，呈斑片状影，随着进一步吸收病灶可完全消失。肺炎阴影的消散往往迟于临床症状的改善。

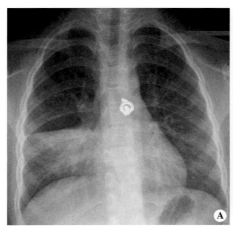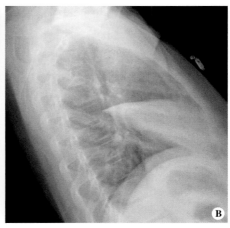

图 11-0-1 大叶性肺炎（一）
X 线正侧位片示右肺中叶大片状致密影，病变间裂处边界清楚

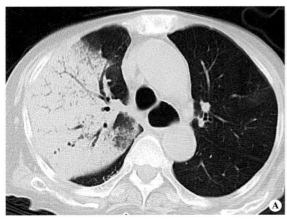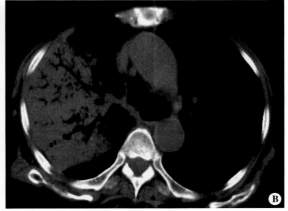

图 11-0-2 大叶性肺炎（二）
CT 示右肺上叶大片实变，其内可见空气支气管征

【诊断要点】

根据典型临床症状如高热、咳嗽、胸痛、咳铁锈色痰等，结合实验室检查结果白细胞总数增高，影像学检查表现均匀肺实变、空气支气管征等，可明确诊断。

【鉴别诊断】

1. 实变期大叶性肺炎需与干酪性肺炎、肺癌性实变相鉴别 干酪性肺炎常有肺结核的临床症状及表现如低热、乏力、盗汗等，肺内病变易在短期内形成虫蚀样空洞，可于邻近肺组织或其他部位出现多发结核播散病灶，病灶边缘模糊，且痰内可检测到抗酸性结核分枝杆菌。肺癌性实变，因癌组织阻塞或充填支气管分支，可出现肺不张，但无空气支气管征，同时常合并有纵隔及肺门肿块影。

2. 充血期和消散期大叶性肺炎需与浸润性肺结核相鉴别 浸润性肺结核的好发部位为肺的上叶尖后段和下叶背段，结合临床表现及实验室检查不难鉴别。

3. 实变期大叶性肺炎需与局限性肺不张相鉴别 大叶性肺炎实变区内可见空气支气管征，而局限性肺不张无此征象，并且不含气的肺叶体积可有缩小。此外，通过胸部增强 CT 检查，炎性实变 CT 值衰减程度较肺不张实变区更低，有相关研究[5]认为可通过设置 CT 值等量化的方法来辅助诊断区分炎性实变与非通气肺实变区。

【研究现状与进展】

1. 热成像技术 已有可行性研究[6]证实热成像可以探测局灶性肺实变，肺实变出现热量增高，但目前还没有确切实验数据来解释相关机制。此技术仍需进一步深入研究，但其在缺乏胸部 X 线检查设备的资源受限地区具有潜在应用价值。

2. MRI 由于存在运动伪影和低信噪比，肺部 MRI 图像的质量常常低于 CT 图像，但 MRI 通过分析 T_1WI 和 T_2WI 上的信号变化，具有更好的对比度分辨率和组织分辨率。大多数 MRI 和 CT 的比较研究认为[7]，在评估肺炎方面，MRI 检查能够在肺实变、肺坏死、肺脓肿和胸腔积液方面提供准确诊断信息。对于需要多次重复检查的慢性肺部炎性疾病，以及小儿复杂性肺炎经治疗后需要多次随访检查，由于 CT 辐射剂量累积较高，推荐应用 MRI 替代 CT 检查，并且 MRI 在某些特殊情况下能够为下一步治疗提供有利信息。

3. 超声 由于肺内气体干扰，超声对肺部疾病的诊断存在局限性，但是超声检查对大叶性肺炎尤其是在实变期仍然有其特点，并可进行动态观察。超声声像图的显示依赖于肺泡的相对通气，炎性渗出可导致胸膜异常，可被较早发现。早期小肺泡实变表现为胸膜下缺损，呈碎裂征象[8]，并逐渐扩大呈楔形而出现形态改变。随着疾病进展，肺实变区气体反射消失，完全实变区呈均匀低回声，似实肝样，光点密度与肝脏可相似。实变区内较大支气管内有时可见残存气体反射。超声检查还可用于鉴别炎性肺实变与肺不张，肺不张时肺体积缩小，肺组织呈中等强度细密点状回声，分布均匀，气管内多无气体反射，而炎性肺实变支气管内常残存气体反射。但超声显示病变受肩胛骨等影响，故肺上叶实变显示率较低，并且病变范围较小或未直接贴近胸壁者，可出现假阴性结果。

（刘白鹭　樊婷婷　李世杰）

参 考 文 献

[1] 冯晓源. 现代医学影像学. 上海：复旦大学出版社，2016.

[2] 韩萍，于春水. 医学影像诊断学. 4 版. 北京：人民卫生出版社，2017.

[3] 李玉林. 病理学. 8 版. 北京：人民卫生出版社，2016.

[4] 陈杰，周桥. 病理学. 3 版. 北京：人民卫生出版社，2015.

[5] Edwards RM, Godwin JD, Hippe DS, et al. A quantitative approach to distinguish pneumonia from atelectasis using computed tomography attenuation. J Comput Assist Tomogr, 2016, 40（5）：746-751.

[6] Wang LT, Cleveland RH, Binder W, et al. Similarity of chest X-ray and thermal imaging of focal pneumonia: a randomised proof of concept study at a large urban teaching hospital. BMJ Open, 2018, 8（1）：e017964.

[7] Liszewski MC, Görkem S, Sodhi KS, et al. Lung magnetic resonance imaging for pneumonia in children. Pediatr Radiol, 2017, 47（11）：1420-1430.

[8] Patel CJ, Bhatt HB, Parikh SN, et al. Bedside lung ultrasound in emergency protocol as diagnostic tool in patients of acute respiratory distress presenting to emergency department. J Emetg Trauma Shock, 2018, 11（2）：125-129.

第十二章　小叶性肺炎

【概述】

小叶性肺炎（lobular pneumonia）又称支气管肺炎（bronchopneumonia），由病原体感染引起支气管、细支气管灶状急性化脓性炎症[1]。常见的致病菌为肺炎双球菌、金黄色葡萄球菌和链球菌等[2]，除细菌性感染外也可为病毒性感染，但少见。该病好发于婴幼儿（是一种最常见的小儿型肺炎）、青少年、老年和极度衰弱的患者。

本病的主要临床表现有发热、咳嗽、呼吸困难、胸痛、咳黏液性或脓性痰。因病变分布通常表现为散在小灶性，临床体征表现多不显著，肺部听诊可闻及双肺中、小水泡音。

实验室检查示白细胞总数增高。部分极度虚弱的老年人或患儿因机体反应性低可无发热、咳嗽等症状，白细胞总数也可正常。

【病理学表现】

小叶性肺炎的病理学特征是以细支气管为中心的肺组织急性化脓性炎症[3,4]。

肉眼观：双肺散在分布灰黄、多发实变病灶，多见于双肺下叶和背侧。病灶大小不一，形状不规则，直径多在 0.5 ～ 1.0cm（相当于肺小叶范围），中央常可见受累及的细支气管。病情严重者，病灶可互相融合，甚至可累及整个肺大叶，发展为融合性支气管肺炎，但一般不累及胸膜。

镜下：早期，病变细支气管黏膜充血、水肿，其表面可出现黏液性渗出，周围肺组织无明显改变或肺泡间隔仅有轻度充血。病情进一步进展，病变中央支气管、细支气管管腔及其周围的肺泡腔内出现中性粒细胞、脱落的黏膜上皮细胞及少量红细胞。病变细支气管被炎性渗出物充填阻塞，病灶区可形成肺小叶不张，邻近肺组织部分肺泡可代偿性过度扩张（代偿性肺气肿）。严重者，病灶内中性粒细胞大量渗出，破坏支气管和肺组织，呈现出完全化脓性炎症改变。

【影像学表现】

以双肺中下肺野沿肺纹理分布的小片状或斑片状阴影[1,2]。

1. X线　以双肺下野心膈角区及内、中带多见。病变初期为细支气管及其周围炎性改变，表现为小结节或网织结节影，随疾病进展可表现为沿支气管分布的不规则斑点状或斑片状密度增高影，边界模糊不清，病变可部分融合成大片状密度增高影。病变液化坏死可形成空洞，表现为斑片状稍高密度影中有环形透亮影。当炎性渗出物阻塞支气管时，可见肺不张致密影表现，邻近肺野可透亮度增高，出现代偿性肺气肿表现。

2. CT　表现为沿肺纹理多发散在分布的斑点状或斑片状稍高密度影，多见于双肺或一侧肺中下野内中带（图 12-0-1）。小片状实变周围可有阻塞性肺气肿或肺不张表现，阻塞性肺不张邻近肺野可见局限性透亮影即代偿性肺气肿。病变进展可融合成大片状，类似于大叶性肺炎，但病变密度不均匀，其内无空气支气管征。

【诊断要点】

临床表现较重，多有发热、咳嗽、咳黏液性脓性痰并伴有呼吸困难、胸痛等症状；影像学表现为两中下肺沿肺纹理分布的散在斑片状或斑点状模糊阴影，可合并阻塞性小叶性肺气肿或肺不张；实验室检查示白细胞总数升高，基本可以确定诊断。

【鉴别诊断】

小叶性肺炎病情较轻时仅为局灶性结节影或分枝状小斑片状影，此时需要与早期浸润性肺结核及肺癌结节影像表现相鉴别。浸润性肺结核常有典型结核的临床表现，如低热、乏力、盗汗等，抗炎治疗无效，痰液可检测到抗酸杆菌，肺内病变可呈多形性，可见多发斑片、结节或空洞病变等。肺癌结节内部可见"空泡"征，周围可有分叶、毛刺及胸膜凹陷征等。

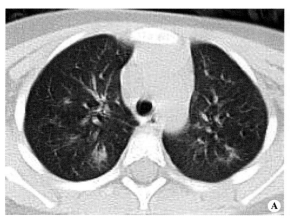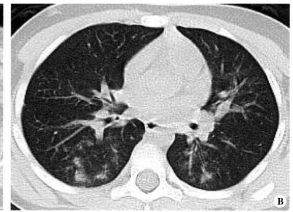

图 12-0-1 小叶性肺炎
CT 肺窗示双肺多发沿肺纹理分布的散在小斑片状影，边缘模糊

【研究现状与进展】

1. MRI 近年来有报道[5]利用 MRI 对肺炎进行研究，通过肺内炎性实变或斑片状结节样病变及磨玻璃样病变在 T_2WI 表现出的高信号特点来进行诊断，其诊断准确率与 HRCT 比较无明显统计学差异性。

2. X 线暗场技术 在动物实验中[6]，通过 X 线暗场技术能够显示出明场成像无法分辨的物质内部超微细结构，已有相关研究利用动物实验证实在活体内用暗场射线投照摄影可以描绘急性的肺部炎症，提供更多肺部炎症细节信息，且比 CT 辐射剂量低。

（刘白鹭　樊婷婷　李世杰）

参 考 文 献

[1] 韩萍，于春水. 医学影像诊断学. 4 版. 北京：人民卫生出版社，2017.

[2] 冯晓源. 现代医学影像学. 上海：复旦大学出版社，2016.

[3] 李玉林. 病理学. 8 版. 北京：人民卫生出版社，2016.

[4] 陈杰，周桥. 病理学. 3 版. 北京：人民卫生出版社，2015.

[5] Syrjala H，Broas M，Ohtonen P，et al. Chest magnetic resonance imaging for pneumonia diagnosis in outpatients with lower respiratory tract infection. Eur Respir J，2017，49（1）：1601303.

[6] Hellbach K，Meinel FG，Conlon TM，et al. X-Ray dark-field imaging to depict acute lung inflammation in mice. Sci Rep，2018，8（1）：2096.

第十三章　间质性肺炎

【概述】

间质性肺炎（interstitial pneumonia）系肺间质的炎症改变，病因可分为感染性和非感染性[1]。感染性间质性肺炎可由细菌或病毒感染引起，以病毒感染为主，儿童多见，常见的致病病毒包括流感病毒、副流感病毒、麻疹病毒、呼吸道合胞病毒、巨细胞病毒等。

除原发的急性传染病症状如发热和全身中毒症状外，常同时表现为咳嗽、气急、发绀等，而临床体征较少。在婴幼儿，由于肺间质组织发育良好，血供丰富，肺泡弹力组织不发达，故当间质发生炎症时，呼吸急促等缺氧症状比较显著。严重者常形成坏死性支气管炎及支气管肺炎，病程迁延易演变为慢性肺炎。

【病理学表现】

病理学特征[2,3]主要为肺间质炎症。肉眼观：病变表现多不明显，病变肺组织因充血水肿而轻度肿大。镜下：炎症主要累及肺间质，引起肺泡间隔明显增宽，间隔内血管扩张、充血，间质水肿伴有单核细胞及淋巴细胞浸润，通过间质内淋巴管蔓延而导致局限性淋巴管炎和淋巴结炎。肺泡腔一般不受累，腔内无渗出物或仅有少量浆液。严重时肺泡腔受累可出现由浆液、红细胞、巨噬细胞及少量纤维素混合而成的渗出物。除炎症浸润以外，慢性者常有不同程度的纤维结缔组织增生。

【影像学表现】

1. X 线　病变分布较广泛，好发于双肺门区附近及双肺下野，可见肺纹理增粗，呈现纤细条纹状密度增高影，边界模糊。病变显示为短条状并且相互交织成网状的稍高密度影，其内可见大小均匀而分布不均匀的小结节状稍高密度影[1]。因炎症可累及肺门周围间质及肺门淋巴结，可见肺门影增宽、密度增高。间质性肺炎吸收消散恢复过程中，首先肺内点状影逐渐消失，随后网状影逐渐减少、消失。少数病例因炎症未被彻底吸收，可转变为慢性肺间质纤维化或并发支气管扩张。

2. CT　可见双侧肺野弥漫分布的网状影及小片状或结节状影，边缘可清楚或模糊（图 13-0-1），以双肺下野及肺门周围多见[1]。HRCT 可见小叶间隔及叶间胸膜增厚。因细小支气管可出现炎性梗阻，导致小叶肺气肿而表现为双肺透亮度增高，

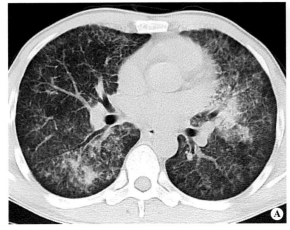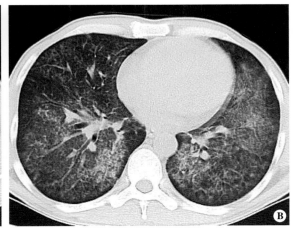

图 13-0-1　间质性肺炎

CT肺窗示双肺纹理增粗，边缘模糊，可见多发网状、斑片状及小结节状影与肺气肿合并存在，边缘模糊

或出现肺不张表现。由于肺泡腔内炎症浸润及少量渗出,早期急性间质性肺炎可见局部磨玻璃样密度影。此外,炎症累及肺门和气管旁可引起淋巴结肿大。

【诊断要点】

间质性肺炎的临床症状明显而体征较少,主要表现有发热、咳嗽、气急及发绀等,以小儿病毒性感染多见。影像学表现的主要特征为双肺下野肺纹理增粗,边缘模糊,网状及小结节状影与肺气肿合并存在。

【鉴别诊断】

间质性肺炎与其他肺间质性病变如尘肺、结缔组织病、细支气管炎、肺结节病、朗格汉斯细胞组织细胞增生症等的影像学表现相似,应结合病因、病史、临床表现及病原学检查等进行综合分析以鉴别。

【研究现状与进展】

1. HRCT 近年来,随着研究的进展,发现不同病毒感染导致的间质性肺炎的影像学特征有所差异[4]。呼吸道合胞病毒感染导致的间质性肺炎HRCT表现为以小气道为中心的"树芽"征[5,6],支气管壁增厚。腺病毒感染表现为多灶性肺实变影或肺部磨玻璃样密度影,磨玻璃样密度影在腺病毒肺炎患者中比其他病毒感染或细菌感染的患者更常见。甲型流感病毒肺炎患者的CT表现[7]为不规则磨玻璃样密度影合并小叶间隔增厚形成的"铺路石"样表现或结节。根据间质性肺炎的不同影像学表现,可以在感染早期对病原体进行鉴别诊断。包括影像学特点和血液或血清学检查在内的诊断检测可以帮助确定炎症的病因。

2. 能谱CT 能谱CT低剂量扫描较常规CT剂量明显降低,能够更好地观察间质性肺炎局部肺气肿及间质肺纹理增多、肺结节等表现。CT双能量技术在0.5ms内实现了基于高、低能量

(140～80kV)数据集快速切换的频谱CT。可将原始的单参数成像转化为多参数成像,将混合能量成像转化为单能量成像。这种扫描方式可以实现能量等级在40～140kV的单色光谱图像,并且可以精确地对物质内部成分进行分析(如基于碘-水图为基础的物质分解图像)。能谱CT是非常有潜力的成像技术之一,临床应用前景良好。相关研究报道[8],活动性炎性结节的碘浓度(IC)和标准化碘浓度(NIC)高于恶性结节。可能与活动性炎性结节被炎症刺激相关,小动脉和毛细血管扩张,血管通透性增加,炎症组织水肿压迫引流静脉,导致组织的静水压增加,与恶性结节相比,炎性结节血液回流明显受阻。因此,活动性炎性结节表现出更早期强化,增强程度较重。其次,能谱CT可以消除硬化伪影,比常规CT能更准确地测量CT值,将碘成像与水基成像分离,定量测量碘浓度,更准确地反映不同病变间血流量的差异。

(刘白鹭 樊婷婷 李世杰)

参 考 文 献

[1] 韩萍,于春水.医学影像诊断学.4版.北京:人民卫生出版社,2017.

[2] 李玉林.病理学.8版.北京:人民卫生出版社,2016.

[3] 陈杰,周桥.病理学.3版.北京:人民卫生出版社,2015.

[4] Koo HJ, Lim S, Choe J, et al. Radiographic and CT features of viral pneumonia. Radiographics, 2018, 38(3): 719-739.

[5] Minault Q, Karol A, Veillon F, et al. Tree-in-bud sign. Abdom Radiol (NY), 2018, 43(11): 3188-3189.

[6] Franquet T. Imaging of Community-acquired Pneumonia. J Thorac Imaging, 2018, 33(5): 282-294.

[7] Hammer MM, Gosangi B, Hatabu H. Human herpesvirus alpha subfamily(herpes simplex and varicella zoster)viral pneumonias: CT findings. J Thorac Imaging, 2018, 33(6): 384-389.

[8] Lin JZ, Zhang L, Zhang CY, et al. Application of gemstone spectral computed tomography imaging in the characterization of solitary pulmonary nodules: preliminary result. J Comput Assist Tomogr, 2016, 40(6): 907-911.

第十四章　机化性肺炎

【概述】

机化性肺炎（organizing pneumonia）是由多种病因引起的肺部非特异性炎症，其发病原因复杂，可能致病因素包括感染、放疗、药物、结缔组织病等[1]。

感染因素导致的机化性肺炎主要由大叶性肺炎或由其他化脓性细菌所致的肺炎因某些原因（如抗生素治疗后炎症反复持续）炎性病灶不吸收或延迟吸收，大量的纤维蛋白渗出及组织增生机化而成[2]。通常认为与肺炎患者年龄，患有糖尿病、慢性支气管炎及过多使用抗生素有关。药物性因素引起的机化性肺炎往往难以确诊，通过药物停用后炎性消散可以确诊。放疗因素引起的机化性肺炎通常在照射野之外，可区别于放射性肺炎，确定病因通常结合肿瘤放疗病史，糖皮质激素治疗常有良好改善，但易复发[2]。

临床主要表现为咳嗽、咳痰、低热、胸痛及痰中带血等症状，病情容易反复迁延不愈[1]。

【病理学表现】

肺实质的病理炎性机化过程，肺泡内纤维素渗出因吸收不完全导致机化，肺泡间隔增厚，黏膜慢性炎症机化可引起部分小支气管闭塞[3]。镜下示肺泡上皮细胞损伤、坏死，炎性细胞浸润，肺泡内纤维素性渗出。随着病程延长，纤维蛋白断裂，成纤维细胞迁移并经孔增生，转变为肌成纤维细胞，在实变肺泡及其周围进一步成熟而成纤维化；纤维组织于肺泡壁、小叶间隔及支气管血管束周围增生并发生纤维化，伴部分淋巴细胞和浆细胞浸润。

【影像学表现】

1. X线　病变多在双肺下野外带胸膜下区和支气管血管束周围分布[3, 4]，表现为双侧非对称形态的、多样（如斑片状、楔形、块状和扁平形等）的密度增高影，病变大小不等，病灶边缘可见纤维索条影，可伴邻近胸膜增厚。局灶性机化性肺炎因病灶周围炎症部分吸收，纤维化形成，部分病灶可呈现边界清楚的团块影，部分病灶也可出现边界毛糙，难与周围型肺癌相鉴别。

2. CT　机化性肺炎CT表现呈多样性，根据病情动态变化结合炎症消散和纤维化程度及影像学表现特点（结节、浸润实变或磨玻璃阴影等）可分为三型[1, 2]：①炎性浸润伴机化型；②机化性实变型；③机化后结节及肿块型。病变多见于双肺下叶胸膜下沿支气管血管束分布，根据三型各自特点可表现为斑片状、类圆形结节状或块状实变影，实变病灶内可见空气支气管征（图14-0-1）。随病程延长，病灶局部纤维化增生越趋显著，密度更加致密，有时可见牵拉性细支气管扩张表现，部分病灶可见纵隔、肺门淋巴结肿大及胸腔积液。机化后结节及肿块型少数病变位于肺上叶的孤立性结节影，形态可呈卵圆形、圆形或不规则形，边缘可光滑或有毛刺影，密度高且均匀，部分结节内可见空洞，增强后结节可见较均匀强化，邻近肺野内可见卫星灶。

【诊断要点】

1. 结合既往急性肺炎感染病史和易感人群特点，有利于机化性肺炎的诊断。

2. 临床表现为咳嗽、咳痰、痰中带血、发热及胸痛等轻微呼吸道症状，部分患者可无明显临床症状。

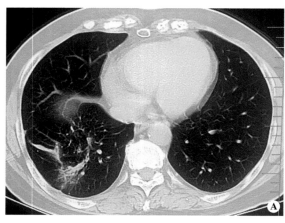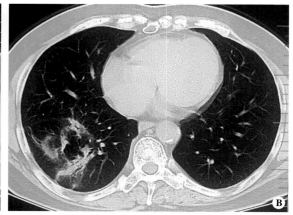

图 14-0-1　机化性肺炎
CT 肺窗示右肺下叶的斑片样及纤维化条索影，其内可见空气支气管征

3. CT 表现多样，无明显特异性表现，主要表现包括肺浸润实变或磨玻璃样病变及肺结节等，以下影像学特点可供诊断中参考：①病灶位于肺野外带沿支气管血管束走行分布，呈三角形或不规则形，尖端指向肺门；②病变锯齿状边缘且无典型分叶，可有卫星灶；③常见较明显的胸膜增厚，可伴轻微胸膜弓形凹陷。

【鉴别诊断】

1. 浸润性肺结核　肺结核起病隐匿，多有结核病的临床病史（咳嗽、咳痰、胸痛、低热），结核菌素（PPD）试验可阳性，抗结核治疗有效。病变好发于双肺上叶尖后段和下叶背段，病灶一般呈不规则的斑片状，可有长毛刺、钙化、条索影及卫星灶，邻近胸膜增厚，短期变化不明显。

2. 周围型肺癌　多为分叶型团块，可见细短毛刺，肿块内见空泡征、胸膜凹陷征，可伴支气管狭窄或截断和纵隔及肺门淋巴结肿大，无卫星灶。机化性肺炎病灶内的支气管常表现为紊乱或轻度扩张，无狭窄闭塞；机化性肺炎的边缘多为炎症周围纤维化收缩和邻近肺的张力相互作用所致的锯齿状或弓形凹陷，可与周围型肺癌相鉴别。

【研究现状与进展】

1. 超声造影　闻卿等[5]应用超声造影对机化性肺炎进行研究，通过观察机化性肺炎对比剂灌注模式，得出不同阶段的机化性肺炎的超声造影表现形式。结果发现合并急、慢性炎症病例灌注模式均为离心性树枝状灌注，未合并急、慢性炎症的机化性肺炎超声造影灌注模式的部分病例表现为离心性树枝状灌注，另一部分病例表现为向心性灌注，从而分析认为机化性肺炎在其不同的病理阶段超声造影表现形式各不相同。

2. PET/CT　关于机化性肺炎的 PET/CT 文献报道较少，韩佩等[6]对 11 例机化性肺炎患者行 ^{18}F-FDG PET/CT 检查的资料进行分析认为，机化性肺炎 ^{18}F-FDG PET/CT 糖代谢增高水平反映病灶的活性及严重程度，单从糖代谢增高水平对疾病的诊断价值有限。魏雪梅等[7]报道发现周围型肺癌的 SUV 值明显高于机化性肺炎，对于鉴别诊断具有重要意义。Tateishi 等[8]研究发现，含有气腔病灶的机化性肺炎 SUV 值明显增高，并且随 CD_8^+ T 细胞和 CD_{45}^+ T 细胞数的升高而增高。机化性肺炎 FDG 高摄取与疾病活性程度有关，并认为炎症细胞中的中性粒细胞、激活的巨噬细胞 FDG 摄取较高。吴建伟等[9]对 15 例肺部新生物并经手术病理诊断为机化性肺炎患者行 ^{18}F-FDG PET/CT 检查，测量病灶 FDG 最大摄取值，并与同期周围型肺癌比较，分析其临床表现及病灶的 CT 征象病灶得出结论认为机化性肺炎是一种非特异性炎性肉芽肿，其 FDG 摄取值差异是因病变炎症细胞浸润程度不同所致。

（刘白鹭　樊婷婷　李世杰）

参 考 文 献

[1] 冯晓源. 现代医学影像学. 上海：复旦大学出版社，2016.

[2] 徐凌，沈策. 机化性肺炎的研究进展. 国际呼吸杂志，2007，27（24）：1903-1906.

[3] 刘士远，陈起航. 胸部影像诊断必读. 北京：人民军医出版社，2007.

[4] 李铁一. 中华影像医学：呼吸系统卷. 北京：人民卫生出版社，2002.

[5] 闻卿. 机化性肺炎超声造影表现初探. 2015 年浙江省超声医学学术年会论文汇编，2015.

[6] 韩佩，陈萍，王丽娟. 机化性肺炎 ^{18}F-FDG PET/CT 征象分析. 中国医学影像杂志，2013，21（2）：81-84.

[7] 魏雪梅，张云，邬超，等. 肺部炎性肿块 [18] 氟 - 氟代脱氧葡萄糖正电子发射断层扫描显像特点分析. 临床内科杂志，2012，29（8）：564-566.

[8] Tateishi U，Hasegawa T，Seki K，et al. Disease activity and ^{18}F-FDG uptake in organising pneumonia：semi-quantitative evaluation using computed tomography and positron emission tomography. Eur J Nucl Med Mol Imaging，2006，33（8）：906-912.

[9] 吴建伟，卢海波，艾书跃，等. PET/CT 在诊断局灶性机化性肺炎中的作用. 临床放射学杂志，2014，33（10）：1506-1509.

第十五章 肺 脓 肿

【概述】

肺脓肿（lung abscess）是指由一种或多种化脓性细菌引起的肺组织破坏性病变，早期表现为肺实质化脓性炎症，继而出现液化坏死并形成脓肿[1, 2]。根据致病途径可分为吸入性肺脓肿、继发性肺脓肿和血行播散性肺脓肿。根据病变病程及发展阶段可分为急性肺脓肿和慢性肺脓肿。

典型临床症状为高热、寒战、胸痛、咳嗽和咳大量脓痰。全身中毒症状较明显，有多汗或虚汗，白细胞总数或中性粒细胞计数显著增多。厌氧菌性肺脓肿患者起病比较隐匿，仅有低热、咳恶臭味痰，呈亚急性或慢性发展过程；非厌氧菌性肺脓肿患者咳黏液脓性痰。慢性肺脓肿多由急性肺脓肿治疗不及时发展而致，表现为反复不规则发热、咳嗽、咳脓性痰或脓血痰、胸痛、消瘦、贫血等全身慢性中毒症状，白细胞总数可无明显变化。

【病理学表现】

致病菌进入细支气管并在其内生长繁殖，引起肺组织化脓性炎症及坏死，坏死组织液化破溃并经支气管部分排出形成有气 - 液平面的脓腔，空洞壁周围有反应性炎性渗出[3, 4]。若急性期经有效抗炎治疗，脓液及坏死物质排出，肺脓肿可完全被吸收或仅剩少量纤维瘢痕。如治疗不彻底，大量坏死组织残留脓腔，病变进一步进展，坏死组织周围出现大量肉芽组织和纤维组织增生，炎症迁延超过 3 个月，形成慢性肺脓肿。

【影像学表现】

根据类型、病程长短、支气管引流是否通畅，肺脓肿可有不同影像学表现[1, 2]。

1. X 线 急性炎症阶段可见浓密团片影，密度较均匀、边界模糊，与细菌性肺炎相似，如有轻度坏死和液化则浓密影内出现圆形或不规则透亮影。肺脓肿形成后，空洞内壁光滑或凹凸不平，

可见气 - 液平面。如病变好转进入炎症消散期，脓肿周围炎症被吸收，空洞内容物及液平面逐渐减少，脓腔缩小而至消失。如果病变迁延不愈转为慢性肺脓肿，空洞周围炎症被吸收，洞壁外缘变清晰，可呈多房性，壁多较厚。

2. CT 早期表现为较大片状高密度影，病灶坏死液化呈低密度影，形成空洞者可见气 - 液平面，空洞内壁多不规则，但也可光整，壁外缘模糊或不规则（图 15-0-1），慢性肺脓肿可见多发脓腔或空洞，壁厚薄不均[5]（图 15-0-2）。增强后病灶内未坏死部分有不同程度强化，脓肿壁有明显环形强化。慢性肺脓肿周围可伴有纤维索条影及胸膜肥厚，可有支气管扩张及肺气肿等间接征象，肺内可有播散性炎性病灶，可合并脓胸或肺梗死。血源性肺脓肿多为散在局限性炎症，呈双肺多发结节状或斑片状增高密度影，其内可见低密度液化坏死区或空洞形成，多位于周围肺野近胸膜处。

【诊断要点】

1. 对有昏迷、呕吐、异物吸入、口腔手术史的患者，临床表现为高热、咳嗽、咳痰，厌氧菌感染患者咳恶臭味痰，非厌氧菌感染患者咳黏液脓性痰。

2. 外周血白细胞或中性粒细胞计数显著升高。

3. 影像学检查见浓密炎性阴影中有空洞、气 - 液平面，诊断即可成立。

【鉴别诊断】

1. 大叶性肺炎 肺脓肿在形成空洞之前，需与大叶性肺炎相鉴别，肺脓肿可跨叶分布，后者常受叶间裂限制，病变局限于某个肺叶。

2. 空洞型肺癌及肺结核 肺脓肿多见于中下肺野，急性肺脓肿周围常有炎症浸润，慢性肺脓肿与癌性空洞、结核性空洞鉴别需结合临床症状和相关实验室检查。癌性空洞多为偏心、厚壁空洞，内壁多凸凹不平，外壁多见分叶及毛刺征，周围

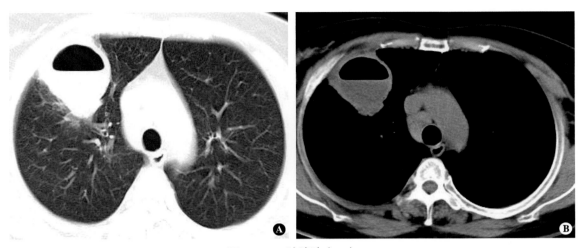

图 15-0-1 肺脓肿（一）
CT 示右肺上叶可见含气空洞，其内可见气 - 液平面；空洞内壁光滑，空洞外壁模糊不清

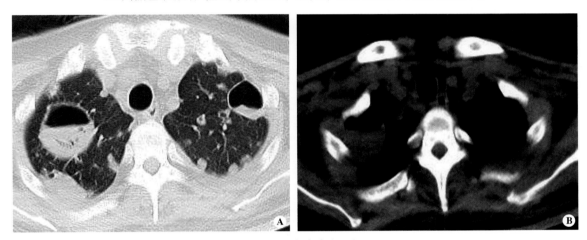

图 15-0-2 肺脓肿（二）
CT 示双肺多发含气空洞，其内可见气 - 液平面；较大者空洞内壁光滑，空洞外壁模糊不清

少有炎性浸润，可伴随肺门及纵隔淋巴结肿大，以中老年人多见。结核性空洞常伴有斑点样或条索样较高密度病灶，多位于中上肺野，壁较厚，多无气 - 液平面，周围炎性渗出少，常有卫星灶。

【研究现状与进展】

1. 超声 超声检查虽然易受气体干扰影响，但对液性病变极为敏感。在肺脓肿形成过程中，肺实变区出现不规则的小液性暗区并逐渐扩大，液区内可见稀疏暗淡的光点飘动，液化区内无气体反射及血流信号。此外，已有相关研究[6, 7]证实彩色多普勒超声检查在区分肺周围性脓肿与局限性脓胸方面有明显优势。胸片和 CT 扫描结果强调了肺脓肿的形状和壁面特征，有助于区分肺脓肿和脓胸。脓肿呈圆形，通常壁宽、不规则（管腔

和外缘不规则），而脓胸呈透镜状，宽度均匀。超声检查通过改变超声平面，形状可能从透镜状变为椭圆形或圆形，反之亦然。

2. MRI 相关研究表明[8]，由于 MRI 无射线辐射，具有多参数成像特点，在儿童肺脓肿的诊断方面有明显优势。肺脓肿 MRI 增强表现以信号异常的类圆形非强化区为特征。在 T_2WI 上表现为特征性高信号，在 DWI 上表现为受限，其周围环绕强化的肺实变区。在肺炎性坏死的病情演变过程中，坏死区内可能有小气泡，肺脓肿坏死腔内还可有气 - 液平面或完全被气体填充，导致这些含气区域在所有磁共振序列成像中表现为无信号。

（刘白鹭 樊婷婷 李世杰）

参 考 文 献

[1] 冯晓源.现代医学影像学.上海：复旦大学出版社，2016.

[2] 韩萍，于春水.医学影像诊断学.4版.北京：人民卫生出版社，2017.

[3] 李玉林.病理学.8版.北京：人民卫生出版社，2016.

[4] 陈杰，周桥.病理学.3版.北京：人民卫生出版社，2015.

[5] Cai XD，Yang Y，Li JZ，et al. Logistic regression analysis of clinical and computed tomography features of pulmonary abscesses and risk factors for pulmonary abscess-related empyema. Clinics（Sao Paulo），2019，74：e700.

[6] Chen HJ，Yu YH，Tu CY，et al. Ultrasound in peripheral pulmonary air-fluid lesions. Color Doppler imaging as an aid in differentiating empyema and abscess. Chest，2009，135（6）：1426-1432.

[7] Lin FC，Chou CW，Chang SC. Differentiating pyopneumothorax and peripheral lung abscess：chest ultrasonography. Am J Med Sci，2004，327（6）：330-335.

[8] Liszewski MC，Görkem S，Sodhi KS，et al. Lung magnetic resonance imaging for pneumonia in children. Pediatr Radiol，2017，47（11）：1420-1430.

第十六章　肺　结　核

肺结核（pulmonary tuberculosis）是由结核分枝杆菌（*Mycobacterium tuberculosis*，简称结核杆菌）所致的呼吸系统感染性疾病，严重危害人类健康。世界卫生组织（WHO）发布的《2020 年全球结核病报告》[1] 显示，2019 年全球估算新发结核病患者 996 万例，死亡人数 141 万例，2017 年国家卫生和计划生育委员会重新修订并发布了《肺结核诊断标准》（WS288—2017），重新定义了肺结核。肺结核是指发生在肺组织、气管、支气管和胸膜的结核病变，其包含了肺内结核改变、气管及支气管结核及结核性胸膜炎[2]。

新版肺结核诊断及结核病分类标准将肺结核分为以下 5 型 [3]：①原发性肺结核；②血行播散性肺结核；③继发性肺结核；④气管、支气管结核；⑤结核性胸膜炎。

第一节　原发性肺结核

【概述】

原发性肺结核（primary pulmonary tuberculosis）是指初次感染结核分枝杆菌而获得；常有肺结核接触史，通过吸入空气中播散的含结核分枝杆菌的呼吸道飞沫进行传播。

原发性肺结核最常见于儿童或青年，少数见于成人。小儿原发性肺结核常常无症状，仅通过皮肤试验检测出来；还可表现为发育迟缓、喘息等症状。相反，成人原发性结核分枝杆菌感染常有体重减轻、发热、咳嗽、咯血和盗汗等症状。原发性肺结核主要表现为肺内原发灶及胸内淋巴结肿大，或仅出现胸内淋巴结肿大。儿童原发性肺结核也可出现空洞、肺实变等。

原发性肺结核早期肺部体征不明显，当病变

累及范围较大时，局部叩诊呈浊音，听诊可闻及管状呼吸音，合并感染或合并支气管扩张时，可闻及湿啰音。病变累及气管、支气管引起局部狭窄时，听诊可闻及固定、局限性哮鸣音。在淋巴结增大的病例中占 40%，在痰中可查到结核分枝杆菌。

【病理学表现】

原发性肺结核的病理改变为结核分枝杆菌经呼吸道吸入后，经支气管、细支气管、肺泡管到肺泡，在胸膜下形成感染灶，感染灶周围形成纤维囊包裹；继而病原体通过淋巴管向肺门及纵隔淋巴结播散；典型的结果是局灶性肺炎、淋巴管及淋巴结炎，称为典型的原发综合征。原发性肺结核的初发部位无任何特定的肺区，上、下肺部的比例大致一样。90% ～ 95% 的病例因产生免疫而导致病变自愈，形成肺内和肺门肉芽肿，常伴有钙化 [4-6]。

原发综合征的原发病灶被吸收而仅有胸内淋巴结增大者称为支气管淋巴结结核，常表现为纵隔及肺门淋巴结增大。

原发病灶累及附近的胸膜，产生对结核蛋白的过敏反应，因而胸腔积液比较常见 [6]。

【影像学表现】

1. X 线

（1）肺内改变：轻度感染者胸片可以无异常表现。①实变多见，无明确的好发部位，可累及整个肺叶，但是右肺比左肺更容易感染；②空洞，干酪样坏死物与气管相通，排出体外，形成空洞，在原发性肺结核中不常见；③粟粒状分布更加罕见；④肺膨胀不全，常见于原发性肺结核的儿童，这与增大的淋巴结压迫气道有关。罕见的是感染的淋巴结侵犯支气管，导致支气管内感染与播散，引起肺膨胀不全，成人中罕见。相关文献报道 [6]，胸片上成人原发性肺结核伴有可累及任何肺区的实变（50%）、空洞（29%）、肺段或肺叶不张（18%）、粟粒性病变（6%）。

（2）淋巴结增大：常见于儿童，单侧较双侧常见，右侧较左侧常见，尤其好发于气管右侧旁区域，有时影像学表现仅为胸内淋巴结增大；此表现在成人原发性肺结核中比较罕见，免疫功能低下的患者除外。

典型的原发综合征表现为原发灶，淋巴管炎与增大肺门淋巴结连接在一起，形成"哑铃"征，但是这种征象并不常见。

（3）胸膜改变：常表现为胸腔积液而无肺实质病变，是典型的原发性肺结核胸膜感染的表现；这种胸腔积液通常为少量、单侧。

2. CT

（1）肺内改变：表现为斑片状高密度影，无确定部位；实变的病变内可伴有空洞形成，空洞壁或薄或厚；增大的淋巴结可压迫支气管，狭窄

后引起肺膨胀不全或肺不张；表现为肺叶体积缩小，密度增高（图16-1-1A～C）。肺膨胀不全多见于儿童，成人罕见。

（2）淋巴结肿大：淋巴结体积明显增大，短径≥10mm（图16-1-1D），中心可伴有坏死，增强扫描常表现为环形强化。

（3）胸膜改变：胸腔积液常见，表现为胸腔内弧形液体密度影，边缘光滑、光整。

3. MRI 怀疑胸内淋巴结结核者也可行MR检查。增殖性病灶表现为中等信号的结节影，边缘清楚，但可凹凸不平。

【诊断要点】

1. 原发性肺结核最常见于儿童及青少年，临床上儿童常无症状，成人常伴有发热、咳嗽、咯血、盗汗及体重减轻等症状。临床进展比较缓慢，病程长。

2. 原发型肺结核的典型影像学表现为由肺内原发灶、淋巴管炎和肿大的肺门或纵隔淋巴结组

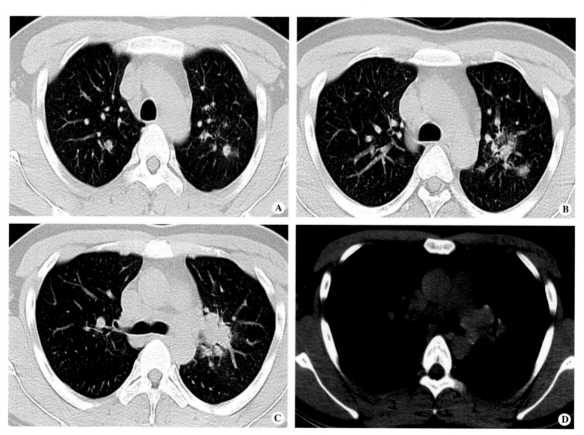

图 16-1-1　原发综合征

A～C. CT肺窗示左肺上叶多发大小不一的斑片状、结节状高密度影；D. 纵隔窗示左肺门增大，左肺门淋巴结肿大

成的哑铃状病灶。

3. 痰涂片抗酸杆菌阳性是确诊肺结核最直接的证据；影像学支持肺结核，并且分枝杆菌培养阳性，菌种鉴定为结核分枝杆菌复合群者；肺组织活检阳性，同时影像学检查支持肺结核，也可确诊。

【鉴别诊断】

1. 细菌性肺炎 起病急、高热、寒战、胸痛伴气急，短期内抗感染治疗后病变可被吸收，无肺门或纵隔淋巴结肿大。

2. 淋巴瘤 多为双侧性分布，气管旁或肺门、隆嵴下多发淋巴结，部分融合成团。增强扫描示淋巴瘤呈均匀强化，而结核引起的肿大淋巴结多呈环形强化、中心低密度影。

第二节　血行播散性肺结核

当机体抵抗力低下时，结核分枝杆菌进入血液循环则可引起血行播散性肺结核。进入血液循环的结核分枝杆菌可来自原发病灶、气管及支气管或纵隔淋巴结结核的破溃，或来自其他脏器的肺外结核破溃进入血管；根据结核分枝杆菌侵入血液中的数量、途径、次数及机体的反应，可分为急性血行播散性肺结核、亚急性及慢性血行播散性肺结核。

一、急性血行播散性肺结核

【概述】

当机体抵抗力低下时，结核分枝杆菌大量播散，可造成急性血行播散性肺结核。常见于原发性肺结核阶段，以儿童最为常见。

【病理学表现】

肺内初发的结核病灶通过淋巴管经胸导管进入血液，经右心、肺动脉随着血管和淋巴管弥散分布进入肺，在肺内形成粟粒结节状肉芽肿，肉眼观察可见 1 ~ 3mm 的黄白色结节，而且可引发急性肺泡炎，双肺纹理模糊，这是因为结核分枝杆菌可引起血管和淋巴管的通透性增加。

【影像学表现】

1. X 线 双肺广泛分布的粟粒状小结节，结节可为高密度，也可为磨玻璃样密度结节，其典型特点是分布、大小、密度均匀，简称"三均匀"。结节直径一般为 1 ~ 3mm，呈圆形或椭圆形，边界较清楚。粟粒小结节常分布较密集，遮盖肺纹理，使其正常肺纹理似乎消失；但是有时这些分布均匀的粟粒状小结节在胸片上常不能被确切地显示，仅表现为增多、模糊的肺纹理。

2. CT 可以清楚地显示双肺弥漫分布的磨玻璃样密度或高密度粟粒状结节，分布均匀（图 16-2-1），HRCT 能显示得更加清晰。有时急性血行播散性肺结核在 CT 上表现为磨玻璃阴影。

二、亚急性及慢性血行播散性肺结核

【概述】

当机体抵抗力低下时，亚急性及慢性血行播散较多来源于泌尿生殖器官或骨关节结核，因结核分枝杆菌侵入静脉进入血液循环系统而形成；由于较少量的结核分枝杆菌在较长时间内多次侵入，其病程较长。

【病理学表现】

由于结核分枝杆菌进入血液循环系统后多次、反复进行播散，在肺内形成结节状肉芽肿，根据肉芽肿形成的时间、病程长短，导致结节大小、密度、分布不均匀，简称"三不均匀"。该型的患者抵抗力较强，病变以增殖为主，而且该型在病理学上无急性肺泡炎，因而肺内无磨玻璃样改变。

【影像学表现】

1. X 线

（1）大小不均匀：多发大小不等的结节，结节大小可从粟粒状变化至 1cm 左右的结节。

（2）分布不均匀：大致分布于双肺上野或中野，陈旧的结核常分布在上叶，伴有钙化；新发的干酪渗出性病变常发生在双肺下野；新旧病灶不一，所以其分布不均。

（3）密度不均匀：陈旧的结核病灶常伴有钙化，呈高密度影，边缘较清晰；新发增殖病变常呈磨玻璃样密度影，边缘模糊不清，因而其密度不均。

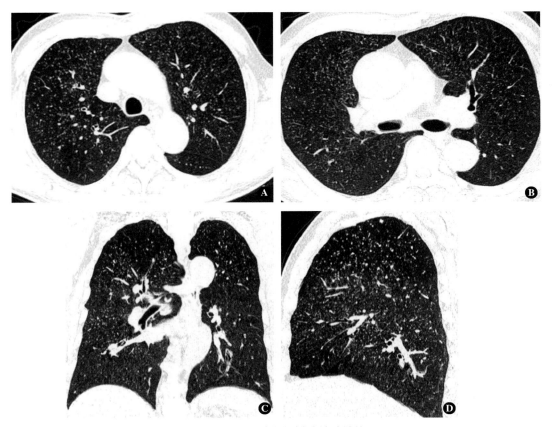

图 16-2-1　急性血行播散性肺结核

A、B. CT 肺窗示双肺内多发粟粒状高密度小结节影，分布于血管旁及胸膜下，以右肺为著；C、D. 冠状面及矢状面图像

2. CT　对病灶的分布、大小及密度更能清晰地显示，尤其是在细小的钙化及病灶的融合上更占有优势。

3. MRI　双肺多发粟粒状结节，信号有差异，常为中等信号，一般不用于本病检查。

【诊断要点】

1. 肺内或肺外结核病史。

2. 影像学表现与疾病进程密切相关，急性血行播散性肺结核表现为散布于肺野的分布较均匀、密度和大小相近的粟粒状阴影，即"三均匀"；亚急性及慢性肺结核则表现为"三不均匀"。

3. 实验室检查，结核分枝杆菌检查是确诊肺内结核最特异的方法，痰中找到结核分枝杆菌是确诊肺结核的主要依据。结核菌素试验是诊断结核分枝杆菌感染的参考标准。

【鉴别诊断】

1. 肺血吸虫病　患者多来自疫区，外周血嗜酸性粒细胞增多。病灶大小不一、形态各异，以中下肺野的内中带居多。

2. 肺转移瘤　有原发肿瘤病史，影像学特点是多发结节、大小不等、密度及分布不均匀，且以双肺下叶和周围肺野分布为主，边缘多清楚，无磨玻璃样改变。淋巴道转移也需与亚急性及慢性血行播散性肺结核相鉴别，前者表现为沿淋巴管道弥漫分布的结节影，边界模糊不清。

3. 矽肺　病变多见于双肺中部，结节大小为 2～3mm，边缘清楚，双侧肺门增大。病程较长，一般持续多年，多有粉尘接触史。

4. 结缔组织病　双肺网状交织形成类似于粟粒结节样改变，且随着病情的进展，肺内纤维化逐渐明显。

5. 结节病　双肺结节以肺门及中下肺野居多，边缘较光滑，双肺门淋巴结常对称性增大。

第三节　继发性肺结核

【概述】

继发性肺结核（secondary pulmonary tuberculosis）

是指继发于以前潜在的感染，流行病学研究表明，再感染是继发性肺结核的常见原因，随着有活力的结核分枝杆菌在人体内迟发过敏反应的发生，存活的细菌可发生肺部病变的再活动，在流行地区的大多数继发性肺结核的病例是由于再次感染，而不是原有病灶的再发生。肺门及纵隔淋巴结一般不大。继发性肺结核是肺结核中最常见的类型，多见于成人，儿童少见。

成人继发性肺结核的典型症状包括发育停滞、疲劳、盗汗、体重减轻和发热，以低热为主。咯血通常与活动性病变相关，但也常由支气管扩张引起。

按照疾病的进展及影像学表现可分为四型：浸润性肺结核、干酪性肺结核、结核球、慢性纤维空洞性肺结核。

一、浸润性肺结核

【病理学表现】

常见的部位为肺上叶尖段、后段及下叶背段，右肺中叶比左肺上叶舌段常见。与原发性肺结核不同的是，继发性结核分枝杆菌感染常与进展性疾病有关。随着疾病的进展，出现组织破坏、干酪样液化坏死；病变与气管及支气管树相通，形成"空洞"，其他表现包括边缘模糊结节的支气管播散和纤维化的证据，感染的支气管播散表明结核分枝杆菌处于活动期，病理上小叶中心结节反映的是细支气管内及其周围的炎性渗出，而分支状的"树芽"征则与实性干酪样物质充盈或围绕终末细支气管、呼吸细支气管和肺泡管有关；在广泛的病变中，小叶中心的致密影可发生融合，导致局灶性支气管肺炎区。

【影像学表现】

1. X 线

（1）肺内改变：①斑片状实变、斑索状高密度影，或者两者并存，主要位于上叶尖后段及下叶背段，以尖后段最为常见；增殖性病变呈斑点状阴影，边缘较清晰，排列成"梅花瓣"或"树芽"状阴影，为结核的典型表现。②空洞，指干酪样坏死物与气管相通，排出体外形成的空洞。空洞可为薄壁、张力性、干酪厚壁和纤维空洞等。空洞周围常有不同性质的卫星灶。③支气管播散，边缘模糊，大小为 5～10mm 的肺结节，即所谓

的气腔结节，沿支气管分布。

（2）胸膜改变：胸腔积液和胸膜肥厚伴钙化，胸腔积液在原发性肺结核中少见，但文献报道[6]可见于 18% 的继发性肺结核病例。胸腔积液可由结核性空洞破入胸腔所致，引起脓胸。也可发生支气管胸膜瘘，形成气-液平面；高达 41% 的胸膜肥厚及钙化可发生于继发性肺结核[6]。

2. CT 由于继发性肺结核的复杂多变性，其 CT 表现多种多样。

（1）结节状或不规则斑片状影：边缘较模糊，密度可不均匀（图 16-3-1）。

（2）空洞：空洞壁薄，壁内、外缘较光滑，尤其见于治疗中的病例，可由厚壁转为薄壁空洞。

（3）支气管播散的小叶中心性结节和分支状影（"树芽"征）：在 HRCT 上，支气管播散表现为直径为 2～10mm、边缘不清的小叶中心性结节或玫瑰花样结节，以及小叶中心的分支状影，确切的描述是"树芽"征，或者是二者并存[7-10]。

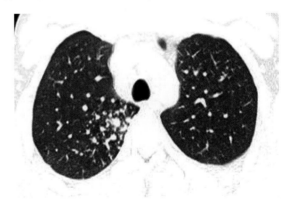

图 16-3-1 浸润性肺结核
CT 肺窗示右肺上叶多发小片状、小结节状高密度影

二、干酪性肺结核

【病理学表现】

干酪性肺炎为大量的结核分枝杆菌经支气管侵入肺组织而迅速引起的干酪样坏死性肺炎，肺叶体积常因肺组织广泛破坏而缩小。病变可通过支气管进行播散。

1. X 线

（1）肺叶或肺段实变、边界模糊不清，与大叶性肺炎表现相似，主要位于肺上叶尖后段，其次为肺下叶背段；肺体积常减小。

（2）支气管播散：同侧或对侧肺内形成小结

节或斑片，边缘模糊。

2. CT

（1）实变：肺叶或肺段实变，以上叶多见，平扫的密度较普通肺炎高，增强扫描可见强化，这是因为干酪性肺炎血供丰富（图16-3-2）。

（2）空洞形成：在大片实变中可见单个薄壁空洞或多个呈蜂窝状的小空洞，空洞多为虫蚀样改变。

（3）支气管播散：伴随坏死物经支气管排出形成空洞的过程，可在同侧或对侧肺野内沿支气管播散，呈腺泡样排列或相互融合成小片状磨玻璃阴影（图16-3-3）。增强可见强化。

三、结核球

【病理学表现】

结核球为一种干酪性病变被纤维组织所包围而成的球形病变；也可因引流空洞的支气管阻塞，空洞内被干酪样组织所填充而成，呈圆形或椭圆形，定义为结核球。多为单发，少数为多发，大小为2～3cm；好发于肺上叶尖后段及肺下叶背段，其他部位少见。结核球的密度较高，边缘较光滑，分叶状少见，常伴有钙化及空洞形成，一般为环形或散在的钙化，空洞以厚壁多见；结核球周围伴有散在的增殖性或纤维性病灶，称为卫星灶，是其特征性表现，有助于与肿瘤相鉴别。

【影像学表现】

1. X线 结核球呈圆形或类圆形，边缘光滑，密度较高，其内密度可不均匀，可伴有钙化或空洞形成；结核球周围可见磨玻璃样密度或高密度的斑片及结节状的卫星灶形成。病灶与胸膜常有缩条状粘连带形成。

2. CT 结核球呈圆形或类圆形，CT对结核球内的钙化及空洞显示更为清晰，边缘清楚、光滑，少数呈浅分叶；周围伴有卫星灶，少数伴有胸膜凹陷征及毛刺征（图16-3-3）。增强扫描结核球无强化或仅出现边缘性环形强化；但当结核球以肉芽组织为主时，则表现为均匀且较明显的强化。

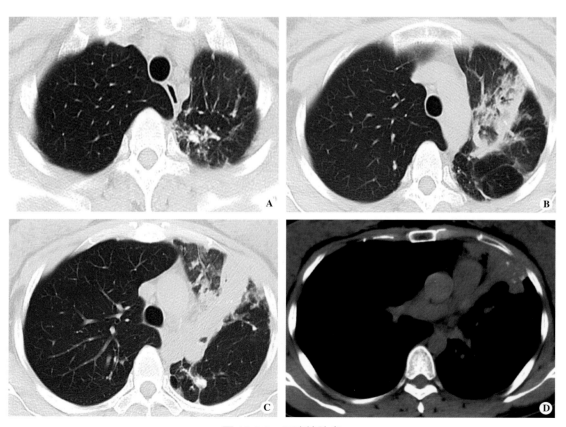

图16-3-2 干酪性肺炎

A～C.CT肺窗示左肺上叶尖后段的斑索、结节和实变；左肺上叶舌段可见片状高密度实变；D.纵隔窗示实变的肺组织内的多发钙化灶

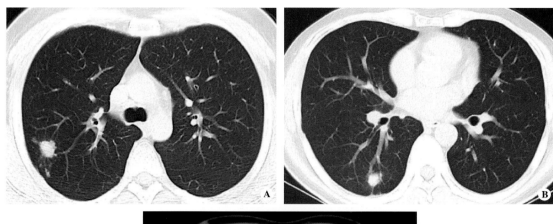

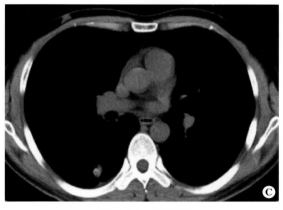

图 16-3-3 结核球

A. CT 肺窗示右肺上叶结节，周围见多发小结节，即卫星灶；B. CT 肺窗示右肺下叶结节，可见胸膜凹陷征；C. CT 纵隔窗示右肺下叶结节内的钙化，以及胸膜增厚、粘连

3. MRI 结核球根据病灶内所含成分不同而异，在 T_1WI 上呈低信号（肉芽肿、纤维组织、钙化），在 T_2WI 上呈高信号（肉芽肿）或低信号（干酪样坏死物），DWI 呈高信号。增强扫描后病灶环形强化对结核球的诊断有较高的特异性。但 MRI 对于结核球的卫星灶、周围纤维化及钙化的显示不及 CT。

四、慢性纤维空洞性肺结核

【病理学表现】

病变由慢性纤维厚壁空洞、广泛的纤维性病变及支气管播散病灶组成；本病是继发性肺结核的晚期类型，肺组织受结核分枝杆菌破坏，形成慢性纤维空洞，肺内可见新旧不一的病灶，主要位于锁骨上下区。该型患者痰中可查出结核分枝杆菌，是结核病的主要传染源。

【影像学表现】

1. X 线

（1）肺内改变：①同侧或对侧肺内可见多发

斑片状及斑点状支气管播散病灶，锁骨上下区可见空洞影形成，可合并支气管扩张。②由于局部肺组织的广泛纤维化，可使同侧肺门上提，呈垂柳状。③未被累及的肺野可出现代偿性肺气肿。

（2）胸膜改变：①邻近胸膜可表现为增厚、粘连。②广泛的纤维化及胸膜增厚可使同侧胸廓塌陷，肋间隙变窄，纵隔向患侧移位，肋膈角变钝，同时伴有横膈圆顶幕状粘连。

2. CT

（1）肺上叶尖后段或肺下叶背段可见形状不规则的纤维性空洞，空洞内壁通常光整，周围有广泛的纤维索条影，局部肺容积缩小，使患侧肺门上提，病变同侧或对侧可见斑片状及结节状病灶。增强后示强化不明显。

（2）一侧或两侧上中肺叶常见新旧不一的结核病变，即渗出性、增殖性、干酪性、空洞性、纤维性及钙化性病灶同时存在一个患者的肺部。空洞可单发，经常可见数个大小不一、形状各异的透亮区。病灶内可见斑点状、索条状或小斑片状钙化灶（图 16-3-4）。空洞壁上经常可见点状或线条状钙化灶，患侧中下肺及对侧肺野常见支气管播散病灶，常合并支气管扩张。

（3）患侧或双侧胸膜增厚、粘连，部分患者可见胸腔积液，病程长者可出现胸廓塌陷。

（4）纵隔内常见淋巴结肿大及淋巴结钙化。

（5）可伴有肺心病。

【诊断要点】

1. 全身症状 常见发热（以午后多见）、疲劳、消瘦和面部潮红、盗汗等；胸部症状表现为咳嗽、咳痰、咯血、胸痛等，病程较长。

2. 实验室检查

（1）细菌学检查阳性是确诊的依据，痰培养中查到结核分枝杆菌。

（2）聚合酶链反应：特异性强、快速、简便，但精确性不足。

（3）结核菌素试验：纯蛋白衍生物（PPD）阳性。

3. 影像学特点 病灶呈多样性、多形态；好发于肺上叶尖后段及肺下叶背段，一侧或双侧实变，常分布在支气管周围；薄壁或厚壁空洞；散在气腔内结节，小叶中心性分支状结构、"树芽"征。以上三者并存为最常见的表现。干酪性病变密度偏高而不均匀，常有透亮区或空洞形成；粟粒性病变表现为边缘清楚的小结节；胸腔积液、支气管胸膜瘘。

4. 穿刺活检 痰菌阴性，影像学表现不典型的病例可行纤维支气管镜检查或 CT 引导下穿刺活检，可为诊断提供重要依据。

【鉴别诊断】

1. 细菌性肺炎 起病急骤，寒战、高热，以大叶性肺炎为著；X 线或 CT 表现为肺叶或肺段局部实变，密度较均匀，可见空气支气管征，叶间裂分界清晰；实验室检查示白细胞总数明显增高，抗生素治疗有效。

2. 肺脓肿 多为化脓性细菌感染，发病急剧，可有高热、寒战、咳嗽、胸痛、咳大量脓臭痰等症状。X 线及 CT 可表现为肺叶内大片状致密影或高密度

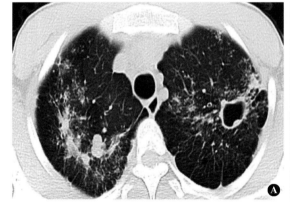
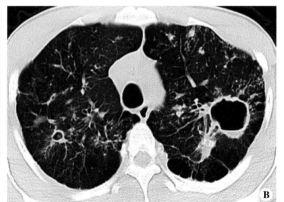
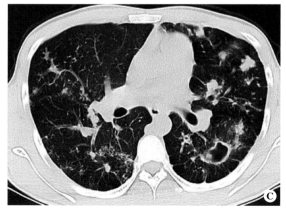

图 16-3-4 慢性纤维空洞性肺结核

CT 肺窗示双肺多发结节、实变及条索影；双肺多发大小不一空洞，空洞壁厚薄不一，个别空洞内可见气 - 液平面

影，早期密度较均匀，边缘模糊，邻近叶间胸膜处边缘清楚锐利，液化坏死期病灶内见液性低密度影，有空洞者可形成液 - 液平面或气 - 液平面，白细胞总数可升高，也可正常。

3. 支气管扩张　可见不规则的环形透亮区，呈柱状、囊状或蜂窝囊状，与支气管相连。支气管扩张常伴有反复感染，常咳大量腥臭味的脓痰。

4. 肺曲菌病　临床表现多样，可急可缓，起病缓慢时，症状与结核相似。影像学检查曲菌球最具特征，曲菌球大小为 3 ～ 4cm，边缘较光整，其内可见"空气半月"征。随着检查体位（仰卧位或俯卧位）的改变，曲菌球位置也发生改变。曲菌球可伴有钙化，易继发于肺结核的空洞内。

5. 周围型肺癌　病灶多见分叶、毛刺，其内见空泡征，可伴有少许散点状钙化，增强呈均匀或不均匀强化。

第四节　气管、支气管结核

【概述】

气管、支气管结核是指发生在气管、支气管黏膜下层及外膜（软骨及纤维组织）的结核病，属于肺外结核，曾称为支气管内膜结核。伴随着肺结核的发病率逐年升高，气管及支气管肺外结核的发病率也呈递增趋势。气管及支气管结核好发于年轻人，以 20 ～ 29 岁患者为多数，男女比例约为 1 ∶ 3[11-14]。伴随着糖尿病、真菌感染、HIV 感染等合并肺结核的患者增加，尤其是糖尿病合并肺结核的患者增加，导致中老年支气管结核的患者也不断增加。临床表现为咳嗽、咳痰、咯血和喘鸣等。支气管结核最常见的感染途径为直接接触感染，来源于肺内的结核分枝杆菌直接侵犯气管、支气管黏膜；其次为肺内活动性的结核病灶直接浸润；再次为胸内淋巴结结核的直接浸润、破溃，从而蔓延侵及邻近的气管及支气管外壁，进而深入内壁，严重者形成瘘管。

【病理学表现】

气管及支气管结核早期表现为非特异性炎症，气管及支气管黏膜充血、水肿，表面不光整，黏液分泌物增多，其黏膜下层可见结核样结节、淋巴细胞浸润等改变；随着病变进展，气管及支气管内膜细胞萎缩，纤维成分增加，出现典型的结核表现，干酪样坏死表现为黄白色干酪样改变，进而出现溃疡表现，同时新鲜的毛细血管和肉芽组织增生，在溃疡的底部不断形成，向气管及支气管腔内外生长，进而造成管壁凹凸不平，管壁毛糙，不光整，管腔狭窄甚至阻塞，可引起肺段及肺叶不张、气肿及结核性支气管扩张。由于结核病灶的进一步浸润，可形成单个或多个瘘口，称为淋巴结瘘型。

纤维支气管镜是目前诊断支气管结核最有效、最直接的方法，是业界内公认的金标准。支气管结核纤维支气管镜下可分为 6 型。Ⅰ 型，炎症浸润型；Ⅱ 型，溃疡坏死型；Ⅲ 型，肉芽增殖型；Ⅳ 型，瘢痕狭窄型；Ⅴ 型，管壁软化型；Ⅵ 型，淋巴结瘘型。其中，Ⅰ、Ⅱ、Ⅲ、Ⅵ型主要反映了支气管结核处于活动性，随着系统化治疗和纤维支气管镜介入治疗而逐渐转归好转或愈合，也可转化为Ⅳ、Ⅴ型。Ⅳ、Ⅴ型显示支气管结核主要为非活动性，处于稳定期。

【影像学表现】

1. X 线　双肺上叶或下叶背段肺不张，相应节段的支气管狭窄。

2. CT　为诊断和鉴别诊断支气管结核的重要手段。

（1）好发部位：双肺上叶及双肺下叶背段，发病部位与肺结核好发部位一致。

（2）支气管壁的特征：支气管结核以支气管狭窄多见，而狭窄的支气管常见管壁不规则形增厚、结节样突起、腔内不光整、管腔扭曲变形甚至僵直。

（3）支气管狭窄长度：支气管狭窄长度比较长，而且常伴有主支气管狭窄（图 16-4-1）。

（4）多发性支气管狭窄：这种表现是支气管结核的特征之一，同侧支气管及叶支气管同时受累较多，其次是同叶支气管多处受累，双侧同时受累较少，这种表现在其他气道疾病中很少见，应该引起高度重视[14]。

（5）支气管结核伴有肺结核，而且这些肺结核中常伴发支气管扩张，这种支气管扩张是由支气管不全通畅造成的。

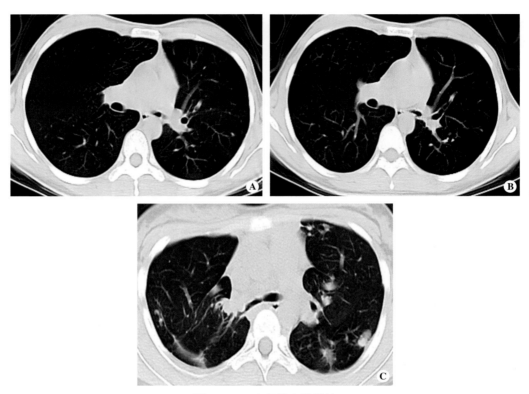

图 16-4-1 支气管内膜结核

A、B.CT肺窗示左主支气管管壁增厚，管腔明显变窄（与右侧对比）；C.右中间段支气管管壁结节状增厚，管腔明显狭窄

【诊断要点】

1. 气管、支气管结核好发人群为年轻体弱的女性患者，尤其是伴有糖尿病、HIV 及真菌感染等免疫力下降的患者。

2. CT 主要表现为支气管管壁不均匀增厚、僵硬，管腔狭窄，走行不自然，进一步可发展为支气管管腔闭塞，局部肺段或肺叶不张。

3. 纤维支气管镜是目前支气管结核诊断最有效、最直接的手段，不但可以清晰地显示支气管黏膜的各种病理组织改变，而且可以采用毛刷、活检或灌洗等多种检查方式直接获得结核分枝杆菌。

【鉴别诊断】

1. 中央型肺癌 支气管管腔内肿物或支气管壁增厚，或肺门旁肿物，肿物阻塞支气管腔，常引起阻塞性肺不张、肺炎、支气管扩张及肺气肿；可伴有肺门及纵隔淋巴结肿大。中央型肺癌的支气管狭窄长度一般较支气管结核短，这是两者鉴别的有效特征之一；支气管结核的管壁不规则，这是与中央型肺癌鉴别的有效特征之二。

2. 支气管异物 常有异物吞入的病史，可见气管及支气管腔内异物影，CT 检查常可明确诊断。

3. 支气管淀粉样变性 常显示广泛的气道狭窄，从气管向下多发结节状突起，伴有支气管壁广泛钙化。

4. 复发性多软骨炎 不累及气管后壁黏膜，与支气管结核的环形累及气道不同。

第五节 结核性胸膜炎

【概述】

结核性胸膜炎常见于 5 岁以上儿童及青少年，原发性或继发性肺结核均可发生。研究表明[15]，结核性胸膜炎占新发结核的 7.3%，占新发肺外结核的 34%，目前在儿童胸腔积液中居第二位，占 12.6%[16]。结核性胸膜炎可单独发生，亦可与肺结核同时发生。前者是胸膜的结核分枝杆菌菌体蛋白仅对胸膜引起的过敏反应；后者多为邻近胸膜的肺内结核病灶直接蔓延所致。临床上将结核性胸膜炎分为干性和渗出性胸膜炎。

结核性干性胸膜炎又称为增生性结核性胸膜炎，系指胸膜下结核病灶直接蔓延至胸膜，常见于肺尖部，病灶常呈局限性、密度增高，胸膜增厚。结核性渗出性胸膜炎多发生于初次感染的后期，易产生渗出液，多为单侧，一般为浆液性，偶尔为血性。

【病理学表现】

结核性胸膜炎的本质是细菌性胸膜炎，而非单纯的胸膜下肺结核局部刺激胸膜的免疫反应。病变组织内可见大量淋巴细胞浸润，绝大多数胸膜表面可见炎性渗出物、朗格汉斯细胞构成的肉芽肿结构。肉芽肿的中心可伴有干酪样坏死；少数病例仅见干酪样坏死和炎性渗出物或仅见炎性渗出物；抗酸染色阳性，网织纤维染色表现为纤维周围围绕上皮样细胞，肉芽肿中心的干酪样坏死区可见网织纤维破坏。

结核性胸膜炎的病理学表现不一，主要因人体免疫力的状况及菌株的毒力不同。极早期或免疫力差的患者仅表现为渗出性炎症，抗酸染色可查出抗酸杆菌，这部分患者的组织病理学检查易被忽视。免疫力正常的患者多数表现为肉芽肿性炎症或伴有干酪样坏死，可同时伴有渗出，可查到抗酸杆菌，但若经过抗结核治疗后，渗出性炎症可被吸收，一般很难找到抗酸杆菌。

【影像学表现】

1. 结核性干性胸膜炎　结核性干性胸膜炎不产生明显渗液或仅有少量纤维渗出的胸膜炎，故其影像学检查阳性征象少，早期检查可无异常发现，且多数患者继续发展为胸腔积液。当胸膜增厚达 2～3mm 时，X 线片表现为胸膜外围部分的密度增高影，边缘模糊。当有少量纤维渗出或胸膜粘连时，CT 纵隔窗即可敏感显示胸腔积液、胸膜增厚且呈弧形的较高密度影。

2. 结核性渗出性胸膜炎

（1）X 线：在立位检查时，游离性胸腔积液量至 250ml 以上时，胸部 X 线检查则可发现。①少量积液可表现为肋膈角变钝。②中等积液可表现为液体阴影的密度越向上越小，液体上缘凹面向上，内侧低，外侧逐渐升高变陡。③大量积液可表现为一侧胸腔呈致密影或仅见于肺尖部的透亮肺组织。患侧肋间隙增宽，纵隔向健侧移位。④叶间积液在侧位上易显示，表现为叶间裂走行区密度均匀的梭形致密阴影，积液量较多时可呈圆形或椭圆形。⑤胸膜肥厚、粘连伴有钙化，患侧胸廓塌陷，肋间隙变窄。

（2）CT：胸腔积液表现为沿后胸壁的弧线形、新月形或半月形积液；较大量的胸腔积液可压迫肺组织形成不同程度的肺不张；对于叶间积液及包裹性积液（图 16-5-1），根据其部位、形态和密度，CT 均可明确诊断；胸膜增厚表现为胸壁呈弧线形或不规则形，胸膜密度增高、增厚，伴有钙化（图 16-5-2），患侧胸廓可塌陷，邻近肋间隙变窄，局部可形成包裹性积液。

（3）MRI：依据积液内蛋白含量及有无血性成分，积液在 T_1WI 上可呈低、中等及高信号；蛋白含量越高，T_1WI 信号就越高；亚急性期血性胸腔积液在 T_1WI 上呈明显高信号，积液在 T_2WI 上均呈高信号。

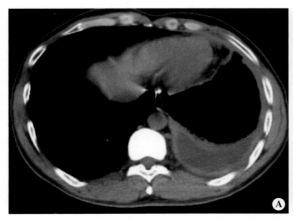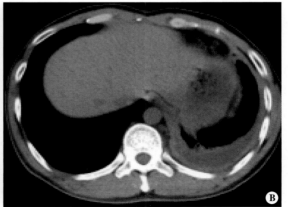

图 16-5-1　结核性胸膜炎（一）

CT 纵隔窗示左侧胸膜弥漫性增厚，密度增高，左侧胸腔内见包裹性液体密度影

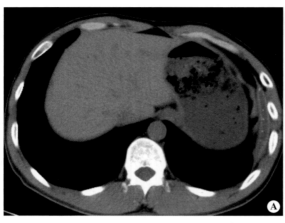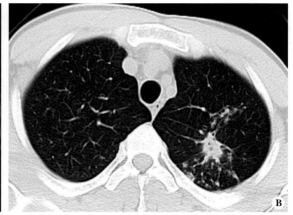

图 16-5-2　结核性胸膜炎（二）

A. CT 纵隔窗示左侧胸膜增厚伴钙化，其内见少量包裹性液体密度影；B. CT 肺窗示左肺上叶多发斑片状、结节状高密度影

【诊断要点】

1. 临床表现为结核中毒的全身和呼吸道症状，临床上已排除其他原因引起的胸膜炎。

2. 结核性干性胸膜炎的主要影像学表现为胸膜增厚；结核性渗出性胸膜炎的主要影像学表现为游离性或包裹性胸腔积液，可伴有胸膜增厚、粘连及钙化。

3. 胸腔积液中腺苷脱氨酶（adenosine deaminase，ADA）检查为首选，ADA ＞ 40U/L，结合较为典型的结核症状，诊断率可达 70%。

4. 胸腔镜下胸膜活检诊断结核性胸膜炎是最精准的手段。

【鉴别诊断】

1. 胸膜转移瘤　患者有原发恶性肿瘤病史，胸膜多呈结节状增厚，多发，形态不规则，可伴有血性的胸腔积液，常见于肺癌、乳腺癌及胃肠道肿瘤等。

2. 胸膜间皮瘤　是胸膜的常见肿瘤，良性者呈光滑结节影；恶性胸膜间皮瘤表现为较为弥漫分布、不规则结节影，可融合成团，伴有胸腔积液。

3. 化脓性胸膜炎　由化脓菌引起，可为大叶性肺炎、肺脓肿或其他细菌感染所致的肺炎直接蔓延胸膜所致，多表现为急性期症状，如高热、气急、胸痛等，影像学检查多表现为局部胸壁梭形或游离状的胸腔积液，脓肿壁厚而均匀，内壁较光滑，增强检查可见脏、壁胸膜明显强化。慢性期表现为胸膜肥厚、粘连，甚至钙化。

【研究现状与进展】

1. MRI　Zeng 等[17] 对 63 例肺结核患者行肺部 MR 检查，使用多叶片 T_2WI TSE 序列，目的是减少呼吸伪影。研究表明在肺实变、团块、"树芽"征、空洞的观察上，MRI 和 CT 有很好的一致性；尤其是在实变和中等量胸腔积液中，可基于信号不均匀来鉴别干酪样或液化坏死。但是，钙化在 MRI 上并不敏感，因此在临床工作中，孕妇、儿童、青少年和需要短期复查及随诊的结核患者，可使用 MRI 多叶片移动校准技术及 T_2WI TSE 序列进行检查。

2. DWI　作为 MR 功能成像的一种新技术，其可以从分子水平对疾病进行研究。DWI 具有成像时间短、无须注射对比剂、不要求屏气等优点。目前将 DWI 用于肺炎与肺结核的鉴别诊断研究较少。文献报道得到如下结论[18, 19]：

（1）肺结核实变与肺炎实变在 DWI 上存在明显差别，肺结核边缘清晰，信号相对均匀，而肺实变的边缘模糊，信号不均匀，内部常见右支气管气相。原因可能是肺结核破坏肺结构形成均质的干酪样坏死，而肺炎一般不影响肺结构，仅是肺泡腔有炎症细胞填充。

（2）肺结核与肺炎的边缘或胸膜下区也有各自特点：肺结核的边缘或胸膜下有少量高信号渗出，在高 b 值 DWI 图像中渗出信号未被完全抑制；而肺炎病变的边缘或胸膜下区有较多的高信号渗出液，在高 b 值 DWI 图像上可被抑制；此可能与渗出液所含的细胞成分有关。

（3）ADC 值的差异：研究表明 ADC 值的排列顺序如下，肺炎实变＞肺结核球＝肺结核实变＞肺结核空洞洞壁。说明各类病变水分子弥散强度存在差异。

（4）在 T_2WI 上，肺结核实变/脊髓信号值＞肺炎实变/脊髓信号值。

综上所述，MRI 尤其是 DWI 可作为除 CT 以外鉴别肺结核与肺炎实变的重要辅助手段。

3. ^{18}F-FDG PET/CT Geadas 等[20]对 159 例患者行 ^{18}F-FDG PET/CT 研究表明，该检查可以反映肺结核的活动病灶，因为症状筛查、痰涂片和结核分枝杆菌培养对结核的活动期判断有限制；但在未知典型症状或新近结核患者中，结核的 PET/CT 表现与肺癌相似，很难鉴别；此外，PET/CT 还可预测结核的复发及活性，指导治疗。

4. 抗酸染色 找到结核分枝杆菌仍是确诊结核病的重要诊断方法，但是由于抗生素使用不恰当、耐药结核分枝杆菌的出现及 HIV 感染等，结核病中病变组织的病理形态差异很大，鉴别困难。研究表明[21]，结核病组织的抗酸染色阳性率一般认为在 30% 左右，且性别对其无影响。但不同部位结核分枝杆菌抗酸染色阳性率不同，支气管黏膜结核和肠结核阳性率较高，结核性胸膜炎、脊柱结核和关节结核阳性率低；研究表明[22]抗酸染色找到阳性菌的患者年龄构成双峰变化趋势。

5. PCR PCR 技术是一类核酸体外扩增技术，近年 PCR 技术已经在结核病的诊断中被广泛应用。根据 DNA 的复制原理对体外样本中的结核分枝杆菌 DNA 进行扩增，从而能更加快速、准确地检测结核分枝杆菌。在超声引导下胸膜活检术联合胸腔积液 TB-PCR 和 ADA 检测方法对结核性胸膜炎的检出率最高，三者联合基本可确诊结核性胸膜炎。

（刘白鹭 刘丽丽）

参考文献

[1] World Health Organization. Global tuberculosis report 2020. https://apps.who.int/iris/bitstream/handle/10665/336069/9789240013131-eng.pdf[2022-4-6].

[2] 中华人民共和国国家卫生和计划生育委员会. 肺结核诊断标准（WS 288—2017）. 新发传染病电子杂志，2018，1：59-61.

[3] 陆普选. 中国最新肺结核诊断标准要点解读. 新发传染病电子杂志，2018，3（1）：57-58.

[4] Leung AN，Müller NL，Pineda PR，et al. Primary tuberculosis in childhood：radiographic manifestations. Radiology，1992，182（1）：87-91.

[5] Marais BJ，Gie RP，Schaaf HS，et al. The natural history of childhood intra-thoracic tuberculosis：a critical review of literature from the pre-chemotherapy era. Int J Tuberc Lung Dis，2004，8（4）：392-402.

[6] Woodring JH，Vandiviere HM，Fried AM，et al. Update：the radiographic features of pulmonary tuberculosis. Am J Roentgenol，1986，146（3）：497-506.

[7] Im JG，Itoh H，Shim YS，et al. Pulmonary tuberculosis：CT findings-early active disease and sequential change with antituberculous therapy. Radiology，1993，186（3）：653-660.

[8] Hatipoğlu ON，Osma E，Manisali M，et al. High resolution computed tomographic findings in pulmonary tuberculosis. Thorax，1996，51（4）：397-402.

[9] Poey C，Verhaegen F，Giron J，et al. High-resolution chest CT in tuberculosis：evolutive patterns and signs of activity. J Comput Assist Tomogr，1997，21（4）：601-607.

[10] Jeong YJ，Lee KS. Pulmonary tuberculosis：up to date imaging and management. Am J Roentgenol，2008，191（3）：834-844.

[11] 中华结核与呼吸杂志编辑委员会. 支气管结核的几点专家共识. 中华结核与呼吸杂志，2009，32（8）：568-571.

[12] 马屿，朱莉贞，潘毓萱. 结核病. 北京：人民卫生出版社，2009.

[13] So SY，Lam WK，Yu DY. Rapid diagnosis of suspected pulmonary tuberculosis by fiberoptic bronchoseopy. Tubercle，1982，63（3）：195-200.

[14] Lee KS，Kim YH，Kim WS，et al. Endobronchial tuberculosis：CT features. J Combut Assist Tomogr，1991，15（3）：424-428.

[15] Jeon D. Tuberculous pleurisy：an update. Tuberc Respir Dis（Seoul），2014，76（4）：153-159.

[16] Utine GE，Ozcelik U，kiper N，et a1. Pediatric pleural effusions：etiological evaluation in 492 patients over 29 years. Turk J Pediatr，2009，51（3）：214-219.

[17] Zeng JB，Liu Z，Shen GL，et al. MRI evaluation of pulmonary lesions and lung tissue changes induced by tuberculosis. Int J Infect Dis，2019，82：138-146.

[18] Sugahara T，Korogi Y，Kochi M，et a1. Usefulness of diffusion-weighted MR with echo-planar technique in the evaluation of cellularity in gliomas. J Magn Reson Imaging，1999，9（1）：53-60.

[19] 张莹. MRI 扩散加权成像在肺结核与实变期肺炎鉴别诊断中的应用. 石家庄：河北医科大学，2017.

[20] Geadas C，Acuna-Villaorduna C，Mercier G，et al. FDG-PET/CT activity leads to the diagnosis of unsuspected TB：a retrospective study. BMC Research Notes，2018，11（1）：464.

[21] 陇德. 结核病防治. 北京：中国协和医科大学出版社，2000.

[22] 张登才，刘斌，张丽华，等. 抗酸染色在结核病病理诊断中的价值[J]. 中国防痨杂志，2014，36（4）：274-278.

第六节 耐药肺结核

【概述】

世界卫生组织/国际防痨和肺病联合会（WHO/IUATLD）实施了全球性抗结核药物耐药性监测项目。根据耐药结核患者是否接受过抗结核药物治疗将其分为新发耐药结核和复治耐药结核[1,2]。

耐药结核病（drug resistance-tuberculosis，DR-TB）是指由耐药结核分枝杆菌所引起的结核病。

在中国一般将耐药结核病分为5型，即单耐药结核病、多耐药结核病、耐多药结核病、广泛耐药结核病和利福平耐药结核病。

（1）单耐药结核病（mono-resistant tuberculosis，MR-TB）：结核病患者感染的结核分枝杆菌经体外证实对1种抗结核药物耐药。

（2）多耐药结核病（poly-resistant tuberculosis，PDR-TB）：结核病患者感染的结核分枝杆菌经体外证实对1种以上的抗结核药物耐药，但不同时包括异烟肼（INH）、利福平（RFP）耐药。

（3）耐多药结核病（multidrug-resistant tuber-culosis，MDR-TB）：结核病患者感染的结核分枝杆菌经体外证实至少同时对INH、RFP耐药。

（4）广泛耐药结核病（extensively drug-resistant tuberculosis，XDR-TB）：结核病患者感染的结核分枝杆菌经体外证实除至少同时对INH、RFP耐药外，还对任何氟喹诺酮类药物产生耐药，以及3种二线抗结核注射药物[卷曲霉素（Cm）、卡那霉素（Km）和阿米卡星（Am）]中的至少一种耐药。

（5）利福平耐药结核病（rifampicin-resistant tuberculosis，RR-TB）：是指结核分枝杆菌体外药物敏感性实验证实对利福平耐药的结核病。包括任何耐利福平的结核病，即利福平单耐药结核病（RMD-TB）、利福平多耐药结核病（RPR-TB），以及MDR-TB和XDR-TB。

本节主要介绍耐药肺结核。

耐药肺结核的危险因素：①有抗结核药物的应用历史；②抗结核治疗3个月后涂片或培养仍为阳性者；③有与耐药结核患者接触史；④来自耐药结核的高发地区者；⑤坚持一线抗结核药治疗2周效果差。其中抗结核药物治疗失败是XDR-TB的一个独立的预测指标[3]。

多数耐药肺结核患者无特殊的临床表现，症状轻微甚至缺如。有无症状及症状的轻重主要与肺内病灶的数量及气道功能相关，且这些表现与病程长短有直接关系。病程越久，病灶越多，则症状越突出。气道受损严重则症状明显。主要症状为咳嗽、咳痰、咯血，部分患者出现气短、消瘦甚至恶病质表现。

【病理学表现】

结核病的基本病理变化是渗出、增生和干酪样坏死，其病理过程特点是破坏与修复常同时进行，故上述3种病理变化多同时存在，也可以某一种变化为主，也可相互转化。

【影像学表现】

1. 单耐药肺结核（MR-PTB） 与初治抗结核药物敏感肺结核比较，初治MR-PTB的病变分布广泛，常表现为大叶样或段样实变、无壁空洞、支气管增厚狭窄及肺不张，肺门及纵隔淋巴结钙化较少[4]。

2. 多耐药肺结核（PDR-PTB） 该病变难以控制且容易进展恶化，活动性明显。结节、实变和"树芽"征是PDR-PTB的主要影像学表现[5]。

3. 耐多药肺结核（MDR-PTB） 根据MDR-PTB的发病模式，可分为原发性和获得性，原发性MDR-PTB为未经抗结核化学治疗或治疗时间不足1个月发展为MDR-PTB者；获得性MDR-PTB为抗结核化学治疗时间超过1个月者。MDR-PTB的影像学表现复杂多样，肺部病灶更广泛、活动性明显、存在反复浸润、播散和（或）存在并发症致结核中毒症状加重、与病理变化密切相关。

肺内多发空洞是MDR-PTB的主要影像学表现。Yeom等[6]报道一组39例原发性MDR-PTB，影像学表现以多发空洞为主，很好地支持限制性内切酶多型性（restriction fragment length polymorphism，RFLP）结论。获得性MDR-PTB空洞病变发生率约为70%，在MDR-PTB发生空洞的患者中平均空洞数量可能≥3[7, 8]。主要影像学表现如下：

（1）病灶分布广泛：病变的分布在一定程度上反映了病变的严重程度。MDR-PTB病灶不仅发生于PTB的好发部位（如双肺上叶尖后段及下叶背段），还易扩散到PTB的少见部位，病灶多累及≥3个肺叶或全肺受累[9]。与药物敏感肺结核组相比，差异有统计学意义（$P < 0.005$）[7]，这与MDR-PTB多为获得性耐药、病程迁延、病情反复、经支气管肺内播散有关。

（2）空洞：Lee等[10]认为肺内多发或单发空洞是耐多药肺结核的主要特点（图16-6-1）。高德杰等[7]报道，耐多药肺结核组在空洞个数多于3个及厚壁空洞方面与对照组相比有统计学意义。Kiyan等[11]认为空洞尤其是多发空洞是获得性耐

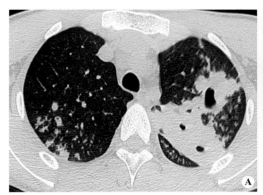
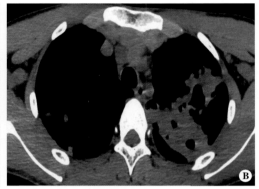
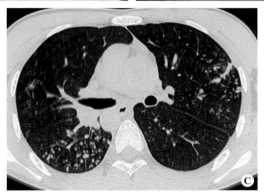

图 16-6-1　耐多药肺结核、干酪性肺炎

患者，男性，18 岁。咳嗽、咳痰 2 个月余，加重 1 天。实验室检查：结核分枝杆菌抗体试验二项，结核分枝杆菌 38kDa 蛋白阳性，结核分枝杆菌外膜抗体阳性；利福平耐药快速检测（Xpert）：DNA 序列测定阳性，耐多药基因检查阳性。临床诊断：继发性肺结核（复治，耐多药）涂阳、培阳。A. CT 肺窗示左肺上叶大片状实变，其内可见多发空洞，周围可见卫星灶；右肺上叶、左肺下叶背段多发斑片状实变和磨玻璃阴影；B. CT 纵隔窗示双肺多发软组织密度影，以左肺为著，内见多发空洞；C. 双肺弥漫分布结节，密度不均，大小不一，并可见"树芽"征

药肺结核的显著特点，这可能与空洞个数多、邻近肺门、大血管或胸膜、叶间胸膜受牵拉而不易闭合有关。耐多药肺结核治疗后可出现空洞增大、洞壁增厚或出现新的空洞。此外，Poey 等[12]认为结核空洞内持续存在气-液平面也是活动性的表现。同时，耐多药肺结核患者病程长，肺内病变迁延不愈，易出现合并症。此外，耐多药肺结核肺毁损明显多于对照组，二者差异有极显著性意义（$P < 0.01$），合并后更容易出现肺内播散[7]。

（3）其他：胸膜增厚、肺门上提、支气管扩张、黏液嵌塞、纵隔淋巴结肿大等，肿大的淋巴结增强扫描时多呈环状强化。

4. 广泛耐药肺结核（XDR-PTB）　是所有耐药肺结核中最为严重的一种类型，影像学具有肺内病变累及范围广泛，呈肺内播散病灶、多发性空洞及合并肺毁损多见的特点。XDR-PTB 的抗结核治疗效果差，治疗过程中患者肺部病变不断进展[13]。

孙华等[14]报道称，①与 MDR-PTB 组相比，

XDR-PTB 组病灶多涉及 3 个及以上肺野，合并单侧肺毁损常见，且播散病灶及合并多发空洞也较为常见，两组差异有统计学意义（$P < 0.05$）。这与 XDR-PTB 患者病程迁延、治疗效果差及肺部组织反复受到破坏，极易发生肺内播散导致肺部病灶分布广泛有关。② XDR-PTB 组和 MDR-PTB 组的病变的活动性均较明显，其肺部浸润病灶及播散病灶所占比例均超过 50%，但 XDR-PTB 组的播散病灶明显多于 MDR-PTB 组（$P < 0.001$），说明 XDR-PTB 组病变较 XDR-PTB 组更具活动性和广泛性。③ XDR-PTB 组的多发空洞明显多于 MDR-PTB 组（$P < 0.05$），抗结核治疗后空洞增大增多，XDR-PTB 组明显多于 MDR-PTB 组，两组差异有统计学意义（$P < 0.005$）。

XDR-PTB 肺部空洞由于存在时间长且多为纤维厚壁空洞，不易闭合；加之结核空洞壁的屏障作用，洞壁周围血管稀少、硬化，甚至闭合，抗结核药物很难渗透至空洞内，故反复持续排菌，

抗结核治疗效果差。影像学表现为肺内播散病灶不断增多，空洞增大增多，空洞缩小及空洞闭合率低。这充分反映了 XDR-PTB 在积极抗结核治疗下，疗效不佳，肺部病变呈不断恶化的特征。

5. 利福平耐药肺结核（RR-PTB） 是一类较严重的肺结核病。病变较广泛，易累及多个肺叶合并肺毁损，多发空洞、结节、实变、肺内播散、肺不张发生率高。胸腔积液、纵隔淋巴结肿大等肺外病变亦常见。CT 表现具有特征性，病灶分布以右肺中叶、左肺上叶舌段及下叶基底段为主，直径 < 1.5cm 的空洞较常见[15]。

【诊断要点】

1. 耐药肺结核的诊断主要通过实验室检查找到耐药结核分枝杆菌，并进行药敏试验证实。

2. 影像学表现为肺内广泛病变，多发空洞、结节、实变，合并肺毁损、纵隔淋巴结肿大。

【鉴别诊断】

1. 糖尿病合并肺结核 影像学表现为双肺上叶尖后段及下叶背段的片状和大片状阴影并发空洞形成，以及支气管播散病灶形成的斑片状影。在糖尿病有效控制的情况下，经正规抗结核治疗，肺内病灶吸收明显。

2. AIDS 合并肺结核 除原发性肺结核的表现之外，常伴有淋巴结增大、支气管播散、肺外结核。

3. 肺脓肿 表现为厚壁空洞者需与肺脓肿相鉴别。后者常急性发病，具有高热等典型肺炎的表现，有时咳脓臭痰。血白细胞总数升高，以中性粒细胞为主；血 CRP 及 PCT 明显增高。空洞内常有气 - 液平面，周围无播散灶。抗生素治疗后症状、体征及空洞均在短期内好转是其特征。

【研究现状与进展】

详见本章第五节。

（李 莉 李桂英 刘宜平）

参 考 文 献

[1] World Health Organization. Anti-tuberculosis drug resistance in the world : third global report. Geneva: World Health Organization, 2004.

[2] World Health Organization Treatment guidelines for drug-resistant tuberculosis. 2016 update. Geneva：World Health Organization，2016.

[3] 余卫业，谭卫国，陆普选 . 耐药肺结核的分类、分型及影像学表现 . 新发传染病电子杂志，2019，4（1）：42-47.

[4] 陈根铭，成官迅，朱少乾，等 . 初治单耐药肺结核的 CT 影像学研究 . 新发传染病电子杂志，2018，3（2）：111-114.

[5] 吴迪 . 多耐药肺结核 30 例高分辨率 CT 表现 . 现代诊断与治疗，2014，25（17）：4032-4033.

[6] Yeom JA，Jeong YJ，Jeon D，et al. Imaging findings of primary multidrug-resistant tuberculosis：a comparison with findings of drug-sensitive tuberculosis. J Comsat Assist Tomogr，2009，33（6）：956-960.

[7] 高德杰，王束玫，邱丽华 . 86 例耐多药肺结核患者胸部影像分析 . 临床肺科杂志，2012，17（7）：1265-1266.

[8] 李春华，吕圣秀，王惠秋，等 . 耐多药肺结核患者的 CT 表现及其与 CD4 细胞的关系 . 中国防痨杂志，2017，39（6）：597-603.

[9] 周婕，党丽云，沈聪，等 . 耐多药肺结核患者胸部影像学特征分析 . 实用放射学杂志，2018，34（9）：1348-1350，1385.

[10] Lee ES，Park CM，Goo JM，et al. Computed tomography features of extensively drug-resistant pulmonary tuberculosis in non-HIV-infected patients. J Comput Assist Tomogr，2010，34（4）：559-563.

[11] Kiyan E，Killicaslan Z，Gurgon M，et al. Clinical and radiographic features of pulmonary tuberculosis in non-AIDS immunocompromised patients. Int J Tubere Lung Dis，2003，7（8）：764-770.

[12] Poey C，Verhaegen F，Giron J et al. High-resolution chest CT in tuberculosis；evolutive patterns and signs of activity. J Comput Assist Torogr，1997，21（4）：601-607.

[13] 罗道宝，刘岩，扬芳玲，等 . 耐药结核分枝杆菌肺结核的影像分析 . 中国误诊学杂志，2007，7（5）：990.

[14] 孙华，唐神结，顾瑾，等 . 广泛耐药肺结核的胸部 CT 特点 . 中国防痨杂志，2011，33（2）：123-125.

[15] 张志学，任国英，谭宇才，等 . 耐单药利福霉素肺结核的 CT 表现 . 中国医药指南，2015，13（25）：65-66.

第七节　糖尿病合并肺结核

【概述】

全球范围内，结核病是导致死亡的十大原因之一。根据 WHO 发布的《2019 年全球结核病报告》，2018 年全球估算结核病死亡数为 124 万，死亡率为 16/10 万。中国的结核病死亡率居 30 个高负担国家中的第 29 位[1]。根据国际糖尿病联盟发布的最新数据，中国的糖尿病（diabetes mellitus，DM）患者人数居全球首位且呈增长趋势，糖尿病患者易感染结核，致使糖尿病合并肺结核（DM-PTB）的患者人数也逐年上升，此对人类健康构成巨大威胁[2]。糖尿病与结核病并存，二者互为不利因素、相互影响，一方面表现为糖尿病患者易患结核病，且病情发展迅速，疗效欠佳；另一方面结核病又可加重糖尿病的代谢紊乱。2 型糖尿病（T_2DM）是临床常见类型，因此本节主要介绍 2 型糖尿病合并肺结核的临床和影像学表现。

DM 患者不仅易继发肺结核，也更易引起体内结核分枝杆菌的复燃。目前普遍认为，DM 患者的高血糖可作为结核分枝杆菌良好的培养基，肺部微血管病变可导致血氧交换受累，使得局部微环境呈酸性，以及 DM 所致糖、脂肪、蛋白质三大营养物质的代谢紊乱，均有利于结核分枝杆菌定植生长和繁殖，导致 DM 患者并发肺结核风险升高达 3 倍以上 [3, 4]。董斯佳等 [5] 研究显示，细胞因子 IL-10 的 1082 位点 AA 基因型和 C-A 单倍型与 DM 并发肺结核易感性有关。

DM-PTB 的高危发病年龄为 40 ～ 60 岁，男性多发。多项对照研究结果指出，DM-PTB 患者与普通肺结核患者相比，前者咯血、感染、空洞形成及痰菌阳性发生率均明显高于后者。DM 先于肺结核的发病者，结核发病一般较为急骤，病情发展相对较快。但两病合并若病情较轻者其初期临床表现与普通肺结核相似，以咳嗽、咳痰、低热、乏力、盗汗为多见，DM 的典型症状并不明显而忽视 DM 的筛查。

【病理学表现】

结核病的基本病理变化是渗出、增生和干酪样坏死，其病理过程特点是破坏与修复常同时进行，故上述 3 种病理变化多同时存在，也可以某一种变化为主，也可相互转化。

空洞的洞壁由内向外依次为较薄的干酪性组织、结核性肉芽组织，空洞的外壁即较少的纤维组织。由于空洞的内壁即死亡的干酪样物质，不具备增殖灶，因此内壁平滑。

【影像学表现】

相较于普通肺结核，DM-PTB 的病情更为复杂，病变多为活动性，病变分布及病变形态呈明显的多样性及非典型性，病灶容易侵犯双肺肺叶、肺段，常表现为大片状、斑片状影，多发空洞、虫蚀样空洞，钙化，以及肺门及纵隔淋巴结肿大等 [6]。

1. 病变分布 DM-PTB 的病变除发生在结核好发部位 [7]（上叶尖后段及下叶背段）外，可同时分布于少见部位（如上叶前段、中叶、舌叶及下叶基底段）或仅见于少见部位 [8]（图 16-7-1）。Morris 报道的病例中 75% 的糖尿病患者肺结核病灶位于下叶 [9]。当非肺结核好发部位的病变用一般肺炎无法解释时要考虑到 DM-PTB 的可能，如果通过其他方法已确诊为肺结核（如痰结核涂片阳性或结核分枝杆菌培养阳性），但病变位于肺结核的非

好发部位也应考虑到 DM-PTB 的可能，都应检查空腹血糖等，以进一步明确诊断。

DM-PTB 多肺叶发病明显多于普通肺结核，病变受累范围广泛，这与机体免疫功能低下密切相关。有学者提出结核病患者中细胞免疫功能较好者，病变较轻、受损范围较少；细胞免疫功能较弱者，病变较重、受损范围较广。

2. 病变性质

（1）片状阴影和实变：表现为边界模糊的斑片状、大片状病灶，可相互融合。病灶可见于多肺叶、肺段，也可仅累及某一肺叶。大片状阴影提示病变浸润显著，范围越大则侵袭性越强。

实变伴空气支气管征或虫蚀样空洞时形成肺段性或大叶性干酪性肺炎。舒伟强等 [10] 研究显示，DM-PTB 出现干酪性病变的概率为 72.73%。其病理基础是由于迟发型超敏反应的存在，大量结核分枝杆菌抗原对周围肺组织产生毒性作用，从而发生变质性炎症。由于组织坏死严重、蛋白溶解酶活化等，干酪样物质液化排出，影像学表现为实变伴虫蚀样空洞。

（2）空洞：DM-PTB 的肺部病灶以干酪和渗出为主，增殖及纤维化较少，容易融合、液化和形成空洞（图 16-7-2）。多发性空洞、不典型部位的空洞是 DM-PTB 的特征性表现之一，薄壁空洞或虫蚀样空洞多见，并可相互融合。多发空洞提示病变呈活动性，空洞内坏死物可通过支气管引流而排出体外，具有传染性 [11]。肺内空洞性病灶中以虫蚀样空洞最为严重，代表病变呈明显侵蚀、浸润的过程 [12]。

周新华 [13] 认为，在片状、大片状干酪样病变内出现无壁空洞或多发空洞为主要表现时需考虑 DM-PTB 的可能。干酪样物质中出现空洞要具备 2 个条件：与外界相通，在肺内主要通过支气管与外界相通；大量白细胞的侵入，白细胞被破坏后释放溶解酶，使干酪样物质液化、排出，从而形成空洞。由此可以推断干酪物中的空洞起源于支气管，如果空洞沿着支气管壁向周围逐渐扩展就可形成裂隙状或不规则状并与多支支气管相通。干酪样物质中无壁空洞很容易融合，多个空洞融合后边缘呈多弧状的改变 [8]。

黄华等 [14] 发现 DM-PTB 患者中 58.7% 的形成空洞，而非糖尿病组中 40.0% 的患者出现空洞，

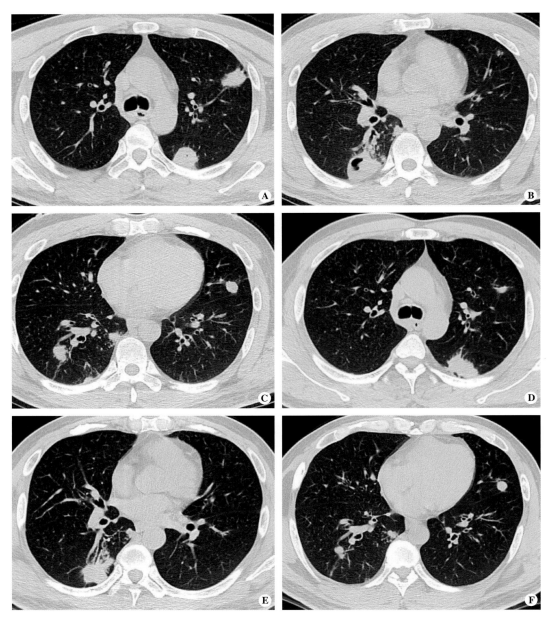

图 16-7-1 糖尿病合并肺结核（一）

患者，男性，43 岁。患者 4 个月前受凉感冒后出现间断咳嗽，夜间为著，基本无痰，伴午后低热，盗汗明显，乏力。2 型糖尿病病史 2 年，应用胰岛素治疗，血糖控制不满意。A. CT 肺窗示左肺胸膜下多发结节和肿块，边缘清晰。B. 右肺下叶胸膜下肿块内可见空洞及引流支气管，病灶周围可见多发卫星灶；左肺上叶舌段可见小结节。C. 双肺多发大小、形态不一的结节和条索影。治疗 105 天后复查。D. 左肺上叶舌段病灶体积明显缩小，下叶病灶体积增大，病灶边缘可见短毛刺。E. 右肺下叶病灶内空洞闭合，仍可见引流支气管；原左肺小结节未见显示。F. 双肺结节明显吸收、体积缩小

二者的差异有统计学意义。实变中的空洞形态也有助于肺结核的诊断[8]，实变区内多发的大小不等且形态各异，常不呈圆形的空洞。如果见到裂隙状且长轴与支气管走行一致的空洞，空洞形态不规则，边缘呈多弧状，并与多支支气管相通则支持肺结核的诊断。

DM-PTB 空洞体积大，洞壁厚且闭合时间久。刘立等[15]发现，4mm 壁厚可能是空洞闭合的分水岭，在空洞壁达到 4mm 时，DM-PTB 空洞难以闭合，可能与患者经过长久治疗后免疫力下降有关。

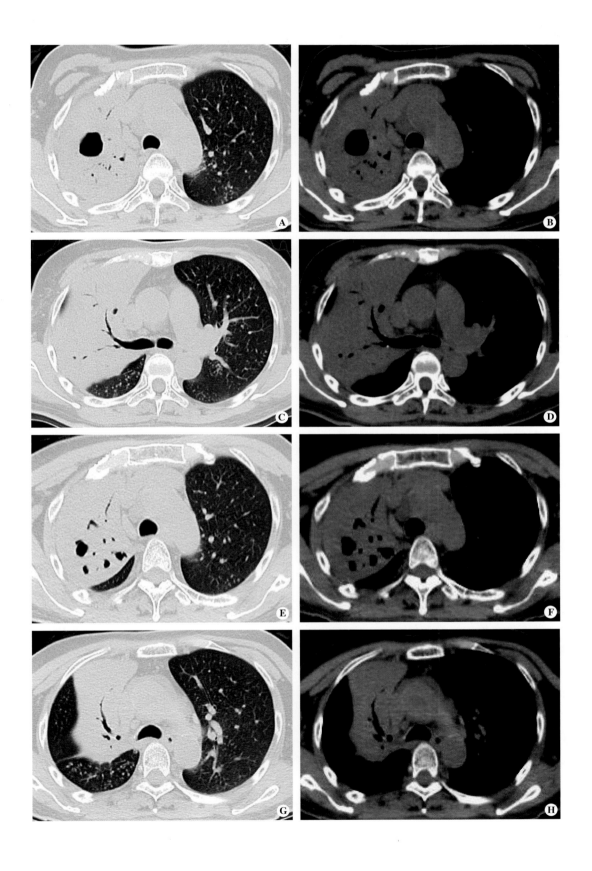

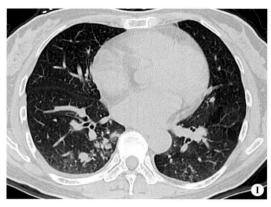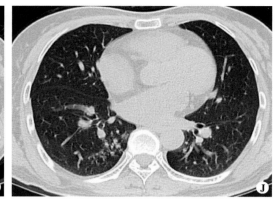

图 16-7-2 糖尿病合并肺结核（二）

患者，女性，60 岁。间断咳嗽 4 个月余，夜间为著，基本无痰，间断发热，体温最高达 40℃，可自行降至正常。2 型糖尿病伴血糖控制不佳 2 年，未规范治疗。实验室检查，痰涂片查抗酸杆菌阳性（++）。ESR 40mm/h。A、C.CT 肺窗示右肺上叶实变，其内见空气支气管征和大小、形态不等的空洞；左肺多发结节，并可见"树芽"征；B、D.CT 纵隔窗示实变的上叶肺组织呈软组织密度，其内可见充气的支气管和多发空洞；E、G.治疗 75 天后复查，CT 肺窗示右肺上叶空洞增多，右肺下叶多发结节；F、H.CT 纵隔窗图像；I.CT 肺窗示双肺多发结节、条索状磨玻璃样密度影；J.复查图像显示上述病灶明显吸收

（3）气道播散：病灶的干酪样坏死及渗出加剧，经气道播散导致结核性细支气管炎，细支气管管壁增厚、管腔扩张，伴黏液嵌塞，表现为腺泡结节或"树芽"征，甚至融合成斑片状实变。这是结核病灶扩散、增殖反应弱的表现。

（4）淋巴结肿大：纵隔或肺门淋巴结肿大，增强扫描，淋巴结可出现多种强化形式，淋巴结内出现干酪性坏死时以环状强化或分隔状强化为主，淋巴结内为结核性肉芽肿时以均匀强化为主。

（5）胸腔积液。

【诊断要点】

患者在 2 型糖尿病症状的基础上出现发热、盗汗、乏力、咳嗽、咳痰、咯血等肺结核症状，经痰培养或组织学检查能够明确病变性质，而病变范围及疗效评价有赖于影像学检查。

【鉴别诊断】

1. AIDS 合并肺结核 除原发性肺结核的表现之外，多数伴有纵隔和肺门淋巴结的肿大，或出现暴发性血行播散。

2. 激素诱发肺结核 大量的激素可使人体的免疫功能下降，结核分枝杆菌生长活跃时肺内病灶复发，从而产生大片浸润病灶，如明显的支气管源性播散病灶和血行播散性肺结核。

3. 大叶性肺炎 多见于青壮年，临床症状明显。病灶多局限于一叶或一段，多叶多段分布少见，实变内空洞少见，多可见空气支气管征，病灶相邻肺野及对侧肺野很少伴支气管播散病灶，抗感染治疗后病灶吸收较快。

4. 肺脓肿 临床症状重，白细胞总数多明显升高。病灶多为球形或类圆形，实变内可见空洞，边缘模糊，空洞内可见气 - 液平面，周围肺野可伴发小斑片影、"树芽"征，但对侧肺野很少伴以上征象，增强扫描病变呈明显环形强化。

【研究现状与进展】

1. 血糖与病变的关系 血糖水平与肺内病变密切相关。不同血糖浓度发生肺部干酪样病变的概率有一定差异。血糖水平过高时，肺部干酪样病变概率显著升高。随着血糖的升高，粒细胞吞噬能力及细胞免疫功能下降，肺部干酪样病变迅速进展，易溶解形成空洞，血糖水平越高越易出现空洞。

有资料显示，血糖从正常范围至轻度增高（6.1～10mmol/L），肺部干酪病变发生率为72%～75%；血糖浓度进一步升高（空腹血糖超过10mmol/L），肺部干酪病变发生率则升至90%以上[16]。

糖尿病血糖控制水平与肺结核疗效有密切关系，血糖控制越好，肺结核的疗效越好，血糖控制不佳时病变进展概率增多，主要表现为支气管播散或空洞，病灶增大、增多，空洞增大、增多或出现气 - 液平面等，当血糖被有效控制后肺内病灶逐渐好转[8]。

2. 糖化血红蛋白与病变的关系 糖化血红蛋白（HbA1c）是评价血糖控制水平的常用指标，因

其具有良好的稳定性，故可用于评估最近 3～4 个月的平均血糖水平。HbA1c 水平与 DM-PTB 肺内病变存在密切关系，HbA1c 水平升高，提示患者血糖控制效果差，且 CT 显示患者肺内病灶体积增大，浸润性及侵袭性增加[17, 18]。

（李　莉　李桂英　刘宜平）

参 考 文 献

[1] World Health Organization. Global tuberculosis report 2019. Geneva：World Health Organization，2019.

[2] Viney K，Cavanaug J，Kienene T，et al. Tuberculosis and diabetes mellitus in the Republic of Kiribati：a case-control study. Trop Med Int Health，2015，20（5）：650-657.

[3] Kumar NP，Babu S. In fluence of diabetes mellitus on immunity to human tuberculosis. Immunology，2017，152（1）：13-24.

[4] Ahmed M，Omer I，Osman SMA，et al. Association between pulmonary tuberculosis and type 2 diabetes in Sudanese patients. Int J Mycobacteriol，2017，6（1）：97-101.

[5] 董斯佳，袁立，陈诚，等. 细胞因子基因多态性与肺结核并发糖尿病易感性的相关性研究. 中国防痨杂志，2018，40（10）：1051-1059.

[6] Kim J，Lee IJ，Kim JH. CT findings of pulmonary tuberculosis and tuberculous pleurisy in diabetes mellitus patients. Diagn Interv Radiol，2017，23（2）：112-117.

[7] 马大庆，赵大伟，潘克棱. 免疫损害患者肺结核的影像诊断. 中华放射学杂志，2000，34（9）：595.

[8] 刘新忠，徐西香，雷鸣. 糖尿病患者肺结核的影像特点. 放射学实践，2007，22（9）：935-938.

[9] Morris JT，Seaworth BJ，McAllister CK. Pulmonary tuberculosis diabatis. Chest，1992，102（2）：539-541.

[10] 舒伟强，李春华，王惠秋，等. 2 型糖尿病并发肺结核患者血糖水平与 CT 特征的相关性分析. 中国防痨杂志，2017，39（6）：565-569.

[11] Zhang XL，Ma A，Sun SL，et al. Proteomic analysis of plasma in adult active pulmonary tuberculosis patients with diabetes mellitus. Clin Lab，2015，61（10）：1481-1490.

[12] Shariff NM，Safian N. Diabetes mellitus and its influence on sputum smear positivity at the 2nd month of treatment among pulmonary tuberculosis patients in Kuala Lumpur，Malaysia：a case control study. Int J Mycobacteriol，2015，4（4）：323-329.

[13] 周新华. 糖尿病合并肺结核的动态影像学表现. 中华放射学杂志，2000，（9）：14-17.

[14] 黄华，蔡雄茂，陆普选，等. 合并糖尿病肺结核的 CT 影像分析. 中国防痨杂志，2010，32（7）：386-389.

[15] 刘立，史景云，崔利，等. 肺结核空洞合并糖尿病患者肺部 CT 薄层扫描影像分析. 山西医药杂志，2018，47（14）：1662-1664.

[16] 尹洪云，刘一典，史祥，等. 糖尿病肺结核影像学特点与血糖相关性分析. 中国防痨杂志，2010，32（10）：652-655.

[17] Zhan YF，Jiang L. Status of vitamin D，antimicrobial peptide cathelicidin and T helper-associated cytokines in patients with diabetes mellitus and pulmonary tuberculosis. Exp Ther Med，2015，9（1）：11-16.

[18] Kumar NP，Sridhar R，Nair D，et al. Type 2 diabetes mellitus is associated with altered CD_8^+ T and natural killer cell function in pulmonary tuberculosis. Immunology，2015，144（4）：677-686.

第十七章　艾滋病相关肺部感染

第一节　结核分枝杆菌

【概述】

肺结核是人类免疫缺陷病毒（HIV）感染者/艾滋病（AIDS）患者最常见的机会性感染疾病之一，两者相互影响，互为因果。结核病将加速 HIV 感染发展成 AIDS，而 HIV 感染不仅会加重肺结核的病理演变过程，并且会使结核病的发病率增加约30 倍[1]。

结核分枝杆菌（MTB）属于抗酸染色阳性的分枝杆菌，菌体各种成分均有一定的致病作用。HIV 感染主要破坏人体细胞免疫功能，表现为血液循环中 CD_4^+ T 淋巴细胞即辅助性 T 淋巴细胞（Th 细胞）减少，功能下降，细胞因子 IL-2、干扰素（IFN）-α 生成减少，肺部防御功能也相应降低。呼吸道防御感染能力下降是 AIDS 患者易于发生肺部感染的重要基础，也是肺结核发病率上升的重要因素。

AIDS 并发肺结核的临床表现与机体免疫水平密切相关。在急性期和无症状 HIV 感染期，细胞免疫轻度受抑制，临床表现比较典型，可见发热、咳嗽、咳痰、消瘦、痰中带血或咯血、盗汗、胸闷、胸痛或呼吸困难等，以干咳、低热和消瘦最多见。在 AIDS 期，因细胞免疫功能明显减退，CD_4^+ T 淋巴细胞少于 200/μl 时，临床上患者多呈不典型表现，可见长期发热、持续性咳嗽、无明显原因的消瘦、乏力，浅表和深部淋巴结均肿大，浅表淋巴结可有触痛。此外，AIDS 并发肺结核多合并机会性感染，包括口腔、食管真菌感染，也可耶氏肺孢子菌肺炎等。

实验室检查中除 CD_4^+ T 淋巴细胞减少外，白细胞、淋巴细胞和中性粒细胞计数也可减少。结核菌素试验阴性率高，且痰涂片抗酸杆菌检出率低。

【病理学表现】

肺结核典型的病变为结核结节与干酪样坏死，在疾病早期和恶化进展期，也常见渗出性病变。在一定条件下，3 种病变可以互相转化。

李宏军等[2] 研究发现，AIDS 患者肺部结核影像学表现与 CD_4^+ T 淋巴细胞水平具有相关性。HIV 感染早期，患者免疫功能较好，体内可产生典型的肉芽肿反应，病灶中含有许多 CD68 阳性（组织细胞标志）的胞质丰富的类上皮细胞、朗格汉斯细胞，周围有许多 CD_4^+ T 淋巴细胞，病灶内结核分枝杆菌数量较少。HIV 感染中期，患者细胞免疫功能下降，CD_4^+ T 淋巴细胞减少，病灶内肉芽肿反应不明显，不但朗格汉斯细胞明显减少，类上皮细胞也明显减少，CD68 阳性的组织细胞减少，胞内杀菌作用下降，干酪样坏死区扩大，结核分枝杆菌增殖，数量增多。HIV 感染晚期，患者细胞免疫功能严重受损，发生粟粒样播散性反应性结核，病灶内缺乏上皮样细胞及朗格汉斯细胞，无肉芽肿形成，而代之以化脓性及凝固性坏死，病灶中巨噬细胞及淋巴细胞极少，而结核分枝杆菌大量增殖。

【影像学表现】

AIDS 并发肺结核的影像学表现具有多样性与不典型的特点。在 AIDS 早期，CD_4^+ T 淋巴细胞无明显减少，影像学表现与无免疫功能抑制患者肺结核相似。在 AIDS 中期与后期，CD_4^+ T 淋巴细胞明显减少或极度减少，机体处于中重度免疫抑制状态，肺结核多为原发感染表现，即出现肺内实变和一个或多个肿大的肺门或纵隔淋巴结。此外，在病变部位与形态上非典型表现明显增多，血行播散、支气管播散也较为常见，空洞少见。肺外结核的发病率高达 50% ～ 60%。

1. 原发性肺结核　主要表现为单发或多发肺门和（或）纵隔淋巴结肿大，多发者分布较广泛，并可相互融合成团块。AIDS 患者合并肺结核的肿大淋巴结钙化率明显低于单纯性肺结核。肿大的淋巴结 CT 平扫为低密度，增强后边缘出现强化，中心无强化。肺内浸润性病灶常出现在非结核好发部位，以下叶、中叶较常见，可同时出现多段、多叶发病。病变进展快，以渗出实变较常见，还可见多量腺泡结节影和"树芽"征等支气管播散征象，但纤维化与钙化等征象少见。抗 AIDS 治疗后，短期内病灶可增大，边缘更加模糊，但积极进行抗结核治疗较长时间后病灶逐步缩小。

2. 继发性肺结核 在急性和无症状 HIV 感染期，病变多位于肺上叶尖后段，呈局灶性片状实

变和结节，空洞较常见，淋巴结病变和肺外病变少见。当 AIDS 患者外周血 CD_4^+ T 淋巴细胞计数极低和细胞免疫功能极度低下时，肺结核病变广泛、严重且不典型。主要表现如下。①病变无特定的好发部位，呈多段、多叶分布。②多种形态和多种性质病灶共存，浸润性病变与粟粒样结节、腺泡结节等多种病灶混合，干酪性肺炎常见（图 17-1-1）。石毅等[3] 提出"艾滋病合并肺结核三多三少"，即多种性质病灶（渗出、新旧病灶、空洞等）共存、多形态、多叶段分布，纤维化、钙化、肿块少见。③肺外结核多见，如结核性脑膜炎、淋巴结核和腹部结核等。④空洞、钙化少见[4]，以薄壁空洞为主。

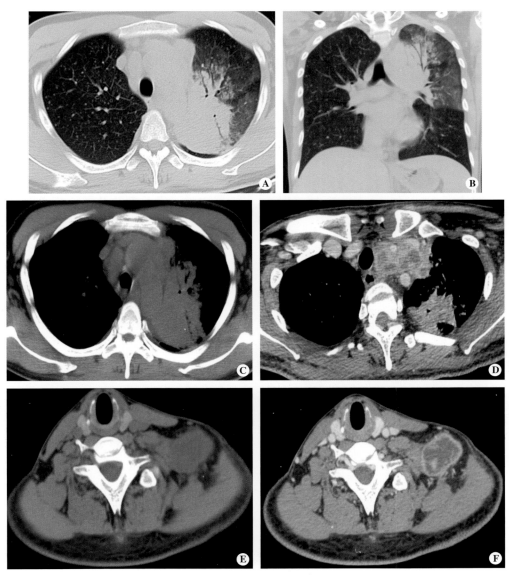

图 17-1-1 干酪性肺炎

A、B. CT 肺窗显示左肺上叶大片状实变，其内可见空气支气管征，实变周围环绕磨玻璃阴影；右肺多发粟粒结节。C. 纵隔窗显示左肺上叶实变呈软组织密度影，其内可见充气的支气管影；纵隔淋巴结肿大；左侧胸膜增厚。D. 增强扫描，纵隔多发肿大淋巴结，部分融合，淋巴结呈环形强化；实变肺组织较均匀强化。E、F. 左颈部肿大淋巴结，其内可见小片状等密度影，增强扫描，淋巴结呈环形强化，其内可见多发不均匀强化灶

3. 血行播散性肺结核 AIDS 患者在 CD$_4^+$ T 淋巴细胞计数极低时，AIDS 患者合并血行播散性肺结核的发生率较单纯性血行播散性肺结核高，可由粟粒性肺结核或肺内原发病灶引起的血液播散所致。早期病灶呈"三均匀"（图 17-1-2），中晚期粟粒样结节逐渐融合，分布欠均匀，下肺多于上肺；结节大小不等（图 17-1-3），边缘不清，部分病灶可见短毛刺，周围磨玻璃阴影显著，并可表现为弥漫性粗大结节或网格影，部分结节可融合实变，也可呈小片状或斑片状分布。其可有主动脉弓旁及主肺动脉窗等多组纵隔淋巴结肿大，也可伴有肺外结核存在，如腹部淋巴结结核及结核性脑膜炎。血行播散性肺结核常侵及浆膜腔，合并胸腔积液和（或）心包积液。

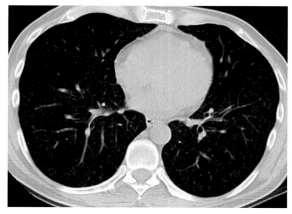

图 17-1-2 急性血行播散性肺结核
CT 肺窗显示双肺弥漫性分布大小、密度尚均匀的粟粒结节

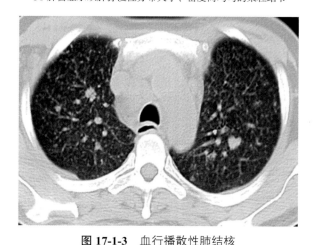

图 17-1-3 血行播散性肺结核
CT 肺窗显示双肺弥漫分布大小不一、密度不均匀的结节，部分结节相互融合

4. 结核性胸膜炎 AIDS 患者合并肺结核时，胸腔积液发生率较单纯性肺结核患者高，也常见胸腔积液合并心包积液。这可能与 AIDS 并发肺结核患者机体免疫系统严重受损，细胞免疫功能低下，导致结核分枝杆菌无限制扩散，形成炎性渗出病灶相关[5]。

【诊断要点】

1. HIV 感染者 /AIDS 患者，临床出现咳嗽、低热、盗汗、乏力、消瘦等症状。

2. 影像学表现为肺内多叶段、多形态、多性质病变，斑片状或大片状实变、粟粒样结节、腺泡结节等常见，肺门和（或）纵隔淋巴结肿大、胸腔积液也常见，且多伴有肺外播散。

3. 诊断不明确者，可行 CT 引导下经皮肺穿刺活检或行纤维支气管镜病理诊断。

【鉴别诊断】

1. 耶氏肺孢子菌肺炎（PJP） PJP 的磨玻璃阴影常以肺门为中心，双肺对称分布。病灶未累及胸膜下区时，可见"月弓"征。肺结核的磨玻璃阴影较散在，随机分布。

2. 非结核分枝杆菌肺病 影像学表现多为弥漫分布及大片状实变合并空洞、支气管扩张、肺门和（或）纵隔淋巴结肿大等，临床上较肺结核进展缓慢。经长期抗结核治疗无效或反复发作，应考虑本病。

3. 真菌感染 AIDS 并发真菌感染也可表现为肺部弥漫结节，但胸腔积液相对少见，肿大的纵隔淋巴结常轻度强化或无强化；AIDS 并发肺结核时肺部多发结节伴胸腔积液常见，且淋巴结常呈边缘强化。

【研究现状与进展】

研究现状与进展见第十六章第五节。

（李 莉 孔丽丽）

参 考 文 献

[1] 伍建林，施裕新，刘晋新，等 . 免疫抑制宿主肺结核影像学表现及发病机制 . 中国医学计算机成像杂志，2010，16（5）：415-419.

[2] 李宏军，张玉忠，程敬亮 . 艾滋病合并肺结核的 CT 表现多样性与 CD$_4^+$ T 淋巴细胞计数的关系 . 放射学实践，2009，24（9）：959-963.

[3] 石毅，石向东，陆永文 . 艾滋病并发肺结核的影像学特征 . 中国热带医学，2007，7（8）：1355-1356.

[4] Lodi S，Del Amo J，Moreno S，et al. Opportunistic infections and AIDS malignancies early after initiating combination antiretroviral therapy in high-income countries. AIDS，2014，28（16）：2461-2473.

[5] 姜聪明，刘晓欢，阮丽萍，等 . 胸部 CT 特征分析诊断艾滋病合并肺结核患者的临床价值 . 白求恩医学杂志，2017，15（5）：562-564.

第二节　非结核分枝杆菌

【概述】

非结核分枝杆菌（nontuberculous mycobacteria，NTM）也称非典型分枝杆菌，是指除结核分枝杆菌复合群（mycobacterium tuberculosis complex，MTC）和麻风分枝杆菌以外的分枝杆菌。NTM 在自然界中广泛存在，主要引起肺部病变，即 NTM 肺病，其他常见感染部位包括颈部淋巴结、皮肤和软组织等。中国是分枝杆菌感染的高负担国家，文献报道，AIDS 患者的分枝杆菌培养阳性标本中约 50% 为 NTM[1, 2]。

随着鉴定技术的进步，已报道的分枝杆菌菌种数量已超过 170 种。临床常见的快生长分枝杆菌包括脓肿分枝杆菌、偶然分枝杆菌和龟分枝杆菌，慢生长分枝杆菌包括鸟分枝杆菌复合群（mycobacterium avium complex，MAC，主要包括鸟分枝杆菌和胞内分枝杆菌）、堪萨斯分枝杆菌及蟾蜍分枝杆菌等。AIDS 合并肺 NTM 感染主要由 MAC 所致，可通过呼吸道及胃肠道感染。

NTM 肺病的临床表现与肺结核或耐药肺结核相似，在无菌种鉴定结果的情况下，其可被误诊为肺结核。临床表现主要以呼吸道症状（如咳嗽、咳痰、劳力性呼吸困难、咯血等）和全身中毒症状（如发热、盗汗、乏力、进行性体重减轻）为主，但症状和体征均不典型，缺乏特异性。在 AIDS 的晚期（CD$_4^+$ T 淋巴细胞计数 < 0.1×10^9/L），患者通常表现为播散性感染。播散主要发生于网状内皮系统，可表现为淋巴结病、肝脾大等。其还可合并细菌、真菌等多重感染。

【病理学表现】

NTM 肺病的病理组织所见一般包括以淋巴细胞、巨噬细胞浸润和干酪样坏死为主的渗出性反应，有以类上皮细胞、朗格汉斯细胞性肉芽肿形成为主的增殖性反应，有浸润相关细胞消退伴肉芽肿相关细胞的萎缩，以及以胶原纤维增生为主的硬化性反应 3 种病理组织变化[3]。

【影像学表现】

相对于无免疫损害的 NTM 肺病，AIDS 合并 NTM 肺病时通常表现为播散性，最常见的表现为纵隔和（或）肺门淋巴结肿大、结节。空洞、气腔实变、粟粒结节、胸腔积液少见，部分 AIDS 患者感染 NTM 后胸片可正常。

1. 纵隔和（或）肺门淋巴结肿大　是 NTM 肺病最常见的胸部影像学表现。由于 NTM 感染发生组织变态反应、肉芽肿和干酪坏死低于结核分枝杆菌引起的病变，因而较少出现结核分枝杆菌感染引起的典型的中央低密度改变[4]。

2. 结节　类圆形密度增高影及磨玻璃样密度结节较具特征性[5]（图 17-2-1）。

3. 空洞　不常见，可能与 AIDS 患者 CD$_4^+$ T 淋巴细胞计数减少，空洞不易形成有关。空洞壁薄，周围肺组织无明确播散卫星灶，而支气管扩张常见。

4. 支气管扩张　以柱状多见，NTM 感染与支气管扩张关系密切，但先后因果关系目前尚不明确。

此外，由于 AIDS 患者合并 NTM 肺病时 NTM 可通过胃肠道途径播散，因此腹膜后淋巴结肿大的发生率较高。

刘晋新等[6]总结 AIDS 合并 NTM 肺病胸部影像特点如下：①多为弥漫分布性病变和（或）大面积实变（肺叶、段）；②大面积实变合并空洞的病灶，随着病程进展，病灶逐渐吸收消散，病变范围缩小，但支气管扩张明显增多，且可见患侧肺容积减小；③以弥漫分布的渗出性病灶为主要表现的多见于 AIDS 晚期患者，其常出现多种病原体的混合感染，病变进展快，预后不良；④同一患者可出现多种病变；⑤纵隔和肺门淋巴结肿大。其中大面积实变合并空洞、结节病灶、支气管扩张、纵隔和（或）肺门淋巴结肿大在同一患者出现有一定的鉴别诊断价值。

江桂华等[7]报道，AIDS 合并 NTM 肺病时双肺同时受累多见，多累及中下肺叶，多伴纵隔及肺门淋巴结肿大；影像学表现呈多态性，渗出、增殖、纤维化和干酪性病变可同时出现，但以纤维增殖性病变为多，斑片状渗出及实变少见；细支气管扩张、小叶中央结节及"树芽"征发生率高，考虑与支气管播散有关。

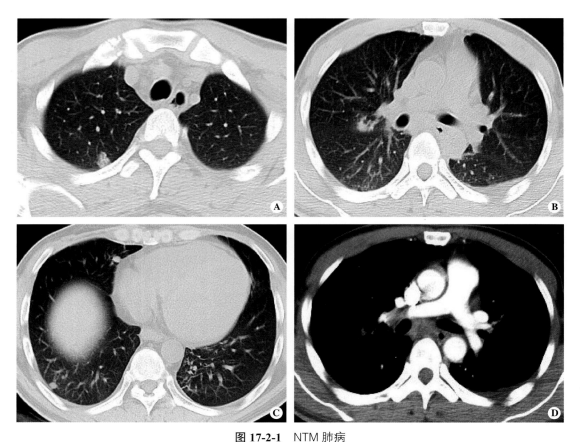

图 17-2-1 NTM 肺病

A ~ C. CT 肺窗显示肺内多发大小、密度和形态不一的结节及磨玻璃阴影、索条影；D. 增强扫描，纵隔窗显示第 7 组淋巴结肿大，轻度强化，右侧胸膜增厚

【诊断要点】

中华医学会结核病学分会制定的《非结核分枝杆菌病诊断与治疗指南》中 NTM 肺病诊断标准如下 [3]：具有呼吸系统症状和（或）全身性症状，经胸部影像学检查发现空洞性阴影、多灶性支气管扩张以及多发性小结节病变等，已排除其他肺部疾病，在确保标本无外源性污染的前提下，符合以下条件之一者可诊断为 NTM 肺病：① 2 份分开送检的痰标本 NTM 培养阳性并鉴定为同一致病菌，和（或）NTM 分子生物学检测均为同一致病菌；②支气管冲洗液或支气管肺泡灌洗液 NTM 培养和（或）分子生物学检测 1 次阳性；③经支气管镜或其他途径肺活组织检查发现分枝杆菌病组织病理学特征性改变（肉芽肿性炎症或抗酸染色阳性），并且 NTM 培养和（或）分子生物学检测阳性；④经支气管镜或其他途径肺活组织检查发现分枝杆菌病组织病理学特征性改变（肉芽肿性炎症或抗酸染色阳性），并且 1 次及以上的痰标本、支气管冲洗液或支气管肺泡灌洗液中 NTM 培养和（或）

分子生物学检测阳性。

【鉴别诊断】

1. 继发性肺结核 NTM 肺病与继发性肺结核影像学表现相似，均可表现为纵隔和肺门淋巴结肿大、结节、"树芽"征和空洞等。与 NTM 肺病不同的是，继发性肺结核空洞多为厚壁空洞，空洞周围伴有较多的支气管播散灶；支气管扩张多为牵拉性支气管扩张，伴周围纤维索条、肺结构扭曲；浸润性实变分布广泛，胸膜受累广泛，胸腔积液常见；钙化多见；肿大的淋巴结多呈环形强化。鉴别主要依赖于痰分枝杆菌培养和菌种鉴定。

2. 耐多药肺结核 影像学表现为实变、厚壁空洞、肺内慢性感染病变（如钙化、纤维索条、肺体积缩小和胸膜肥厚）、淋巴结钙化，结合抗结核治疗史等多提示耐多药肺结核。

3. 支气管扩张合并感染 以右肺中叶、左肺舌段受累多见，柱状、囊状支气管扩张可同时存在，无明显倾向性。结节及浸润性病变以扩张支气管周围、叶段性分布为主。经短期抗感染治疗后肺内病变可明显好转。

4. 大叶性肺炎　以大面积肺实变表现为主的NTM肺病应与大叶性肺炎相鉴别。后者起病急剧，临床表现为高热、寒战、胸痛伴气急，X线或CT检查显示病变常局限于一个肺叶或肺段，外周血白细胞总数及中性粒细胞增多，抗生素治疗有效，可资鉴别。

【研究现状与进展】

阎庆虎等[8]报道，NTM肺病与肺结核的空洞在CT上存在放射组学特征的差异，因此可以利用放射组学特征对NTM肺病空洞进行量化分析，从而有助于NTM肺病诊断及与肺结核的鉴别。

（李　莉　刘丽丽　李慧敏）

参 考 文 献

[1] Lan R，Yang C，Lan L，et al. Mycobacterium tuberculosis and nontubereulous mycobacteria isolates from HIV-infected patients in Guangxi，China. Int J Tubere Lung Dis，2011，15（12）：1669-1675.

[2] Liu L，Zhang RF，Tang Y，et al. The importance of nontuberculous mycobacteria identification in Chinese patients infected with HIV. Biosci Trends，2018，12（5）：515-516.

[3] 中华医学会结核病学分会.非结核分枝杆菌病诊断与治疗指南（2020年版）.中华结核和呼吸杂志，2020，43（11）：918-946.

[4] Kim TS，Koh WJ，Han J，et al. Hypothesis on the evolution of cavitary lesions in nontuberculosis mycobacterial pulmonary infection：Thin-section CT and histopathologic correlation. Am J Roentgenol，2005，184（4）：1247-1252.

[5] Koh DM，Langroudi B，Padley SPG. Abdominal CT in patients with AIDS. Imaging，2002，14（1）：24-34.

[6] 刘晋新，唐小平，张烈光，等.艾滋病合并非结核分枝杆菌肺病的胸部影像学表现.中华放射学杂志，2010，44（9）：937-939.

[7] 江桂华，朱莹，叶泽兵，等.AIDS合并非结核分枝杆菌肺病的胸部CT表现.中国急救复苏与灾害医学杂志，2014，2：116-119.

[8] 阎庆虎，崔嘉，杨传彬，等.CT放射组学分析空洞特征在鉴别非结核分枝杆菌肺病与肺结核中的价值.山东大学学报（医学版）.2020，6：41-46.

第三节　马尔尼菲篮状菌

马尔尼菲篮状菌病是由马尔尼菲篮状菌（*Talaromyces marneffei*）感染引起的一种深部真菌病。本病好发于免疫缺陷或免疫功能抑制者，是我国南方地区和东南亚国家AIDS患者常见的机会性真菌感染性疾病之一[1]。随着AIDS患者数量逐年增多，马尔尼菲篮状菌的感染率也随之上升。AIDS合并马尔尼菲篮状菌感染起病隐匿，进展缓慢，临床表现不典型，在病程早期容易误诊和漏诊，感染很快播散全身造成多器官、多系统损害，治疗困难，病死率高[2]。本节主要介绍肺马尔尼菲篮状菌病（PTM）。

【概述】

马尔尼菲篮状菌原名马尔尼菲青霉菌（*Penicillium marneffei*），2011年Samson等[3]将其从青霉菌属独立出来，正式更名为马尔尼菲篮状菌。马尔尼菲篮状菌是一种温度依赖性双相型真菌，在25℃时呈菌丝相生长，在37℃或感染宿主后则转化为致病性酵母菌相。目前认为患者是通过吸入获得致病性分生孢子而感染马尔尼菲篮状菌的，机体免疫功能健全时可通过细胞免疫清除，AIDS患者由于CD_4^+ T淋巴细胞数量下降、细胞免疫缺陷明显，该菌进入人体后主要侵犯单核巨噬细胞系统，在巨噬细胞中增殖后通过单核巨噬细胞系统向全身多个器官或组织播散，以肺及肝最为严重。

PTM常隐匿发病，临床分为局限性感染与播散性感染，前者多见于免疫功能正常者，由于起病隐匿，临床症状不明显，后者则常见于免疫缺陷或免疫功能受抑制者[4]，播散性马尔尼菲篮状菌病常累及2个或2个以上器官，以呼吸系统最常受累，表现为咳嗽、咳痰、咯血、胸痛、气促，听诊呼吸音减弱，可闻及湿啰音，临床表现似肺结核，极易误诊。皮肤损害是播散性马尔尼菲篮状菌病的临床特征，常成为播散性病例首先引起注意的体征。坏死性丘疹是本病最具特征性的表现，主要分布于头面部、躯干上部及四肢，隆起于皮肤的丘疹中央发生坏死，坏死处凹陷形成"小火山"或"脐窝状"。AIDS合并马尔尼菲篮状菌病患者的CD_4^+ T淋巴细胞一般较低，大多数患者的CD_4^+ T淋巴细胞＜50/μl。

目前确诊主要依赖血液、体液、骨髓等临床标本培养或病理穿刺活检标本中发现马尔尼菲篮状菌[5]。90%以上骨髓培养结果阳性，血培养结果约50%为阳性，但由于其生长缓慢，培养一般需要7～10天，检测时间长，待培养结果出来再治疗常错过重要的治疗时机，及时、早期诊断困难。

【病理学表现】

马尔尼菲篮状菌病累及全身多个系统的器官、组织，以肺及肝最为严重，组织病理分型：肉芽肿型、化脓型、坏死型[6]。HE染色显示病变肺组织巨噬细胞内充满马尔尼菲篮状菌孢子，呈圆形、类圆形的酵母样菌体，或偶有腊肠形的增殖状态菌体如桑葚样排列。马尔尼菲篮状菌 PAS 染色呈红色，马尔尼菲篮状菌六胺银染色呈黑色，菌体中央可见黑色横膈膜，且无荚膜[7,8]。

【影像学表现】

根据影像学表现，PTM 可以分成弥漫结节型、局限性结节 / 肿块型和播散性肺实变型 3 种类型。3 型均可合并肺门及纵隔淋巴结肿大、胸腔积液和胸膜增厚。

1. 弥漫结节型

（1）X 线：双肺纹理增多、增粗，呈网格状改变，双肺弥漫分布粟粒结节或小结节，自肺尖至肺底逐渐密集，大小均匀或不均匀，早期无明显较大实变病灶，病灶变化快，经过有效治疗，病灶可明显被吸收；治疗不及时，病灶可逐渐增大或融合成斑片状。

（2）CT：双肺弥漫分布粟粒结节或小结节，边缘较清楚（图 17-3-1），沿支气管血管束和小叶间隔分布为主，双肺下叶为著。HRCT 可见小叶间隔增厚；可伴有磨玻璃样改变及合并肺门和纵隔淋巴结肿大，少量胸腔积液（图 17-3-2）。

2. 局限性结节 / 肿块型　双肺散在或局限分布结节 / 肿块，密度均匀，边缘清楚或模糊，靠近胸膜多见，越到下肺病灶越大（图 17-3-3）；少部分结节 / 肿块内可见空洞形成，单发空洞为主，空洞壁厚薄不均，厚壁常见，内壁光滑，以小空洞为主，空洞直径多小于 1.0cm，空洞内一般无气 - 液平面（图 17-3-4）；结节 / 肿块很少出现钙化；CT 增强扫描，结节 / 肿块无强化或轻度强化；可合并肺门及纵隔淋巴结肿大。

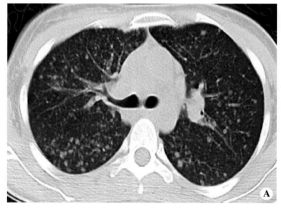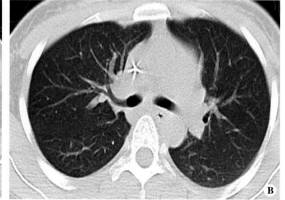

图 17-3-1　肺马尔尼菲篮状菌病（一）
A. CT 肺窗显示双肺弥漫分布大小不等粟粒结节及小结节，密度不均，边缘清楚；B. 治疗 20 天后复查，双肺病灶基本吸收

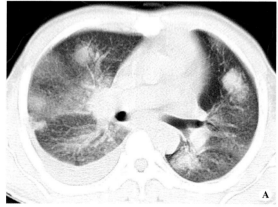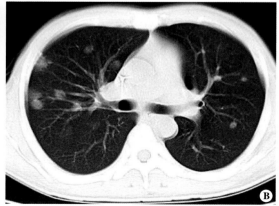

图 17-3-2　肺马尔尼菲篮状菌病（二）
A. CT 肺窗显示双肺多发结节及磨玻璃阴影，边缘模糊，右侧少量胸腔积液；B. 治疗 2 周后复查，结节明显缩小，边缘清楚，磨玻璃阴影和右侧胸腔积液均吸收、消失

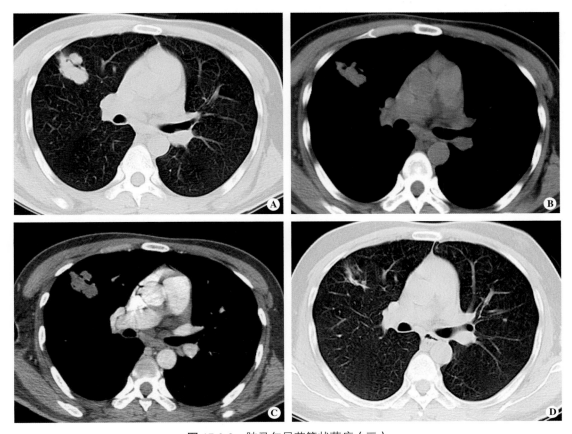

图 17-3-3 肺马尔尼菲篮状菌病（三）

A、B.CT 肺窗显示右肺中叶见团块状影，密度均匀，边缘清楚，外缘紧贴胸膜；C.增强扫描，病灶轻度强化；D.治疗 65 天后复查，病灶明显吸收，存留纤维索条影

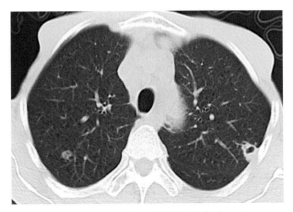

图 17-3-4 肺马尔尼菲篮状菌病（四）

CT 肺窗显示右肺上叶后段及左肺上叶尖后段胸膜下各见一结节，内见空洞，边缘清楚

3.播散性肺实变型 双肺单发或多发实变病灶，多沿背侧胸膜向肺实质发展，部分病灶呈楔形与胸膜相连，病灶边缘模糊，少数清楚，病灶内可见空气支气管征或空洞，少见钙化。病灶累及胸膜时，常出现胸腔积液（图 17-3-5）；可见肺门及纵隔淋巴结肿大，肿大的淋巴结呈类圆形，

密度稍低，中心可出现坏死，一般无融合；增强扫描，肿大淋巴结呈环形强化或无强化。

【诊断要点】

1.X 线和 CT 特征性表现，胸部影像学主要表现为斑片状浸润阴影或局限性肺实变，部分表现为结节、磨玻璃阴影、粟粒样病变、结节状肿块，少部分病灶伴有空洞病变，可伴肺门和（或）纵隔淋巴结肿大、胸膜增厚、胸腔积液。

2.结合病史和临床表现，AIDS 患者，CD_4^+ T 淋巴细胞＜ 50/μl；头面部、四肢、躯干脐窝状皮疹。

3.实验室检查，骨髓和（或）血培养马尔尼菲篮状菌阳性。

【鉴别诊断】

1.肺结核 两者均可表现为斑片状浸润阴影或局限性肺实变、磨玻璃阴影、结节、结节状肿块；均伴肺门和（或）纵隔淋巴结肿大，两者的影像学征象有较多重叠，在临床症状不典型、病原学培养为阴性的情况下易误诊，需结合临床表现和病原学检查鉴别[9]。

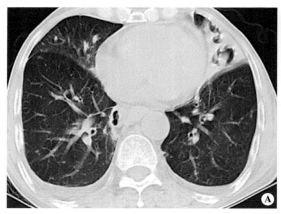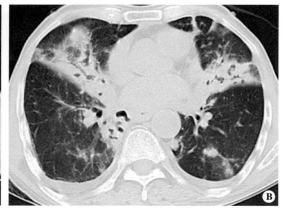

图 17-3-5　肺马尔尼菲篮状菌病（五）

A、B. CT 肺窗显示双肺多发斑片及大片状实变，内见空气支气管征及大小不等空洞，边缘模糊，部分病灶呈楔形与胸膜相连，双侧少量胸腔积液

2. 肺孢子菌肺炎　AIDS 患者合并肺孢子菌肺炎影像学表现为双肺弥漫分布磨玻璃阴影，分布以肺门周围及双肺中、下部为主，继而出现间质病变，小叶间隔增厚呈细网格状改变。早中期以胸膜下出现"月弓"征为特异性表现，晚期则以气囊或空腔性变、纤维索条影为典型表现[10]。

【研究现状与进展】

　　MRI 组织分辨率高，对肺门及纵隔增大的淋巴结等显示较好，DWI 对肺内较大病灶及其内部结构如空洞、坏死等显示有一定的价值，并根据 ADC 值鉴别实变与坏死，结合增强 MRI 检查，具有重要的补充价值。

（卢亦波）

参 考 文 献

[1] Bulterys PL, Le T, Quang VM, et al. Environmental predictors and incubation period of AIDS-associated Penicillium marneffei infection in Ho Chi Minh City, Vietnam. Clin Infect Dis, 2013, 56（9）: 1273-1279.

[2] Cooper JCR, Mcginnis MR. Pathology of Penicillium marneffei. An emerging acquired immunodeficiency syndrome-related pathogen. Arch Pathol Lab Med, 1997, 121（8）: 798-804.

[3] Samson RA, Yilmaz N, Houbraken J, et al. Phylogeny and nomenclature of the genus Talaromyces and taxa accommodated in Penicillium subgenus Biverticillium. Stud Mycol, 2011, 70（1）: 159-183.

[4] Castro-Lainez MT, Sierra-Hoffman M, Lompart-Zeno J, et al. Talaromyces marneffei infection in a non-HIV non-endemic population. IDCases, 2018, 12: 21-24.

[5] Masur H, Brooks JT, Benson CA, et al. Prevention and treatment of opportunistic infections in HIV-infected adults and adolescents: updated guidelines from the Centers for Disease Control and Prevention, National Institutes of Health, and HIV Medicine Association of the Infectious Diseases Society of America. Clin Infect Dis, 2014, 58（9）:

1308-1311.

[6] 秦英梅，董文逸，吴念宁，等. 艾滋病合并马尔尼菲篮状菌的研究现状. 中国热带医学，2020，20（6）：572-577.

[7] 岑玉兰，林静，唐秀文，等. 10 例艾滋病合并马尔尼菲青霉病的临床病理特征. 临床与实验病理学杂志，2008，24（3）：334-336.

[8] Wong KF. Marrow penicilliosis: a readily missed diagnosis. Am J Clin Pathol, 2010, 134（2）: 214-218.

[9] 覃江龙，梁纲，卢祥婵，等. 艾滋病合并肺结核和（或）马尔尼菲篮状菌病的影像学研究. 新发传染病电子杂志，2018，3（3）：171-174.

[10] 吴菊意，邬焱，杨萱校，等. 艾滋病合并肺孢子菌肺炎患者免疫功能变化及 CT 影像学分析. 中国 CT 和 MRI 杂志，2019，17（3）：4-6.

第四节　耶氏肺孢子菌

【概述】

　　早在 19 世纪初肺孢子菌即被发现。根据来源可将肺孢子菌分为 5 种类型：①来源于人的耶氏肺孢子菌（*Pneumocystis jirovecii*，*P. jirovecii*）；②来源于大鼠的卡氏肺孢子菌（*Pneumocystis carinii*，*P. carinii*）；③来源于小鼠的小鼠源肺孢子菌；④来源于大鼠的大鼠源肺孢子菌；⑤来源于兔的兔源肺孢子菌。其中耶氏肺孢子菌引起的耶氏肺孢子菌肺炎（*Pneumocystis jirovecii* pneumonia，PJP）是免疫缺陷患者重要的机会性感染，预期病死率为 5%～30%。70%～90% 的 HIV 感染者 /AIDS 患者可经历一次或多次耶氏肺孢子菌感染。

　　AIDS 并发 PJP 多为亚急性起病，症状持续时间较长，病情较轻甚至可无症状。PJP 临床表现无特异性，典型三联征包括干咳、低热、逐渐加重的运动性呼吸困难。轻症患者，肺部检查通常无阳性体征，随着病情加重，患者可出现气促、发绀、心动过速及干啰音。症状严重程度与体征不一致为 PJP 的特点之一。

实验室检查：白细胞总数多在正常范围或稍增高，约 50% 的病例中淋巴细胞减少，嗜酸性粒细胞轻度升高。如果有白细胞总数、C- 反应蛋白、红细胞沉降率等明显升高，应考虑合并其他病原体感染的可能[1]。长期应用免疫抑制剂治疗者白细胞总数常较低。血气分析显示显著的低氧血症和肺泡动脉血氧分压差加大，肺功能呈进行性减退。血清乳酸脱氢酶（LDH）升高。HIV 阳性患者支气管肺泡灌洗液中的肺孢子菌通常明显多于非 HIV 感染患者，但与氧合不良无关，不同的临床表现与肺部真菌负荷无关，与肺炎的严重程度和肺部炎症程度有关。

【病理学表现】

肺孢子菌有 2 个主要的肺内生存形态：一种是球形的包囊，具有很厚很硬的细胞壁；另一种是具有多形性、能进行阿米巴样活动、细胞壁很薄很软的滋养体。滋养体数量远远大于包囊数量，滋养体能与宿主 I 型肺泡上皮细胞黏附，而包囊能抵抗恶劣环境，是宿主间传播的主要形式[2]。

肺孢子菌对肺组织有高度亲和力，AIDS 患者由于免疫功能下降，T 淋巴细胞免疫反应对病原体的清除功能显著降低，寄生于肺组织的肺孢子菌在肺泡腔内和肺间质内大量繁殖，对肺泡细胞和肺间质产生直接或间接的损伤[3]。因此，PJP 的主要病理改变为弥漫性肺泡内炎性渗出、肺间质广泛增生及肺泡壁变性坏死，病程反复迁延可导致肺组织纤维化，引起低氧血症或呼吸衰竭。

耶氏肺孢子菌损害人体 I 型肺泡上皮细胞的细胞膜，导致细胞坏死和毛细血管通透性增加，液体渗出到肺泡腔内。随后耶氏肺孢子菌在肺泡腔内不断繁殖，引起炎性渗出及肺泡上皮增生，耶氏肺孢子菌滋养体、嗜酸性渗出物、纤维蛋白和脱落的上皮细胞充填肺泡，导致肺实变。病变进而蔓延至肺泡间质，致肺泡间质增厚、渗出、影像学表现为间隔间质增粗。若未及时、有效治疗，则肺间质内渗出进一步增多，可逐渐累及周围间质和中轴间质。大部分患者治疗后，肺泡腔和间质内炎性渗出可基本吸收，影像学表现为肺内磨玻璃阴影和间质性病变吸收消散。少部分患者若治疗不当，随着体内 II 型肺泡上皮细胞增殖修复受损的肺泡毛细血管间膜，肺间质内巨噬细胞、浆细胞和淋巴细胞增殖，最终可引起肺间质纤维化[4]，肺内残留索条影。

【影像学表现】

PJP 影像学表现是一个动态发展的过程，具有多样性和复杂性。典型表现为双肺弥漫、对称分布的磨玻璃阴影，由肺门向外周进展，多伴有网织结节，形成"铺路石"征；双肺多发薄壁、大小不一的肺气囊。

1. X 线 早期表现为双肺弥漫分布细颗粒状、网格状阴影，自肺门向外周扩展；进展期肺内病变融合成磨玻璃阴影（图 17-4-1），分布较为对称，呈蝶翼状，继之肺组织实变，可见空气支气管征；晚期肺间质增厚呈致密索条影，夹杂不规则斑片状阴影。部分患者虽有临床症状，但胸片可呈阴性。此外，因合并细菌或真菌感染，而 X 线表现不典型，可见肺门及纵隔淋巴结肿大、胸腔积液、肺不张等改变[5]。

2. CT 双侧肺门周围或弥漫性对称分布的磨玻璃阴影（图 17-4-2），呈斑片状、地图状分布，并伴有网织结节，其内或边缘可合并单发或多发肺气囊。磨玻璃阴影边缘近肺外带可见弓形或新月形透亮间隙，即"月弓"征，对 PJP 的诊断有重要价值。"铺路石"征和小叶间隔增厚也是 PJP 常见的影像学表现（图 17-4-3）。实变、马赛克灌注、肺门及纵隔淋巴结肿大、胸腔积液等改变也可见，但缺乏特异性。病变后期可伴有肺气肿、纵隔气肿或自发性气胸。复方新诺明（TMP-SMZ）治疗 1 ~ 2 周后病变被吸收、好转，1 个月内基本被吸收，但常可复发[5]。

有研究根据 PJP 的影像学表现[6]将其分为 4 型，即磨玻璃型、间质型（网织结节型）、肺气囊型、斑片 - 大片型，也有研究将 PJP 分为 5 型，即在上述 4 型的基础上增加了间质实变型[7-9]（图 17-4-4）。本节主要介绍磨玻璃型、间质型和肺气囊型。

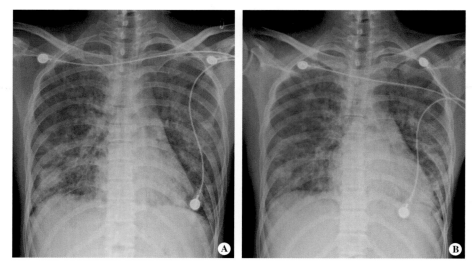

图 17-4-1 肺孢子菌肺炎（一）
A.床旁胸片显示双肺多发大小不等、密度不均的实变；B.治疗 4 天后复查，病灶有所吸收

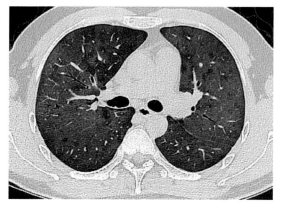

图 17-4-2 肺孢子菌肺炎（二）
CT 肺窗显示双肺弥漫分布磨玻璃阴影，其内可见空气支气管征

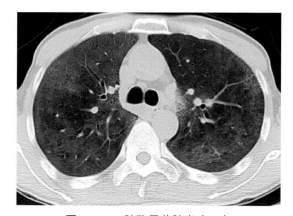

图 17-4-3 肺孢子菌肺炎（三）
CT 肺窗显示双肺弥漫分布磨玻璃阴影，部分病灶呈"铺路石"样改变

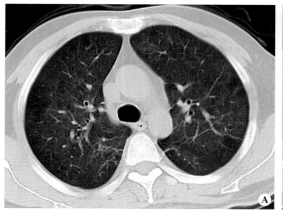

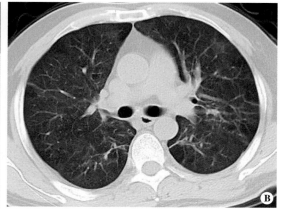

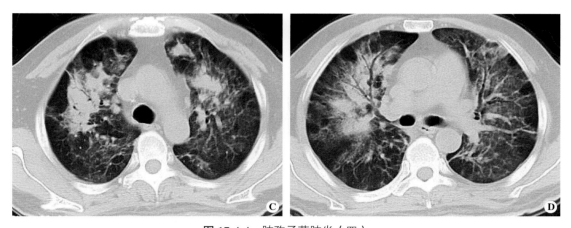

图17-4-4　肺孢子菌肺炎（四）

A、B.CT肺窗显示双肺多发磨玻璃阴影和索条影。C、D.10天后复查，双肺多发片状实变和磨玻璃阴影，其内可见空气支气管征；左肺下叶多发小结节

（1）磨玻璃型：有研究认为，磨玻璃阴影是PJP最常见、最具特征性的CT表现[10]。磨玻璃阴影的形成机制一般有以下3种情况：肺泡腔的部分填充；肺间质成分增厚累及肺泡的充气状态；肺毛细血管床血流量增加。发生PJP时，肺孢子菌寄生于肺泡腔内，损伤肺泡上皮细胞，致使细胞坏死，肺泡腔内充盈滋养体、坏死细胞、含蛋白液体而呈磨玻璃样改变。

由于PJP的病理基础为肺泡腔内渗出及相邻间质内淋巴细胞和浆细胞浸润，间质和实质受累均会形成PJP的磨玻璃阴影。早期磨玻璃阴影淡而均匀，经有效的对症治疗后，多数病变明显吸收、消失（图17-4-5）。持续时间较长的磨玻璃阴影可表现为密度较高的不透明磨砂样，并可出现蜂窝肺，这是肺组织结构破坏和广泛纤维化的表现，预示着终末肺的发生[11]。磨玻璃阴影在多数情况下代表活动性、有潜在恢复可能的或可治愈的疾病过程[12]。

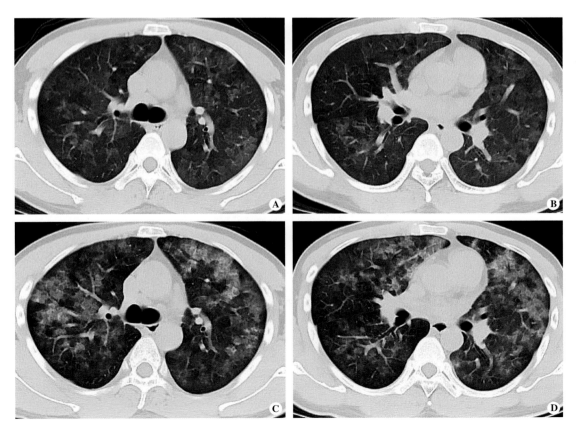

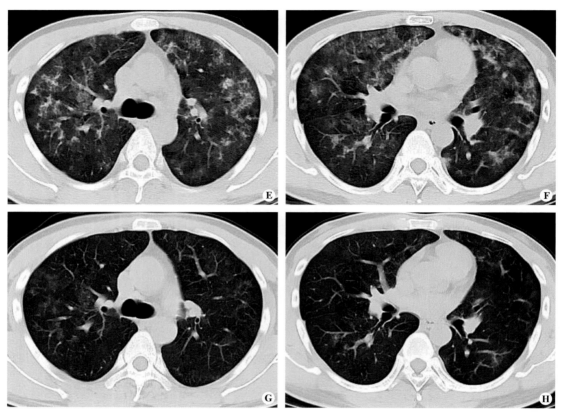

图 17-4-5　肺孢子菌肺炎（五）

A、B. CT肺窗显示双肺多发磨玻璃阴影；C、D. 治疗9天后复查，双肺病变进展，病灶增多，范围扩大，密度增高；E、F. 治疗15天后复查，病变明显被吸收；G、H. 治疗21天后复查，双肺残留多发斑片状磨玻璃阴影，密度淡薄

（2）间质型：肺间质即肺内的结缔组织，有研究将肺间质分为3类影像结构进行统计，即中轴间质、周围间质和间隔间质[13]。间质病变可出现于PJP各期，且最常见的间隔间质病变通常出现于PJP早期及进展期[14]。

李航等[14]报道，间质改变为主的PJP病灶以间隔间质增厚最为典型，典型表现为双肺弥漫细网格线影，可合并周围间质增厚，中轴间质较少累及。间质型PJP具体HRCT表现如下：①以间隔间质病变为主，出现较早，受累最多见，以双肺弥漫细网格样、不规则细线影最常见；②合并周围间质病变，表现为小叶间隔光滑增粗和Kerley B线；③中轴间质较少受累，常表现为支气管壁增厚，且相对较晚出现，一般无支气管扭曲、牵拉性支气管扩张。

间质型PJP几乎均伴有不同程度和范围的磨玻璃阴影，在磨玻璃阴影的背景上合并增厚的小叶间隔，形成"铺路石"征（图17-4-6）。双肺弥漫性磨玻璃阴影也可先于间质病变出现，且变化较快，可数天内吸收后变淡，或进展至斑片状实变。

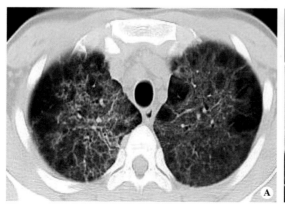

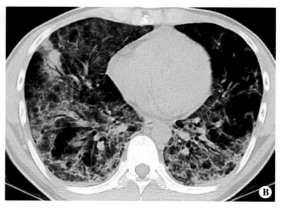

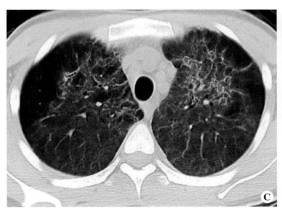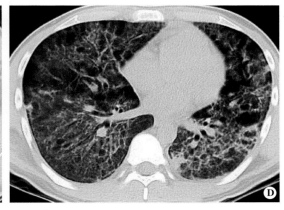

图 17-4-6　肺孢子菌肺炎（六）
A、B. CT 肺窗显示双肺小叶间隔增厚、多发磨玻璃阴影和索条影，右肺中叶片状实变，其内可见空气支气管征；C、D. 治疗后 16 天复查，双肺病变明显被吸收，仍以肺间质改变为主

（3）肺气囊型：肺气囊为大片磨玻璃阴影内或边缘出现的圆形、薄壁含气囊腔，其内外壁均光滑且壁厚不超过 1mm，好发于肺尖或肺外周近胸膜处。肺气囊可出现在感染的任何阶段，常多发，也可相互融合，多不能被吸收，如肺气囊发生破裂，则可形成气胸或空腔性变。

肺气囊可能是机体对耶氏肺孢子菌感染的一种肺实质反应，表现为肺泡、肺间质的炎症和不同程度纤维化，导致肺组织结构重塑而形成囊性变[15]，或者Ⅱ型肺泡上皮细胞增生修复，部分肺泡破裂后融合形成。肺气囊是 PJP 特征性影像学表现，对 PJP 具有重要的诊断价值[16]。

【诊断要点】

1. AIDS 患者出现发热、干咳、气促等表现，且临床症状明显，肺部体征轻微。

2. 影像学表现为双肺弥漫、对称分布的磨玻璃阴影，由肺门向外周进展，多伴有网织结节，可伴有肺气囊、"月弓"征、马赛克灌注和气胸。

3. 支气管肺泡灌洗检出耶氏肺孢子菌。

4. TMP-SMZ 治疗有效。

【鉴别诊断】

1. 病毒性肺炎　以肺间质病变为主，病灶常以弥漫、多灶性分布为主，在弥漫性病灶中常可见小叶间隔增厚和小叶内间隔增厚，严重者出现弥漫性肺泡损伤时可见实变。

2. 巨细胞病毒性肺炎（CMP）　两者均可见磨玻璃阴影，CMP 的磨玻璃阴影多自中下肺向上肺蔓延，最终累及全肺；PJP 的磨玻璃阴影由肺门向外周进展，逐渐扩展至全肺。此外，PJP 很少见

到 CMP 典型的微小结节样病变，而肺气囊、马赛克灌注和气胸较为常见。

3. 心源性肺水肿　肺门阴影可呈"蝶翼状"，心影扩大，患者常有心肾疾病史。

4. 肺泡蛋白沉积症　根据肺内蛋白成分沉积程度的不同，CT 可表现为实变或磨玻璃阴影，患者多有职业粉尘接触史。

【研究现状与进展】

1. 耶氏肺孢子菌基因组　对肺孢子菌进行测序开始于 1990 年，除常规的克隆与测序技术外，单链构象多态性、单碱基延伸分析技术、多位点序列分型技术等也用于耶氏肺孢子菌的基因型分析。目前研究发现，感染大鼠的大鼠源肺孢子菌有 4278 个基因重叠序列[17]，而感染人类的耶氏肺孢子菌仅有 368 个基因重叠序列[18]，两者存在较大差异。

耶氏肺孢子菌基因具有特异性、多态性，其基因组信息可以提供大量的资料，用于临床治疗和药物研究。通过 RNA 测序和比较基因组学研究，可以发现新的药物作用靶标，建立新的检测分析及鉴定技术，开发新的疫苗和药物[19]。

2. 1, 3-β-D 葡聚糖（BDG）　BDG 是绝大多数真菌的细胞壁成分，虽缺乏特异性，但是 PJP 的患者血清 BDG 水平会明显上升。研究表明[20]，同肺泡灌洗液镜检相比，以 31.1pg/ml 水平的 BDG 为临界点诊断 PJP 的敏感度和特异度分别为 92.3% 和 86.1%。血清 BDG 有望成为 PJP 患者非侵袭性的辅助检查手段[20, 21]，但是仍然需要进一步的确诊实验。

（李　莉　任美吉）

参 考 文 献

[1] 蒲德红，郝卫刚，陈思源. 艾滋病合并重症卡氏肺孢子虫肺炎 25 例临床病例分析. 临床肺科杂志，2012，17（7）：1218-1220.

[2] Cushion MT, Linke MJ, Ashbaugh A, et al. Echinocandin treatment of pneumocystis pneumonia in rodent models depletes cysts leaving trophic burdens hat cannot transmit the infection. PLOS One, 2010, 5（1）：e8524.

[3] 陆普选，杨根东，刘锦清，等. 艾滋病并发卡氏肺孢子虫肺炎的 X 线和 CT 诊断. 中国医学影像学杂志，2003，11（3）：166-168.

[4] Aviram G, Boiselle PM. Imaging features of bacterial respiratory infections in AIDS. Curr Opin Pulm Med, 2004, 10（3）：183-188.

[5] 徐克，龚启勇，韩萍. 医学影像学. 8 版. 北京：人民卫生出版社，2018.

[6] 史恒瑞，赵建民，江铭. 艾滋病合并卡氏肺孢子虫肺炎分型影像学特点及鉴别诊断. 临床医学，2013，33（9）：62-64.

[7] 廖茂超. 艾滋病合并卡氏肺孢子虫肺炎的 MSCT 诊断. 临床放射学杂志，2013，32（1）：69-71.

[8] 史恒瑞，赵建民，江铭. 艾滋病患者卡氏肺囊虫肺炎的影像学表现（附 18 例报告）. 实用放射学杂志，2005，21（5）：484-486.

[9] 陆普选，邓莹莹，刘水腾，等. 艾滋病合并肺孢子菌肺炎的影像学表现特征及分型. 放射学实践，2009，24（9）：948-951.

[10] Kanne JP, Yandow DR, Meyer CA. Pneumocystis jirovecii pneumonia: high-resolution CT findings in patients with and without HIV infection. Am J Roentgenol, 2012, 198（6）：W555-W561.

[11] 谢正平，戴峰. 艾滋病患者卡氏肺孢子菌肺炎的多排螺旋 CT 表现及鉴别诊断. 中华医院感染学杂志，2013，23（23）：5674-5676.

[12] 陈龙华，史东立. 艾滋病合并卡式肺孢子菌肺炎的 CT 特点及与预后的关系. 放射学实践，2016，31（7）：634-637.

[13] 李宝学，李靖，秦立新，等. 以肺间质改变为主肺结核 HRCT 特征分析. 放射学实践，2017，32（4）：406-409.

[14] 李航，陈艳芳，汪明月，等. 间质性肺孢子菌肺炎的 HRCT 表现. 放射学实践，2018，33（6）：561-564.

[15] Santamuro JT, Aurora RN, Stover DE. Pneumocystis carinii pneumonia in patients with and without HIV infection. Compr Ther, 2002, 28（2）：96-108.

[16] 陈碧华，刘晋新，甘清鑫，等. 艾滋病合并肺孢子菌肺炎的螺旋 CT 表现分析. 中国 CT 和 MRI 杂志，2009，7（1）：30-31, 83.

[17] Ma L, Chen ZH, Huang DW, et al. Genome analysis of three Pneumocystis species reveals adaptation mechanisms to life exclusively in mammalian hosts. Nat Commun, 2016, 7: 10740.

[18] Cissé OH, Pagni M, Hauser PM. De novo assembly of the Pneumocystis jirovecii genome from a single bronchoalveolar lavage fluid specimen from a patient. MBio, 2012, 4（1）：e0042842-12.

[19] 张丽娟，郭爽，任翊. 耶氏肺孢子菌基因组信息研究进展. 医学综述，2018，24（9）：1670-1675.

[20] Tasaka S, Hasegawa N, Kobayashi S, et al. Serum indicators for the diagnosis of pneumocystis pneumonia. Chest, 2007, 131（4）：1173-1180.

[21] Lahmer T, da Costa CP, Held J, et al. Usefulness of 1,3 Beta-D-glucan detection in NON-HIV immunocompromised mechanical ventilated critically ill patients with ARDS and suspected pneumocystis jirovecii pneumonia. Mycopathologia, 2017, 182（7-8）：701-708.

第五节　新型隐球菌

【概述】

肺隐球菌病（pulmonary cryptococcosis，PC）是由新型隐球菌感染引起的一种肺部真菌病，好发于免疫功能低下者，但也常见于免疫功能正常者。近年随着 AIDS 患者的日益增多及免疫抑制剂的应用，PC 的发病率逐年升高。

新型隐球菌是 PC 唯一病原菌，在自然界中广泛分布，存在于阴暗潮湿的土壤、鸽粪及腐烂物中，也可以腐物形式寄生于人呼吸道内。在 AIDS 患者中，由于免疫力受到破坏，患者可通过吸入空气中含有新型隐球菌孢子的颗粒物感染该菌，所以肺部是患者感染的首发部位之一。与曲霉菌等其他真菌感染不同的是，部分 AIDS 患者合并新型隐球菌感染首发症状出现于中枢神经系统，肺部症状出现较晚甚至不出现。以呼吸系统症状为首发者表现为咳嗽、咳痰、胸闷、胸痛等；以中枢神经系统症状为首发者表现为发热、头痛、呕吐、意识障碍等，呼吸系统症状出现较晚或不出现。

新型隐球菌感染发病与 CD_4^+ T 淋巴细胞计数有明确相关性[1,2]，新型隐球菌感染多见于 AIDS 晚期 CD_4^+ T 淋巴细胞 < 200/μl 者，尤其是 CD_4^+ T 淋巴细胞 < 50/μl 者。

【病理学表现】

早期为弥漫性浸润渗出性改变，晚期为肉芽肿形成。在早期病灶组织中有大量的新型隐球菌聚集，因菌体周围包绕胶样荚膜，使新型隐球菌与组织没有直接接触，故组织炎症反应不明显。肉芽肿常在感染数月后形成，可见巨细胞、巨噬细胞及成纤维细胞增生，淋巴细胞和浆细胞浸润，偶见坏死灶及小空洞形成。

【影像学表现】

PC 影像学表现呈多样性，多种性质的病灶常同时存在。

1. X 线

（1）单发或多发结节 / 肿块，其内可见空气支气管征。

（2）实变可呈斑片状、节段性或大叶性分布。

（3）双肺弥漫性病变，表现为粟粒状结节或网状结节。

（4）单发或多发空洞（图17-5-1）。

（5）纤维化、胸腔积液、肺门或纵隔淋巴结肿大等。

2. CT

（1）结节／肿块：双肺单发或多发大小不等的结节或肿块，多发常见。病灶多分布于双侧胸膜下（图17-5-2），与局限性增厚的胸膜呈广基底相连，可伴有胸腔积液，但发生胸膜凹陷征者少见。结节边界多较清楚，可见分叶及毛刺（图17-5-3），"分叶"征以深分叶居多，毛刺多为细长毛刺，其走行不似肿瘤周围的毛刺僵直[3]。部分结节周围可见"晕"征，考虑多为炎性反应所致。

（2）空洞：薄壁空洞多见，洞壁不规则，尚光滑（图17-5-4），且无钙化。空洞内可见分隔带，但无气-液平面。厚壁空洞和多发聚集性小空洞也可见到[4]。

（3）实变：可呈斑片状、大叶性或节段性分布，与细菌性肺炎不易鉴别。对于单纯表现为斑片状实变者，可见近段空气支气管征，即空气支气管征常在近段显示，一般不贯穿病灶[5]。病变多与胸膜呈广基底相连，部分实变病灶在吸收过程中可形成坏死空洞。

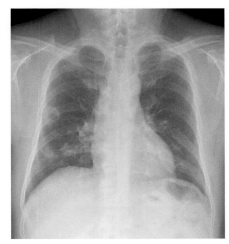

图17-5-1　肺隐球菌病（一）

胸片显示右肺外带胸膜下空洞，洞壁光滑；右肺多发斑片状影

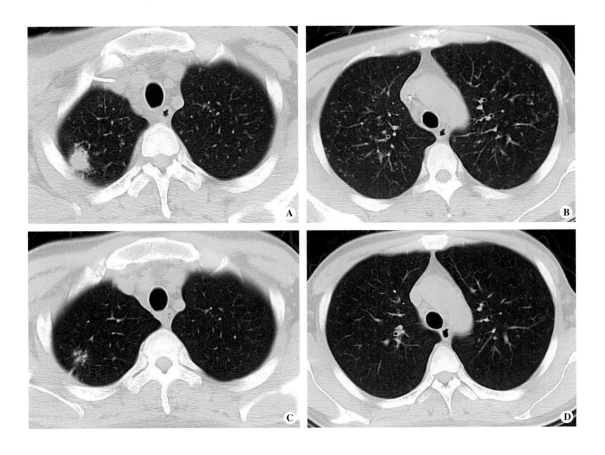

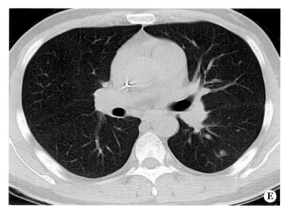

图 17-5-2　肺隐球菌病（二）

A、B. CT 肺窗显示右肺上叶胸膜下可见一形态不规则肿块，其内见点状支气管影，周围可见磨玻璃阴影环绕；双肺多发小结节；
C ～ E. 治疗 16 天后复查，肿块体积明显缩小，密度降低；小结节数量明显减少；左肺下叶新发结节，结节周围可见"晕"征

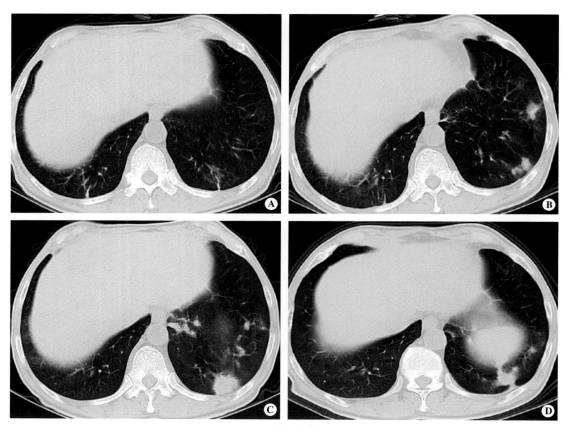

图 17-5-3　肺隐球菌病（三）

A. CT 肺窗显示双肺下叶胸膜下可见斑片状及索条影；B. 41 天后复查，左肺下叶胸膜下多发不规则磨玻璃阴影，部分病灶伴有实变，右肺下叶少量
斑片状影；C. 55 天后复查，左肺下叶胸膜下病灶呈肿块影，边缘可见短毛刺及血管影，双肺多发小片状实变及磨玻璃阴影；D. 102 天后复查，病
灶被吸收，体积缩小

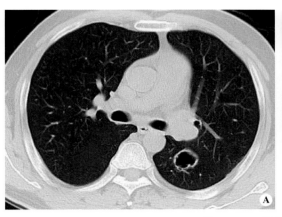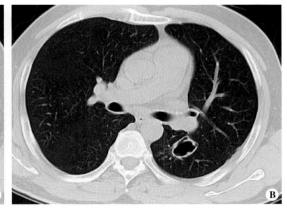

图 17-5-4　肺隐球菌病（四）

A、B.CT 肺窗显示左肺下叶背段一薄壁空洞，其内可见纤细的不完全分隔，空洞周围可见少量斑片状影；左侧胸膜增厚

（4）结节内空洞：结节内出现空洞是 PC 的典型表现，内壁形态可不规则。抗真菌治疗后空洞壁变薄，周围出现索条影。结节和实变经治疗后可演变为空洞、纤维化病灶或支气管扩张，此影像学变化反映了 PC 病灶从炎性渗出、肉芽肿性增生到坏死液化的病理演变过程[6]。

（5）间质性肺炎：表现为磨玻璃样改变和微小结节性损害，以中下肺分布为主。

（6）增强扫描：结节、肿块或实变均匀或不均匀轻中度强化，部分结节或肿块可见坏死，空洞壁可强化或强化不明显。

【诊断要点】

1. 临床无症状或出现咳嗽、咳痰、胸闷、胸痛等症状，或合并中枢神经系统感染等。

2. 影像学表现为双肺单发或多发结节 / 肿块、斑片浸润影或实变、结节内空洞，结节周围可见"晕"征。

3. 肺内病灶抗感染或抗结核治疗效果不好。

4. 确诊有赖于痰培养、支气管灌洗液检查、肺穿刺活检等。

【鉴别诊断】

1. 肺结核　PC 以结节、肿块为主，边缘可见"晕"征，多分布于双肺下叶近胸膜处；肺结核则以结节、斑片、索条为主，多位于双肺上叶尖后段及下叶背段，可伴有支气管播散和卫星灶，常合并空洞、钙化等。此外，肺结核患者常有低热、盗汗等结核中毒症状。

2. 肺转移瘤　常为随机分布、大小较一致的结节或肿块，边缘光滑，空洞少见，并有原发恶性肿瘤病史。

3. 癌性空洞　多为单发的偏心性空洞。空洞壁厚薄不均，内壁不规则，且多可见壁结节；外缘不规则，并可见分叶、毛刺、棘状突起等征象。

4. 细菌性肺炎　影像学表现为渗出、实变的 PC 与细菌性肺炎容易混淆。后者临床感染症状较严重，白细胞总数明显升高，短期抗感染治疗后病灶明显被吸收而减少，而 PC 患者临床表现多不典型，或较轻微，经抗感染治疗后症状改善不明显，CT 复查肺部渗出无变化甚至进展。

【研究现状与进展】

1. 纹理分析　陈立鹏等[7]基于 CT 平扫图像的纹理分析鉴别肉芽肿性肺曲霉病与肺隐球菌病，结果表明，Fisher 系数、分类错误概率联合平均相关系数、交互信息这 3 种方法组成的联合法联合非线性分类分析分类的误判率最低；隐球菌组的纹理特征中，峰度、偏度、平方和低于曲霉菌组，差异均有统计学意义（$P < 0.05$）；对这 3 个特征参数的诊断效能进行评价，绘制 ROC 曲线，其中峰度、偏度曲线下面积大于 0.7，并获得相应的诊断截断点、敏感度及特异度；与人工鉴别相比，纹理分析具有更低的误判率。

2. ^{18}F-FDG PET/CT　肺隐球菌病 ^{18}F-FDG PET/CT 显像中，病变分布局限于单一肺叶内的胸膜下病灶，需要怀疑肺隐球菌病的可能，而且在一定程度上最大标准摄取值（SUV_{max}）可以反映肺隐球菌感染的严重程度[8]。

（李　莉　刘　钊）

参考文献

[1] Kaplan JE，Benson C，Holmes KK，et al. Guidelines for prevention and treatment of opportunistic infections in HIV-infected adults and adolescents：recommendations from CDC，the National Institutes of Health，and the HIV Medicine Association of the Infectious Diseases Society of America. MMWR Recomm Rep，2009，58（RR-4）：1-207.

[2] 黄丽芬，唐小平，蔡卫平，等 . 广东地区 762 例住院人类免疫缺陷病毒感染患者机会性感染分析 . 中华内科杂志，2010，49（8）：653-656.

[3] Perfect JR，Dismukes WE，Dromer F，et al. Clinical practice guidelines for the management of cryptococcal disease：2010 update by the infectious disease society of america. Clin Infect Dis，2010，50（3）：291-322.

[4] 李莉，孔丽丽，李宏军 . 艾滋病并发肺真菌病的胸部 CT 表现 . 北京医学，2016，38（12）：1268-1270.

[5] 许传军 . 艾滋病合并肺隐球菌感染的影像学诊断与鉴别诊断 . 新发传染病电子杂志，2020，5（1）：60-64.

[6] 张嵩 . 肺部真菌感染临床与影像解析 . 北京：科学出版社，2020.

[7] 陈立鹏，刘伟锋，赵钊 . 基于 CT 平扫图像的纹理分析鉴别肉芽肿性肺曲霉菌病与肺隐球菌病 . 中国医学计算机成像杂志，2018，24（5）：441-445.

[8] 陈冬河，赵葵，陈峰，等 . 肺隐球菌病 ^{18}F-FDG PET/CT 表现及应用价值探讨 . 临床放射学杂志，2019，38（1）：82-87.

第六节 马红球菌

马红球菌肺炎是由马红球菌引起的肺部组织感染，马红球菌是红球菌属中唯一的致病菌，一般认为是马、猪和牛的致病菌[1]。马红球菌感染多发生于牧区，人感染马红球菌少见。近年来，随着 AIDS 的流行、器官移植及接受糖皮质激素、免疫抑制剂治疗人数增多，人感染马红球菌的报道逐年增多[2]，特别是晚期 AIDS 患者。

【概述】

马红球菌（*Rhodococcus equi*）原称马棒状杆菌（*Corynebacterium equi*），后经细胞壁结构分析，发现本菌与棒状杆菌属有较大差异，因此将其归属为红球菌属[1]，马红球菌是一种需氧、革兰氏染色阳性、多形性和无动力性细菌。马红球菌肺炎感染途径可为吸入性、血源性或邻近器官感染直接蔓延，吸入性最常见。马红球菌主要通过呼吸道进入人体，可引起菌血症或败血症，最常侵犯的器官是肺（95.5%）和胸膜（14.9%）等。

马红球菌肺炎多发生于免疫力低下者，特别是晚期 AIDS 患者，一般 CD$_4^+$ T 淋巴细胞 < 50/μl，多为亚急性疾病，病程数周或数月，常见症状为发热，常见持续高热、咳嗽、胸痛、呼吸困难，

通常伴有畏寒、乏力、体重减轻，如侵犯血管，可能出现咯血。慢性发病时以间歇性发热、持续性咳嗽、咳脓痰、胸痛为主要表现[3]。肺部听诊呼吸音减弱，可闻及湿啰音。

马红球菌肺炎的诊断主要依靠痰、血、胸腔积液或肺泡灌洗液等标本的细菌培养和分离鉴定，脓肿或肿块靠近胸壁者可行经皮肺穿刺取标本进行细菌培养或病理检查。

【病理学表现】

马红球菌可持续破坏肺泡巨噬细胞，典型的病理表现是样本呈坏死样，有浓密的组织细胞浸润并伴有吞入球菌的胞质颗粒。样本中可见包含丰富中性粒细胞的大量微脓肿，由于巨噬细胞的溶酶体功能受到损害，从而不能溶解和杀死侵入物，有时还会发现一些嗜碱性包涵体（"Michaelis-Guttman" 小体）呈同心圆排列。这种病理特征连同 "Michaelis-Guttman" 小体一起被称为 "软化斑"[4]。

【影像学表现】

马红球菌肺炎缺乏多中心大宗病例报道，结合相关文献[5-10]，其影像学常表现如下。

1. X 线 早期表现为斑片状或大片状实变，边缘模糊，实变内可见空气支气管征（图 17-6-1）；随后病变边缘逐渐清楚，可形成结节或类圆形肿块，病灶内坏死液化，中心密度降低，空洞形成，可见气 - 液平面；正侧位胸片上具有等长的气 - 液平面（图 17-6-2A，图 17-6-2B）；病灶累及胸膜时近胸膜处可伴有胸膜增厚或少量胸腔积液。有效治疗

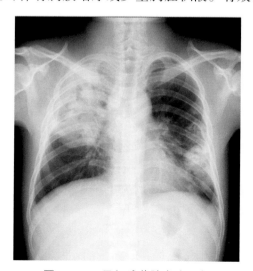

图 17-6-1　马红球菌肺炎（一）

胸片显示右上中肺野及左中下肺野见大片状密度增高影，内见不规则低密度区，边缘模糊

后，空洞内容物吸收减少，气-液平面缩小、消失，病灶逐渐缩小甚至消失或存留少许纤维索条影（图17-6-2C，图17-6-2D）。

2. CT　早期病灶呈斑片状或结节影，边缘模糊或清楚；随着病情发展，病灶内出现坏死液化，可呈大片状实变或张力较大的巨大肿块影，常累及2个或多个肺段；一般病灶密度不均匀，边缘密度较高，内部密度较低，为坏死液化组织，支气管、血管一直延伸到病灶内，当坏死组织经支气管排出后，常出现厚壁空洞，空洞内壁缘光滑，可呈1个或数个气-液平面或多房改变。增强扫描可以显示病灶未坏死部分不同程度强化，内部轻度强化或无强化（图17-6-3）。肿块壁强化，对比剂浓度曲线呈速升速降改变。若支气管引流不畅，坏死液化组织无法排出，治疗又不及时有效，液化物干涸，表现为团状致密影，其内没有或只有散在很小的空洞，周围可有广泛的纤维索条影和胸膜增厚，可见支气管变形或扩张。少数肺门及纵隔可见肿大淋巴结。血源性感染时多表现为双肺多发结节或斑片状密度增高影，边缘模糊，其内坏死液化呈低密度或出现空洞；有效治疗后，空洞缩小、消失，病灶可消失或存留少许纤维索条影（图17-6-4）。

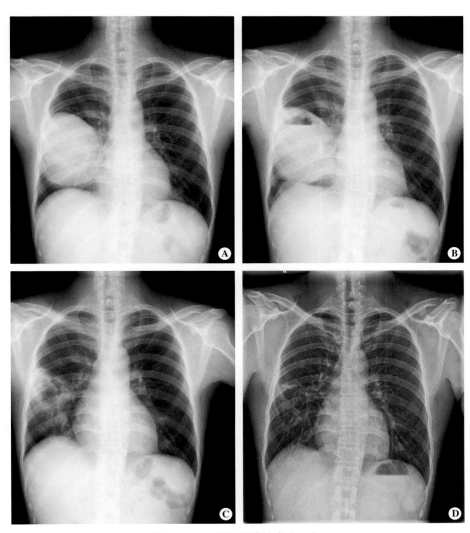

图17-6-2　马红球菌肺炎（二）
A.胸片显示右中下肺野见巨大类圆形肿块影，边缘光滑、清楚；B.2周后病灶出空洞及气-液平面；C.4个月后病灶明显缩小，空洞内气-液平面消失；D.13个月后病灶仅存留少许纤维索条影

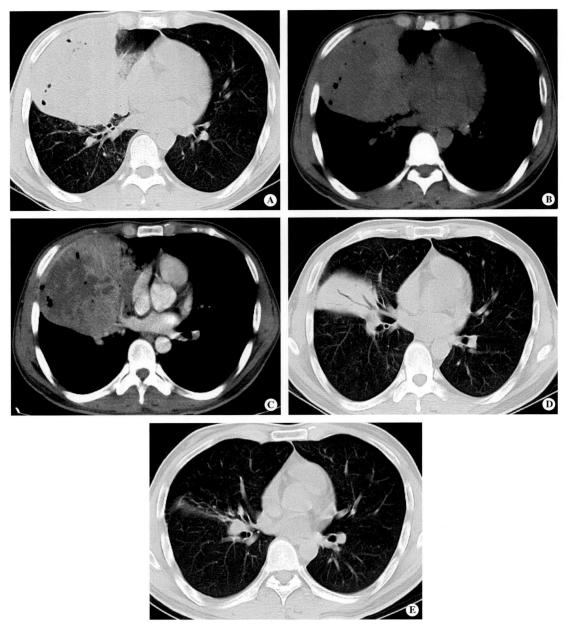

图 17-6-3 马红球菌肺炎（三）

A、B. CT 肺窗显示右肺中叶团块影，病灶内可见散在多发低密度区及小空洞，边界清楚，周围散在少许斑片状模糊影；C. 增强扫描，病灶明显不均匀强化，内见大片状不强化坏死区及小空洞，边界清楚；D. 治疗 70 天后复查，病灶明显被吸收，呈片状致密影，内见空气支气管征，边界模糊；E.8 个月后复查，病灶仅存留索条密度增高影，周围支气管稍扭曲

【诊断要点】

1. X 线和 CT 的特征性表现，大片状实变、结节或肿块内厚壁空洞，空洞内气 - 液平面形成。

2. 结合病史和临床表现，免疫力低下者，一般 CD_4^+ T 淋巴细胞＜ 50/μl，存在持续发热、咳嗽、胸痛、呼吸困难等。

3. 若影像学检查不能确诊，必要时可行 B 超或 CT 引导下穿刺活检。

【鉴别诊断】

1. 癌性空洞 肺癌空洞壁厚薄不均，呈结节状凹凸不平，边缘常见分叶征、毛刺征、血管集束征及胸膜凹陷征，CT 增强扫描，结节 / 肿块完全强化。

2. 肺结核空洞 肺结核空洞内多无气 - 液平面，周围常伴卫星灶，CT 增强扫描，空洞壁不强化或轻度强化；干酪性肺炎时大片实变内可见多

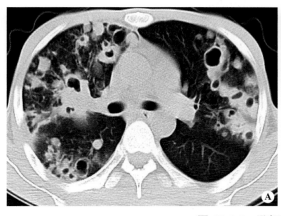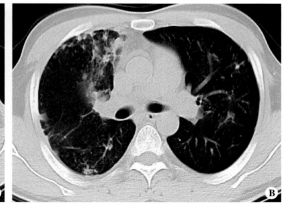

图 17-6-4 马红球菌肺炎（四）

A. CT 肺窗显示双肺多发大小不等结节，部分融合成斑片状，部分结节内见空洞，边缘模糊；B. 治疗 3 月余后复查，病灶明显被吸收，空洞消失

发无壁小空洞及空气支气管征，周围或对侧散在病灶播散，增强后病灶多不强化。

3. 大叶性肺炎 大叶性肺炎实变按肺叶或肺段分布，一般不跨叶，马红球菌肺炎实变多跨叶分布。

4. 肺诺卡菌病 斑片状肺实变或多发结节，但不形成干酪样变及肉芽肿，短时间内出现空洞，CT 增强显示空洞环形强化，常伴肺门淋巴结肿大或胸腔积液。

【研究现状与进展】

DWI 作为 MRI 的功能成像序列，可用于马红球菌肺炎脓肿的壁及壁内坏死组织与肺癌、肺结核空洞壁的鉴别。ADC 值可作为辅助诊断参数，结合 MRI 增强扫描，提高 MRI 诊断的敏感度。

（卢亦波）

参 考 文 献

[1] 金法祥，王红华，黄志刚 . 32 株马红球菌的耐药分析 . 中华预防医药杂志，2006，7（1）：55-56.

[2] 邓万俊 . HIV 感染者继发马红球菌感染的预后及临床评价 . 国外医药：抗生素分册，2004，25（3）：143-144.

[3] Kedlaya I，Ing MB，Wong SS. Rhodococcus equi infections in immunocompetent hosts：case report and review. Clin Infect Dis，2001，32（3）：E39-E46.

[4] 李宏军，蒙志浩，黄葵，等 . 艾滋病合并马红球菌肺部感染的影像学表现与病理对照 . 放射学实践，2009，24（9）：943-947.

[5] Wicky S，Cartei F，Maryor B，et al. Radiological findings in nine AIDS patients with Rhodococcus equi pneumonia. Eur Radiol，1996，6（6）：826-830.

[6] Tkachuk-Saad O，Prescott J. Rhodococcus equi plasmids：isolation and partial characterization. J Clin Micorbiol，1991，29（12）：2696-2700.

[7] 刘晋新，唐小平，张烈光，等 . 艾滋病合并马红球菌肺炎的胸部影

像学表现 . 中华放射学杂志，2011，45（2）：156-158.

[8] 刘广红 . AIDS 患者马红球菌肺炎的 X 线及 CT 表现 . 放射学实践，2013，28（10）：1017-1020.

[9] 卢亦波，谢志满，黎之利，等 . 获得性免疫缺陷综合征合并马红球菌肺炎的胸部影像学表现 . 中国介入影像与治疗学，2012，9（7）：500-502.

[10] 宋留存，刘春礼，高剑波，等 . 艾滋病合并马红球菌肺部感染的 CT 表现 . 实用放射学杂志，2012，28（5）：807-809.

第七节 巨细胞病毒

【概述】

巨细胞病毒（cytomegalovirus，CMV）作为疱疹病毒科家族成员之一，是 AIDS 患者肺感染中最常见的病毒性病原体，CMV 导致的肺部感染即巨细胞病毒性肺炎（cytomegalovirus pneumonia，CMP）。

CMV 初次感染患者时，可在呼吸道、泌尿生殖道等部位长期潜伏。一般情况下，疱疹病毒在人体中处于相对低迷的状态，对于宿主的正常活动并没有影响；当宿主免疫功能下降时，疱疹病毒复制活跃，导致宿主发生机会性感染[1]，主要侵犯肺、视网膜、胃肠道及中枢神经系统[2]，AIDS 患者由于自身免疫系统遭到破坏，因此更容易发生机会性感染。

CMP 虽然是 AIDS 患者较常见的机会性感染疾病之一[3]，但其临床表现多不典型，有发热、干咳、呼吸困难、低氧血症等。高效抗逆转录病毒治疗（HAART）极大地减轻了 AIDS 患者 CMP 的临床表现，如果出现症状，多见于免疫功能严重抑制

的患者（CD_4^+ T 淋巴细胞＜ 10/µl）。大量的研究结果显示，CMV 在机会性感染中是最常见的威胁患者生命的因素，CMV 所致的肺部感染可直接导致患者呼吸衰竭甚至死亡[4]。

【病理学表现】

CMP 主要病理学表现为弥漫性肺泡损伤及局灶性间质性肺炎[5]。

1. 弥漫性肺泡损伤 CMV 仅侵犯成纤维细胞，此细胞为肺泡壁结构的重要组成部分，病毒在其内生长可导致细胞巨化、变性，从而使肺泡壁结构的完整性被破坏及通透性增加，引起浆液、纤维素、红细胞及巨噬细胞等炎性渗出，肺泡透明膜形成及肺泡内出血。

2. 局灶性间质性肺炎 炎症沿支气管、细支气管壁分布，侵犯小叶间隔及肺泡间隔，导致肺泡间隔增宽，间质血管充血、水肿及炎性细胞浸润。

【影像学表现】

1. X 线 CMP 胸片表现多样，且无特异性。胸片可以表现正常，也可见双肺网状或间质性阴影，以及散在的或弥漫性磨玻璃阴影或多灶性实变。双侧阴影比单侧更常见。对称、弥漫、双侧分布的线状或结节状病变为 CMP 特征性表现。病变可从双肺下叶开始，从外周向上、向中心蔓延。其偶尔也表现为单侧实变或孤立结节。

2. CT CMP 最常见的 HRCT 表现包括：①斑片状或弥漫性磨玻璃阴影；②斑片状实变；③粟粒样结节或小结节，可伴有"晕"征；④实变、磨玻璃阴影和结节合并存在（图 17-7-1，图 17-7-2）。结节常小于 10mm，多呈小叶中心性分布，胸膜下或随机分布少见。闫铄等[6]认为 CMP 磨玻璃阴影分布特点有特异性，主要为肺外周带分布或弥漫分布，与 PJP 磨玻璃阴影向心性分布存在差别。此外，还可见支气管扩张、支气管壁增厚、胸腔积液等表现。

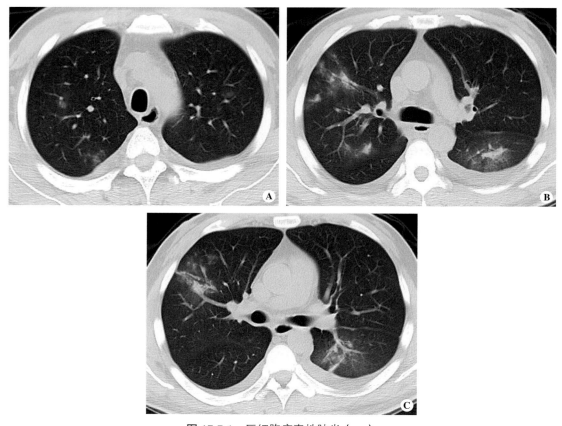

图 17-7-1 巨细胞病毒性肺炎（一）

A ~ C. CT 肺窗显示双肺多发结节、磨玻璃阴影及实变，部分实变内可见空气支气管征；双侧胸腔积液

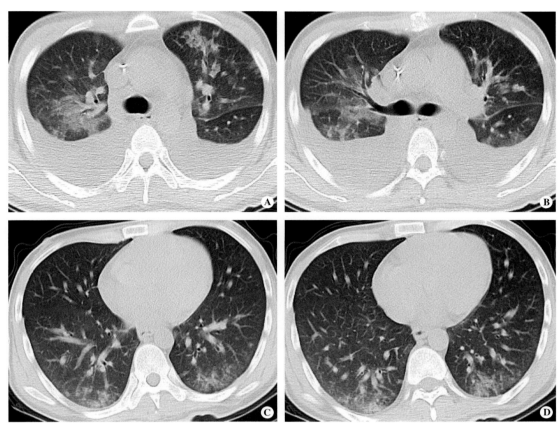

图 17-7-2　巨细胞病毒性肺炎（二）

A～D.CT 肺窗显示双肺下叶体积缩小，双肺多发大小不等、密度不均的结节，多发形态不一的磨玻璃阴影，部分支气管血管束增粗；双侧胸腔积液

有学者研究认为 CMP 治疗后病变完全吸收者较少，随访发现除 1 例患者肺内仅有少量磨玻璃阴影外，其他 15 例患者虽临床症状好转，但肺内病灶未完全被吸收，多有病变残留，并有纤维索条影或间质纤维化表现[6]。

【诊断要点】

1. CMP 的临床表现包括发热、干咳、呼吸困难、低氧血症。

2. CMP 的影像学特点为实变、局灶性或弥漫性磨玻璃阴影、不规则网状影、多发粟粒样结节或小结节。

3. 确诊通常需要肺组织穿刺活检发现特征性的核内包涵体，或直接从肺组织中分离出病毒。

【鉴别诊断】

1. PJP　双肺对称性分布的磨玻璃阴影为 PJP 典型影像学表现，病变多以肺门为中心向外周延伸。此外，肺气囊、"月弓"征、"铺路石"征等征象常见。PJP 治疗后病灶多完全被吸收，间质改变和纤维灶残留少见。

2. 其他病毒性肺炎　多与 CMP 临床及影像学表现类似，可有发热、咳嗽及呼吸困难等症状，影像学表现为双肺斑片状和大片磨玻璃阴影或实变、网格影等。相关病毒抗体及病原学检测有助于鉴别诊断。

（李　莉　付莉伟　杨旭华）

参 考 文 献

[1] 唐旭华，周晖，杨建，等 . 巨细胞病毒感染合并播散性单纯疱疹病毒感染一例 . 新医学，2014，45（1）：64-66.

[2] Söderberg-Nauclér C，Johnsen JI. Cytomegalovirus in human brain tumors：Role in pathogenesis and potential treatment options. World J Exp Med，2015，5（1）：1-10.

[3] Buchacz K，Baker RK，Palella FJ，et al. AIDS-defining opportunistic illnesses in US patients，1994-2007：a cohort study. AIDS，2010，24（10）：1549-1559.

[4] Erard V，Guthrie KA，Seo S，et al. Reduced mortality of cytomegalovirus pneumonia after hematopoietic cell transplantation due to antiviral therapy and changes in transplantation practices. Clin Infect Dis，2015，61（1）：31-39.

[5] Franquet T，Lee KS，Müller NL. Thin-section CT findings in 32 immunocompromised patients with cytomegalovirus pneumonia who do not have AIDS. AJR，2003，181（4）：1059-1063.

[6] 闫铄，谢汝明 . AIDS 患者巨细胞病毒感染的肺部 HRCT 表现 . 医学影像学杂志，2016，26（8）：1397-1400.

第八节 肺弓形虫

【概述】

肺弓形虫病（pulmonary toxoplasmosis，PT）是由刚地弓形虫（*Toxoplasma gondii*）所致的肺部炎症。该原虫侵入人体经血行播散最易侵犯中枢神经系统，肺部也可受累。

免疫功能正常的人群感染弓形虫后，临床过程具有自限性，少见明显的症状。对于结核病、肿瘤或器官移植、AIDS 等免疫功能受损或低下的患者，弓形虫感染则可引起严重的临床症状[1]。AIDS 合并肺弓形虫病，几乎均是由播散性弓形虫病累及肺部所致，常为弥漫性肺部炎症，可有高热、咳嗽、气短、发绀、呼吸困难和胸痛等症状，或出现皮疹、肝脾大、心肌炎、肌炎和脑膜炎等。此外，弓形虫常混合耶氏肺孢子菌、巨细胞病毒感染，其临床表现更为复杂和严重。

【病理学表现】

肺弓形虫病肉眼可见受累的肺坚实、充血，切面呈棕红色，胸膜有出血点，支气管旁淋巴结肿大。光镜下可见肺泡腔内浆液渗出，偶有透明膜形成或纤维蛋白脓性渗出物，少量中性粒细胞浸润，肺泡壁细胞增生和脱落，上皮细胞和巨噬细胞内可见弓形虫滋养体。肺间质可有淋巴细胞、浆细胞浸润，并可见成纤维细胞和巨细胞。

【影像学表现】

X 线和 CT：弓形虫随血液和淋巴回流进入肺内，首先在间质系统引起反应，在影像学上表现为肺间质改变，支气管周围改变，继而引发肺实变、坏死性肺炎，病变累及胸膜、心包导致胸膜炎、心包炎等相应改变。

病灶多位于中下肺野。表现为支气管肺炎者可见支气管血管束增粗，边缘模糊，周边可见斑片状影。表现为间质性肺炎者可见肺内斑片状磨玻璃样密度增高影（图 17-8-1），边缘模糊或清晰，小叶间隔增厚。病变进一步发展，可形成网格影、纤维索条影。此外，结节、纵隔和肺门淋巴结肿大也常见。胸膜受累表现为胸膜增厚、胸腔积液等。部分患者可以合并急性肺水肿、心包积液等。

【诊断要点】

肺弓形虫病诊断应结合病史、临床表现、影像学表现、染色试验、免疫学检查及皮内试验等判断。确诊主要依靠实验室检查，如血清学及病原学检查。

【鉴别诊断】

1. 肺结核 病灶多见于双肺上叶，肺尖多见，密度影多较浓；肺弓形虫病的阴影多分布于中下肺野，呈点状、斑点状影，密度影较淡，双下肺可有网状影。确诊有赖于病原学和血清学检查。

2. 间质性肺炎 多无发热，多从肺的下部、外周部向上部、中央部发展，牵拉性支气管扩张较常见，急性期的磨玻璃阴影及实变对激素治疗有效有助于鉴别。

【研究现状与进展】

李文东等[2]通过对弓形虫病患者的血清趋化因子 CCL5 及 CXCL10 分析，发现弓形虫病患者血清 CCL5、CXCL10 水平明显高于正常人，且在

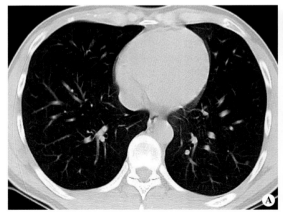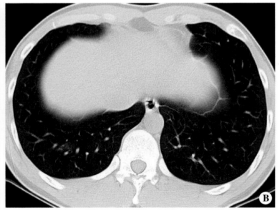

图 17-8-1 肺弓形虫病

A. CT 肺窗显示左肺下叶外基底段小结节；B. 右肺下叶后基底段小片状淡薄磨玻璃样密度增高影

早期感染患者血中呈高水平分布，与感染阶段密切相关。因此，CCL5、CXCL10 血清含量的检测有望作为弓形虫早期感染的辅助诊断标志物，与弓形虫抗体联合诊断，有助于弓形虫病的早诊早治。

（李　莉　刘宇鹏）

参 考 文 献

[1] Cong W，Elsheikha HM，Zhou N，et al. Prevalence of antibodies against Toxoplasma gondii in pets and their owners in Shandong province，eastern China. BMC Infect Dis，2018，18（1）：430.

[2] 李文东，唐娟，卓卫. 血清趋化因子 CCL5 和 CXCL10 在刚地弓形虫急性感染早期诊断中的应用. 医学理论与实践，2019，32（18）：2879-2882.

第十八章　非艾滋病相关肺部感染

【概述】

免疫妥协宿主（immunocompromised host, ICH）是指免疫功能低下的患者，临床主要可分为中性粒细胞减少、体液免疫缺陷和细胞免疫缺陷3类[1]。肿瘤化疗、放疗，自身免疫性疾病和器官移植术后免疫抑制药物的使用（如糖皮质激素）等均可导致患者免疫功能受损，使患者抵抗病原体感染的能力降低，导致 ICH 感染的发生[2]。目前，免疫功能低下没有明确的轻重程度分型标准，肺部感染是 ICH 常见而严重的并发症。病变的性质、严重程度及免疫缺陷的持续时间决定了最有可能发生的特定感染类型。影像学检查在 ICH 肺部感染的诊断中起着关键作用。

患者免疫功能低下原因复杂，但以肿瘤化疗、糖皮质激素治疗及全身性疾病（如血液恶性肿瘤和糖尿病）为主，其中肿瘤化疗和糖皮质激素治疗更易导致重度免疫功能低下[3]。糖尿病患者相比于无基础疾病的健康人更容易合并各种感染。Skiada 等[4]研究发现恶性血液系统疾病、创伤、造血干细胞移植患者及糖尿病患者并发肺毛霉菌病的发生率较高。

ICH 肺部感染的首发症状多为发热和咳嗽，大部分患者会出现中性粒细胞总数升高和淋巴细胞计数降低[3]。

何权瀛等[5]总结免疫功能低下患者的肺炎常具有以下几个特点：①临床及影像学表现不典型，实验室检查结果不特异，早期诊断率低；②肺部感染病原体复杂，各种细菌、真菌、病毒及特殊病原体常混合存在；③病原学确诊困难，耐药菌感染多见；④抗感染与原发病治疗之间的平衡很难把握；⑤预后差，病死率高。

【影像学表现】

1. 细菌感染　胸片和 CT 表现多数为非特异性，不能确定特定病原体或疾病发生的具体过程。

（1）X 线：表现多种多样，胸片可正常，也可见实变、结节、空洞和胸腔积液等改变。

（2）CT：局灶性实变最常见，其次可见磨玻璃阴影、支气管壁增厚、小叶中心性结节及胸腔积液。Kunihiro 等[6]报道，支气管壁增厚是细菌性肺炎的显著指标 [P=0.002；比值比（OR）=2.341；95% CI，1.378 ~ 3.978]。

金黄色葡萄球菌、结核分枝杆菌感染等可表现为肺实质坏死；金黄色葡萄球菌感染可表现为肺大疱形成和空洞；肺炎克雷伯菌、肺炎链球菌、流感嗜血杆菌感染等可表现为肺叶的过度膨胀（叶间裂膨隆征）。

2. 真菌感染

（1）耶氏肺孢子菌肺炎（PJP）

1）X 线：典型表现为双肺门周围或弥漫对称性肺间质性或磨玻璃阴影。10% 的感染者胸片可正常。

2）CT：主要表现为弥漫对称性分布磨玻璃阴影（图 18-0-1），也可呈"地图"样分布。小叶内间质和小叶间隔增厚，呈"铺路石"样改变。Hardak 等[7]比较了 AIDS 和非 AIDS 患者的 CT 表现，发现后者较前者更多地表现为广泛的磨玻璃阴影（86% 和 44%）和更少的囊性病变（3% 和 56%）。

Vogel 等[8]总结了非 AIDS 患者 PJP 的 HRCT 表现，发病开始最常见的是肺门周围对称性分布的磨玻璃阴影，以肺尖区明显，此外，还可见马赛克灌注和实变；晚期可见肺结构扭曲，包括不规则的线状影、网状影和牵引性支气管扩张。随访发现如果不经治疗，磨玻璃阴影的密度缓慢增加并可以引起马赛克灌注和肺结构扭曲。这个特点有助于 PJP 与其他非典型肺炎鉴别。另外，AIDS 患者 PJP 经特异性治疗，通常在 1 个月或 1 ~ 2 个月后恢复正常，而非 AIDS 患者恢复要比 AIDS

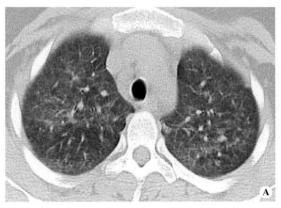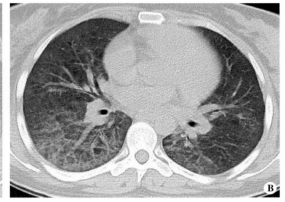

图 18-0-1　肺孢子菌肺炎
肝移植术后。A、B. CT 肺窗显示双肺弥漫分布磨玻璃阴影，双侧肺门旁可见局灶性实变，其内可见空气支气管征

患者快，Vogel 等[8] 报道的中位时间为 13 天，并且 72% 的肺结构扭曲是可逆的。

（2）肺隐球菌病（PC）：影像学表现多以单发或多发肺结节或肿块为主要改变，病灶周围可见"晕"征，也可表现为肺段或肺叶的实变、空洞、网状结节（弥漫性间质性）浸润、弥漫性粟粒状阴影、纵隔或肺门淋巴结肿大及胸腔积液等。与免疫功能正常者多表现为孤立团块状、单发或多发性结节不同的是，免疫功能低下者弥漫性粟粒状阴影和弥漫性混合性病变常见。此外，免疫功能低下者病变可能更容易累及双肺。有研究报道[9]，免疫功能低下组中 66.7% 的患者病变累及双肺，而免疫功能正常组中仅 30% 的患者累及双肺。窦丽阳等[10] 对 25 例不同免疫功能状态下肺隐球菌病的临床分析显示，免疫缺陷组患者病变累及双肺者占 60%，而免疫功能正常组中病变累及双肺者占 3.3%。Chang 等[11] 研究提示，免疫缺陷者较易发生空洞性改变，其他改变在两组无明显差别。

（3）肺曲霉病：正常宿主吸入曲霉菌芽孢并不致病；肺内原有空洞者，在空洞内形成曲霉菌球；哮喘和囊性纤维化患者，易发生变应性支气管肺曲霉病；轻度免疫缺陷和慢性肺病患者，易发生慢性坏死性曲霉病；严重免疫功能低下患者，易发生侵袭性肺曲霉病（invasive pulmonary aspergillosis，IPA）。IPA 也见于危重患者和慢性阻塞性肺疾病患者。

1）X线：IPA 典型表现为单发或多发肺结节、肿块，或者周围性实变，伴或不伴有空洞形成。

2）CT：IPA 早期特征性表现为中央结节或肿块，周围环以磨玻璃阴影（"晕"征）（图 18-0-2）。病理学表现上，这些病变与中央性真菌结节及周围的出血和凝固性坏死相对应。在感染恢复期，较大实质性病变可发生空洞（"空气新月"征）（图 18-0-3），通常与中性粒细胞减少症的恢复同时发生。HRCT 上，气道侵袭性曲霉病的特征性表现是小叶中心性结节及细支气管周围实变，其病理学特征是曲霉菌深达气道基底膜。

Qin 等[12] 报道 25 例肝移植后 IPA，显示发病中位时间是移植后 31 天，全部患者在确诊时均无中性粒细胞减少。其主要影像学表现为结节（64%）、肿块（36%）和片状实变（20%）。32% 为混合病变。"晕"征、空洞和"树芽"征发生率分别约为 80%、68% 和 12%。Lim 等[13] 报道 46 例实体器官移植后证实或高度怀疑 IPA 者。实变或肿块是最常见 CT 表现（72%），其次是大结节（59%）、磨玻璃阴影（50%）、梗死性病变（48%）。生存者的实变或肿块发生率明显低于死亡者（62% 比 93%）。生存者比死亡者更常见出现空洞（43% 比 13%），并且明显为较小的空洞（7.5cm^3 比 19cm^3）。随访 CT 显示生存者的"晕"征在 4 周内迅速被吸收，实变、梗死性病变及其内部低密度区的范围随着时间推移逐渐减小，在 3 周内减小一半。大结节持续存在 7 天（84%），随后缓慢被吸收。由此做出如下结论，实变或肿块是实体器官移植接受者 IPA 最常见的 CT 表现。

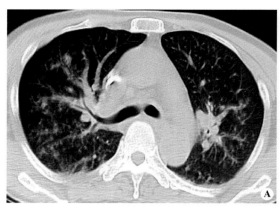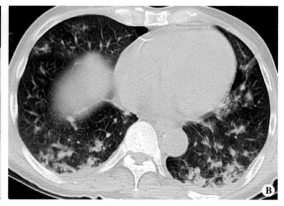

图 18-0-2 肺曲霉病（一）

肝移植术后。A. CT 肺窗显示双肺多发磨玻璃阴影和实变，部分病灶沿支气管血管束分布，部分实变内可见空气支气管征；B. 双肺多发结节和磨玻璃阴影，结节大小、密度不一，多位于胸膜下，部分结节周围可见"晕"征

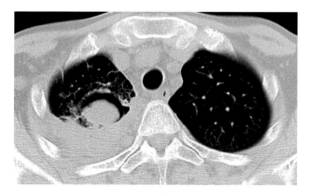

图 18-0-3 肺曲霉病（二）

CT 肺窗显示右肺上叶空洞，其内可见曲霉菌球；右侧胸腔积液

（4）肺白念珠菌病

1）X 线：单侧性或双侧性肺叶或肺段气腔样病变、多发肺结节等。

2）CT：HRCT 上，多表现为边界清楚的多发肺结节，直径 3～30mm。结节呈随机性或小叶中心性分布，且主要分布于肺下叶（图 18-0-4）。结

节周围环绕磨玻璃阴影，即"晕"征。病理学表现上，结节的致密核心由发生血栓的血管管腔内生长的念珠菌假菌丝导致的凝固性坏死构成，而晕区则与围绕梗死的水肿和出血相对应。多灶性气腔实变，而不呈大叶性分布是肺白念珠菌病另一个主要的表现。实变区代表支气管肺炎、肺泡内出血和渗出。磨玻璃阴影和"树芽"征等改变也较为常见。

（5）肺毛霉菌病：最常见的影像学表现是进展性、均匀、单叶或多叶实变。支气管肺炎和肺叶膨胀或塌陷罕见。病理学表现上，实变代表肺炎的融合或大血管血栓形成导致肺梗死和出血，也可表现为单发或多发结节或肿块，伴或不伴有空洞的实变。结节或肿块常提示肺梗死、坏死性脓肿或侵袭性支气管疾病[14, 15]。空洞常见，"空气新月"征的出现常常预示临床结局较好。"反晕"征表现为圆形磨玻璃阴影被环形实变所围绕，此征

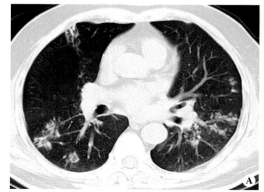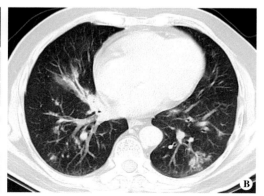

图 18-0-4 肺白念珠菌病

A、B. CT 肺窗显示双肺多发磨玻璃阴影和实变，病灶多位于胸膜下或沿支气管血管束分布；右肺中叶实变病灶可见空气支气管征

象多常见于毛霉菌感染，而不是其他侵袭性肺部真菌感染。

3. 病毒感染

（1）巨细胞病毒性肺炎：影像学表现多样，呈双肺弥漫性间质性肺炎或肺泡浸润改变。

1）X线：双肺密度增高影，伴多发直径≤5mm的肺结节。

2）CT：HRCT上，双肺实质常见异常包括实变、磨玻璃阴影，以及直径＜10mm结节。结节呈随机性、胸膜下或小叶中心性分布，有时结节周缘伴磨玻璃阴影，即"晕"征。

Kang等[16]将10例非AIDS免疫受损患者的巨细胞病毒性肺炎HRCT表现分为4种类型：多发性小结节（1～5mm）（60%），结节边界不清；磨玻璃阴影（40%）；气腔实变（40%）；网状影（10%）。

（2）单纯疱疹病毒肺炎：影像学表现与巨细胞病毒性肺炎相似，为双侧间质性病变，但以弥漫分布的肺泡实变多见。

【诊断要点】

ICH肺部感染有一定的影像学特点，结节、空洞、实变、磨玻璃阴影、"晕"征及"反晕"征等有助于提示肺部感染的可能，确诊往往需实验室检查和组织病理学检查证实。

【鉴别诊断】

ICH肺部感染除了需要与导致ICH肺部感染的各种病原体肺炎相鉴别外，还需要与其他病原体感染所致的肺炎相鉴别。

（李　莉　万秋霞）

参 考 文 献

[1] Peck KR, Kim TJ, Min AL, et al. Pneumonia in immune compromised patients: updates in clinical and imaging feature. Precis Future Med, 2018, 2（3）: 95-108.

[2] 邝中淑，赵英珺，宋振举. 免疫抑制宿主并发肺部感染的临床诊治进展. 中国临床医学，2018，25（1）：137-140.

[3] 王晓苏，梁家宁，杨揆，等. 免疫抑制宿主肺部感染临床特点的调查与分析. 当代医学，2019，25（33）：11-15.

[4] Skiada A, Pagano L, Groll A, et al. Zygomycosis in Europe: analysis of 230 cases accrued by the registry of the European Confederation of Medical Mycology（ECMM）Working Group on Zygomycosis between 2005 and 2007. Clin Microbiol Infect, 2011, 17（12）: 1859-1867.

[5] 何权瀛，张波. 应高度重视免疫功能低下患者的肺部感染. 中华结核和呼吸杂志，2010，33（10）：721-722.

[6] Kunihiro Y, Tanaka N, Kawano R, et al. Differential diagnosis of pulmonary infections in immunocompromised patients using high-resolution computed tomography. Eur Radiol, 2019, 29（11）: 6089-6099.

[7] Hardak E, Brook O, Yigla M. Radiological features of Pneumocystis jirovecii Pneumonia in immunocompromised patients with and without AIDS. Lung, 2010, 188（2）: 159-163.

[8] Vogel MN, Vatlach M, Weissgerber P, et al. HRCT-features of Pneumocystis jiroveci pneumonia and their evolution before and after treatment in non-HIV immunocompromised patients. Eur J Radiol, 2012, 81（6）: 1315-1320.

[9] 姚秀娟，陈愉生. 29例不同免疫状态肺隐球菌病临床分析. 临床肺科杂志，2012，17（3）：415-417.

[10] 窦丽阳，许文兵，施举红，等. 不同免疫状态下肺隐球菌感染25例临床分析. 中国实用内科杂志，2010，30（8）：732-735.

[11] Chang WC, Tzao C, Hsu HH, et al. Pulmonary cryptococcosis: comparison of clinical and radiographic characteristics in immunocompetent and immunocompmmised patients. Chest, 2006, 129（2）: 333-340.

[12] Qin J, Fang Y, Dong Y, et al. Radiological and clinical findings of 25 patients with invasive pulmonary aspergillosis: retrospective analysis of 2150 liver transplantation cases. Br J Radiol, 2012, 85（1016）: e429-e435.

[13] Lim C, Seo JB, Park SY, et al. Analysis of initial and follow-up CT findings in patients with invasive pulmonary aspergillosis after solid organ transplantation. Clin Radiol, 2012, 67（12）: 1179-1186.

[14] Georgiadou SP, Sipsas NV, Marom EM, et al. The diagnostic value of halo and reversed halo signs for invasive mold infections in compromised hosts. Clin Infect Dis, 2011, 52（9）: 1144-1155.

[15] Chung JH, Godwin JD, Chien JW, et al. Case 160: pulmonary mucormycosis. Radiology, 2010, 256（2）: 667-670.

[16] Kang EY, Patz EF, Muller NL. Cytomegalovirus pneumonia in transplant patients: CT findings. J Comput Assist Tomogr, 1996, 20（2）: 295-299.

第三篇

胸部非感染性炎症性疾病

第十九章　结缔组织病相关性肺病

结缔组织病（connective tissue disease，CTD）是一类以血管和结缔组织的慢性炎症为病理基础而引起全身各器官损害的自身免疫性疾病。由于肺含有丰富的胶原、血管等结缔组织并具有免疫调节、代谢、内分泌等功能，因而其成为 CTD 常累及的靶器官。结缔组织病侵及呼吸系统时，疏松结缔组织可出现黏液水肿、小血管炎性坏死及类纤维蛋白变性等损伤，出现间质性肺疾病（ILD）、胸膜炎、胸腔积液、肺动脉高压、小气道病变、支气管扩张、呼吸肌无力等肺部改变，这些称为结缔组织病相关性肺病（CTD-associated lung disease）[1-3]。不同类型的结缔组织病累及肺部时表现不同，如系统性硬化病最易累及肺间质和血管，而系统性红斑狼疮患者较少出现间质病变（表 19-0-1）。需要注意的是，结缔组织病患者容易伴有肺部感染和药物性肺损害，需要综合临床表现、实验室检查和影像学特点进行鉴别诊断。

表 19-0-1　常见结缔组织病胸部受累改变及比较

结缔组织病	间质性肺疾病	气道改变	胸膜改变	血管改变	弥漫肺出血	肌肉改变
RA	++	++	++	+	−	−
SSc	+++	−	−	+++	−	+
SS	++	++	+	+	−	−
PM/DM	+++	−	−	+	−	++
SLE	+	+	+++	+	++	+
MCTD	++	+	+	++	−	+
AS	++	+	+	−	−	−
IBD	+	+++	+	+	+/−	−

注：RA，类风湿关节炎；SSc，系统性硬化病；SS，干燥综合征；PM/DM，多发性肌炎 / 皮肌炎；SLE，系统性红斑狼疮；MCTD，混合性结缔组织病；AS，强直性脊柱炎；IBD，炎症性肠病。− 未见；+ 少见；++ 常见；+++ 最常见。

第一节　类风湿关节炎

【概述】

类风湿关节炎（rheumatoid arthritis，RA）是一种以侵袭性关节炎为主要临床表现的全身性自身免疫疾病，以进行性、对称性多关节炎为主要临床表现，心血管、呼吸和神经系统等多系统可受累。

RA 可发生于任何年龄，流行病学调查显示，RA 的全球发病率为 0.5% ～ 1%，我国的发病率为 0.42%，总患病人数约为 500 万，男女患病率之比约为 1：4。RA 的发病机制目前尚不明确，基本病理学表现为滑膜炎、血管翳形成，并逐渐出现关节软骨和骨破坏，最终导致关节畸形和功能丧失，可并发肺部疾病、心血管疾病、恶性肿瘤及抑郁症等[4]。

RA 通常隐匿起病，主要症状为多关节疼痛、僵硬和肿胀。好发部位包括掌指关节、近端指间关节、腕关节和足趾的跖趾关节，其他四肢滑膜关节，如肘关节、肩关节、踝关节及膝关节也经常受累。RA 累及肺部的一些表现，如胸腔积液、类风湿结节及间质性肺炎更多见于男性。吸烟能促进 RA 患者肺部表现的出现，吸烟确切的致病作用尚不明确，但是 RA 患者出现肺部受累的风险随暴露于烟草烟雾的程度加重而增加。肺部受累可先于、同时或晚于关节炎出现，临床上最常见的呼吸系统症状是劳力性呼吸困难或咳嗽，气道疾病可表现为喘息，但也可以无症状。

RA 患者（70% ～ 80%）血清中可出现类风湿因子（rheumatoid factor，RF），但该指标的特异性较差，诊断价值有限，RF 的滴度越高（至少是正常上限的 3 倍），诊断 RA 的特异度越高。抗 CCP 抗体诊断 RA 的灵敏度与 RF 相近，但特异度高（95% ～ 98%）。抗 CCP 抗体滴度越高（至少是正常上限的 3 倍），特异度就越高。RA 患者急性期红细胞沉降率（erythrocyte sedimentation rate，ESR）和（或）C- 反应蛋白（C-reaction protein，CRP）升高提示急性炎症。

【病理学表现】
RA 相关肺部改变主要为间质性肺疾病，RA

相关间质性肺疾病（rheumatoid arthritis-associated interstitial lung disease，RAILD）的临床表现、病理学和影像学特征与特发性间质性肺炎（idiopathic interstitial pneumonia，IIP）相似，因此通常也根据美国胸科学会（ATS）和欧洲呼吸学会（ERS）发布的 IIP 分类方法对其组织病理学进行分类。RA-ILD 组织学类型主要是普通型间质性肺炎（usual interstitial pneumonia，UIP）和非特异性间质性肺炎（nonspecific interstitial pneumonia，NSIP），在 RA 中 UIP 和 NISP 出现的比例基本相等，UIP 较其他结缔组织病更常见（表 19-1-1）。RA-ILD 组织学类型中还可见机化性肺炎（organizing pneumonia，OP）、脱屑性间质性肺炎（desquamative interstitial pneumonia，DIP）和急性间质性肺炎（acute interstitial pneumonia，AIP）。部分 RA 患者可能存在多种组织病理学类型。

表 19-1-1　常见结缔组织病相关间质性肺疾病类型及比较

CTD	UIP	NSIP	OP	LIP	DAD
RA	+++	++	+		+
SSc	+	+++			+
SS	+	+++	+	++	
PM/DM	+	+++	+++		+
SLE	+	+	+		++
MCTD	+	++	+	+	
AS		+		−	−
IBD		+	+		

注：RA，类风湿关节炎；SSc，系统性硬化病；SS，干燥综合征；PM/DM，多发性肌炎 / 皮肌炎；SLE，系统性红斑狼疮；MCTD，混合性结缔组织病；AS，强直性脊柱炎；IBD，炎症性肠病；CTD，结缔组织病；UIP，普通型间质性肺炎；NSIP，非特异性间质性肺炎；OP，机化性肺炎；LIP，淋巴细胞性间质性肺炎；DAD，弥漫性肺泡损伤。− 未见；+ 少见；++ 常见；+++ 最常见。

肺类风湿结节并不常见，RA 肺部结节的患病率报道不一，有报道其为 0.4% ～ 33%[5]。肺部类风湿结节通常位于胸膜下区域或在小叶间隔附近，大小从数毫米到数厘米不等，单发或多发。在病理学表现上其与皮下类风湿结节相同，类风湿结节具有中心性坏死，呈栅栏状排列的上皮样细胞、单核细胞浸润及相关血管炎。肺部类风湿结节可以形成空洞，从而导致严重的咯血或气胸。一般而言，肺类风湿结节通常出现于病史较长，伴有皮下类风湿结节并且 RF 滴度比较高的患者中。类风湿结节的预后较好，有的可自行缩小或

消退。尘肺患者合并 RA 时易出现大量肺结节，称为 Caplan 综合征，也称类风湿尘肺[6]。Caplan 综合征结节的组织学表现与单纯性类风湿结节相似，但 Caplan 综合征结节的中心坏死区域常有一层黑色的灰尘围绕。

RA 肺部气道病变包括支气管扩张、闭塞性细支气管炎和滤泡性细支气管炎。闭塞性细支气管炎通常出现在关节症状之后，特点为膜性细支气管进行性向心性狭窄。滤泡性支气管炎的特点是支气管相关淋巴组织的淋巴滤泡增生，增生滤泡通常沿细支气管分布。越来越多的研究发现支气管扩

张和 RA 的关系，国外研究显示，RA 患者中 CT 证实的支气管扩张发生率高达 12%～62%，国内有研究发现支气管扩张发生率为 43.3%，远高于一般人群的发生率[7]。

RA 患者常见胸膜病变，胸膜病变主要包括胸膜炎和胸腔积液。在少数情况下也会发生脓胸、气胸和支气管胸膜瘘。

大部分用于治疗 RA 的药物包括甲氨蝶呤（MTX）、来氟米特、生物制剂、柳氮磺吡啶、金制剂、青霉胺和非甾体抗炎药（NSAID）等，可能诱发肺泡炎症、肺间质炎症和（或）肺间质纤维化。除了直接肺毒性外，抗风湿药还有免疫抑制作用，这会增加肺部细菌性感染及机会性感染的风险。

其他与 RA 有关的呼吸系统疾病包括肺尖纤维大疱性病变、静脉血栓栓塞性疾病、血管炎和肺动脉高压等。

【影像学表现】

1. X 线

（1）胸膜病变：RA 胸片表现为胸膜增厚伴或不伴胸腔积液，多为单侧，也可以为双侧。

（2）间质性肺炎：多为非特异性，早期轻微病变于胸片不易发现。典型病变胸片表现为双肺网织结节和蜂窝影，以双下肺野分布为著。

（3）类风湿结节：表现为胸膜下分布的单发或多发肺内结节，直径为 5mm～7cm。

（4）Caplan 综合征：以多发性结节状阴影为主，其病灶可单发，也可多发，为圆形或椭圆形致密影，边缘较清楚，大小不等，直径为 0.5～1.5cm，偶见 3～5cm 者，常在中下肺野的中外带。多发性病灶颇似转移瘤，但中央坏死形成薄壁空洞，其内一般无气-液平面，少数可有钙化。

2. CT　早期或轻度 RA，胸片常常表现为正常，CT 是目前发现 RA 肺部异常的最有价值的无创影像学检查，很大比例的 RA 患者胸部 CT 可以发现多种异常。

（1）胸膜病变：是最常见的胸部异常表现，多表现为胸膜增厚和胸腔积液。

（2）间质性肺炎：最常见的组织学类型为 UIP 和 NSIP。UIP 表现为双肺下叶胸膜下或基底部网织影，小叶间隔和小叶内间隔增厚，可伴牵拉性支气管扩张，可见蜂窝肺（图 19-1-1）。NSIP 表现为双肺基底部磨玻璃阴影和网织影（图 19-1-2）。

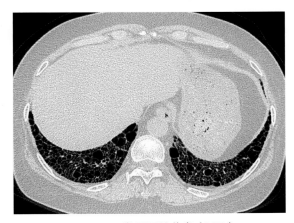

图 19-1-1　类风湿关节炎（UIP）
CT 肺窗显示双肺下叶胸膜下蜂窝肺，不伴磨玻璃阴影

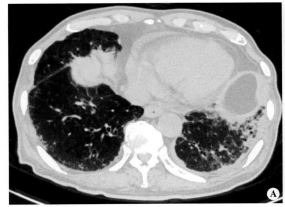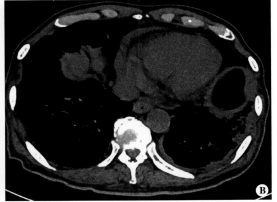

图 19-1-2　类风湿关节炎（NSIP）
A. CT 肺窗显示双肺下叶胸膜下网织影伴磨玻璃阴影，可见部分支气管扩张（箭头）；B. 纵隔窗显示左侧胸膜增厚，心包积液

（3）机化性肺炎：通常出现于肺中下野，多分布于支气管血管周围或肺外周。机化性肺炎可以表现为以下几种形态：局灶性实变，小叶周围分布的病变，斑片状实变，腺泡阴影及结节（图 19-1-3）。

（4）类风湿结节：胸膜下分布的单发或多发小结节，大小为数毫米到数厘米不等（图 19-1-4）。约 50% 出现厚壁空洞，内壁光滑，可出现气胸等并发症。

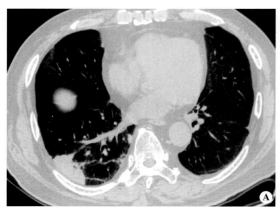
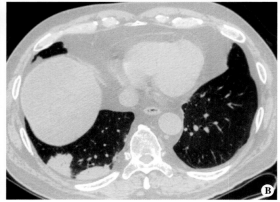

图 19-1-3　类风湿关节炎（机化性肺炎）
CT 肺窗显示右肺下叶胸膜下斑片状实变

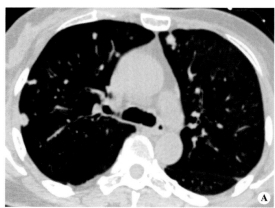
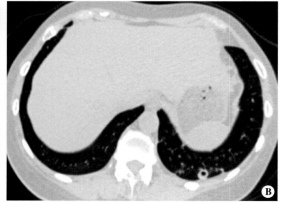

图 19-1-4　类风湿关节炎（类风湿结节）
A. CT 肺窗显示双肺胸膜下多发软组织小结节；B. 部分结节可见空洞

（5）气道病变：可见支气管管壁增厚和支气管扩张。

（6）闭塞性细支气管炎：表现为细支气管管壁增厚、过度充气和马赛克征象。

（7）滤泡性细支气管炎：表现为分布于胸膜下或支气管旁的小叶中心微结节和分支状高密度影（"树芽"征）（图 19-1-5）。

（8）其他：肺动脉高压、肺源性心脏病；纵隔淋巴结增大，心包炎。

【诊断要点】

1. RA 常累及手腕或足等部位 3 个以上的中小关节，临床主要表现为关节肿胀、疼痛及晨僵。

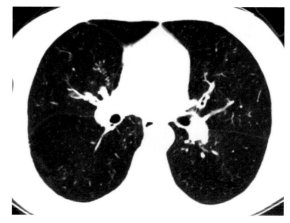

图 19-1-5　类风湿关节炎（滤泡性细支气管炎）
CT 肺窗显示双肺散在小叶中心小结节及"树芽"征（箭头）

2. RA 血清学表现为 RF 和抗 CCP 抗体阳性，CRP 或 ESR 升高。

3. RA 累及关节的主要表现为关节缘骨侵蚀和骨质疏松。

4. RA 累及肺部的常见影像学表现：①胸膜增厚和胸腔积液是 RA 常见的肺部改变；② UIP 和 NSIP 是 RA 累及常见的间质性肺炎，网状阴影伴或不伴磨玻璃阴影，以双下肺外周分布为主；③支气管扩张和闭塞性细支气管炎，过度充气和马赛克征。

5. RA 累及肺部的少见影像学表现：①类风湿结节，胸膜下分布单发或多发结节，部分可见空洞；②机化性肺炎，气管周围及胸膜下实变。

【鉴别诊断】

1. 特发性间质纤维化　UIP 是特发性间质纤维化（IPF）的主要特征，RA 是结缔组织病中 UIP 患者最常见的疾病，临床上两者肺部影像学特征有时很相似，IPF 一般不伴有胸膜增厚、心包炎和小气道病变，同时结合 RA 的关节症状也有助于两者鉴别。

2. 其他结缔组织病相关间质性肺炎　NSIP 是许多结缔组织病相关肺病的主要表现，如硬皮病，肺内 NSIP 表现很接近，相关的其他系统的表现有助于鉴别，如硬皮病中可以伴发食管扩张，而 RA 中可有关节破坏。

3. 肺癌　肺部类风湿结节需要与肺部肿瘤相鉴别，尤其是有吸烟史的患者。类风湿结节一般多位于周围肺内胸膜旁，对于不断增大或直径大于 8mm 的结节，影像学鉴别困难时需要进行活检。

【研究现状与进展】

1. 肺超声　可以显示胸膜及胸膜下病变，以及增厚的小叶间隔所形成的 B 线，对间质性肺疾病的诊断和评估有一定价值。有研究者认为肺超声方便快捷，无放射辐射，在结缔组织病患者进行间质性肺炎筛查方面具有一定优势[8]。

2. 肺 MRI　对 RA-ILD 的评估有一定价值，MRI 有助于鉴别活动性间质炎症与纤维化，活动性炎症表现为间质内 T_2WI 高信号，而纤维化表现为等信号，这对评估间质性肺疾病病情和预测其对治疗的反应有重要的临床意义。

3. 具有自身免疫特征的间质性肺炎（interstitial pneumonia with autoimmune features，IPAF）　特发性间质性肺炎（IIP）是一类具有相似临床表现、影像学及组织学特点的肺部弥漫性炎症和（或）纤维化性疾病。诊断 IIP 之前需要除外已知的可导致间质性肺炎的病因，如环境暴露、药物或结缔组织病等。间质性肺炎是结缔组织病患者的常见临床表现之一，但以间质性肺炎作为隐匿性结缔组织病的首发甚至唯一表现也并非罕见。因此，IIP 与一些 CTD-ILD 的鉴别有时很困难。越来越多的研究表明，一些诊断为 IIP 的患者具有某些提示可能存在某种结缔组织疾病的潜在临床特点，有些患者仅有这些自身免疫性疾病的临床表现，但缺乏自身抗体；另有一些患者具有高度特异性的血清自身抗体，却无典型的系统性或肺外表现，但凭这些表现尚不能确诊结缔组织病。因此欧洲呼吸学会和美国胸科协会的未分化结缔组织病相关间质性肺疾病工作组将具有某些 CTD 特征但尚不能诊断为某一种确切的结缔组织病的 IIP 命名为 IPAF[9]。

（许玉峰）

参 考 文 献

[1] Fischer A，du Bois R. Interstitial lung disease in connective tissue disorders. Lancet，2012，380（9842）：689-698.

[2] 陈志磊，张奉春. 结缔组织病相关间质性肺疾病：必须重视的疾病. 协和医学杂志，2018，9（3）：193-196.

[3] 王迁，李梦涛. 2018 中国结缔组织病相关间质性肺病诊断和治疗专家共识. 中华内科杂志，2018，57（8）：558-565.

[4] 中华医学会风湿病学分会. 2018 中国类风湿关节炎诊疗指南. 中华内科杂志，2018，57（4）：242-251.

[5] 何善智，丁蔓，王敏，等. 类风湿关节炎合并肺部类风湿结节的危险因素分析. 实用医学杂志，2017，33（10）：1665-1668.

[6] Schreiber J，Koschel D，Kekow J，et al. Rheumatoid pneumoconiosis（Caplan's syndrome）. Eur J Intern Med，2010，21（3）：168-172.

[7] 李光韬，徐玉峰，张卓莉. 合并支气管扩张的类风湿关节炎患者的临床及影像特点分析. 中华风湿病学杂志，2016，20（7）：465-470.

[8] 王育凯，杜光舟，林樟樟，等. 肺超声 B 线诊断类风湿关节炎相关间质性肺疾病的初步研究. 中华风湿病学杂志，2017，21（11）：738-742.

[9] 黄慧，胡立星，徐作军. 具有自身免疫特征的间质性肺炎的命名及诊断标准（摘译）——欧洲呼吸病学会和美国胸科学会官方共识. 中华结核和呼吸杂志，2016，39（6）：433-437.

第二节　系统性硬化病

【概述】

系统性硬化病（systemic sclerosis，SSc）也称

硬皮病，是一种以局限性或弥漫性皮肤增厚和纤维化为特征的全身性自身免疫性疾病。女性多见，多数发病年龄为 30～50 岁。根据患者皮肤受累的情况将 SSc 分为 5 种亚型：①局限性皮肤型 SSc，皮肤增厚限于肘（膝）的远端，但可累及面部、颈部；② CREST 综合征，局限性皮肤型 SSc 的一个亚型，表现为钙质沉着（calcinosis，C）、雷诺现象（Raynaud's phenomenon，R）、食管运动功能障碍（esophageal dysmotility，E）、指端硬化（sclerodactyly，S）和毛细血管扩张（telangiectasia，T）；③弥漫性皮肤型 SSc，除面部、肢体远端外，皮肤增厚还累及肢体近端和躯干；④无皮肤硬化的 SSc，无皮肤增厚的表现，但有雷诺现象、SSc 特征性的内脏表现和血清学异常；⑤重叠综合征，弥漫或局限性皮肤型 SSc 与其他诊断明确的结缔组织病同时出现，包括系统性红斑狼疮、多发性肌炎 / 皮肌炎或类风湿关节炎[1]。

SSc 常引起多系统损害，最多见的初期表现是雷诺现象及隐匿性肢端和面部肿胀，并有手指皮肤逐渐增厚。约 70% 的患者首发症状为雷诺现象，雷诺现象可先于 SSc 的其他症状（如手指肿胀、关节炎、内脏受累）1～2 年发生或与其他症状同时发生。多关节痛和肌肉疼痛也常为早期症状。内脏受累中消化道受累最常见，仅次于皮肤受累和雷诺现象。消化道的任何部位均可受累，其中食管受累最为常见。

超过 80% 的 SSc 患者存在肺部受累，其是居第二位的内脏并发症，仅次于食管受累，间质性肺疾病和肺动脉高压是最常见的肺部表现。呼吸系统最常见的症状为运动时气短、活动耐受量降低；后期出现干咳。随着病程进展，肺部受累概率增多，且一旦累及，呈进行性发展，对治疗反应不佳，肺部受累已经成为 SSc 患者最常见的死亡原因。

常规实验室检查一般无特殊异常，红细胞沉降率可正常或轻度增快。免疫学检查中，血清抗核抗体阳性率达 90% 以上，核型为斑点型、核仁型和抗着丝点型，抗核仁型抗体对 SSc 的诊断具相对特异性。抗 Scl-70 抗体是 SSc 的特异性抗体，阳性率为 15%～20%，该抗体阳性与弥漫性皮肤硬化、肺纤维化、指（趾）关节畸形、远端骨质溶解相关。抗着丝点抗体在 SSc 中的阳性率为 15%～20%，是 CREST 综合征较特异的抗体，常与严重的雷诺现象、指端缺血、肺动脉高压相关。

【病理学表现】

SSc 的病理学特点是皮肤、消化道、肺、心脏、肾脏等器官纤维化和血管增生阻塞。间质性肺疾病（ILD）是 SSc 中肺部受累的主要表现。SSc 相关 ILD 包含多种组织病理学亚型，最常见的是非特异性间质性肺炎（NSIP）。在 SSc 相关的 NSIP 中，纤维化特征更明显，而炎性特征更少，因此其是纤维化型 NSIP，而不是富细胞型 NSIP。SSc 相关 ILD 少部分为普通型间质性肺炎（UIP）[2, 3]。

肺动脉高压是 SSc 患者最常见的肺血管疾病，肺动脉高压是肺间质与支气管周围长期纤维化或肺小动脉内膜增生的结果。肺动脉高压常缓慢进展，除非到后期出现严重的不可逆病变，一般临床上不易察觉。

胸腔积液在 SSc 不常见（＜ 10%），气道受累不常见。

【影像学表现】

1. X 线

（1）间质性肺炎：弥漫、对称性基底部网状结节影，肺间质不同程度的纤维化导致肺组织呈蜂窝状改变及肺容积减少。

（2）肺动脉高压：肺动脉增宽和（或）右心室扩大。早期肺动脉高压的放射学检查经常是正常的，因此放射学检查无助于肺动脉高压的筛查。

（3）食管扩张：有时可见食管充气扩张。

（4）其他：SSc 患者有时可见肺实变，可能是吸入性肺炎或机化性肺炎引起的。

2. CT

（1）间质性肺炎：SSc 常见间质性肺炎类型为 NSIP（图 19-2-1），主要表现为双肺下叶胸膜下磨玻璃阴影，并可见网格影和不规则线状影，偶见蜂窝影及牵拉性支气管扩张[4]。

（2）肺动脉高压：主肺动脉直径增宽，直径＞ 29mm，或直径超过邻近升主动脉。

（3）食管扩张（图 19-2-1）：可见气 - 液平面（80%）。

（4）实变：并发吸入性肺炎或机化性肺炎时，CT 上表现为片状实变。

（5）胸膜病变：少见，可表现为胸膜增厚和胸腔积液。

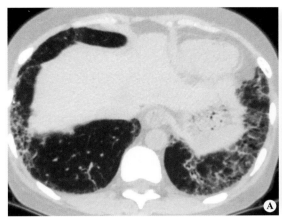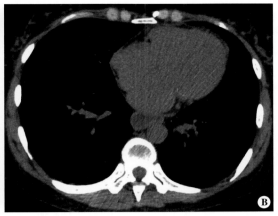

图 19-2-1　系统性硬化病（NSIP）
A.CT肺窗显示双肺下叶网格影伴磨玻璃阴影；B.纵隔窗显示食管扩张

（6）淋巴结肿大：SSc 伴间质性肺疾病的患者常可见淋巴结肿大，淋巴结肿大的程度与间质性疾病严重程度有关，与间质性疾病类型无关。

3. 超声检查　超声心动图是筛查早期肺动脉高压的一种辅助手段，也可用于评估心室功能。

【诊断要点】

1. 皮肤和（或）内脏器官纤维化，包括双手手指皮肤增厚、肺动脉高压和间质性肺疾病。

2. 血管病变：雷诺现象和指尖病变（指尖凹陷性瘢痕、指尖溃疡、指尖坏疽和甲襞毛细血管异常等）。

3. 特异性自身抗体：抗核抗体（ANA）、抗着丝点抗体（ACA）、抗拓扑异构酶 I 抗体阳性。

4. SSc 常见的胸部表现：①间质性肺疾病（ILD）（80%），NSIP；②肺动脉高压；③食管受累。

5. SSc 不常见的胸部表现：①肺实变和磨玻璃阴影；②支气管扩张；③胸膜病变。

【鉴别诊断】

1. 特发性间质纤维化　在 CT 上表现为更粗大的网状阴影及蜂窝肺，磨玻璃阴影少见，以胸膜下分布为主，不伴食管扩张。

2. 吸入性肺炎　CT 特征为双肺下叶背侧分布为主的磨玻璃阴影和实变，如反复发作，局部可见肺纤维化。吸入性肺炎好发于老年人，意识障碍、胃食管反流和吞咽障碍是发生吸入性肺炎的危险因素。

3. 其他结缔组织病　NSIP 是结缔组织病最常见的间质性肺炎类型，肺部表现相似，其他系统的特征改变有助于进行鉴别。

【研究现状与进展】

1. 间质性肺疾病　是 SSc 肺受累的主要表现，SSc-ILD 提示患者预后不良。一些 SSc-ILD 患者可能无或有轻微临床症状，需要采用必要的检查对 SSC-ILD 患者进行早期诊断及随访。肺功能测试（PFT）在筛查 SSc-ILD 患者中起着重要作用，由于肺功能的变化可以在显著的临床症状发作之前发生，因此所有 SSc 患者应该在初诊时常规行 PFT，尤其是肺活量和一氧化碳弥散量（diffusion capacity for carbon monoxide，D_LCO）。相对于 HRCT，超声具有快速、微创、无累积辐射暴露风险的优势，也可以作为一种筛查手段。Mohammadi 等提出了改良版经胸超声评分系统，研究结果表明，与 HRCT 比较，该评分系统诊断 SSc-ILD 的灵敏度、特异度、阳性预测值和阴性预测值分别为 73.58%、88.23%、95.12% 和 51.72%，使用经胸超声对 SSC-ID 患者在长期治疗过程中监测疾病进展，可以部分代替 HRCT 检查，降低放射辐射剂量。[5]

2. 肺 MRI　对 CTD-ILD 的评估有一定价值，MRI 有助于鉴别活动性间质炎症与纤维化，活动性炎症表现为间质内 T_2WI 高信号，而纤维化表现为等信号，这对评估 ILD 病情和预测其对治疗的反应有重要的临床意义。

（许玉峰）

参 考 文 献

[1] 中华医学会风湿病学分会. 系统性硬化病诊断及治疗指南. 中华风湿病学杂志, 2011, 15（4）: 256-259.

[2] 金环, 王友莲. 系统性硬化症并发肺间质病变发病机制与诊断研究

进展. 南昌大学学报（医学版），2017，57（6）：88-93.

[3] Strollo D, Goldin J. Imaging lung disease in systemic sclerosis. Curr Rheumatol Rep, 2010, 12（2）：156-161.

[4] Desai SR, Veeraraghavan S, Hansell DM, et al. CT features of lung disease in patients with systemic sclerosis: comparison with idiopathic pulmonary fibrosis and nonspecific interstitial pneumonia. Radiology, 2004, 232（2）：560-567.

[5] Mohammadi A, Oshnoei S, Ghasemi-rad M. Comparison of a new, modified lung ultrasonography technique with high-resolution CT in the diagnosis of the alveolo-interstitial syndrome of systemic scleroderma. Med Ultrason, 2014, 16（1）：27-31.

第三节　多发性肌炎和皮肌炎

【概述】

多发性肌炎和皮肌炎属于特发性炎症性肌病（idiopathic inflammatory myopathies，IIM），共同特征为近端骨骼肌无力和肌肉炎症。特发性炎症性肌病是一组系统性自身免疫性结缔组织病，基于临床特点及免疫病理特点主要分为多发性肌炎（polymyositis，PM）、皮肌炎（dermatomyositis，DM）和包涵体肌炎（inclusion body myositis，IBM）3 种，最常见的为多发性肌炎和皮肌炎（PM/DM）。我国 PM/DM 的发病率尚不十分清楚，国外报道的发病率为（5 ~ 10）人 /100 万，女性多于男性，DM 比 PM 更多见[1]。

PM 主要见于成人，儿童罕见。DM 可见于成人和儿童。PM/DM 常呈亚急性起病，在数周至数月内出现对称性四肢近端肌无力，仅少数患者（特别是 DM）可急性起病。PM/DM 常伴有全身性表现，如乏力、厌食、体重下降和发热等。

对称性四肢近端肌无力是 PM/DM 的特征性表现。约 50% 的患者可同时伴有肌痛或肌压痛。上肢近端肌肉受累时，患者可出现抬臂困难、不能梳头和穿衣。下肢近端肌受累时，患者常表现为上楼梯和上台阶困难及蹲下或从座椅上站起困难。PM/DM 患者远端肌无力不常见，但在整个病程中患者可有不同程度的远端肌无力表现。

间质性肺疾病、肺纤维化和胸膜炎是 PM/DM 最常见的肺部表现，可在病程中的任何时候出现。肺部表现形式多种多样，可有暴发、急性（弥漫性肺泡损伤、肺炎）及慢性进展过程（纤维化肺疾病、肺动脉高压、呼吸肌功能减弱）等。少数患者有少量胸腔积液。喉部肌无力可造成发音困难和声嘶等。膈肌等呼吸肌受累时可表现为呼吸表浅、呼吸困难或急性呼吸功能不全和吸入性肺炎。肺部受累是影响 PM/DM 预后的重要因素之一，PM/DM 合并 ILD 的患者往往病情重、进展快、预后差、病死率高。

PM/DM 患者可有轻度贫血、白细胞总数增多。约 50% 的 PM 患者红细胞沉降率和 C- 反应蛋白可以正常。PM/DM 患者急性期血清肌酶明显增高，其中临床最常用的是肌酸激酶（creatine kinase，CK），CK 对肌炎最为敏感，升高的程度与肌肉损伤的程度平行。30% 的 PM/DM 患者可出现肌炎特异性自身抗体（myositis-specific autoantibody，MSA）。MSA 主要分为抗氨基酰 tRNA 合成酶抗体、抗信号识别颗粒（signal recognition particle，SRP）抗体和抗 Mi-2 抗体 3 类。PM/DM 还存在一些非特异性的肌炎相关抗体。60% ~ 80% 的 PM/DM 患者抗核抗体（ANA）检测为阳性，约 20% 的患者类风湿因子（RF）可为阳性，但滴度较低[2]。

【病理学表现】

免疫介导的肌炎和血管损伤是多发性肌炎和皮肌炎的特点。ILD 是 PM/DM 最常见的肺部改变，与 PM/DM 相关的 ILD 组织学类型包括非特异性间质性肺炎（NSIP）、机化性肺炎（OP）、弥漫性肺泡损伤（DAD）、普通型间质性肺炎（UIP）。目前认为 NSIP 是 PM/DM 患者最常见的组织病理学类型。病理学表现上，PM/DM 患者可由 DAD 逐渐进展为 OP，最后变为纤维化 NSIP。最初为急性肺上皮损伤，然后肺泡产生肉芽肿性炎症并机化。OP 的斑片状实变可部分逆转，也可以进展为网状影。因此在肺活检组织中经常发现 OP 和 NSIP 共同存在。

【影像学表现】

原发性 PM/DM 胸部表现包括一种或多种 ILD。血管病变的表现包括脉管炎、毛细血管炎 / 出血、肺动脉高压。继发性表现包括呼吸衰竭、肺不张、吸入性肺炎、药物相关疾病、心力衰竭和肿瘤等。

1. X 线

（1）间质性肺炎：胸片异常发生率较低，最常见的表现为双肺基底部不规则线状阴影或实变，通常代表 NSIP、OP 或 DAD 存在。

（2）实变：吸入性肺炎或继发肺部感染表现为双肺片状实变。

（3）膈肌高位：膈肌升高，肺野缩小。

（4）胸膜病变：胸膜增厚或少量胸腔积液。

2. CT

（1）间质性肺炎：PM/DM 在 HRCT 上表现为网织影、实变和磨玻璃阴影，蜂窝状影较罕见。CT 表现与 NSIP、OP 和 DAD 有关。NSIP 的典型表现为双肺下叶外周片状磨玻璃阴影，伴或不伴网格影。根据 NSIP 的炎症与纤维化的比例不同，

富细胞为主型 NSIP 可以不存在网格影或较轻微。随着纤维化进展，纤维化为主型 NSIP 的网格影可逐渐增多并成为主要表现（图 19-3-1）。OP 常见表现为双肺斑片状实变，主要沿支气管血管束或胸膜下分布。DAD 表现为双肺片状磨玻璃阴影和实变。PM/DM 患者通常在 CT 和组织学上同时存在 NSIP 和 OP 表现。

（2）肺动脉高压：主肺动脉直径增宽，直径＞ 29mm，或直径超过邻近升主动脉。

（3）胸膜病变：胸膜增厚或少量胸腔积液。

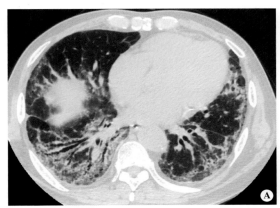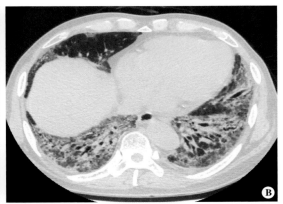

图 19-3-1　多发性肌炎（间质性肺疾病）
A、B. CT 肺窗显示双肺下叶网格影伴磨玻璃阴影，牵拉性支气管扩张

【诊断要点】

1. 对称性四肢近端肌无力，可同时伴有肌痛或肌压痛。

2. DM 常见皮肤病变，Gottron 征、沿光照部位分布的红斑、皮肤异色症、甲襞改变、头皮受累及皮肤钙化等。

3. 实验室检查：肌酶升高；肌炎特异性抗体（抗氨基酰 tRNA 合成酶抗体、抗 SRP 抗体和抗 Mi-2 抗体）和肌炎相关性抗体（抗核抗体）阳性。

4. PM/DM 胸部受累常见表现：间质性肺炎是 PM/DM 常见的肺部表现，组织学类型包括非特异性间质性肺炎（NSIP）、机化性肺炎（OP）和弥漫性肺泡损伤（DAD）。CT 主要表现为双下肺野的磨玻璃阴影和网格影，支气管周围或胸膜下斑片状实变。

5. PM/DM 胸部受累少见表现：肺动脉高压。

【鉴别诊断】

1. 药物性肺损伤　包括弥漫性肺损伤（DAD）、非特异性间质性肺炎（NSIP）和机化性肺炎（OP），

需要与结缔组织病引起的间质性肺炎鉴别。

2. 特发性非特异性间质性肺炎（INSIP）　NSIP 是间质性肺炎的一种类型，CT 表现为双肺下叶和胸膜下为主的磨玻璃阴影和网格影，通常不伴有蜂窝肺。NSIP 可继发于感染、结缔组织病、药物性肺损伤和有机粉尘吸入等，称为继发性 NSIP。原因不明者称为 INSIP。

3. 特发性间质纤维化（IPF）　在 CT 上表现为更粗大的网状阴影及蜂窝肺，磨玻璃阴影少见，以胸膜下分布为主。

4. 吸入性肺炎　继发于呼吸肌力弱，是 PM/DM 常见的肺部并发症，吸入性肺炎在 CT 上表现为双肺基底部的斑片状实变，需要与 PM/DM 相关肺病鉴别。

【研究现状与进展】

抗 Jo-1 抗体阳性、发热、关节炎 / 痛、Gottron 征和抗核抗体阳性可作为 PM/DM 合并 ILD 的主要预测因素。抗 Jo-1 抗体是肌炎特异性抗体，在并发 ILD 患者中阳性率可高达 50% ～ 75%，这是

因为肺组织中抗氨基酰 tRNA 合成酶抗体含量远远高于其他器官，而抗 Jo-1 抗体占抗氨基酰 tRNA 合成酶抗体的 80%，因此抗 Jo-1 抗体阳性患者的肺组织成为免疫细胞攻击的靶器官。血清 II 型肺泡细胞表面抗原 6（KL-6）、单核细胞趋化蛋白 1（MCP-1）、表面活性蛋白 A（SP-A）、表面活性蛋白 D（SP-D）及抗氨基酰 tRNA 合成酶抗体是 PM/DM 合并 ILD 的有效血清标志物，其中 KL-6 具有最高的诊断和预测价值。

流行病学研究发现炎症性肌病与恶性肿瘤相关，并且 DM 与恶性肿瘤的关联最强，据估计，DM 患者的癌症发病率是一般人群的 5 ～ 7 倍。中国台湾的一项研究结果表明，DM 患者的癌症发生率为 9.4%，PM 为 4.4%[3]。PM/DM 伴发恶性肿瘤可见于全身各系统、器官，但不同种族并发恶性肿瘤疾病谱有较大差异。西方国家常见肿瘤为卵巢癌、肺癌、乳腺癌、直结肠癌、黑色素瘤、非霍奇金淋巴瘤，而在一些亚洲国家，伴发鼻咽癌者最多见[4,5]，其次为乳腺癌，卵巢、子宫肿瘤，肺、胰腺、胃、结肠、直肠肿瘤和淋巴瘤也可见。癌症可出现于炎症性肌病诊断之前、之后或诊断时。DM/PM 患者癌症发病高峰是肌病诊断时和诊断后 1 年内。

（许玉峰）

参 考 文 献

[1] 中华医学会风湿病学分会. 多发性肌炎和皮肌炎诊断及治疗指南. 中华风湿病学杂志, 2010, 14（12）：828-831.

[2] 曹孟淑, 陈智勇, 孙凌云. 多发性肌炎 / 皮肌炎合并间质性肺疾病发病机制的研究进展. 中华风湿病学杂志, 2012, 16（4）：282-285.

[3] Chen YJ, Wu CY, Huang YL, et al. Cancer risks of dermatomyositis and polymyositis: a nationwide cohort study in Taiwan. Arthritis Res Ther, 2010, 12（2）：R70.

[4] Suda T, Fujisawa T, Enomoto N, et al. Interstitial lung diseases associated with amyopadlic dermatomyositis. Eur Respir J, 2006, 28: 1005-1012.

[5] Hill CL, Zhang YQ, Sigurgeirsson B, et al. Frequency of specific cancer types in dermatomyositis and polymyositis: a population-based study. Lancet, 2001, 357（9250）：96-100.

第四节 系统性红斑狼疮

【概述】

系统性红斑狼疮（systemic lupus erythematosus，SLE）是由自身免疫介导的，以免疫性炎症为突出表现的弥漫性结缔组织病。血清中出现以抗核抗体为代表的多种自身抗体和多系统受累是 SLE 的两个主要临床特征。

SLE 好发于育龄期女性（女：男 =8：1），发病年龄为 15 ～ 45 岁。我国大样本的一次性调查显示，SLE 的患病率为 70/10 万人，女性则高达 113/10 万人。SLE 常累及多个系统和器官，如肾、关节、皮肤和肺等，临床表现复杂多样。多数隐匿起病，开始仅累及 1 或 2 个系统，表现为轻度的关节炎、皮疹、隐匿性肾炎、血小板减少性紫癜等，部分患者长期稳定在亚临床状态或为轻型狼疮，部分患者可由轻型突然变为重症狼疮，更多的则由轻型逐渐出现多系统损害；也有一些患者起病时就累及多个系统甚至表现为狼疮危象。SLE 的自然病程多表现为病情加重与缓解交替[1]。

鼻梁和双颧颊部呈蝶形分布的红斑是 SLE 特征性改变。发热、疲乏是 SLE 常见的全身症状。SLE 肺部受累的主要表现为胸膜炎、肺炎、肺动脉高压和间质性肺疾病。多数 SLE 患者会出现累及肺及其血管、胸膜和（或）膈的临床表现。常见的临床表现包括呼吸困难、干咳和胸膜炎性胸痛。复发性胸膜炎性胸痛是 SLE 最常见的胸部症状，肺部感染也是常见并发症。急性狼疮性肺炎以急性发生的发热、咳嗽（有时伴咯血）和呼吸困难为特征。

血清抗核抗体（ANA）是 SLE 的敏感检测指标，几乎存在于所有患者中，对 SLE 的诊断灵敏度为 95%，特异度为 65%。抗 dsDNA 抗体的特异度为 95%，灵敏度为 70%。抗 Sm 抗体的特异度高达 99%，但灵敏度仅 25%。抗 dsDNA 抗体高滴度被认为是 SLE 活动性的最好标志，而抗 Sm 抗体与疾病活动性无明显关系。

【病理学表现】

SLE 常累及胸膜和肺，肺部改变与免疫复合体（CIC）有关，SLE 的肺部表现包括胸膜炎（伴或不伴胸腔积液）、肺炎、间质性肺疾病、肺动脉高压、肺减缩综合征及肺泡出血。胸膜受累在 SLE 中很常见，可表现为胸膜炎性胸痛，伴或不伴胸腔积液，但自发性气胸很罕见。

SLE 的胸腔积液通常是双侧渗出性的，以胸腔积液乳酸脱氢酶（LDH）升高为特征。纤维胸是狼疮性胸膜炎的一种罕见并发症，可阻碍肺扩张而导致呼吸困难。

SLE 相关的间质性肺疾病发生率较低，一项525 例 SLE 患者的研究结果表明发生率为 12%[2]。组织病理学类型上非特异性间质性肺炎（NSIP）、普通型间质性肺炎（UIP）、机化性肺炎（OP）和淋巴性间质性肺炎（LIP）均有报道，其中 NSIP 在 SLE 中最常见。

SLE 引起的弥漫性肺泡损伤称为急性狼疮性肺炎。急性狼疮性肺炎的病理表现为弥漫性肺泡损伤、肺泡水肿、透明膜形成和单个核细胞浸润；毛细血管壁可能存在免疫球蛋白和补体沉积。狼疮性肺炎发病率比较低，需要与 SLE 引起的肺感染、机化性肺炎、肺栓塞、药物毒性和弥漫性肺泡出血等鉴别。

弥漫性肺泡出血的发病率低，一项研究发现，525 例 SLE 患者中仅 2 例存在弥漫性肺泡出血[2]。小气道疾病，如闭塞性毛细支气管炎，在 SLE 患者中少见。

肺减缩综合征（shrinking lung syndrome，SLS）也称消失肺综合征，见于 1%～6% 的 SLE 患者[3]。该综合征的特征是呼吸困难、胸膜炎性胸痛发作、PFT 测定肺容积进行性降低及胸部 CT 不显示间质纤维化或严重胸膜疾病的证据。关于这种疾病的基础发病机制尚无一致的结论。一个可能的机制是肌炎或肌病影响膈肌，导致膈肌抬高和功能不良。

SLE 是主要的引起肺动脉高压的结缔组织病之一，最近研究报道，在我国 SLE 相关肺动脉高压（SLE-PAH）在结缔组织病相关肺动脉高压（CTD-PAH）中发病率最高（49%）[4]。目前肺动脉高压也成为 SLE 第三大死亡原因，SLE 导致肺动脉压力增高的原因和发病机制非常复杂，尚未完全阐明。肺活检结果显示 SLE-PAH 的组织病理学包括肺动脉中膜丛状血管瘤病变和肌动脉壁增厚，以及与 SLE 炎症相关的动脉壁免疫球蛋白和补体沉积。

SLE 患者常并发肺部感染，包括细菌性肺炎和病毒性肺炎，以及机会性感染，如耶氏肺孢子菌、假丝酵母菌、隐球菌、曲霉菌等感染。

【影像学表现】

1. X 线

（1）胸膜病变：SLE 常见的胸片异常表现是双侧或单侧胸腔积液或胸膜增厚，常伴心包积液。

（2）肺实变：狼疮性肺炎表现为双侧或单侧肺磨玻璃阴影或实变，以下肺分布为主。继发性肺部感染也可以表现为斑片状实变。胸片较难鉴别急性狼疮性肺炎和感染性肺炎。

（3）肺出血：表现为双侧斑片状阴影或弥漫性磨玻璃阴影或实变。

（4）间质性肺疾病：胸片表现通常较轻，主要为下肺野的网状影。

（5）肺动脉高压和肺梗死：肺动脉高压表现为肺动脉增宽。在胸片上肺梗死不敏感，且不特异，主要表现为胸膜下楔形或片状影。

（6）肺减缩综合征：横膈抬高是其特征性表现，还存在邻近肺不张及少量胸腔积液。

2. CT（图 19-4-1，图 19-4-2）

（1）胸膜病变：单侧或双侧胸膜炎或胸腔积液，双侧多见，常伴心包积液。

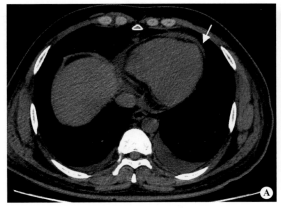
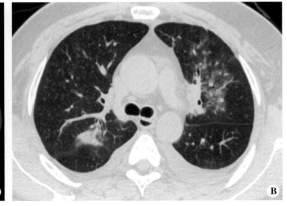

图 19-4-1　系统性红斑狼疮胸部改变（一）

A. CT 纵隔窗显示双侧胸腔积液及心包积液（箭头）；B. 肺窗显示双肺上叶斑片状实变和磨玻璃阴影

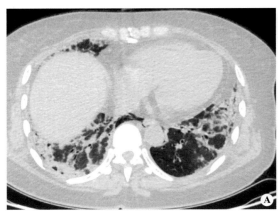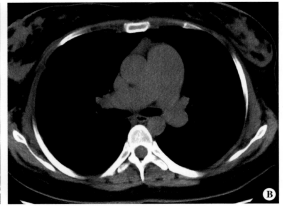

图 19-4-2　系统性红斑狼疮肺部改变（二）
A.CT 肺窗显示双肺下叶斑片状实变；B.纵隔窗显示肺动脉明显扩张，提示肺动脉高压

（2）磨玻璃阴影和实变：急性狼疮性肺炎表现为双侧中下肺斑片状磨玻璃阴影和实变，常伴有膈肌升高与双侧少量胸腔积液，与感染性肺炎鉴别困难。

（3）肺泡出血：表现为双肺斑片状或片状磨玻璃阴影。

（4）间质性肺炎：NSIP 多见，表现为双肺下叶及胸膜下磨玻璃阴影及网状影，蜂窝肺少见。

（5）肺动脉高压和肺梗死：肺动脉高压表现为主肺动脉直径增宽，直径＞29mm，或直径超过邻近升主动脉。肺梗死表现为尖端指向肺门的胸膜下楔形影。

【诊断要点】

1. 好发于育龄期女性，多系统受累，常见临床表现为发热、面部蝶形红斑、皮肤损害、隐匿性肾炎、关节受累、贫血、白细胞减少或血小板减少等血液系统表现，以及神经系统受累表现等。

2. 血清学指标：抗核抗体（ANA）、抗 dsDNA 抗体、抗 Sm 抗体和抗磷脂抗体阳性。

3. SLE 累及胸部常见影像学表现：①胸膜病变，胸腔积液、心包积液；②肺实变，感染性肺炎、狼疮性肺炎；③肺动脉高压。

4. SLE 累及胸部不常见影像学表现：①间质性肺疾病，NSIP；②支气管扩张。

【鉴别诊断】

1. 肺部感染　SLE 患者常并发肺部感染，肺部感染多表现为双肺斑片状实变和磨玻璃阴影，实际在临床中 SLE 患者出现的肺部实变大多数是感染的结果。肺部感染与狼疮性肺炎鉴别困难，需要结合临床、实验室检查等进行综合诊断。

2. 特发性间质性肺炎　UIP 和 NSIP 是最常见的特发性间质性肺炎的病理类型，UIP 在 CT 上表现为更粗大的网状阴影及蜂窝肺，磨玻璃阴影少见，以胸膜下分布为主。NSIP 在 CT 上表现为以双肺下叶和胸膜下为主的磨玻璃阴影和网格影，通常不伴有蜂窝肺。SLE 患者间质性肺炎发生率较低，主要为 NSIP。

3. 药物性肺损伤　包括弥漫性肺损伤（DAD）、非特异性间质性肺炎（NSIP）和机化性肺炎（OP），需要与 SLE 引起的狼疮性肺炎或肺泡出血鉴别。

4. 类风湿关节炎等其他结缔组织病相关肺炎　与其他结缔组织病相比，SLE 发生间质性肺炎的比例较低，间质增厚比较轻。

5. Goodpasture 综合征　引起的肺泡弥漫出血比 SLE 更弥漫，范围更广。

【研究现状与进展】

1. 肺动脉高压（PAH）　是 SLE 患者的严重合并症之一，其发病率报道差异较大，研究发现，亚洲人群中系统性红斑狼疮相关肺动脉高压（SLE-PAH）较欧美人群多见。SLE-PAH 患者的死亡风险仍然明显高于无 PAH 的 SLE 患者。SLE-PAH 患者较无 PAH 的 SLE 患者血液中出现明显增多的抗体包括抗核抗体、抗内皮细胞抗体、抗核糖核蛋白（ribonucleoprotein，RNP）抗体和抗心磷脂抗体。有研究报道，抗心磷脂抗体阳性是 SLE 患者发生 PAH 的独立预测因素[5]。

2. 感染是 SLE 患者死亡的主要原因　SLE 伴发感染时往往表现出与疾病活动相似的临床表现和影像学特征，因此有时在临床上鉴别是 SLE 并发感染还是疾病活动很困难。目前临床上常用的评估 SLE 活动性的评分系统包括系统性红斑狼疮疾病活动度评分（SLEDAI）、英国狼疮评估组指数 2004（BILAG-2004）、系统性红斑狼疮活动性评估（SLAM）、系统性红斑狼疮活动性量表（SLAI）、欧洲共识狼疮活动性评估（ECLAM）和系统性红斑狼疮活动性问卷。调查问卷中主要包括抗 dsDNA 抗体、补体（C3 和 C4）、ESR、抗 C1q 抗体和尿沉积物等血清学指标。

评估 SLE 患者合并感染可能的生物标志物包括：

（1）C- 反应蛋白（CRP）：SLE 患者出现感染时 CRP 明显增加，而狼疮疾病活动或无感染时，CRP 轻度升高或不升高。高敏 C- 反应蛋白（hsCRP）高于 6μg/L 时，可能与感染相关[6]。另有研究发现 ESR/CRP 的比值可能对区分 SLE 患者合并感染和疾病活动有用，当比值高于 15 时可能与疾病活动明显相关，而比值低于 2 时可能与感染相关[7]。

（2）降钙素原（PCT）：在检测自身免疫性疾病患者细菌性感染方面比 CRP 更具有诊断价值，灵敏度达 75%，特异度达 90%[8]。在 SLE 患者中 PCT 水平 > 0.38μg/L 时对合并感染的诊断具有 74.5% 的灵敏度和 95.5% 的特异度，感染和疾病活动鉴别的阳性预测值为 84.2%，阴性预测值为 92.1%[9]。PCT 还可有效地监测抗生素对感染的治疗效果。

（3）中性粒细胞 CD64（nCD64）：CD64 为血液细菌感染性疾病特异度和灵敏度均较高的指标，有望成为区分细菌感染和 SLE 活动最有力的指标之一。

2 种或以上的标志物合用可更准确地预测、诊断和监测 SLE 伴发的严重感染。

（许玉峰）

参 考 文 献

[1] 中华医学会风湿病学分会. 系统性红斑狼疮诊断及治疗指南. 中华风湿病学杂志, 2010, 14（5）: 342-346.

[2] 郭强, 顾越英, 黄文群, 等. 系统性红斑狼疮患者 525 例肺部病变的调查. 中华风湿病学杂志, 2004, 8（6）: 363-366.

[3] Bertoli AM, Vila LM, Apte M, et al. Systemic lupus erythematosus in a multiethnic US Cohort LUMINA XLVIII: factors predictive of pulmonary damage. Lupus, 2007, 16（6）: 410-417.

[4] Hao YJ, Jiang X, Zhou W, et al. Connective tissue disease-associated pulmonary arterial hypertension in Chinese patients. Eur Respir J, 2014, 44（4）: 963-972.

[5] 滕菲, 关尚琪, 梅轶芳, 等. 系统性红斑狼疮相关肺动脉高压的发病机制及治疗研究进展. 中华医学杂志, 2018, 98（17）: 1371-1373.

[6] Firooz N, Albert DA, Wallace DJ, et al. High-sensitivity C-reactive protein and erythrocyte sedimentation rate in systemic lupus erythematosus. Lupus, 2011, 20（6）: 588-597.

[7] Jackish JC, Somers E, Mccune J. Comparison of ESR（erythrocyte sedimentation rate）and CRP（C-reactive protein）in lupus patients presenting with fever. Arthritis Rheum, 2006, 54（12）: 4044.

[8] Wu JY, Lee SH, Shen CJ, et al. Use of serum procalcitonin to detect bacterial infection in patients with autoimmune diseases: a systematic review and meta-analysis. Arthritis Rheum, 2012, 64（9）: 3034-3042.

[9] Yu J, Xu B, Huang Y, et al. Serum procalcitonin and C-reactive protein for differentiating bacterial infection from disease activity in patients with systemic lupus erythematosus. Mod Rheumatol, 2014, 24（3）: 457-463.

第五节　干燥综合征

【概述】

干燥综合征（Sjögren syndrome，SS）是一个主要累及外分泌腺的慢性炎症性自身免疫性疾病，特征为泪腺和唾液腺功能下降。SS 分为原发性和继发性 SS，前者不伴其他疾病，后者并发或重叠其他结缔组织病，最常见的为类风湿关节炎和系统性红斑狼疮。原发性 SS 在我国人群的患病率为 0.29% ～ 0.77%，本病女性多见，发病年龄多为 40 ～ 50 岁[1]。

血清免疫学检查：抗 SSA 抗体是 SS 中最常见的自身抗体，约见于 70% 的患者。抗 SSB 抗体是 SS 的标记抗体，约见于 45% 的患者；原发性 SS 患者常存在抗 SSA 抗体或抗 SSB 抗体阳性，许多患者都具有这 2 种抗体。少部分患者存在抗着丝点抗体（约 5%）。类风湿因子见于 70% ～ 80% 的患者，且滴度较高，常伴有高球蛋白血症，如高免疫球蛋白血症，均为多克隆性，约见于 90% 的患者[1]。

SS 起病多隐匿，除泪腺和唾液腺功能下降而出现的眼干和口干外，尚有外分泌腺及腺体外其他器官受累而出现的多系统损害症状，常见的包括骨骼肌肉、泌尿生殖器官、皮肤、肺和胃肠道等。据统计，显著肺损害的发生率为 9% ～ 24%，但大部分患者早期通常缺乏呼吸道症状[2]。轻度受累者出现干咳，重度者出现气短。气道和肺间质组织是 SS 患者肺疾病的主要受累部位。细支气管炎是主要的气道病变。NSIP 是最常见的间质性肺疾病组织病理学类型，LIP 与原发性 SS 强烈相关[3, 4]。

【病理学表现】

SS 以淋巴细胞浸润涎腺、泪腺等外分泌腺为主要特征。淋巴细胞浸润也累及气管、肺、肾和肝，出现血小板减少、紫癜样皮疹、肺间质纤维化、淋巴瘤等非特异性表现。气道和间质是 SS 患者肺疾病的主要受累部位，细支气管炎是主要的气道病变，包括滤泡性、慢性和闭塞性。滤泡性细支气管炎的特征为细支气管壁形成增生性淋巴滤泡，导致细支气管管腔阻塞。随后发生的黏膜下及支气管周围纤维化也会导致管腔狭窄。接着可能会出现活瓣效应，并引起肺气囊或肺大疱。

SS 患者的间质性肺疾病可有多种病理类型，包括非特异性间质性肺炎（NSIP）、普通型间质性肺炎（UIP）、淋巴细胞性间质性肺炎（LIP）及机化性肺炎（OP）。NSIP 的组织学特点是出现不同比例的间质性炎症和纤维化。LIP 的特征为弥漫性肺间质淋巴细胞和浆细胞浸润，以及肺泡腔内淋巴细胞浸润，患者可并存滤泡性细支气管炎。

SS 相关肺部淀粉样病变罕见[5]，SS 继发支气管肺部淀粉样变主要有 3 种表现形式：气管支气管淀粉样物沉积症、结节性肺淀粉样物沉积症和弥漫性肺泡间隔（间质性）淀粉样物沉积症。目前认为，淀粉样变的主要原因可能是长期慢性炎症或某些抗原刺激免疫细胞产生的结构异常或超出机体清除能力的过量正常免疫球蛋白、巨噬细胞分泌的颗粒转运至细胞外沉积，或由于巨噬细胞崩解而就地沉积，形成淀粉样斑块。

最常与 SS 相关的肺部恶性肿瘤是非霍奇金淋巴瘤，其中最常见的是支气管相关淋巴样组织

（bronchus-associated lymphoid tissue，BALT）淋巴瘤。LIP 可为 BALT 淋巴瘤的前期病变[6]。

肺动脉高压在 SS 患者中少见。单侧和双侧胸腔积液偶见于 SS 患者。

【影像学表现】

1. X 线 SS-ILD 的胸片表现通常为细网状或结节影，双下肺病变明显，但胸片也可能表现正常。

2. CT

（1）间质性肺炎：NSIP 的典型表现为磨玻璃阴影，伴或不伴小叶内线状影，众多线状影组成网格影，主要分布于双肺下叶（图 19-5-1）。网状影可以不存在或较轻微。LIP 的 HRCT 表现为磨玻璃阴影、小叶中央结节及小叶间隔增厚、网状影，多伴发直径约数毫米至数厘米的肺气囊（图 19-5-2）。在一些病例中磨玻璃阴影更突出，而另一些病例中以囊性改变为主，弥漫性肺气囊可以是 SS 的首发表现，通常主要分布于肺下叶，位于支气管血管周围，数量可能从 1 个到近 100 个（图 19-5-3）。

（2）滤泡性细支气管炎：HRCT 特征包括小叶中央和支气管周围直径 1～12mm 的结节及支气管/细支气管壁增厚。滤泡性细支气管炎可单独存在，也可伴发 LIP 或 NSIP（图 19-5-1）。

（3）SS 继发肺部淀粉样变：影像学表现多样。以弥漫性间质淀粉样变为主者可表现为肺纹理增多、支气管扩张、肺不张、肺间质纤维化，严重者晚期为蜂窝肺。以结节性肺淀粉样变为主者表现为孤立或多个界限清楚的结节，多位于肺下叶周边部，结节进展缓慢，约 1/3 形成空洞或钙化，伴肺门淋巴结肿大。以气管支气管淀粉样变为主者表现为气管、支气管壁增厚，内壁凹凸不平及钙化。

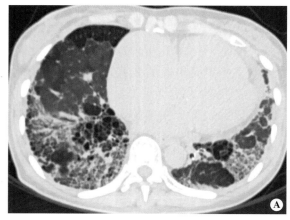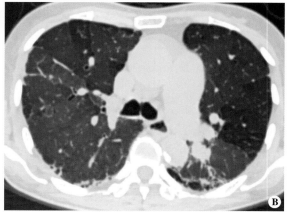

图 19-5-1 干燥综合征肺部改变

A. CT 肺窗显示双肺下叶网格影伴磨玻璃阴影，考虑 NSIP 改变；B. 伴多发小叶核心小结节及马赛克样改变，考虑细支气管炎改变

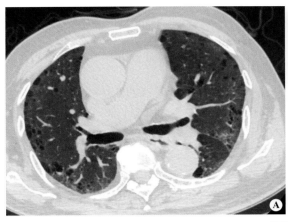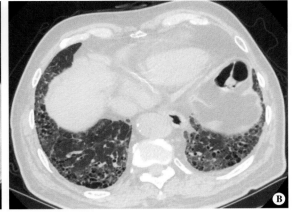

图 19-5-2　干燥综合征（LIP，一）
A、B. CT 肺窗显示双肺散在多发大小不一的囊腔（箭头），可见少量片状磨玻璃阴影及网格影（箭头），考虑 LIP 改变

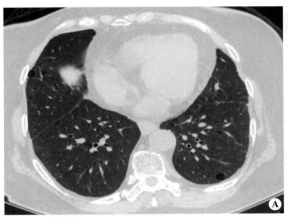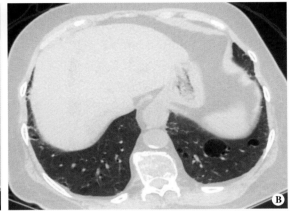

图 19-5-3　干燥综合征（LIP，二）
A、B. CT 肺窗显示双肺散在多发大小不一的囊腔

【诊断要点】

1. 持续 3 个月以上的口干、眼干，成年后腮腺反复肿大或持续肿大。

2. 血清学检查，抗 SSA 抗体或抗 SSB 抗体阳性，类风湿因子阳性，多克隆高免疫球蛋白血症。

3. 唇腺活检结果阳性（灶性指数 ≥ 1 的局灶性淋巴细胞性涎腺炎）。

4. SS 常见的胸部表现：①间质性肺疾病，NSIP 最常见，LIP 与原发性 SS 强烈相关；②气道受累，细支气管炎、支气管扩张。

5. SS 不常见的胸部表现：①肺动脉高压；②淋巴瘤；③胸膜病变。

【鉴别诊断】

1. 肺多发囊性空腔　SS 表现为弥漫性肺气囊时需要与肺淋巴管平滑肌瘤病（lymphangioleiomyomatosis，LAM）、肺朗格汉斯细胞组织细胞增生症（pulmonary langerhans cell histiocytosis，

PLCH）和 Birt-Hogg-Dube 综合征（BHD）鉴别。肺 LAM 典型 CT 表现为双肺弥漫均匀分布的边界清楚的薄壁囊腔，较 SS 更弥漫。PLCH 不同阶段的 CT 表现不同，可以看到多发结节和囊腔，主要累及中上肺，胸膜下较少受累。BHD 是一种临床上较罕见的常染色体显性遗传病，临床特征为皮肤纤维毛囊瘤、肺部囊性病变、自发性气胸和肾脏肿瘤。BHD 的肺部 CT 表现为肺实质边界清楚的圆形囊泡，主要累及下肺，双侧分布，靠近叶间裂、脏胸膜、肺动脉、肺静脉，囊泡数量不等，直径数毫米至 > 2cm。伴皮肤纤维毛囊瘤和肾脏肿瘤有助于 BHD 与其他囊性病变的鉴别诊断。

2. 其他合并淋巴细胞性间质性肺炎（LIP）的疾病　除 SS 外，LIP 常见病因包括特发性 RA 或 SLE 等结缔组织病，感染特别是病毒感染（如 HIV 感染）或免疫缺陷等。

3. 淀粉样变性 多种炎性、感染性和肿瘤性疾病都可以合并淀粉样变，肺实质是淀粉样变中呼吸系统受累最常见的部位，可表现为单个结节、多个结节或弥漫性间质增厚，也会出现囊性病变。结节分布于外周或胸膜下，进展缓慢，可能出现空洞或钙化。其他疾病合并的淀粉样变性无泪腺和唾液腺功能下降的临床表现。

【研究现状与进展】

原发性干燥综合征（pSS）是一种主要累及外分泌腺，以高度淋巴细胞浸润为特征的弥漫性结缔组织病。易发淋巴瘤是 pSS 的一个常见特点，pSS 患者发生淋巴瘤的风险较正常人高 16 ～ 44 倍[7]。常见淋巴瘤类型为黏膜相关淋巴组织（mucosa-associated lymphoid tissue，MALT）淋巴瘤、弥漫性大 B 细胞淋巴瘤（diffuse large B cell lymphoma，DLBCL）、T 细胞淋巴瘤和霍奇金淋巴瘤[8]。肺 MALT 淋巴瘤影像学表现为实变、结节和磨玻璃阴影，实变是主要表现，病变于胸膜下或沿支气管血管束分布为其特征。病理学基础可能是肿瘤细胞沿支气管血管束周围间质及胸膜浸润生长，形成小叶间隔增厚、支气管血管束增粗等间质性改变，进一步浸润肺泡壁，充填肺泡腔。

（许玉峰）

参 考 文 献

[1] 中华医学会风湿病学分会. 干燥综合征诊断及治疗指南. 中华风湿病学杂志，2010，14（11）：766-768.

[2] 阚雪莹，肖卫国. 干燥综合征肺部病变的研究进展. 医学综述，2017，23（4）：743-746.

[3] 李霞，费允云，张烜. 干燥综合征的肺部病变. 中国实用内科杂志，2017，37（6）：484-487.

[4] Roca F, Dominique S, Schmidt J, et al. Interstitial lung disease in primary Sjögren's syndrome. Autoimmun Rev, 2017, 16（1）: 48-54.

[5] 杨朝晖，何燕，陈辉，等. 干燥综合征继发结节性肺淀粉样物沉积症临床病理特征. 诊断病理学杂志，2015，22（8）：489-492.

[6] 王立，赵岩，张奉春. 原发性干燥综合征合并恶性淋巴瘤的临床特征. 中华医学杂志，2010，90（39）：2773-2775.

[7] Solans-Laqué R, López-Hernandez A, Bosch-Gil JA, et al. Risk, predictors, and clinical characteristics of lymphoma development in primary Sjögren's syndrome. Semin Arthritis Rheum, 2011, 41（3）: 415-423.

[8] Zhang W, Feng S, Yan SM, et al. Incidence of malignancy in primary Sjogren's syndrome in a Chinese cohort. Rheumatology（Oxford），2010, 49（3）: 571-577.

第六节　混合性结缔组织病

【概述】

混合性结缔组织病（mixed connective tissue disease，MCTD）是一种临床上具有 SSc、RA、SLE、PM/DM 等多种疾病的临床特征，不满足于以上任何一种疾病的分类标准，同时伴有血清学上抗核抗体（ANA）和抗 U1 核糖核蛋白（ribonucleoprotein，RNP）抗体（又称抗 nRNP 抗体）高滴度阳性的一类结缔组织病。混合性结缔组织病由 Sharp 于 1972 年首次提出，最初被定义为一种结缔组织疾病，特点为存在高滴度的抗 U1RNP 抗体，且合并 SLE、SSc 及 PM 的特定临床特征的重叠综合征[1,2]。

部分患者随疾病进展成为某种确定的弥漫性结缔组织病，如 SSc、SLE、PM/DM、RA。混合性结缔组织病的发生率尚不清楚，估计高于多发性肌炎，低于 SLE，与 SSc 类似。女性的发病率明显高于男性，平均发病年龄为 37 岁[1]。

混合性结缔组织病的早期临床特征是非特异性的，可能包括全身不适、关节痛、肌痛和低热等。混合性结缔组织病几乎可累及任何器官系统。混合性结缔组织病患者肺部受累十分常见，可能发生的肺部问题多种多样，包括胸膜病变、肺动脉高压和间质性肺疾病等[3,4]。患者肺部受累的早期症状包括干咳、呼吸困难和胸膜炎性胸痛。肺动脉高压是混合性结缔组织病最严重的并发症。

【病理学表现】

混合性结缔组织病胸部受累比较常见，包括胸膜病变、间质性肺炎、肺出血、弥漫性肺泡损伤和气道病变。这些研究结果与混合性结缔组织病的其他表现一致，通常也见于 SSc、SLE、PM/DM 患者。间质性肺疾病中最常见的是 NSIP，其次为 UIP。

肺动脉高压是混合性结缔组织病患者最严重，也是最主要死因的并发症，其发生率较高，一般为 20% ～ 25%[5,6]。肺动脉高压病理改变为肺小动脉血管内膜轻度增生和中膜肥厚。

【影像学表现】

1. X 线

（1）间质性肺疾病：早期多无明显 X 线改变或表现为双肺基底部磨玻璃阴影，之后出现结节状影及网格索条影，晚期表现为蜂窝状影。由于X线检查诊断敏感性低，其已逐渐被肺 HRCT 所取代。

（2）胸腔积液：约 10% 的患者可看到胸腔积液或胸膜增厚。

2. CT

（1）间质性肺疾病：HRCT 是诊断间质性肺

疾病的首选方法，表现为双肺下叶的网格影、磨玻璃阴影、牵拉性支气管扩张、小叶间隔增厚、气腔实变等（图 19-6-1）。混合性结缔组织病的 HRCT 表现包括 SSc、SLE、PM/DM 的一些影像学表现。

（2）肺动脉高压：胸片或 CT 可表现为肺动脉扩张，肺动脉高压可伴有肺间质疾病或混合性结缔组织病唯一的胸内表现。

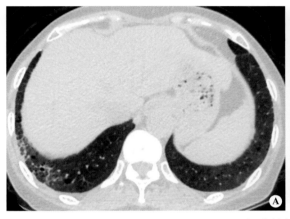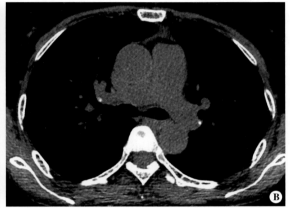

图 19-6-1　混合性结缔组织病胸部改变
A. CT 肺窗显示右肺下叶网格影伴少量磨玻璃阴影；B. 纵隔窗显示肺动脉主干轻度增宽

【诊断要点】

1. 可表现出组成本疾病的各种结缔组织病（SLE、SSc、PM/DM 或 RA）的临床症状。然而混合性结缔组织病具有的多种临床表现并非同时出现，重叠的特征可以相继出现，不同的患者表现也不尽相同。早期与抗 U1RNP 抗体相关的常见临床表现是双手肿胀、关节炎、雷诺现象、炎症性肌病和指端硬化等。

2. 抗核抗体（ANA）和抗 U1RNP 抗体阳性、高滴度，抗 Sm 抗体阴性。

3. 常见的胸部表现：①间质性肺疾病，NSIP；②肺动脉高压；③胸腔积液。

【鉴别诊断】

混合性结缔组织病主要与其他结缔组织病相鉴别。

1. SLE　胸腔积液和胸膜增厚最常见；肺实变和磨玻璃阴影，间质性肺疾病少见。

2. SSc　间质性肺疾病最常见，肺动脉高压常见。

3. PM/DM　NSIP 常见，机化性肺炎常见。

4. RA　间质性肺炎 UIP 和 NSIP 常见，细支气

管炎和支气管扩张常见。

（许玉峰）

参 考 文 献

[1] 中华医学会风湿病学分会.混合性结缔组织病诊断及治疗指南.中华风湿病学杂志，2011，15（1）：42-45.

[2] Gunnarsson R，Hetlevik SO，Lilleby V，et al. Mixed connective tissue disease. Best Pract Res Clin Rheumatol，2016，30（1）：95-111.

[3] 韩开宇，李家宁，孙铀，等.混合性结缔组织病相关性肺部病变112 例临床分析.中国实用内科杂志，2009，29（9）：827-829.

[4] Bull TM，Fagan KA，Badesch DB. Pulmonary vascular manifestations of mixed connective tissue disease. Rheum Dis Clin North Am，2005，31（3）：451-464.

[5] 赵久良，王迁，李梦涛，等.结缔组织病相关肺动脉高压.中国实用内科杂志，2017，37（5）：383-386.

[6] Reiseter S，Gunnarsson R，Mogens AT，et al. Progression and mortality of interstitial lung disease in mixed connective tissue disease：a long-term observational nationwide cohort study. Rheumatology（Oxford），2018，57（2）：255-262.

第七节　复发性多软骨炎

【概述】

复发性多软骨炎（relapsing polychondritis，RP）

是一种软骨组织复发性退化性炎症，表现为耳、鼻、喉、气管、眼、关节和心脏瓣膜等器官及血管等结缔组织受累。RP是一种罕见的系统性疾病，主要累及软骨及富含蛋白多糖的结缔组织，目前病因未明，但体内及体外实验均证实它是一种在独特遗传背景基础上，由多发性因素诱发刺激，并在细胞免疫和体液免疫共同介导下发生的一种自身免疫性疾病。软骨基质受外伤、炎症等因素的影响暴露出抗原性，导致机体对软骨局部或有共同基质成分的组织如葡萄膜、玻璃体、心瓣膜、气管黏膜下基底膜、关节滑膜和肾小球及肾小管基底膜等组织的免疫反应[1, 2]。

RP发病无性别倾向，多发于中老年。发病初期为急性炎症表现，经数周至数月后好转，以后为慢性反复发作，长达数年。RP多隐匿起病，也可急性发病或病情突然加重。活动期可有发热、局部疼痛、疲乏无力、体重减轻和食欲缺乏等。耳部受累是最常见的特征，病变多局限于耳廓软骨部分，包括耳轮、耳屏，有时可侵犯外耳道，常对称性受累，但耳垂不受累。初期可表现为耳廓红、肿、热、痛及有红斑结节，常在5～10天自行消退，反复发作可导致耳廓塌陷畸形，并出现外耳道萎缩狭窄致传导性耳聋。后期可累及内耳，表现为听觉或前庭功能损伤。病变累及迷路可导致旋转性头晕、眼球震颤、共济失调、恶心及呕吐等。其他全身各系统包括肋软骨、眼、鼻、气道、心脏、血管系统、皮肤、关节、肾和神经系统等均可受累出现局部症状，此外还可能出现非特异性全身症状，如乏力、不适和发热等。

约半数患者累及喉、气管及支气管软骨，根据气道受累程度和范围的不同而出现不同的临床表现，包括声音嘶哑、刺激性咳嗽、呼吸困难和吸气性喘鸣。喉和气管炎症早期可有甲状软骨、环状软骨及气管软骨压痛。喉和会厌软骨炎症可导致上呼吸道塌陷而造成窒息。在疾病的晚期支气管也发生由炎症、水肿及瘢痕形成引起的局灶性或弥漫性气道狭窄[3]。

【病理学表现】

早期软骨组织多呈非特异性急性炎症改变，软骨和软骨膜交界处可见中性粒细胞为主的多形核炎性细胞浸润，伴不同比例巨噬细胞、浆细胞浸润。随着RP病情进一步发展，炎症范围扩大，

肉芽组织侵入软骨，软骨细胞及基质遭到破坏。疾病后期软骨细胞经反复炎症破坏而发生凋亡、坏死、萎缩，最终钙化，机化的纤维肉芽组织逐渐替代原有结构形成瘢痕，瘢痕皱缩牵拉，最终导致组织或器官萎陷变形。

RP气道受累的病理过程从轻度炎症到肉芽组织和瘢痕表现不一，一般来说也经历了3个阶段：早期炎性肿胀导致气道窄小，中期表现为支气管损伤及气管软骨塌陷，晚期表现为气道纤维瘢痕，使得气道更为狭小。病变可能为局限性，或累及整个上气道[4]。

【影像学表现】

喉和（或）气管软骨炎是诊断RP的重要标准之一，目前影像学检查是评估气道软骨炎的主要检查手段。

1. X线 胸片可显示大气道或气管狭窄和钙化，但X线检查对RP无特异性及诊断价值，因此疑似RP患者推荐行胸部CT检查。胸片有时可以发现耳廓或其他软骨的钙化，但它不是RP的特异性表现。

2. CT RP大多累及大气道，中小气道或呼吸道全长受累者较为少见。甲状软骨、环状软骨、肋软骨及气管的前壁、外侧壁均可受累，而气管后壁、膜部因缺乏软骨成分几乎不受累。

喉软骨炎在CT上表现为向心性声门下区狭窄，并可持续累及气管和支气管，表现为气管和支气管壁均匀增厚，在CT上，除气管后壁以外的气管壁增厚是RP的特异性表现（图19-7-1）。病情发展，后期将出现管壁增厚、软骨钙化、瘢痕形成，导致气管狭窄或塌陷（图19-7-2）。

肺段和肺叶支气管软骨破坏可导致气道软化，进而肺段和肺叶支气管塌陷，从而导致肺段和肺叶形成空气潴留，超过一半呼吸功能异常的患者常规吸气相CT扫描表现正常，呼气相CT可发现功能性气道异常，对RP患者建议行呼气相CT扫描[5]。

【诊断要点】

1. 1975年McAdam诊断标准，存在3个或更多的下列临床特征：双侧耳软骨炎，非侵蚀性多关节炎，鼻软骨炎，眼炎包括结膜炎、角膜炎、巩膜炎、浅层巩膜炎及葡萄膜炎等，喉和（或）气管软骨炎，耳蜗和（或）前庭功能受损（表现为听力丧失、耳鸣和眩晕）。

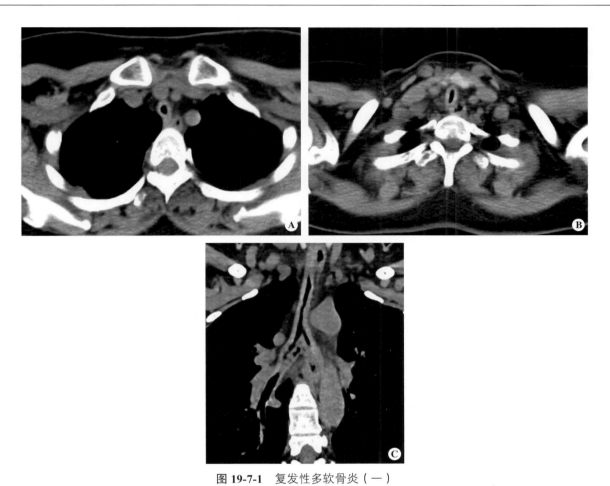

图 19-7-1　复发性多软骨炎（一）
A、B. CT 肺窗显示气管前壁和侧壁增厚，管腔明显狭窄；C. 斜冠状面多平面重组（MPR）显示气管、支气管长范围受累

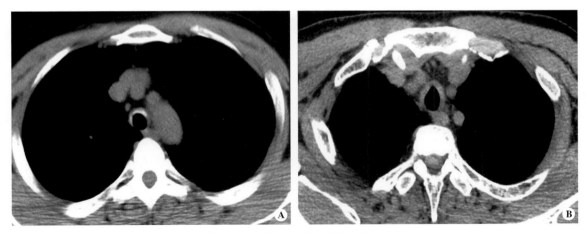

图 19-7-2　复发性多软骨炎（二）
A. CT 纵隔窗显示气管前壁和侧壁增厚，管腔明显狭窄；B. 14 个月后复查，气管前壁和侧壁可见钙化

2. 疾病活动期进行耳软骨活检所发现的组织病理学表现具有诊断意义。

3. 累及胸部的典型影像学表现：①累及软骨部的气道壁增厚，密度增加，气管或支气管管腔狭窄；②呼气扫描时气管壁软化塌陷与空气潴留。

【鉴别诊断】

1. 气道弥漫狭窄的鉴别诊断　RP、气管淀粉样变性（amyloidosis of the trachea）和骨化性气管支气管病（tracheobron-cheopathia osteochondro-plastica，TO）均可以引起气管支气管管壁弥漫性增厚、钙化伴管腔狭窄。RP除气管和支气管受累外，尚有其他部位软骨如喉软骨、甲状软骨等受累。而淀粉样变性同时可有其他器官如肝、肾等受累，淀粉样变性同时可能伴有肺部改变，表现为双肺外周胸膜下多发结节，50% 可伴钙化；淀粉样物质沉积于小气道和肺间质，可表现为网状或蜂窝状间质性肺疾病改变。TO 表现为气管前壁及侧壁广泛多发钙化小结节向腔内突出，而气管后部膜性部分不受累，病变严重时可致气管明显增厚，管腔狭窄。

2. 肉芽肿性多血管炎（granulomatosis with polyangiitis，GPA）　声门下气管、主支气管、段/亚段支气管均可受累，表现为管壁环形光滑或不规则增厚，软骨部、膜部均受累，伴气管管腔狭窄。RP 特点为气管软骨部受累，常伴有其他软骨组织受累，如耳、鼻、喉、外周关节等。此外抗中性粒细胞胞浆抗体（ANCA）阳性是 GPA 的特征。

3. 鼻硬结病　是一种由鼻硬结杆菌引起的慢性肉芽肿病，常先发生于鼻部，然后向唇部、咽部、气管、支气管和鼻窦等处发展。气管和支气管受累表现为黏膜的结节状畸形，或严重的管壁环形增厚，伴显著的管腔狭窄。组织病理学检查和培养可以确诊。

【研究现状与进展】

1. ^{99m}Tc-MDP 骨显像　可以清晰反映 RP 骨代谢情况，可用于显示肋软骨、耳廓等部位的软骨病变，但不能用于观察软骨形态学改变。

2. ^{18}F-FDG PET/CT 显像　炎症性病灶通常表现为 ^{18}F-FDG 高摄取，^{18}F-FDG PET/CT 不仅可用于诊断无症状的支气管炎和软骨炎，有助于早期诊断；还可以用来评估 RP 病变累及范围和活动性[6]。

（许玉峰）

参 考 文 献

[1] 中华医学会风湿病学分会.复发性多软骨炎诊断和治疗指南.中华风湿病学杂志，2011，15（7）：481-483.

[2] Ernst A，Rafeq S，Boiselle P，et al. Relapsing Polychondritis and airway involvement. Chest，2009，135（4）：1024-1030.

[3] 杨西超，巴燕娜，吴振彪，等.复发性多软骨炎气道受累的临床特点及误诊概况.中国医药，2019，14（4）：66-69.

[4] 段姣妞，高晋芳，张莉芸.复发性多软骨炎的诊治进展.中华风湿病学杂志，2019，23（5）：356-360.

[5] 蒋莉，江东彬，高冠民，等.49例复发性多软骨炎肺部和气道CT特点分析.中国临床医学影像杂志，2017，28（4）：298-299.

[6] 邱李恒，王茜.^{18}F-氟代脱氧葡萄糖正电子发射计算机断层显像/CT在发热待查患者中检出复发性多软骨炎的应用价值.中华风湿病学杂志，2017，21（12）：841-843.

第八节　强直性脊柱炎

【概述】

强直性脊柱炎（ankylosing spondylitis，AS）是一种慢性炎症性疾病，主要侵犯骶髂关节、脊柱骨突、脊柱旁软组织及外周关节，并可伴发关节外表现，严重者可发生脊柱畸形和强直。AS 的患病率在各国报道不一，日本本土人为 0.05% ~ 0.2%，我国患病率初步调查为 0.3% 左右。本病男女之比为（2 ~ 3）：1，女性发病较缓慢且病情较轻。发病年龄通常为 13 ~ 31 岁，高峰为 20 ~ 30 岁[1]。

AS 的实验室检查结果通常无特异性，疾病活动期的患者有可能出现包括 ESR 和 CRP 的急性期反应增高。大多数 AS 患者 HLA-B27 为阳性。AS 是脊柱关节炎（spondyloarthritis，SpA）的一种类型，脊柱关节炎是具有共同的临床特征、与 HLA-B27 相关、有家族聚集现象、累及中轴及以下肢为主的关节、有附着点炎及一些特征性的关节外表现的一组相互关联的疾病，包括 AS、反应性关节炎（reactive arthritis，ReA）、银屑病关节炎（psoriatic arthritis，PsA）、炎症性肠病相关性关节炎、未分化脊柱关节炎及幼年脊柱关节炎，其中 AS 常被看作本组疾病的原型。

本病发病隐匿，大部分患者逐渐出现腰背部或骶髂部疼痛，主要表现为炎性背痛，特征为夜间痛，晨僵明显，活动后缓解。本病的全身表现轻微，少数严重者有发热、疲倦、消瘦、贫血或其他器官受累。单侧葡萄膜炎是 AS 最常见的关节外并发症，发生于 25% ~ 40% 的患者。1941 年，Dunham 等首次报道 AS 肺部受累，AS 肺部受累发生率各研究报道不一，为 1.5% ~ 40%，可能与检测手段不同有关。其主要表现为肺上叶纤维化、空洞形成、间质性肺疾病等[2,3]。早期文献报道肺部病变以肺上叶纤维化为主，好发于成年男性，男女比例约为 50：1。起病常较隐匿，病变范围较小时患者无明显临床症状，当纤维化病变程度较重或合并感染时患者可出现咳嗽、咳痰、呼吸困难等症状。AS 可累及单侧或双侧肺，早期多为单侧或不对称性病变，进展缓慢，多数患者最终发展为双侧肺上部病变[4]。AS 合并肺上部纤维化的发生机制尚不清楚，推断可能与胸壁活动度下降致使肺上叶通气量减少或反复肺部炎症有关。随着 CT 的普及，越来越多的研究发现 AS 患者的肺部表现与其他结缔组织病肺部受累类似[5,6]。2012 年发表的一篇系统综述中指出，61% 的 AS 患者胸部可以发现异常，33% 的患者可以发现非特异性间质改变，6.9% 的患者出现上肺纤维化，18.1% 的患者出现肺气肿，10.8% 的患者出现支气管扩张，11.2% 的患者出现磨玻璃阴影。最常见的异常为胸膜增厚（52%）、肺实质纤维索条影（45%）和小叶间隔增厚（30%）[7]。

【病理学表现】

AS 主要累及滑膜关节，与类风湿关节炎有相似之处，但 AS 的炎性过程比类风湿关节炎更分散而且程度更轻，局部一般不伴有明显的血管翳形成。受累关节局部可见结缔组织增生，可伴软骨骨化和软骨下骨硬化，导致关节强直。骶髂关节和脊柱是 AS 最常受累的部位，胸部肋椎关节及胸椎受累可出现关节强直，同时前胸壁胸骨柄或胸锁关节也可受累，导致胸廓活动受限。胸廓活动受限是 AS 出现肺部改变的因素之一。AS 肺部受累的病理学特征主要为肺上叶纤维化和肺大疱。双肺下叶外周常可见小叶间隔增厚、支气管或细支气管炎症和肺泡炎症等非特异性病理改变。

【影像学表现】

1. X 线

（1）肺尖纤维化：早期可仅为单侧、不对称性病变，后期可逐渐发展为双侧病变。其表现为肺尖胸膜增厚，肺尖多发结节状或斑片状模糊影，继而融合成团片状阴影，并可伴空洞形成（图 19-8-1A），最终发展为纤维化。晚期严重纤维化可导致上肺支气管扩张及肺门上提（图 19-8-1B）。

（2）非特异性间质改变：常表现为双下肺网状结节影，胸片敏感性明显低于 HRCT。

（3）其他改变：胸椎椎体前角骨质硬化（"亮角"征）、"方形"椎和椎体融合（"竹节"椎）。

2. CT

（1）肺尖纤维化：肺上叶纤维索条和胸膜增厚，可伴空洞、肺气肿、肺大疱和支气管扩张，少数患者可伴自发性气胸。

（2）非特异性间质改变：主要分布于双肺下叶外周部，可表现为小叶间隔增厚、胸膜下线、磨玻璃阴影和支气管扩张等。

【诊断要点】

1. 最常见和特征性的早期主诉为下腰背晨僵和疼痛。

2. X 线显示骶髂关节炎，MRI 显示骶髂关节活动性炎症。

3. 血清学 HLA-B27 阳性，类风湿因子多阴性。

4. AS 胸部受累最常见的表现：①非特异性间质改变，小叶间隔增厚，胸膜下线等；②双肺尖纤维化，可伴肺气肿、肺大疱和空洞等；③胸椎改变，"亮角"征、"方形"椎和"竹节"椎。

【鉴别诊断】

1. 肺结核 继发性肺结核可表现为双上肺纤维化，有时可伴有空洞或钙化，与 AS 引起的肺尖纤维化影像学表现相似，病史及病原学检查有助于两者鉴别。

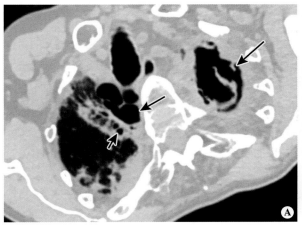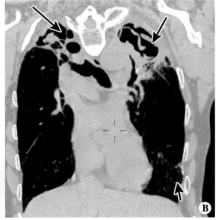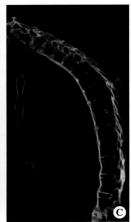

图 19-8-1 强直性脊柱炎肺部改变

A、B.CT 肺窗显示双肺上叶纤维化，多发空洞（长箭头）及支气管扩张（短箭头）；B. 双肺上肺纤维化，双肺肺门上提；下叶散在肺间质改变（箭头）；C. 胸椎矢状面重建，胸椎前纵韧带钙化，呈竹节样改变

2. 矽肺 单纯型矽肺表现为主要累及肺上叶的多发小结节。复杂型矽肺表现为多发小结节融合成较大病变，表现为进行性肿块性纤维化，好发于中上肺，逐渐向肺门移行，可伴有肺气肿，常伴有肺门与纵隔淋巴结蛋壳样钙化。

【研究现状与进展】

脊柱关节炎（spondyloarthritis，SpA）既往又称血清阴性脊柱关节病，是一组慢性炎症性疾病，具有特定的病理生理、临床、放射学和遗传特征。这一组疾病包括 AS、反应性关节炎、银屑病关节炎、炎症性肠病相关关节炎、未分化 SpA 及幼年 SpA，其中 AS 被认为是 SpA 的原型。SpA 分为中轴型和外周型 2 种类型，中轴型脊柱关节炎（axSpA）包括 AS 和放射学阴性中轴型脊柱关节炎（nr-axSpA）。在临床上，对一些暂不符合 AS 诊断标准者，可参考 SpA 的诊断标准。

（许玉峰）

参 考 文 献

[1] 中华医学会风湿病学分会.强直性脊柱炎诊断及治疗指南.中华风湿病学杂志，2010，14（8）：557-559.

[2] Quismorio FPJ. Pulmonary involvement in ankylosing spondylitis. Curr Opin Pulm Med，2006，12（5）：342-345.

[3] Kanathur N，Lee-Chiong T. Pulmonary manifestations of ankylosing spondylitis. Clin Chest Med，2010，31（3）：547-554.

[4] 吴金琼，车林海，苏金梅，等.强直性脊柱炎合并肺纤维化 16 例临床分析.中华内科杂志，2014，53（11）：890-891.

[5] 王书轩，王宏伟.强直性脊柱炎肺部高分辨 CT 改变及与病程的关系.中国医科大学学报，2008，37（1）：121-123.

[6] 吴敏，马英淳，张晖，等.强直性脊柱炎患者肺部表现的高分辨 CT 特征及临床.临床肺科杂志，2005，10（6）：738-739.

[7] El Maghraoui A，Dehhaoui M. Prevalence and characteristics of lung involvement on high resolution computed tomography in patients with ankylosing spondylitis：a systematic review. Pulm Med，2012，2012：965956.

第九节　炎症性肠病

【概述】

炎症性肠病（inflammatory bowel disease，IBD）是一类多种病因引起的、异常免疫介导的肠道慢性及复发性炎症，主要包括溃疡性结肠炎（ulcerative colitis，UC）和克罗恩病（Crohn disease，CD）。IBD 的发病率在全球范围内逐年提高，在北美，UC 的发病率为（2.2～19.2）/10 万，

CD 的发病率为（3.1～20.2）/10 万，欧洲发达国家的 UC 发病率高达 24/10 万，全球 UC 和 CD 的发病率分别高达 505/10 万和 322/10 万。我国流行病学资料显示黑龙江省大庆市的 IBD 标化发病率为 1.77/10 万，广东省中山市的 IBD 标化发病率为 3.14/10 万，发病率低于欧美国家，但近年来呈现出不断增加的趋势[1]。

UC 最常发生于青壮年，根据我国资料统计，发病高峰年龄为 20～49 岁，性别差异不明显。临床表现为持续或反复发作的腹泻、黏液脓血便伴腹痛、里急后重和不同程度的全身症状，病程多在 4～6 周以上。CD 最常发生于青年，根据我国的统计资料，发病高峰年龄为 18～35 岁，男性略多于女性。临床表现呈多样化，包括消化道表现、全身性表现、肠外表现和并发症。消化道表现主要有腹泻和腹痛，可有血便；全身性表现主要有体重减轻、发热、食欲缺乏、疲劳、贫血等[2]。

IBD 缺乏诊断的金标准，主要结合临床表现、实验室检查、影像学检查、内镜检查和组织病理学表现进行综合分析。结肠镜检查并黏膜活组织检查是 IBD 诊断的主要依据。结肠镜下 UC 病变多从直肠开始，呈连续性、弥漫性分布。轻度炎症反应的内镜特征为红斑、黏膜充血，重度炎症反应则表现为黏膜自发性出血及溃疡。反复发作，病程较长时黏膜萎缩可导致结肠袋形态消失、肠腔狭窄及炎性息肉。CD 病变内镜下表现多为非连续改变，病变黏膜可完全正常。早期 CD 内镜下表现为阿弗他溃疡，随着疾病进展，溃疡可逐渐增大、加深，彼此融合形成纵行溃疡。其他常见内镜下表现为"鹅卵石"征、肠壁增厚伴不同程度狭窄、团簇样息肉增生等。

目前 IBD 被认为是一种系统的全身性疾病，IBD 同时会累及多个肠外系统，如骨关节系统、肝胆系统、皮肤黏膜和呼吸系统等，超过 1/3 的 IBD 患者有肠外表现，其中虹膜炎、关节炎、皮肤损害和硬化性胆管炎等已被普遍认识，而肺部受累情况常常被忽视[3]。1976 年，Kraft 等首先报道了 6 例 UC 患者出现难以解释的慢性支气管炎、支气管扩张和慢性阻塞性肺疾病。此后，国外关于 IBD 累及肺部的报道越来越多[4-6]。有研究认为，40%～60% 的 IBD 患者存在某种程度的临床或亚临床肺部病变，肺部受累在 UC 中比 CD 更常见[6]。

肺部受累可以发生于 IBD 疾病的任何阶段，可无任何症状和体征。因此，IBD 相关性肺疾病可以很隐匿，没有明显的呼吸系统症状，或者出现咳嗽、咳痰或气短等非特异性呼吸系统症状。IBD 肺部受累可以累及气道、肺实质、肺血管和胸膜，其中大气道受累最常见。

【病理学表现】

IBD 患者的肺部异常主要分为两类，即 IBD 相关性肺疾病（IBD-related lung disease）和机会性感染。目前 IBD 患者疾病本身累及肺损伤的机制尚不明确，可能的发病机制包括[3]：①胚胎时期肺和胃肠道均起源于前肠，具有相似的免疫学特性；②肠道淋巴细胞经过循环系统迁移至肺部；③肠道炎症产生的免疫复合物在呼吸系统沉积。IBD 患者的肺损伤除了与 IBD 疾病本身有关外，长期应用的 IBD 治疗药物也可能诱发肺损伤，如 5-氨基水杨酸（美沙拉嗪、柳氮磺吡啶）、硫唑嘌呤等，均有引起肺损伤的不良反应。

尽管 IBD 发病年龄范围很大，但呼吸系统症状更易出现于 40 岁以上的患者，且绝大多数为女性 UC 患者。大气道是 IBD 最易累及的部位，气道任何水平均可受累，可发生包括支气管扩张、气管狭窄、慢性支气管炎、哮喘和慢性阻塞性肺疾病等多种病变，其中支气管扩张是最常见的病理改变。IBD 较少累及小气道，小气道损伤通常发生于更为年轻的 IBD 患者和病程的较早期。病理上最常见的是细支气管炎，富细胞性细支气管炎最多见，其他较少见的有滤泡性细支气管炎、闭塞性细支气管炎

和弥漫性全细支气管炎等多种病理改变。

IBD 累及肺实质发生率低，病理学表现广泛，包括机化性肺炎、间质性肺炎和嗜酸性粒细胞性肺炎等。IBD 患者常伴有肺感染或药物性肺损伤。

肺静脉血栓是 IBD 最常见的肺血管病变，IBD 患者血栓栓塞性疾病患病率较常人高出 3～4 倍。IBD 发生肺血管炎罕见，报道中 IBD 患者表现为韦格纳肉芽肿、Churg-strauss 综合征和显微镜下多血管炎等肺血管炎改变[7-8]。

IBD 浆膜受累表现为胸腔积液和心包积液等非特异性改变。

【影像学表现】

1. X 线

（1）气道病变：大气道受累最常见，不同水平气道受累表现不一，气管受累表现为气管狭窄；支气管受累表现为管壁增厚、支气管扩张。

（2）肺实质病变：实质受累包括间质性肺炎，表现为双肺下野网格影。机化性肺炎或嗜酸性粒细胞性肺炎，表现为双肺斑片状实变。

2. CT　HRCT 对于无症状的 IBD 相关性肺疾病的诊断具有很大价值。

（1）大气道病变：支气管扩张是 IBD 最常见的影像学表现[8, 9]；气管和支气管炎症还可表现为向心性管壁增厚、管腔狭窄，伴或不伴黏液嵌塞（图 19-9-1）。

（2）小气道病变：少见，细支气管炎主要表现为细支气管管壁增厚、小叶中心结节和"树芽"征及过度充气和"马赛克"征等。

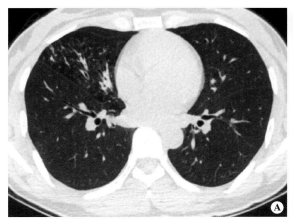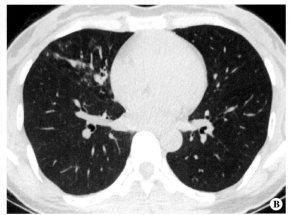

图 19-9-1　溃疡性结肠炎肺部受累

A. CT 肺窗显示右肺中叶支气管管壁增厚，管腔扩张；B. 部分支气管管腔内可见黏液嵌塞

（3）肺实质病变：IBD 相关的肺实质病变比较少见，机化性肺炎是最常见的肺实质病变类型，表现为多发胸膜下或支气管血管束分布的斑片状实变或磨玻璃阴影，倾向于中下肺分布。不常见的肺实质病变为嗜酸性粒细胞性肺炎和非特异性间质性肺炎（NSIP），嗜酸性粒细胞性肺炎表现为游走性斑片状实变或磨玻璃阴影，而非特异性间质性肺炎表现为双肺下叶胸膜下小叶间隔增厚、网格影和磨玻璃阴影。值得注意的是，IBD 患者中肺实质病变更常见的是肺感染和药物性肺损伤。

（4）血管病变：IBD 相关胸部血管病变少见。IBD 患者可出现韦格纳肉芽肿、Churg-strauss 综合征和显微镜下多血管炎等 ANCA 相关小血管炎的胸部 CT 改变，表现为伴或不伴空洞的肺部结节、斑片状磨玻璃阴影等改变。由于 IBD 患者静脉血栓发生率高，需警惕出现急性肺栓塞等严重并发症。

（5）浆膜病变：少见，表现为胸腔积液和心包积液。

【诊断要点】

1. 持续或反复发作的腹泻、黏液脓血便伴腹痛和不同程度的全身症状。

2. 结肠镜检查并黏膜活组织检查是 IBD 诊断的主要依据。

3. IBD 常见胸部表现：气道改变，支气管扩张、慢性支气管炎和细支气管炎。

4. IBD 不常见胸部改变：机化性肺炎、非特异性间质性肺炎、血管炎和胸腔积液。

【鉴别诊断】

1. **急性气管支气管炎**　常见于病毒感染，表现为气管支气管管壁增厚，病变程度一般较 IBD 引起的气道炎症较轻。

2. **支气管扩张**　是 IBD 累及肺部的最常见表现，需要与其他引起支气管扩张的疾病相鉴别。

3. **肺部感染**　IBD 患者常伴有各种肺部感染，包括社区获得性肺部感染或机会性肺部感染，典型的肺部感染诊断比较明确，一部分肺部感染需要与机化性肺炎进行鉴别，血清学和临床表现对鉴别有一定价值。

4. **药物性肺损伤**　长期应用的 IBD 治疗药物也可能诱发肺损伤，如美沙拉嗪、柳氮磺吡啶和硫唑嘌呤等。在药物诱发的肺损伤中，嗜酸性粒细胞性肺炎最常见，其次为间质性肺炎，停用药物后肺损伤可缓解。临床上有时很难区分 IBD 肺部损伤是药物引起的，还是 IBD 的肠外表现。

【研究现状与进展】

IBD 与肺部损伤的关系非常复杂，IBD 的任何阶段均可出现肺损伤。IBD 疾病本身所引起的肺损伤目前无特殊的治疗方法，目前能做的只有及时评价 IBD 患者肺部影像学变化和肺功能状况，及早发现肺部异常，早期干预，避免或延缓肺损伤进展，控制疾病活动，正确合理地选择治疗 IBD 的方案。同时需要时刻警惕药物所可能引起的肺部并发症和继发性肺部感染。IBD 的肺功能异常并非少见，主要表现为阻塞性通气功能障碍和弥散功能下降。阻塞性通气功能障碍常见的是一秒率下降，还可出现用力呼气量、最大呼气流量减少及功能残气量（FRC）和残气量（RV）增加。IBD 患者的肺功能障碍与 IBD 的炎症活动是否有关尚存在争议。

（许玉峰）

参 考 文 献

[1] 中华医学会消化病学分会炎症性肠病学组. 炎症性肠病诊断与治疗的共识意见（2018 年·北京）. 中华炎症性肠病杂志（中英文），2018，2（3）：173-190.

[2] 杨红，钱家鸣. 2018 年炎症性肠病诊断与治疗的共识意见解读. 中华炎症性肠病杂志（中英文），2018，2（3）：145-147.

[3] 冯云，刘玉兰. 炎症性肠病的肠外表现的研究进展. 胃肠病学和肝病学杂志，2015，24（6）：631-640.

[4] 吴东，杨红，李玥，等. 炎症性肠病患者肺部异常的临床特征研究. 胃肠病学和肝病学杂志，2016，25（10）：1132-1135.

[5] Yilmaz A, Yilmaz Demirci N, Hosgun D. Pulmonary involvement in inflammatory bowel disease. World J Gastroenterol, 2010, 39: 4952-4957.

[6] Ji XQ, Wang LX, Lu DG. Pulmonary manifestations of inflammatory bowel disease. World J Gastroenterol, 2014, 41 (37): 13501-13511.

[7] Majewski S, Piotrowski W. Pulmonary manifestations of inflammatory bowel disease. Arch Med Sci, 2015, 11 (6): 1179-1188.

[8] Olpin JD, Sjoberg BP, Stilwill SE, et al. Beyond the bowel: extraintestinal manifestations of inflammatory bowel disease. Radiographics, 2017, 37 (4): 1135-1160.

[9] Cozzi D, Moroni C, Addeo G, et al. Radiological patterns of lung involvement in inflammatory bowel disease. Gastroenterol Res Pract, 2018, 2018: 5697846.

第二十章 血 管 炎

第一节 显微镜下多血管炎

【概述】

显微镜下多血管炎（microscopic polyangiitis，MPA）是一种系统性血管炎，主要累及小血管，包括小动脉、微动脉、毛细血管、微小静脉，也可累及中动脉。MPA 最常侵犯肾、肺和皮肤。MPA 是引起肺出血 - 肾炎综合征最常见的原因。

MPA 最常见的临床表现是急进性肾小球肾炎（超过 90%）。其他表现包括咯血（10%～30%）、胃肠道受累表现（如黑便、腹痛）、周围神经或中枢神经系统受累表现、皮肤紫癜、结节或网状青斑、高血压、心力衰竭及心包炎、心律失常等。

MPA 是一种 ANCA 相关性系统性血管炎。ANCA 相关性血管炎中最常见的是肉芽肿性多血管炎（GPA）及 MPA。MPA 多为 MPO-ANCA 阳性，而 GPA 多为 PR3-ANCA 阳性。但 GPA 与 MPA 在症状、体征及 ANCA 血清学表现方面存在较多重叠。根据 Chapel Hill 共识会议标准[1]定义，MPA 与 GPA 的区别在于病理表现上是否存在肉芽肿，若存在肉芽肿，则诊断为 GPA，若不存在，则诊断为 MPA。然而由于取样误差，可能遗漏肉芽肿的诊断，因此这种分类方法并不十分准确。目前已有文献提出根据血清学特点对疾病进行分类，如 PR3-ANCA 疾病、MPO-ANCA 疾病等。有研究显示，根据血清学特点分类比 MPA、GPA 分类具有更多的预后意义[2]。

【病理学表现】

MPA 病理学表现为大、中小血管均可受累，动脉、静脉均可受累。肺部受累常见表现为非毛细血管的炎症。肾脏受累常见表现为轻度局灶性和节段性肾小球肾炎、弥漫坏死性肾小球肾炎和新月体性肾小球肾炎。MPA 与 GPA 不同点在于MPA 多无肉芽肿改变。

【影像学表现】

肺部是 MPA 常见累及的部位。MPA 累及肺部的表现多样，总体来说，比较常见、对预后影响较大的两个表现是肺泡出血与肺间质病变。有趣的是，不同国家人群 MPA 累及肺部的常见表现不同。既往教科书及大部分的欧美文献对 MPA 累及肺部的表现多强调弥漫性肺泡出血，但是近年来较多的日本文献显示，对于日本人来说，肺间质病变是更常见的影像学表现。Furuta 等[3]比较了欧洲和日本 MPA 的临床表现及预后：①与日本人相比，英国人中患者年龄更小，MPO-ANCA 阳性及血肌酐升高的比例更低；②器官受累表现有所不同，最明显差异为日本人多表现为间质病变甚至间质纤维化（日本 37.1%，英国 17.0%），而英国人以肺泡出血为主（日本 10.6%，英国 20.4%），且日本人呼吸道受累更为常见（日本 52.5%，英国 34.7%）。对于中国人，尚缺乏大规模、多中心的研究。瞿华等[4]曾回顾性统计 66 例 MPA 患者胸部 CT 表现，发现 65.2% 的患者出现胸部异常，认为弥漫性肺泡出血更常见于 MPA 活动期，而间质病变、肺纤维化常见于疾病稳定期。

2016 年、2019 年日本发表了 2 篇多中心研究[5,6]，分别回顾性及前瞻性地统计了 MPA 患者胸部 CT 的表现。根据其研究，MPA 患者胸部 CT 表现见表 20-1-1、表 20-1-2[5,6]。

表 20-1-1 144 例 MPA 患者间质病变发生率

间质病变	例数	间质病变类型	例数
出现间质病变	74	符合 UIP 表现	28
		可能有 UIP 表现	17
		不符合 UIP 表现	29
未出现间质病变	70		

表 20-1-2　MPA 患者不同胸部影像征象发生率

影像征象	发生率（%）
肺实质病变	99
磨玻璃样密度改变	62
网格状改变	61
小叶间隔增厚	61
实变	34
蜂窝状改变	34
支气管血管束增厚	22
索条	15
结节	13
"晕"征	1
气道病变	99
细支气管炎	83
支气管壁增厚	66
支气管扩张	48
囊状支气管扩张	11
胸膜病变	79
胸膜增厚	51
胸腔积液	39
胸膜钙化	6
肺气肿样改变	56
肺气肿	43
囊状病变	20
其他（既往炎症、淋巴结钙化、肺不张、纵隔气肿）	50

1. 肺间质病变　MPA 患者发生的肺间质病变，最常见的是普通型间质性肺炎（UIP），约 39% 的 MPA 患者可出现[5]。典型的 UIP 胸部 CT 表现为小叶间隔增厚、"蜂窝"状改变、牵拉性支气管扩张三联征（图 20-1-1）。UIP 肺部改变存在分布梯度，病变以下肺及外周为著。典型的 UIP 可以出现磨玻璃样密度改变，但是不以磨玻璃样密度改变为主要表现。

其他的不符合典型 UIP 的影像学表现也常见于 MPA 患者，包括磨玻璃样密度改变、支气管壁增厚、实变、蜂窝周围密度增高等。磨玻璃样密度改变可能提示疾病处于活动期[6]。蜂窝周围密度增高多见于 MPO-ANCA 阳性患者，可能提示病理上的炎性细胞浸润、淋巴滤泡等[7]。

肺气肿样改变是另一常见表现，约一半患者可出现肺气肿或囊状改变。肺纤维化合并肺气肿（CPFE）约出现于 18% 患者中[5]。MPA 患者出现 CPFE 是否预示着预后更差目前尚无定论。

2. 弥漫性肺泡出血（DAH）　DAH 患者通常会有咯血的临床表现。最常见的影像学表现是双肺弥漫性磨玻璃样密度改变，伴或不伴实变（图 20-1-2）；若实变较多，则提示肺泡出血较多，短时间出现肺泡腔内血液成分及渗出的可能性比较大。双肺多发磨玻璃样小叶核心实性结节或磨玻璃样结节也是 DAH 的表现，结节边界多模糊。出血区域可出现小叶间隔增厚及网格状改变，可出现"铺路石"征，提示肺间质液体集聚、细胞浸润，晚期可出现肉芽增生及纤维化改变。Kida 等[8]发现，MAP 患者出现 DAH 的风险与患者既往气道病变有关，而与既往间质病变是否出现无关。

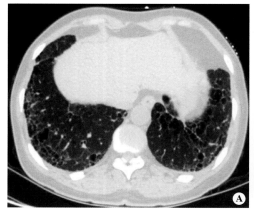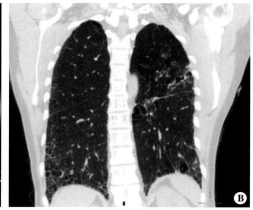

图 20-1-1　显微镜下多血管炎（肺间质病变）

A. CT 肺窗显示双肺下叶胸膜下间质增厚，呈"蜂窝状"改变；B. 冠状面图像显示病变以双肺下叶为著，伴牵拉性支气管扩张，符合普通型间质性肺炎表现

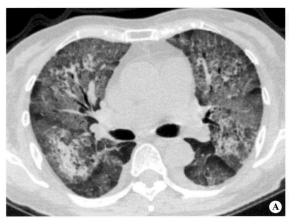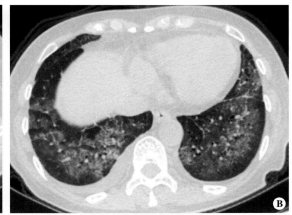

图 20-1-2 显微镜下多血管炎（弥漫性肺泡出血）

A、B. CT 肺窗显示双肺多发磨玻璃样密度改变伴片状实变，以双肺中内带为著，外带受累较少，伴小叶间隔轻度增厚

3. 气道病变　报道 MPA 患者出现气道病变的文献不多，主要是因为许多气道病变表现继发于间质病变或肺泡出血，且许多表现相互重叠（图 20-1-3），很难区分。Yamagata 等[6] 应用潜类别模型（latent class modeling）的方法，根据患者胸部影像学表现，将 MPA 分为 3 类，其中一类的主要特点为气道病变。气道壁增厚、细支气管炎是最常见的表现。此类患者预后相对较好，治疗效果明显，考虑此类气道病变可能与 MPA 疾病活动有关。另外，有研究显示，支气管扩张与抗MPO 抗体阳性有关[9]。

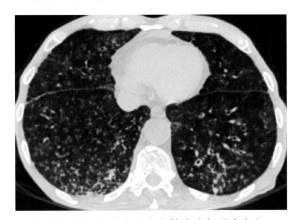

图 20-1-3　显微镜下多血管炎（气道病变）

CT 肺窗显示双肺多发小叶核心结节，部分为实性结节，部分为磨玻璃样密度结节，支气管壁多发增厚

4. 胸膜病变　胸膜增厚、胸腔积液、胸膜钙化是 MPA 常见的胸膜病变，常与其他表现合并出现，胸膜影像学表现无明显特异性。

【诊断要点】

1. 患者常见肺出血 - 肾炎综合征，以急性进展性肾小球肾炎、肺泡出血为典型表现，肺部单独受累较少见。

2. 肺内多为双侧弥漫性磨玻璃样密度改变或肺内气腔实变。

【鉴别诊断】

MPA 的肺部影像学表现缺乏特异性，在鉴别诊断时除参考影像学表现外，患者临床表现、实验室检查甚至组织学检查可能是更重要的鉴别诊断要点。

1. Goodpasture 综合征　由抗 GBM 抗体导致，以新月体性肾小球肾炎及肺出血为主要表现，其诊断依据为直接或间接发现抗 GBM 抗体。肺部典型表现为弥漫性肺泡出血，若反复出血可最终形成间质纤维化。此病可与肉芽肿性多血管炎、MPA 合并出现。

2. 肉芽肿性多血管炎（GPA）　是与 MPA 相关的系统性血管炎，两者都与 ANCA 有关，GPA 主要与 PR3-ANCA 相关，而 MPA 主要与 MPO-ANCA 相关。病理表现上，GPA 是一种坏死性肉芽肿性炎症；而 MPA 则无肉芽肿炎症，其主要影响小血管。影像学上，GPA 常累及大气道，肺内多表现为结节、空洞，也有间质性病变、肺泡出血的改变，但相对较少。而 MPA 发生间质病变、DAH 的风险明显更高，且气道病变、肺部结节很少见。

【研究现状与进展】

对于 MPA 累及肺部的影像学研究，目前仍主要集中于对影像学表现的统计和总结。近年来日本2个多中心研究提示MPA肺部表现可能更多集中于肺间质病变[5, 6]，而对于其他亚洲人，目前尚无大样本多中心研究，这可能是未来的研究方向。由于目前对ANCA相关性系统性血管炎的分类仍在逐渐研究和更新，因此不同的血清学分类所对应的影像学表现可能是未来的研究方向。对于影像学技术来说，MPA肺部受累仍主要依靠胸部CT，应用其他影像学技术的研究较少。对于肾脏受累，有研究应用了MRI进行评价[10]。

（王　可　许玉峰）

参 考 文 献

[1] Jennette JC. Overview of the 2012 revised International Chapel Hill Consensus Conference nomenclature of vasculitides. Clin Exp Nephrol, 2013, 17（5）: 603-606.

[2] Hogan SL, Falk RJ, Chin H, et al. Predictors of relapse and treatment resistance in antineutrophil cytoplasmic antibody-associated small-vessel vasculitis. Ann Intern Med, 2005, 143（9）: 621-631.

[3] Furuta S, Chaudhry AN, Hamano Y, et al. Comparison of phenotype and outcome in microscopic polyangiitis between Europe and Japan. J Rheumatol, 2014, 41（2）: 325-333.

[4] 瞿华, 余日胜, 崔凤, 等. 显微镜下多血管炎胸部CT表现对照分析. 中华放射学杂志, 2011, 45（5）: 441-444.

[5] Suzuki A, Sakamoto S, Kurosaki A, et al. Chest high-resolution CT findings of microscopic polyangiitis: a Japanese first nationwide prospective cohort study. Am J Roentgenol, 2019, 213（1）: 104-114.

[6] Yamagata M, Ikeda K, Tsushima K, et al. Prevalence and responsiveness to treatment of lung abnormalities on chest computed tomography in patients with microscopic polyangiitis: a multicenter, longitudinal, retrospective study of one hundred fifty consecutive hospital-based Japanese patients. Arthritis Rheumatol, 2016, 68（3）: 713-723.

[7] Hosoda C, Baba T, Hagiwara E, et al. Clinical features of usual interstitial pneumonia with anti-neutrophil cytoplasmic antibody in comparison with idiopathic pulmonary fibrosis. Respirology, 2016, 21（5）: 920-926.

[8] Kida T, Tanaka T, Yokota I, et al. Association between preexisting lung involvements and the risk of diffuse alveolar hemorrhage in patients with microscopic polyangiitis: a multi-center retrospective cohort study. Mod Rheumatol, 2020, 30（2）: 338-344.

[9] Néel A, Espitia-Thibault A, Arrigoni PP, et al. Bronchiectasis is highly prevalent in anti-MPO ANCA-associated vasculitis and is associated with a distinct disease presentation. Semin Arthritis Rheum, 2018, 48（1）: 70-76.

[10] Takahashi H, Tsuboi H, Abe S, et al. Magnetic resonance imaging can reveal fascial vasculitis in a patient with microscopic polyangiitis. Scand J Rheumatol, 2015, 44（6）: 511-513.

第二节　肉芽肿性多血管炎

【概述】

肉芽肿性多血管炎（granulomatosis with polyangiitis, GPA）又称韦格纳肉芽肿（Wegener granulomatosis）、ANCA相关性肉芽肿性多血管炎，是一种坏死性肉芽肿性多血管炎，目前病因不明。2011年1月，美国风湿病学会（ACR）、美国肾脏病学会和欧洲抗风湿病联盟的理事会推荐，将"韦格纳肉芽肿"更名为"肉芽肿性多血管炎"[1]。

典型的肉芽肿性多血管炎临床表现包括上气道疾病（鼻炎和鼻旁窦炎）、下呼吸道疾病（气管或肺部病变）、肾小球肾炎（进行性肾衰竭）。其他可能受累的系统或器官及表现包括关节（肌痛、关节痛、关节炎）、眼（结膜炎、巩膜炎、葡萄膜炎）、皮肤（水疱、紫癜、皮下结节）、神经系统（多发性单神经炎、脑神经异常、眼外肌麻痹、耳鸣、听力丧失）、心脏（心包炎、心肌炎、传导系统异常）、胃肠道、泌尿生殖道下部（包括前列腺或输尿管病变）、腮腺、甲状腺、肝或乳房等。

该病男、女发病率大致相近，发病年龄范围广（8～99岁），但40～50岁是本病的高发年龄。肉芽肿性多血管炎发病率较低，国外统计发病率约为5/10万人[2]。

肉芽肿性多血管炎是ANCA相关性多血管炎的一种。尽管部分肉芽肿性多血管炎患者表现为ANCA阴性（如局限性肉芽肿性多血管炎），但是约85%的肉芽肿性多血管炎患者为ANCA阳性。在ANCA阳性的肉芽肿性多血管炎患者中，PR3-ANCA阳性占80%～90%，其余患者为MPO-ANCA阳性。ANCA相关性血管炎还包括显微镜下多血管炎。肉芽肿性多血管炎与显微镜下多血管炎在症状、体征及ANCA血清学表现方面存在较多重叠，鉴别点主要为病理表现是否出现肉芽肿，若出现肉芽肿，则为肉芽肿性多血管炎。

【病理学表现】

肉芽肿性多血管炎累及小动脉、小静脉及毛细血管，偶尔累及大动脉，其病理表现以血管壁炎症为特征，主要侵犯上呼吸道、下呼吸道和肾，通常从鼻黏膜和肺组织的局灶性肉芽肿性炎症开始，逐渐进展为血管的弥漫性坏死性肉芽肿性炎症。临床表现常为鼻炎和鼻旁窦炎、肺部病变和进行性肾衰竭。

【影像学表现】

1. 结节及肿块 肺内结节及肿块是肉芽肿性多血管炎最常见的影像学表现。其中主要为多发病变，多为双肺受累，数量通常小于 10 个，可以融合成较大的团块。结节或肿块常见形态为椭圆形，大小为 2～4cm，边缘清晰或模糊（图 20-2-1）。"晕"征是肉芽肿性多血管炎的一个相对特异性表现。"晕"征指环绕结节周围的磨玻璃阴影，其病理对应为结节周围的肺实质出血，其出现率约为 15%（图 20-2-2）。结节分布无固定特点，可为支气管血管束旁、胸膜下等，小叶核心分布较少见。

空洞形成是肉芽肿性多血管炎的另一个影像学表现，约 50% 的患者可出现此表现。空洞多见于大于 2cm 的结节或肿块，多为厚壁空洞，内缘不规则且毛糙，外缘常有毛刺。空洞内可含有坏死碎屑，但气 - 液平面少见。若空洞快速增大，或出现气 - 液平面，则提示可能有出血或合并感染。

2. 磨玻璃样密度灶及实变 肺实质的磨玻璃样密度灶或实变常提示出血，可以同时伴或不伴有结节。其表现较多样，部分表现为外周的楔形实变，可能是肺梗死或气道受累所致（图 20-2-3，图 20-2-4）。部分表现为弥漫性磨玻璃样密度改变，主要分布于肺门周围，胸膜下不受累，部分患者可出现"铺路石"征。实变内可以有空洞，可以出现"反晕"征。"反晕"征最初被认为是机化性肺炎的特异性表现，后来研究显示此征象在包括肉芽肿性多血管炎在内的多种疾病中都可以观察到。"反晕"征在肉芽肿性多血管炎中可能代表肺实质出血后的局部机化改变。

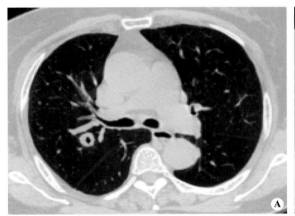
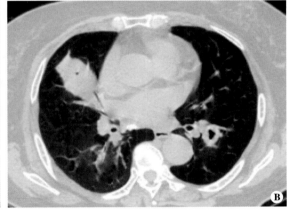
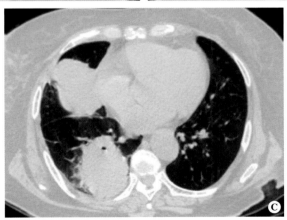

图 20-2-1 肉芽肿性多血管炎（一）

A～C.CT 肺窗显示双肺多发软组织密度结节及肿块，部分较大，大部分位于支气管血管束旁，边界清晰，内部可见空洞，为厚壁空洞，空洞内壁光滑清晰

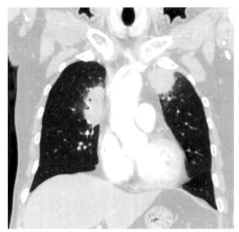

图 20-2-2　肉芽肿性多血管炎（二）

CT 肺窗显示双肺上叶软组织密度结节及肿块，边缘可见晕状磨玻璃阴影，表现为"晕"征

3. 气道病变　声门下气管、主支气管、段/亚段支气管均可受累。典型气管受累表现为声门下气管局限性受累，可累及声带，气道壁环形光滑或不规则增厚，软骨部、膜部均受累，伴气管管腔狭窄。段/亚段支气管受累表现为局限性或较长节段受累，管壁增厚、管腔狭窄，可出现管腔阻塞及远端肺实变/不张。远端气道受累则表现为支气管血管束增厚及支气管扩张。

4. 胸膜改变　胸膜可增厚，可以表现为胸腔积液，但是气胸较少见。

5. 纵隔改变　15%的患者可出现淋巴结肿大。淋巴结肿大常伴有肺实质病变，淋巴结肿大提示合并感染或恶性肿瘤。

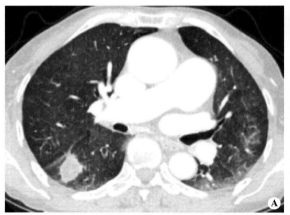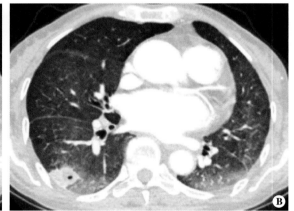

图 20-2-3　肉芽肿性多血管炎（三）

A、B. CT 肺窗显示双肺多发软组织密度结节，多位于胸膜下；双肺弥漫多发磨玻璃样密度改变，双肺中内带为著

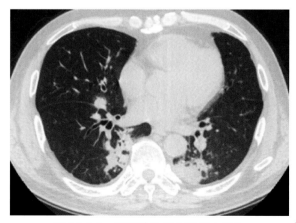

图 20-2-4　肉芽肿性多血管炎（四）

CT 肺窗显示双肺胸膜下及支气管血管束周围不规则片状实变

6. 疾病演变　肉芽肿性多血管炎的典型表现是"此消彼长"，疾病不断演变。若得到治疗，1周内肺实质内病变可开始好转，2～6周病变可完

全或部分消失。复发常见于以前的病灶区，常累及气道。

【诊断要点】

1. 肺内多发空洞结节及大气道狭窄。

2. 气道受累表现为气道壁局限性环周增厚伴管腔狭窄，气管膜部、软骨部均受累，支气管、远端气道可受累。

3. 肺内受累最常表现为多发结节，可伴空洞形成，可出现局限性或弥漫性实变及磨玻璃样密度改变。

4. 临床出现典型三联征，鼻窦、肺、肾病变，PR3-ANCA 阳性。

【鉴别诊断】

根据肉芽肿性多血管炎的受累部位及表现不同，需要与不同疾病鉴别。

1. 结节、肿块病变

（1）转移瘤：多为双肺多发，随机分布。部分转移瘤也可出现空洞，常见的有鳞癌及肉瘤。转移瘤边界多清楚，大小不等。

（2）结节病：双肺多发，沿淋巴管分布，结节小，为 2～10mm，一般不会出现空洞。

（3）炎症：表现多样，单发、多发均可见，可沿血管分布或沿支气管分布，典型表现可见"树芽"征，可见实变及反应性淋巴结肿大。

（4）类风湿结节：双下肺多见，常较小，多在胸膜下，可以出现空洞，有时难与炎症坏死结节鉴别。

2. 实变

（1）炎症：急性病程，多沿叶段分布，或呈斑片状，常见"树芽"征，空洞少见。

（2）吸入性肺炎：急性病程，下叶多见，可见"树芽"征，空洞少见。

（3）机化性肺炎：慢性病程，可表现为游走性病变，多为沿支气管血管束分布的实变或条片状磨玻璃阴影，可出现"反晕"征，支气管轻度牵拉扩张。

（4）黏液腺癌：单发或多发病变，慢性病程，磨玻璃样密度灶及实变均可出现，容易出现"晕"征，多伴有淋巴结肿大。

3. 气道病变

（1）复发性多软骨炎：弥漫性或局限性气道受累，多为喉及以上气管。特点为气管软骨部受累，但膜部不受累。其常伴有其他软骨组织受累，如耳、鼻、喉和外周关节等。

（2）气管支气管淀粉样变性：多表现为气管、支气管壁结节样增厚，伴管腔狭窄。膜部及软骨部受累，管壁钙化/骨化常见。

（3）获得性气管狭窄：既往有气管插管等操作史，以操作部位为中心呈漏斗样狭窄，长度多小于2cm。

【研究现状与进展】

1. 肉芽肿性多血管炎肺部受累影像学及临床相关性研究 对于肉芽肿性多血管炎肺部受累，目前大部分研究仍着眼于临床，特别是不同血清学结果或与其他的自身免疫性疾病重叠时的影像学表现，不过此类研究多为个案报道。随着ANCA 相关性系统性血管炎的概念不断更新，未

来可能会有更多更大样本量的研究出现。

2. PET/CT 对鉴别结节的性质有一定帮助，许多研究应用 PET/CT 鉴别肺癌及炎性结节（如肉芽肿性多血管炎累及肺部的实性结节）[3]。

3. MRI 主要应用于肺部以外的肉芽肿性多血管炎的诊断，包括中枢神经系统、眼眶、乳腺和肾等。

4. 影像信息化技术 随着影像信息化技术不断发展，许多研究应用相关技术对肺内结节进行鉴别诊断[4]。

（王 可 许玉峰）

参 考 文 献

[1] Falk RJ, Gross WL, Guillevin L, et al. Granulomatosis with polyangiitis（Wegener's）: an alternative name for Wegener's granulomatosis. J Am Soc Nephrd, 2011, 22（4）: 587-588.

[2] Greco A, Marinelli C, Fusconi M, et al. Clinic manifestations in granulomatosis with polyangiitis. Int J Immunopathol Pharmacol, 2016, 29（2）: 151-159.

[3] Groheux D, Quere G, Blanc E, et al. FDG PET-CT for solitary pulmonary nodule and lung cancer: Literature review. Diagn Interv Imaging, 2016, 97（10）: 1003-1017.

[4] Xiang YW, Sun YF, Liu Y, et al. Development and validation of a predictive model for the diagnosis of solid solitary pulmonary nodules using data mining methods. J Thorac Dis, 2019, 11（3）: 950-958.

第三节 嗜酸性肉芽肿性多血管炎

【概述】

嗜酸性肉芽肿性多血管炎（eosinophilic granulomatosis with polyangiitis，EGPA），又称 Churg-Strauss 综合征（Churg-Strauss syndrome，CSS）或变应性肉芽肿性多血管炎。1994 年，Chapel Hill 共识会议进一步明确提出了 EGPA 的定义，即累及呼吸道的嗜酸性粒细胞富集和肉芽肿性炎症，中小血管的坏死性血管炎，伴随哮喘和嗜酸性粒细胞增多[1]。目前认为，EGPA 的发病机制可能为抗中性粒细胞胞浆抗体（ANCA）介导的血管壁损伤和嗜酸性粒细胞浸润。遗传因素也可能发挥作用。

临床上本病是以慢性鼻窦炎、哮喘、外周血嗜酸性粒细胞明显增多为主要表现的多系统疾病。EGPA 平均发病年龄为 40 岁，65 岁以上者、儿童

较少见，性别上无差别。EGPA 可以累及全身各系统，最常见受累的器官是肺，其次是皮肤，其他如心血管系统、消化系统、泌尿系统、中枢神经系统等均可受累。临床上疾病可以分为 3 期：①前驱期，常发生于 20～40 岁，表现为特应性皮炎、过敏性鼻窦炎、哮喘。②嗜酸性粒细胞增多期，临床表现包括外周血嗜酸性粒细胞增多，组织器官的嗜酸性粒细胞浸润；最常见受累的是肺和消化道，约 40% 的患者在系统性血管炎出现之前会出现肺内病变、哮喘、外周血嗜酸性粒细胞增多。③血管炎期，30～50 岁会发生多系统中、小血管炎，常伴有血管、血管外肉芽肿出现，常危及生命；系统性症状如发热、体重下降、乏力等常预示着血管炎的出现。

哮喘是 EGPA 的主要临床特征，见于大部分患者，可早于血管炎期 8～10 年出现，对于中等剂量吸入性糖皮质激素控制不佳的哮喘患者，需怀疑 EGPA。部分患者可出现其他肺部异常，包括肺部实变、胸腔积液、结节和肺泡出血等。

EGPA 一旦确诊，需要详细评估呼吸系统、肾脏、心脏、胃肠道和周围神经等多器官和系统的受累情况，并依据受累部位进行分类。满足 EGPA 诊断标准，但仅有呼吸系统受累（包括耳、鼻、喉）的患者，归类为局限型；有 2 个及以上器官受累者则为全身型[2]。

实验室检查主要表现为外周血或支气管灌洗液中嗜酸性粒细胞明显增多。急性期患者红细胞沉降率增快，IgE 明显升高。急性期大部分患者 ANCA 阳性，当疾病缓解后可以很快转阴。

【病理学表现】

EGPA 的主要病理学表现包括以下 4 种，这 4 种表现常不会同时出现：①嗜酸性粒细胞浸润；②明显的、广泛的坏死；③嗜酸性粒细胞、巨细胞血管炎，主要累及小动静脉；④间质及血管周围坏死性肉芽肿。

肺内可出现喘息性支气管炎、嗜酸性肺炎、血管外肉芽肿、血管炎（动脉、静脉及毛细血管均可受累）。有时炎症可沿胸膜或小叶间隔延续。EGPA 的肉芽肿也称过敏性肉芽肿，典型病理学表现为中心坏死性嗜酸性细胞，周围环绕由组织细胞及多核巨细胞组成的栅栏样边界。另外，肺内可见弥漫性肺泡出血及毛细血管炎。

EGPA 是一种小、中动脉受累的血管炎，疾病不同阶段组织病理学表现不同[3]。血管炎前期可以无明显血管炎表现，仅表现为组织内的嗜酸性粒细胞浸润。血管炎期，血管壁的炎症主要为非破坏性的炎性浸润，坏死性血管炎较少见。血管炎后期，血管壁病变愈合，类似机化性栓子，但是会合并血管壁弹力层的广泛破坏，而此时嗜酸性粒细胞可以消失。

【影像学表现】

1. 肺内表现　EGPA 最常见的影像学表现是双肺斑片状实变或磨玻璃阴影（86.7%）[4]，其也是区别于哮喘的主要影像学表现（图 20-3-1，图 20-3-2）。双肺常见大致对称分布，上叶、中叶、下叶无明显差别。外周分布更多见（50%），还可见支气管周围分布或斑片状随机分布。肺内实变多为嗜酸性粒细胞浸润肺泡壁及肺泡腔所致，可出现肉芽肿，但不一定伴有血管炎。肺内实变及磨玻璃样密度灶可呈一过性。有文献提到 EGPA 患者出现"反晕"征（50%）[5]。"反晕"征与"晕"征相对应，指中心呈磨玻璃样密度灶，周围环绕实变。

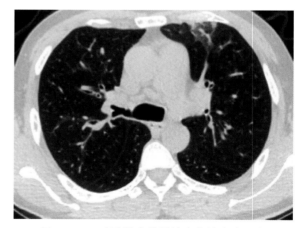

图 20-3-1　嗜酸性肉芽肿性多血管炎（一）
CT 肺窗显示左肺上叶胸膜下可见斑片状磨玻璃样密度灶，伴小片状实变；双侧支气管管壁轻度增厚

小叶间隔、小叶内间隔增厚是另一常见表现（图 20-3-3），约 50% 的患者可出现，可能与心脏受累继发肺水肿、嗜酸性粒细胞浸润、纤维化有关。

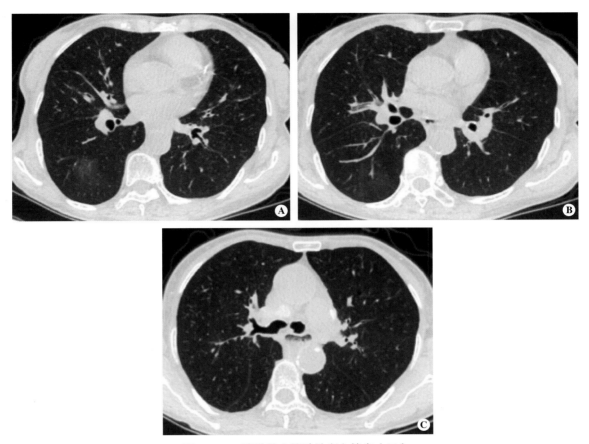

图 20-3-2　嗜酸性肉芽肿性多血管炎（二）

A. CT 肺窗显示右肺下叶可见片状磨玻璃样密度灶，边界模糊；B. 双侧支气管壁弥漫轻度增厚；C. 双肺弥漫多发小叶核心结节

2. 气道受累　多发小结节（< 10mm）是 EGPA 的一个重要影像学表现（图 20-3-2，图 20-3-3），几乎见于全部患者[5]，可见"树芽"征，在水平分布及上下分布均无明显特异性。这些结节可能是嗜酸性粒细胞浸润细支气管壁及毛细血管所致。随机分布的结节也是常见表现。其他表现包括支气管扩张、支气管及细支气管壁增厚（图 20-3-2，图 20-3-3）。支气管壁增厚（66%）[6]可能与嗜酸性粒细胞浸润有关，其他表现可能与哮喘有关。

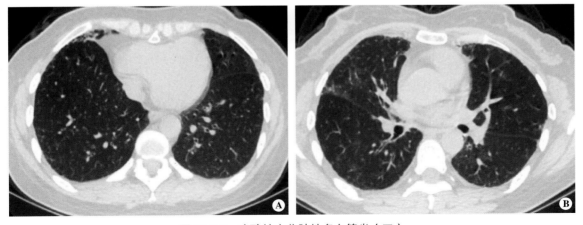

图 20-3-3　嗜酸性肉芽肿性多血管炎（三）

A、B. CT 肺窗显示双肺支气管管壁弥漫增厚，伴多发小叶核心结节，双侧胸膜下小叶间隔轻度增厚

3. 其他表现 10%～50%的患者可出现单侧或双侧胸腔积液。胸腔积液可能与心肌受累所致的左心衰竭及胸膜嗜酸性粒细胞浸润有关。少数患者可出现淋巴结肿大。

【诊断要点】

1. 国际上有多种EGPA的诊断标准，最常用的2种是美国风湿病学会（ACR）标准[7]及Lanham标准[8]。

（1）ACR标准包括6条，出现4条及以上可以诊断，其诊断灵敏度为85%，特异度为99.7%；这6条内容如下：哮喘（喘息症状或呼气相哮鸣音）；嗜酸性粒细胞比例超过10%；单神经病变（单发性或多发性）或多神经病变；影像学上出现游走性或一过性肺内病变；鼻旁窦病变；活检发现血管外嗜酸性粒细胞浸润。

（2）Lanham标准包括3条，全部符合可以诊断EGPA；这3条标准包括：哮喘；外周血嗜酸性粒细胞计数 $\geq 1.5 \times 10^9$/L；≥ 2个肺外系统受累的血管炎。

2. 胸部影像学典型表现为双肺一过性出现对称性斑片状实变或磨玻璃样密度灶，常见外周分布，伴气道病变（小叶核心结节、细支气管扩张及壁增厚）。

【鉴别诊断】

哮喘患者，如出现双肺外周为著的实变或磨玻璃样密度改变，则需要与以下疾病鉴别。

1. 单纯性肺嗜酸性粒细胞浸润症（Löffler syndrome） 影像学表现为肺内游走性实变，疾病变化较快，甚至每天均可有显著影像学变化，通常于1个月内自行消失[9]。病变主要表现为磨玻璃样密度改变或实变，多边界模糊，以外周、中叶、上叶分布为主。本病是一种原因不明的良性疾病，可能与寄生虫、ABPA、药物有关，多不需要特定治疗，呼吸系统症状可缓解。

2. 慢性嗜酸性粒细胞肺炎 长期的肺内实变，上叶、外周多见，可呈游走性（不同区域病变此消彼长）。慢性嗜酸性粒细胞肺炎的实变密度多较均匀，而EGPA外周实变常沿小叶分布，且常常见到磨玻璃样密度灶内的小叶核心结节[9]。慢性嗜酸性粒细胞肺炎常起病隐匿，可出现哮喘、慢性鼻窦炎，同时伴有外周血、支气管肺泡灌洗液中嗜酸性粒细胞增多，但是其他系统多不受累。

激素治疗能够迅速起效，停药后常复发。

3. 隐源性机化性肺炎（COP） 也可以表现为外周分布的实变或磨玻璃样密度灶，实变更多见，主要位于支气管血管束周围，表现为斑片、结节肿块。约20%的患者可出现"反晕"征，出现率多于EGPA患者。其可伴有支气管扩张，但支气管扩张多局限于实变及磨玻璃样密度灶区域。COP支气管肺泡灌洗液中以淋巴细胞为主，而EGPA多以嗜酸性粒细胞为主。

【研究现状及进展】

EGPA累及心脏并不少见，是EGPA较严重的表现之一，也是EGPA最主要的死亡原因[10]。患者诊断为EGPA后，无论有无心脏受累的症状，一般都建议行心电图和超声心动检查进行初步评估。近年来，心脏MRI成为诊断EGPA心脏受累和治疗后监测评估的非常有价值的影像学方法[11]。心脏MRI T_2WI可以敏感地发现心肌水肿，心肌延迟增强（LGE）可以评估心肌坏死和纤维化。T_2-mapping和T_1-mapping也可以用来定量准确评估心肌水肿和纤维化。

（王 可 许玉峰）

参 考 文 献

[1] Jennette JC, Falk RJ, Andrassy K, et al. Nomenclature of systemic vasculitides: the proposal of an international consensus conference. Arthritis Rheum, 1994, 37（2）: 187-192.

[2] 张清玲. 嗜酸性肉芽肿性多血管炎诊治规范多学科专家共识. 中华结核和呼吸杂志, 2018, 41（7）: 514-521.

[3] Pagnoux C, Guillevin L. Churg-Strauss syndrome: evidence for disease subtypes? Curr Opin Rheumatol, 2010, 22（1）: 21-28.

[4] Szczeklik W, Sokołowska B, Mastalerz L, et al. Pulmonary findings in Churg-Strauss syndrome in chest X-rays and high-resolution computed tomography at the time of initial diagnosis. Clin Rheumatol, 2010, 29（10）: 1127-1134.

[5] Kim YK, Lee KS, Chung MP, et al. Pulmonary involvement in Churg-Strauss syndrome: an analysis of CT, clinical, and pathologic findings. Eur Radiol, 2007, 17（12）: 3157-3165.

[6] Mahr A, Moosig F, Neumann T, et al. Osinophilic granulomatosis with polyangiitis (Churg-Strauss): evolutions in classification, etiopathogenesis, assessment and management. Curr Opin Rheumatol, 2014, 26（1）: 16-23.

[7] Bloch DA, Michel BA, Hunder GG, et al. The American College of Rheumatology 1990 criteria for the classification of vasculitis. Patients and methods. Arthritis Rheum, 1990, 33（8）: 1068-1073.

[8] Lanham JG, Elkon KB, Pusey CD, et al. Systemic vasculitis with asthma and eosinophilia: a clinical approach to the Churg-Strauss syndrome. Medicine (Baltimore), 1984, 63（2）: 65-81.

[9] Jeong YJ, Kim KI, Seo IJ, et al. Eosinophilic lung diseases: a clinical, radiologic, and pathologic overview. Radiographics, 2007, 27 (3): 617-637.

[10] Neumann T, Manger B, Schmid M, et al. Cardiac involvement in Churg-Strauss syndrome: impact of endomyocarditis. Medicine (Baltimore), 2009, 88 (4): 236-243.

[11] d'Ersu E, Ribi C, Monney P, et al. Churg-Strauss syndrome with cardiac involvement: case illustration and contribution of CMR in the diagnosis and clinical follow-up. Int J Cardiol, 2018, 258: 321-324.

第四节　白　塞　病

【概述】

白塞病又称白塞综合征、贝赫切特综合征（Behcet syndrom，BS），是一种以血管炎为基本病理学表现的慢性、复发性、全身性疾病，以反复发作的口腔和生殖器溃疡、眼炎及皮肤损害为主要临床特征，并可累及关节、血管、消化道、神经系统等[1]。

在日本、韩国、中国、伊朗、伊拉克、沙特阿拉伯等国家，每10万人有13.5～35白塞病患者。在美洲及北欧国家发病率则较低。男性与女性发病率相似。20～40岁中青年人容易受累。

白塞病常见的临床表现是反复性黏膜、皮肤溃疡（多达2/3患者），多疼痛。口腔溃疡比较广泛，并多次发作，可能会影响进食。生殖器溃疡是白塞病最具特异性的病变，外观与口腔溃疡相似，疼痛明显，并常有瘢痕形成。血管疾病（约1/3的患者）及中枢神经系统疾病（10%～20%的患者）也是常见的临床表现。血管疾病由血管炎引起，累及动脉、静脉。神经系统疾病分为实质性疾病和非实质性疾病。实质性疾病累及脑干、脊髓、大脑半球，可多发。非实质性疾病包括脑静脉血栓、颅内高压、急性脑膜综合征及由动脉血栓或夹层等引起的罕见脑卒中。肾、关节、心脏、胃肠道也可受累。

白塞病累及肺部最常见的部位是肺血管，其中累及肺动脉近端分支的动脉瘤是白塞病最常见的肺血管病变，这种表现在其他疾病中不常见。咯血是最常见的症状，其他症状包括咳嗽、呼吸困难、发热和胸膜炎。肺动脉血栓可与肺动脉瘤并发，也可以单独发生。另外，静脉血栓也是常见表现，如上腔静脉血栓、下腔静脉血栓。除血管病变外，肺栓塞及肺梗死、肺出血、胸腔积液、

支气管狭窄、肺脓肿、阻塞性气道病变、肺纤维化也可见于白塞病患者。

【病理学表现】

白塞病患者的组织学检查常可见血管炎，但并非每个患者都会出现。经典的白塞病病理学表现是坏死性白细胞破碎及闭塞性周围血管炎和静脉血栓形成，累及各种管径的血管，包括毛细血管、静脉和动脉，血管壁出现淋巴细胞浸润。细胞浸润通常呈血管周围分布；在血管滋养管和血管周围区域存在中性粒细胞和CD_4^+ T淋巴细胞。当存在明显的白细胞碎裂性血管炎时，可能存在内皮肿胀、红细胞外渗和血管壁纤维蛋白样坏死。血栓形成也是常见表现。

【影像学表现】

根据白塞病的病理基础，广泛累及各种管径的动脉、静脉是其特点，Koc 等[2]统计了728例患者全身不同血管受累情况（表20-4-1）。白塞病累及肺部可以导致肺部动脉瘤、肺动脉血栓、肺实质内病变等。白塞病累及肺部的发生率各研究报道不一，对于中国人群来说，Fei 等[3]回顾性统计796例中国白塞病患者，12.8%出现血管受累；血管受累患者中，肺动脉受累约占23.2%，为第三常见的动脉受累部位。

表 20-4-1　728例白塞病患者血管病变出现情况

血管病变	患者例数
静脉疾病	
深静脉血栓形成	221
皮下血栓性静脉炎	205
上腔静脉闭塞	122
下腔静脉闭塞	93
颅内静脉血栓	30
布 - 加综合征	17
其他静脉闭塞（如锁骨下静脉、髂静脉、门静脉、肾静脉等）	24
动脉疾病	
肺动脉闭塞或动脉瘤	36
主动脉瘤	17
四肢动脉闭塞或动脉瘤	45
其他动脉闭塞或动脉瘤（如髂动脉、锁骨下动脉、肾动脉、颈动脉等）	42
右心室血栓	2

1. 动脉瘤 肺动脉瘤是最常见的动脉受累表现，Seyahi 等[4]研究显示，约 72% 的患者出现肺动脉瘤。出现肺动脉瘤的患者经常合并不同程度的咯血。动脉可表现为囊状、梭形或管状扩张，可为双侧/单侧受累，肺动脉主干及各叶分支均可受累，下叶动脉受累最常见（图 20-4-1）。动脉瘤多同时合并动脉血栓；出现动脉瘤或动脉血栓的患者，咯血、合并肺外血管受累的可能性更大[5]。出现肺动脉瘤的患者与未出现动脉瘤的患者相比，肺外大血管受累的概率明显增高，如深静脉血栓、动脉瘤或血管闭塞等[5]。

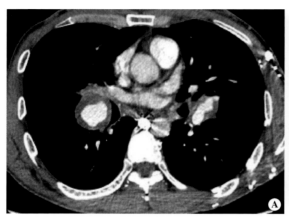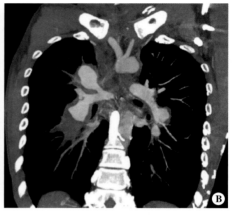

图 20-4-1 白塞病（一）

A～B. 横断面肺动脉 CT 血管成像（CTPA）图像（A）及冠状面 CTPA 最大密度投影（MIP）图像（B），双肺动脉多发不规则瘤样扩张，并可见附壁充盈缺损

2. 肺动脉血栓 是另一种常见的肺部受累表现，约 28% 的患者单独出现肺动脉栓塞表现[4]。与常见的由下肢深静脉血栓沿血流走行至肺动脉而导致的肺动脉血栓不同，白塞病的肺动脉血栓多为肺动脉血管炎继发的原位血栓，血栓出现于血管壁炎症反应区域。肺动脉瘤患者在随访过程中，合并血栓的概率不断上升；而很多单独存在肺动脉血栓的患者，在随访过程中，也逐渐出现动脉瘤。

3. 肺实质病变 常与肺动脉瘤、肺动脉血栓合并出现，也可偶尔单独出现。肺实质病变，一方面可能与大血管受累有关，如继发于肺动脉血栓/肺动脉瘤的肺梗死、肺出血；另一方面也可能与局部小血管受累有关。白塞病累及肺实质的表现不特异，包括肺结节、实变、磨玻璃样密度改变、空洞、间质改变等（图 20-4-2）。实性结节常出现于疾病急性期，与肺动脉受累有关，在肺动脉受累患者中约 85% 可出现结节病变[4]。结节多为双侧，下叶多见，肺的外周区域或胸膜下区域多见，其病理为梗死、坏死、机化性炎症、坏死性肉芽肿性炎症。结节可于 2～3 周吸收。部分患者会出现肺内空腔病变，多为薄壁，边界清楚，也多见于双肺下叶，可以伴有气-液平面，部分为结节或实变继发而来。磨玻璃样病变可能与肺泡出血有关。

单独表现为肺实质受累，而无肺大血管受累表现的患者，临床表现多较轻，预后及治疗效果也相对较好。

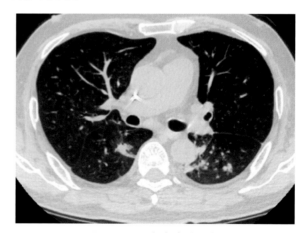

图 20-4-2 白塞病（二）

CT 肺窗显示双肺下叶可见多发实性结节及小片状实变，部分边界清楚，部分边界模糊

4. 其他病变 双侧胸腔积液可能与上腔静脉血栓有关，多见于肺动脉瘤患者，并常伴有肺内结节。部分患者可出现少量的心包积液及纵隔淋巴结肿大，随着治疗可以好转。

【诊断要点】

1. 白塞病的最主要诊断依据为典型的临床表

现，如反复发作的口腔溃疡、生殖器溃疡、皮肤及眼部病变等。根据 1990 年国际白塞病研究组的要求，诊断白塞病需符合以下标准。

（1）复发性口腔溃疡（12 个月之内至少出现 3 次）。

（2）加上以下任意 2 项：①复发性生殖器溃疡；②眼部病变（前 / 后葡萄膜炎、玻璃体混浊、视网膜血管炎）；③皮肤病变（结节性红斑样损害、丘疹脓疱样损害、毛囊炎样损害）；④针刺试验阳性。

2. 对于肺部影像学表现，白塞病的诊断要点如下。

（1）肺部大血管病变是最常见且区别于其他血管炎的表现，以肺动脉瘤最常见。肺动脉血栓常为合并表现，多发生于血管炎局部，也可单独出现。大的静脉受累，如上腔静脉血栓、下腔静脉血栓也可出现。

（2）肺实质病变特异性不高，可以与肺部大血管病变合并，也可单独出现。肺实质病变包括肺内结节或实变、磨玻璃样密度改变、间质病变等。

【鉴别诊断】

1. Hughes-Stovin 综合征 是一种罕见疾病，表现为多发肺动脉瘤伴外周静脉血栓，但无典型白塞病临床表现。Hughes-Stovin 综合征肺动脉瘤形成是肺动脉壁薄弱所致。

2. 多发性大动脉炎 也可累及肺动脉，主要表现为肺动脉管壁增厚及管腔狭窄，肺动脉瘤少见。

【研究现状与进展】

1. PET/CT 许多研究应用 PET/CT 评价白塞病患者全身血管受累及炎性反应。有研究显示，相比于 CTA，PET/CT 能够提前 4 周显示疗效变化[6]。

2. MRI 主要应用于白塞病神经系统受累。一些新近发现及总结的 MR 征象（如 Bagel 征）对白塞病脊髓受累有着较高的诊断特异性[7]。另外，一些 MR 新技术也逐渐应用于白塞病神经系统受累的研究，如应用弥散张量成像（DTI）显示白塞病患者锥体束受累情况[8]。

（王 可 许玉峰）

参考文献

[1] 郑文洁, 李璐. 关于《2018 年最新白塞综合征临床管理 EULAR 指南》解读. 中华临床免疫和变态反应杂志, 2018, 12（3）: 259-262.

[2] Koç Y, Güllü I, Akpek G, et al. Vascular involvement in Behcet's disease. J Rheumatol, 1992, 19（3）: 402-410.

[3] Fei YY, Li XM, Lin S, et al. Major vascular involvement in Behcet's disease: a retrospective study of 796 patients. Clin Rheumatol, 2013, 32（6）: 845-852.

[4] Seyahi E, Melikoglu M, Akman C, et al. Pulmonary artery involvement and associated lung disease in Behcet disease: a series of 47 patients. Medicine（Baltimore）, 2012, 91（1）: 35-48.

[5] Zhang X, Dai H, Ma Z, et al. Pulmonary involvement in patients with Behcet's disease: report of 15 cases. Clin Respir J, 2015, 9（4）: 414-422.

[6] Trad S, Bensimhon L, El Hajjam M, et al. ^{18}F-fluorodeoxyglucose-positron emission tomography scanning is a useful tool for therapy evaluation of arterial aneurysm in Behcet's disease. Joint Bone Spine, 2013, 80（4）: 420-423.

[7] Uygunoglu U, Zeydan B, Ozguler Y, et al. Myelopathy in Behcet's disease: The Bagel Sign. Ann Neurol, 2017, 82（2）: 288-298.

[8] Aykac SC, Gökcay F, Calli C. What is the role of diffusion tensor imaging（DTI）in detecting subclinical pyramidal tract dysfunction in Behcet's and neuro-Behcet's cases. Neurol Sci, 2019, 40（4）: 753-758.

第五节 结节性多动脉炎

【概述】

结节性多动脉炎（polyarteritis nodosa，PAN）是一种以中小动脉节段性炎症与坏死为特征的非肉芽肿性多血管炎。PAN 主要侵犯中小肌性动脉，呈节段性分布。病因不明，可能与感染（病毒感染、细菌感染）、药物及注射血清等有一定关系，尤其是乙型肝炎病毒（HBV）感染，免疫病理机制在疾病中起重要作用[1]。PAN 发病率较低，每百万人中有 2～23 人。本病多见于中年或老年人，发病率随年龄增长而上升，60 岁左右达高峰。男性略多，男女比例约为 1.5∶1，儿童也可受累。

PAN 的临床表现通常为多个系统受累，几乎可以影响任何器官，肺部受累相对少见，可以伴全身症状如疲劳、体重减轻、虚弱、发热、关节痛等。常见的表现：①皮肤表现，可出现红斑、紫癜、网状青斑、溃疡和大疱；②肾脏表现，肾脏是最常见受累的器官，肾动脉狭窄引起肾小球缺血，导致肾脏炎症或坏死，严重者可出现肾梗死，部分患者由于肾动脉瘤破裂而出现肾周血肿。高血压也是肾脏受累的常见表现；③神经系统，多表现为不对称的单神经病变；④胃肠道表现，肠系膜动脉炎症可导致间歇性或连续性腹痛，饭后多见，可伴有恶心、呕吐、黑便、血性或非血性腹泻及消化道出血；⑤冠状动脉表现，冠状动脉狭窄或闭塞可导致心肌缺血甚至心肌梗死；⑥其他，肌肉、生殖系统、眼等也可受累。

影像学表现常见为中等动脉的扩张、动脉瘤，或者动脉狭窄、梗阻。CT 上最常见受累部位为肾动脉，肺部动脉受累较为少见。

【病理学表现】

PAN 病理学表现为中等动脉节段性透壁炎症，不累及静脉。细胞浸润包含多核白细胞和单核细胞。破坏累及血管壁弹力层，容易形成动脉瘤。此病不发生肉芽肿性病变，若存在，则提示其他诊断。

【影像学表现】

PAN 肺部受累罕见，多为个案报道[2, 3]及数量较少的病例回顾[4]。以往较早报道中提到的肺部表现包括支气管动脉瘤、肺动脉炎、弥漫性肺泡出血、肺间质病变、闭塞性细支气管炎及机化性肺炎、胸腔积液，随着后来分类标准的变化，大多应属于变应性肉芽肿性多血管炎的表现。PAN 报道较多的肺部表现是弥漫性肺泡出血。部分病例报道支气管动脉受累形成动脉瘤，但是应用 CT 诊断的很少，多通过造影诊断。

1. 肺泡出血 常表现为气腔实变或磨玻璃样密度改变，肺的中内带及中叶、下叶常见，上叶较少见。随疾病演变，影像学表现不同，最初为结节状或片状磨玻璃样密度灶，之后逐渐出现小叶间隔增厚或实变（图 20-5-1）。单纯肺泡出血者，7～14 天病变可逐渐被吸收，但个案报道中 PAN 合并肺泡出血多预后较差。

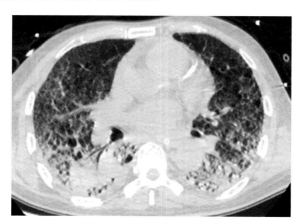

图 20-5-1 结节性多动脉炎

CT 肺窗显示双肺片状实变及磨玻璃样密度灶，支气管肺泡灌洗提示肺泡出血

2. 肺部动脉受累 少见，更多集中于支气管动脉受累[5]，与全身其他部位中等动脉受累的表现相似，为动脉瘤形成。有报道显示肺动脉的中等动脉也可受累[6]。肺部动脉受累的患者，多合并其他位置血管受累的表现。

【诊断要点】

1. 多系统受累，中动脉受累为主，如肾动脉、肠系膜上动脉、肝动脉等，引起相应症状。

2. 肺部受累少见，若肺部受累，常见表现为肺泡出血。

【鉴别诊断】

PAN 主要需要与其他血管炎进行鉴别诊断。PAN 肺部受累罕见，对于出现肺泡出血的患者，需要结合临床进行诊断。

1. 肉芽肿性多血管炎及显微镜下多血管炎 为 ANCA 相关性系统性血管炎，多为 ANCA 阳性，肺内表现包括结节、实变、磨玻璃样密度改变、间质病变等。肺泡出血更多见于显微镜下多血管炎，需要结合其他临床表现及血清学指标进行鉴别。

2. 嗜酸性肉芽肿性多血管炎 典型表现为哮喘、外周血嗜酸性粒细胞增多、血管炎，肺部影像学表现包括磨玻璃密度改变及气道病变。

【研究现状及进展】

由于 PAN 肺部受累罕见，所以相关文献多为个案报道。近些年一些影像学新技术被应用于 PAN 其他系统的成像。Takei 等[7]应用 MR 下肢肌肉扫描诊断 PAN 的肌肉受累情况。Schollhammer 等[8]应用 ^{18}F-FDG PET/CT 成像，能够更早期诊断 PAN。

（王 可 许玉峰）

参 考 文 献

[1] 中华医学会风湿病学分会. 结节性多动脉炎诊断和治疗指南. 中华风湿病学杂志，2011，15（3）：192-193.

[2] Guo X，Gopalan R，Ugbarugba S，et al. Hepatitis B-related polyarteritis nodosa complicated by pulmonary hemorrhage. Chest，2001，119（5）：1608-1610.

[3] Menon Y，Singh R，Cuchacovich R，et al. Pulmonary involvement in hepatitis B-related polyarteritis nodosa. Chest，2002，122（4）：1497-1498.

[4] Matsumoto T，Homma S，Okada M，et al. The lung in polyarteritis nodosa：a pathologic study of 10 cases. Hum Pathol，1993，24（7）：717-724.

[5] Lee YJ，Park SS，Kim SY，et al. A case of systemic polyarteritis nodosa involving bronchial artery. Sarcoidosis Vasc Diffuse Lung Dis，2010，27（2）：164-168.

[6] Nick J，Tuder R，May R，et al. Polyarteritis nodosa with pulmonary vasculitis. Am J Respir Crit Care Med，1996，153（1）：450-453.

[7] Takei H，Hanaoka H，Kaneko Y，et al. Intriguing findings of the muscle on magnetic resonance imaging in polyarteritis nodosa. Intern Med，2016，55（21）：3197-3200.

[8] Schollhammer R，Schwartz P，Jullie ML，et al. ^{18}F-FDG PET/CT imaging of popliteal vasculitis associated with polyarteritis nodosa. Clin Nucl Med，2017，42（8）：e385-e387.

第六节 Takayasu 血管炎

【概述】

Takayasu 血管炎（Takayasu arteritis，TA）又称多发性大动脉炎，指原因不明的原发性大动脉慢性炎症，主要累及主动脉及其主要分支，并可导致管腔狭窄。TA 多发于亚裔年轻女性，男女比例为 1：（1.5～1.9），发病年龄多小于 40 岁。

临床表现一方面为非特异症状，如低热、不适、体重减轻、疲乏等，非特异症状主要在疾病早期出现。另一方面，在血管炎期及慢性期，患者会出现血管受累、狭窄的表现，典型表现有四肢的脉搏减弱或跛行、四肢血压不对称、主动脉和（或）其主要分支的血管杂音、收缩压/舒张压升高等。根据受累血管位置不同，患者也可出现不同器官受累的表现，如皮肤红斑、出血、神经系统定位体征阳性、消化道缺血等，表现多样。患者病情常常反复、各期交替出现。

中华医学会风湿病学分会 2011 年发表的《大动脉炎诊断及治疗指南》[1]根据病变部位将 TA 分为 4 型，包括头臂动脉型、胸-腹主动脉型、广泛型和肺动脉型。头臂动脉型由于颈动脉和椎动脉的狭窄或闭塞，可出现脑部不同程度缺血的症状。胸-腹主动脉型可累及肾动脉、髂动脉，继而引起高血压、间歇性跛行等症状。广泛型指多发病变，具有上述两者的特征，病情多较严重。肺动脉型则为合并肺动脉受累者，可表现为心悸、气短、心功能不全等。

根据 2006 年欧洲抗风湿病联盟（EULAR）和欧洲儿科风湿病学会（PRES）诊断标准[2]，数字减影血管造影（DSA）、CT 或 MR 血管成像提示主动脉和主要分支异常是诊断 TA 的必要条件。另外，需要加上以下 5 条标准中任意 1 条：四肢的脉搏减弱或跛行；四肢血压不对称（血压相差 10mmHg 以上）；主动脉和（或）其主要分支的血管杂音；收缩压/舒张压升高（>第 95 百位分数）；急性期的生化指标升高（ESR 或 CRP）。可见影像学检查对大动脉炎的诊断至关重要。

【病理学表现】

TA 的病因尚不明确，目前认为其可能与 HLA 复合体、感染、细胞及体液免疫介导的组织损伤等有关。TA 主要累及主动脉及其主要分支，其组织病理学上动脉全层可受累。在急性炎症期，动脉外膜表现为滋养血管炎症，动脉中层可有淋巴细胞浸润，动脉内膜则可有黏多糖沉积、平滑肌细胞及成纤维细胞浸润，炎症共同导致动脉壁增厚。在纤维化愈合期，动脉壁弹力纤维断裂，导致动脉管腔狭窄、梗阻。本病肺动脉受累较少见，通常为系统性大动脉炎继发改变，很少单发，且肺动脉受累通常预示本病晚期。

【影像学表现】

1. X 线 胸片上能提供的信息不多，主要为主动脉病变的一些非特异性表现，如降主动脉轮廓不规则、主动脉壁线样钙化、主动脉弓扩张、心影增大、肺纹理稀疏等。

2. CT

（1）管壁增厚：TA 的典型表现是管壁向心性增厚，较厚时可达数毫米。管壁钙化是另一个表现，约 1/3 的患者可出现管壁钙化。CT 平扫，增厚的血管壁密度多高于管腔内密度。增强扫描，管壁可出现典型的"双环"征[3]（图 20-6-1）。"双环"征多见于静脉期，表现为内层管壁呈环状稍低强化，外层管壁呈相对高强化。中心低强化层可能对应为水肿的动脉内膜，而外层高强化则对应为具有活动性炎症的中膜和外膜。在急性炎症期，管壁可见表现为延迟强化，因此扫描延迟期对诊断大动脉炎是必要的。

（2）管径改变：管腔狭窄是最常见的表现，约 90% 的大动脉炎患者会出现动脉管腔狭窄的表现[3]（图 20-6-2）。胸段、腹段是主动脉管腔狭窄最常见的部位。锁骨下动脉、颈动脉、肾动脉是主动脉分支最常见出现狭窄的部位。节段性扩张、管腔闭塞、动脉瘤也可见，但是相对较少。管腔扩张、动脉瘤形成多见于升主动脉及腹主动脉，此类患者需警惕动脉破裂。狭窄或闭塞的动脉管腔内可出现血栓形成，部分患者可出现多发的侧支循环形成。

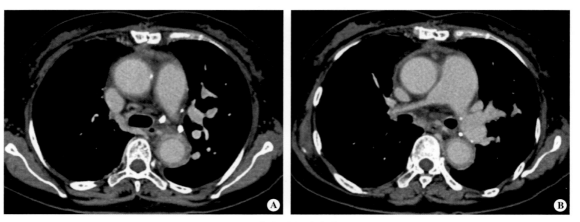

图 20-6-1 多发性大动脉炎（一）

A. CT 增强扫描，延迟期示动脉壁明显增厚，部分管壁可见钙化，管壁可见"双环"征，内环呈细线样环状低强化，外环呈较厚相对高强化，可见延迟强化；B. 右肺动脉管腔明显变窄，管壁增厚，可见延迟强化

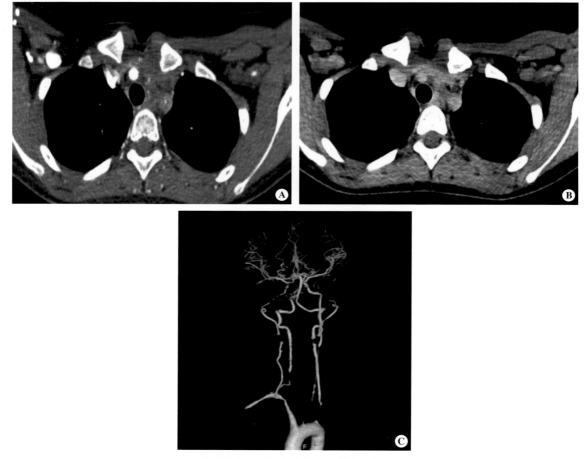

图 20-6-2 多发性大动脉炎（二）

A. CT 增强扫描，动脉期显示左颈总动脉壁、左锁骨下动脉壁明显周围增厚；B. 延迟期显示管壁延迟强化；C. 冠状面虚拟现实（VR）图像显示头臂干、右侧颈总动脉、右侧锁骨下动脉、左侧颈总动脉、左侧锁骨下动脉、双侧椎动脉管腔多发重度狭窄及闭塞

（3）肺动脉受累：大动脉炎累及肺动脉较少见，通常与其他位置动脉炎合并，预示疾病晚期。肺动脉受累与主动脉受累相似，表现为管腔狭窄或闭锁，多发生于段或亚段动脉，较少发生于叶动脉或主肺动脉（图 20-6-3）。早期管壁可出现增厚、强化，晚期管壁可出现钙化、管腔狭窄或闭锁。

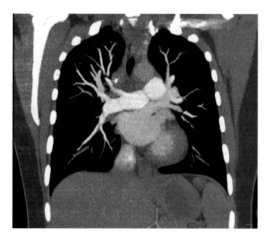

图 20-6-3　多发性大动脉炎肺动脉受累

冠状面 CTPA MIP 显示右肺下叶动脉起始处重度狭窄

3. MRI　近年来 MRI 在诊断大动脉炎中的应用越来越多。最常用的 MRI 序列包括脂肪抑制序列 T_2WI、脂肪抑制序列 T_1WI、增强 T_1WI、三维 MRA。其中脂肪抑制序列 T_2WI 用于显示血管壁的增厚、水肿，表现为管壁的脂肪抑制序列 T_2WI 高信号；平扫及增强 T_1WI 用于显示血管壁的增厚及强化；三维 MRA 用于显示血管管腔的狭窄或扩张。相对于 CT 来说，MRI 对急性病变敏感，可以更好地显示管壁的水肿，软组织分辨率高；另外 MR 平扫即可显示管壁增厚及管腔狭窄或扩张，无须应用对比剂，对于对比剂应用有禁忌的患者来说更有优势。

【诊断要点】

1. 受累血管常见为大动脉，常见受累部位为主动脉及主动脉的主要分支；肺动脉可受累，但相对较少见。

2. 影像学表现为管壁增厚、水肿、强化，管腔狭窄常见，管腔扩张、动脉瘤较少见。

3. 结合流行病学特点（亚裔青年女性多见）及临床表现（血压不对称、间歇性跛行和大血管杂音等）进行诊断。

【鉴别诊断】

1. 白塞病　动脉、静脉均可受累，常见动脉瘤形成、动脉狭窄、动静脉血栓。肺动脉瘤为最常见表现，多合并肺动脉血栓。而 TA 动脉瘤、动脉血栓少见，静脉不受累，肺部血管受累相对少见。

2. 动脉粥样硬化　影像学表现为动脉管壁多发增厚，管壁增厚多为不均匀增厚或偏心增厚，管壁密度不均匀，出现钙化斑块、混合斑块、粥样斑块等。动脉粥样硬化可累及各级动脉，多见于中老年人。而 TA 管壁增厚多为均匀、环周增厚，虽然可见钙化，但不会出现粥样斑块；另外 TA 主要累及主动脉及其分支，主动脉分支多由近主动脉发出处开始受累；TA 多见于中青年亚洲女性。

3. 肺动脉栓塞　患者多有下肢静脉血栓、各种原因导致的高凝状态等病史。影像学上以肺动脉内充盈缺损为典型表现，急性期可见中心性充盈缺损，慢性期可表现为偏心性充盈缺损，肺动脉主干及各级分支均可出现，肺动脉壁增厚少见。而 TA 累及肺动脉较少见，表现为肺动脉管壁增厚及相应节段的管腔狭窄，多同时伴有主动脉及其分支受累。

【研究现状与进展】

1. PET/CT　对疾病活动性的评价非常有意义[4]。病变活动期，动脉壁的单核细胞和巨噬细胞摄取 ^{18}F-FDG，可显示炎性范围和程度。一些研究通过定量方法显示炎症程度[5]及与相应炎性指标之间的关系。应用新型 PET 显像剂，可以显示血管壁中的特定炎性细胞浸润[6]。

2. MRI 与 PET/MRI　MRI 目前已经成为 TA 诊断和复查评估的重要方法。T_1WI 可以提供解剖信息，T_2WI 可显示血管壁的水肿，增强扫描可显示血管壁的炎性活动。动脉壁增厚及延迟强化提示疾病活动。目前的研究热点主要在 MR 对炎症活动性的评价、优化的 MRI 序列及技术等方面。另外，PET/MRI 有着更高的软组织分辨率和较低的辐射剂量，对血管壁的炎性反应能够定量测量，吸引了越来越多的研究者进行此方向的研究[7]。

3. 超声　越来越多的研究应用增强超声（contrast-enhanced US，CE-US）对 TA 的诊断提供帮助。增强超声应用微气泡作为对比剂来显示血供的变化，不仅可以更加清晰地显示血管管腔的边界，也可以显示管壁的强化，并且其信号强度与炎性活动可能有关[8]。

（王　可　许玉峰）

参 考 文 献

[1] 中华医学会风湿病学分会. 大动脉炎诊断及治疗指南. 中华风湿病学杂志, 2011, 15（2）：119-120.

[2] Ozen S，Ruperto N，Dillon MJ，et al. EULAR/PReS endorsed consensus criteria for the classification of childhood vasculitides. Ann Rheum Dis，2006，65（7）：936-941.

[3] Zhu FP，Luo S，Wang ZJ，et al. Takayasu arteritis：imaging spectrum at multidetector CT angiography. Br J Radiol，2012，85（1020）：e1282- e1292.

[4] Sun Y，Huang Q，Jiang L. Radiology and biomarkers in assessing disease activity in Takayasu arteritis. Int J Rheum Dis，2019，22（Suppl 1）：53-59.

[5] Meller J，Strutz F，Siefker U，et al. Early diagnosis and follow-up of aortitis with [（18）F]FDG PET and MRI. Eur J Nucl Med Mol Imaging，2003，30（5）：730-736.

[6] Lamare F，Hinz R，Gaemperli O，et al. Detection and quantification of large-vessel inflammation with ¹¹C-（R）-PK11195 PET/CT. J Nucl Med，2011，52（1）：33-39.

[7] Einspieler I，Thürmel K，Pyka T，et al. Imaging large vessel vasculitis with fully integrated PET/MRI：a pilot study. Eur J Nucl Med Mol Imaging，2015，42（7）：1012-1024.

[8] Giordana P，Baqué-juston MC，Jeandel PY，et al. Contrast-enhanced ultrasound of carotid artery wall in Takayasu disease：first evidence of application in diagnosis and monitoring of response to treatment. Circulation，2011，124（2）：245-247.

第七节 抗肾小球基底膜抗体病

【概述】

抗肾小球基底膜（GBM）抗体病，是由患者体内出现针对 GBM 固有层的抗体导致的一种免疫相关疾病。本病以肾小球肾炎为主要表现，常常合并肺出血。有肾小球肾炎和肺出血的临床症状，但是无抗 GBM 抗体的，称为 Goodpasture 综合征；而伴有抗 GBM 抗体阳性的，称为 Goodpasture 病。

抗 GBM 抗体病罕见，约每百万人中不到 1 例，但是抗 GBM 抗体病导致的快速进展性肾小球肾炎或新月体性肾小球肾炎的比例可达 20%[1]。在年轻患者中，男性较女性略多，而在年龄较大患者中，女性数量略占优势。

患者临床表现以肾小球肾炎及肺出血为主。本病可以隐匿起病，逐渐进展；也可以快速进展，几天内病情可非常严重。60% ～ 80% 的患者临床出现肺、肾受累症状，20% ～ 40% 的患者仅表现为肾脏受累，少于 10% 的患者仅表现为肺部受累[1]。肺部受累常见表现为呼吸急促、咳嗽、咯血，长期出血者可出现缺铁性贫血。肾脏受累常见表现为血尿、蛋白尿、尿痛、肾区疼痛、高血压、水肿等。全身症状较少见，主要有乏力、发热、关节痛、体重下降、食欲缺乏等，出现全身症状

的患者多合并其他血管炎。

血清学检查可以检测血清中的抗 GBM 抗体，高抗体滴度患者通常疾病进展迅速。然而血清学检查并不完全可靠，大部分仍需进行肾活检以确诊。肾活检是诊断抗 GBM 抗体病的重要方法。

抗 GBM 抗体病患者常合并其他血管炎，如肉芽肿性多血管炎、显微镜下多血管炎等，因此对 ANCA 的检测也是必要的。

【病理学表现】

抗 GBM 抗体攻击的主要目标是 IV 型胶原纤维，抗体识别基底膜上 IV 型胶原 α-3（IV）NC1 链，激活免疫反应，引起组织损伤。抗 GBM 抗体除识别 α-3（IV）NC1 链外，还可以识别 α-4（IV）NC1、α-5（IV）NC1 等链上的不同表位[2]；识别不同表位可能与疾病预后相关。

肾脏受累典型表现：光镜下可见新月体性肾小球肾炎，免疫荧光分析可见 IgG 沿肾小球毛细血管呈线性沉积，偶尔可见沿远曲小管呈线性沉积。

并非所有患者都出现肺部受累。肺部受累与吸烟、肺部感染、间质病变[3]等有关；这些损伤因素一方面可能诱发相关表位的表达，另一方面可能是由于肺泡毛细血管损伤导致抗 GBM 抗体与肺泡基底膜中的抗原相接触。

【影像学表现】

抗 GBM 抗体病肺部受累的表现为弥漫性肺泡出血（diffuse alveolar hemorrhage，DAH）。胸片多表现为双肺多发渗出影，内带、肺门周围明显。但是存在肺泡出血的患者也有很大比例胸片表现为阴性，特别是在起病最初期，阴性率可达 20% ～ 50%。因此胸部 CT 检查对于抗 GBM 抗体病患者是比较重要的。

胸部 CT 肺泡出血的诊断与病程相关[4]（图 20-7-1）。起病最初气腔实变和磨玻璃样密度改变是唯一的表现，可表现为多发片状、斑片状或气腔结节。多为双侧、对称分布，以下肺、肺门周围为主，肺尖受累较少见[5]，可见含气支气管影。起病 48 小时左右，逐渐出现小叶及小叶内间隔增厚。间质增厚可与磨玻璃样密度改变重叠，进而出现"铺路石"样改变。起病 7 ～ 14 天，实变、磨玻璃样密度改变及间质增厚逐渐吸收。病程中部分患者可出现胸腔积液。慢性、反复出现出血的患者，最终可能出现肺纤维化。

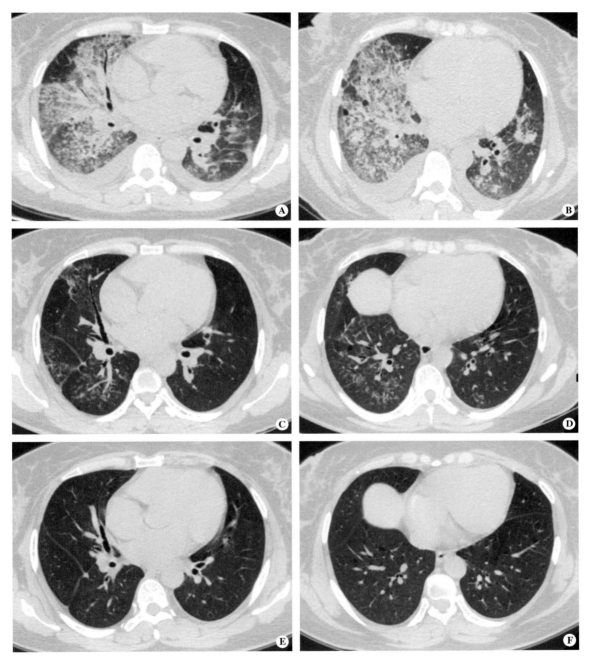

图 20-7-1　抗肾小球基底膜抗体病

患者，女性，46 岁，咯血。A、B. 发病后 3 天，CT 肺窗显示双肺弥漫磨玻璃样密度改变及实变，伴小叶间隔增厚，部分呈"铺路石"样改变，以双肺中内带为著，双侧少量胸腔积液；C、D. 发病后 2 周复查，磨玻璃样密度改变及实变大部分吸收，残留少许索条及间质增厚；E、F. 发病后 1 个月复查，双肺病变消失

【诊断要点】

抗 GBM 抗体病的确诊需要在血清或肾脏中证明抗 GBM 抗体。对于无禁忌证的患者，建议进行肾活检，根据肾活检的典型表现进行诊断，并提示病情是否处于活动期。

胸部 CT 检查为疾病的肺部受累提供依据。首先肺部受累患者多有咯血的临床表现。影像学表现以弥漫性肺泡出血为主，典型表现为双侧大致对称的及下肺、肺内带受累为主的肺实变、磨玻璃样密度改变，7～14 天病变可被吸收。

【鉴别诊断】

抗 GBM 抗体病的胸部 CT 的诊断与鉴别诊断应分为以下 2 个层面。首先，在 CT 上应识别、诊断弥漫性肺泡出血。之后，应对肺泡出血的病因进行分析。

1. 弥漫性肺泡出血 不同的弥漫性肺泡出血影像学表现有不同的鉴别诊断。磨玻璃样密度改变应与肺水肿、感染、肿瘤等鉴别；小叶核心结节应与感染、肿瘤、过敏性肺炎、间质病变和水肿等鉴别；小叶间隔增厚应与水肿、肺间质病、淋巴系统增殖性或肿瘤性病变等鉴别。最常见且容易引起混淆的为肺水肿与肺部感染。

（1）肺水肿：也常表现为磨玻璃样密度改变、实变及小叶间隔增厚。肺水肿的磨玻璃样密度改变及实变多有沿重力分布的趋势。另外，心源性肺水肿常见心脏增大、胸腔积液，而这2种表现在弥漫性肺泡出血中少见。肺水肿的出现、消退非常迅速，1～3天即可明显进展/消退；而弥漫性肺泡出血时间相对较长，吸收期为7～14天。

（2）小叶性肺炎：常表现为磨玻璃样密度改变、斑片状实变及小叶核心结节，与弥漫性肺泡出血表现有所重叠，以病毒感染最为常见。肺部感染多以单侧为主，可双肺受累，但多不对称；而弥漫性肺泡出血多为双侧受累，大多弥漫，相对对称分布。肺部感染常伴有邻近支气管壁增厚，而弥漫性肺泡出血少见。肺部感染吸收较弥漫性肺泡出血略慢。

2. 病因鉴别 血管炎、自身免疫病、药物、特发性肺含铁血黄素沉积症等都可以引起弥漫性肺泡出血。鉴别诊断主要依据胸部的其他影像学表现及临床表现。抗GBM抗体病肺部受累，除肺泡出血外，其他表现较少；临床典型表现为肺出血-肾炎综合征。而其他常见疾病多有其他肺部表现，并有其他多系统受累。

（1）肉芽肿性多血管炎：下气道受累常见。肺内常见多发结节，可以伴坏死后空洞。

（2）红斑狼疮：常见胸腔积液、心包积液，严重时累及呼吸肌。

（3）Churg-Strauss综合征：肺内病变多呈游走性，且多分布于外周。

（4）药物：药物的抗凝作用及药物诱发血小板减少是最常见的原因，程度与抗GBM抗体相比多较轻，常合并其他部位出血的症状。

【研究现状与进展】
对于抗GBM抗体病的研究，更多集中于发病机制，对于传统影像技术研究较少，多为个案报道。

而对于弥漫性肺泡出血，近年来有研究应用纹理分析的方法，对其进行诊断和鉴别诊断。Kloth等[6]应用CT纹理分析的方法在疾病早期对病毒性间质性肺炎、耶氏肺孢子菌肺炎、弥漫性肺泡出血这3种均以磨玻璃样密度改变伴间质病变为主要表现的疾病进行鉴别诊断。应用纹理分析或影像组学的方法进行疾病诊断可能是未来的一种发展趋势。

（王　可　许玉峰）

参　考　文　献

[1] Greco A, Rizzo MI, de Virgilio A, et al. Goodpasture's syndrome: A clinical update. Autoimmun Rev, 2015, 14（3）: 246-253.
[2] McAdoo SP, Pusey CD. Anti-Glomerular Basement Membrane Disease. Clin J Am Soc Nephrol, 2017, 12（7）: 1162-1172.
[3] Tashiro H, Takahashi K, Ikeda Y, et al. Pre-existing chronic interstitial pneumonia is a poor prognostic factor of Goodpasture's syndrome: a case report and review of the literature. J Med Case Rep, 2017, 11（1）: 102.
[4] Lichtenberger JP, Digumarthy SR, Abbott GF, et al. Diffuse pulmonary hemorrhage: clues to the diagnosis. Curr Probl Diagn Radiol, 2014, 43（3）: 128-139.
[5] Primack SL, Miller RR, Müller NL. Diffuse pulmonary hemorrhage: clinical, pathologic, and imaging features. Am J Roentgenol, 1995, 164（2）: 295-300.
[6] Kloth C, Thaiss WM, Beck R, et al. Potential role of CT-textural features for differentiation between viral interstitial pneumonias, pneumocystis jirovecii pneumonia and diffuse alveolar hemorrhage in early stages of disease: a proof of principle. BMC Med Imaging, 2019, 19（1）: 39.

第八节　特发性肺含铁血黄素沉积症

【概述】
特发性肺含铁血黄素沉积症（idiopathic pulmonary hemosiderosis, IPH）是一种罕见疾病，主要见于儿童，以反复发作的弥漫性肺泡出血为特点。在除外其他可能引起肺泡出血的原因后，可诊断特发性肺含铁血黄素沉积症。在特发性肺含铁血黄素沉积症患者中，长期反复肺泡出血最终可导致肺内含铁血黄素沉积和肺纤维化。

特发性肺含铁血黄素沉积症可发生于任何年龄，但80%发生于儿童，通常在10岁之前出现。对于成人来说，发病年龄多为20～40岁。

特发性肺含铁血黄素沉积症的临床表现与疾病病程有关，急性起病者可表现为急性咯血和呼吸困难，慢性者则表现为疲劳、贫血、渐进性劳力性呼吸困难。有时候贫血可能是唯一的表现。对于儿童，除了常见的呼吸困难、咳嗽、咯血外，还常见发热，长期贫血可能影响患儿生长发育，部分患者可出现肝脾大。对于成人，咯血、劳力性呼吸困难和疲劳是更突出的症状，部分患者可出现杵状指。部分患者同时出现特发性肺含铁血黄素沉积症和乳糜泻，称为 Lane-Hamilton 综合征，可能与对牛奶的自身免疫反应有关。

特发性肺含铁血黄素沉积症的确切病因尚不清楚，目前认为可能与自身免疫有关，部分患者的血浆中发现了免疫复合物存在，且大部分患者在发病后 10 年内出现了其他的自身免疫病。另外，其还可能与遗传因素、环境暴露（如二手烟、真菌等）、唐氏综合征有关。

【病理学表现】

急性肺泡出血时特发性肺含铁血黄素沉积症的肺组织通常表现为肺泡腔被血液充满，伴有游离含铁血黄素和有含铁血黄素的巨噬细胞。普鲁士蓝染色用于显示肺泡巨噬细胞内和周围的含铁血黄素。特发性肺含铁血黄素沉积症可能存在肺泡间隔增厚，常见Ⅱ型肺细胞增生。

疾病进展期，由于含铁血黄素的沉积和不同程度的纤维化、实变，肺部在大体病理上表现为棕色的外观。肺间质纤维化与胶原沉积是慢性期的肺部病理特征。

与其他肺泡出血相关疾病，如肉芽肿性多血管炎、显微镜下多血管炎和系统性红斑狼疮等相比，特发性肺含铁血黄素沉积症无毛细血管炎的组织学或免疫组织化学证据。特发性肺含铁血黄素沉积症肺泡间隔中无中性粒细胞和核尘的浸润，肺组织的免疫荧光染色中不存在免疫复合物。

【影像学表现】

特发性肺含铁血黄素沉积症的影像学表现为弥漫性肺泡出血。胸部 CT 上，急性期表现为气腔实变、磨玻璃样密度改变，其可为片状、斑片状，或者表现为多发气腔结节，多为双侧（图 20-8-1）。可以出现实变，以下肺、肺门周围为主，肺尖受累较少见，可见含气支气管影，提示肺泡内充满血液。在实变逐渐吸收过程中会逐渐出现小叶及小叶内间隔增厚，间质增厚可与磨玻璃样密度改变重叠，进而出现"铺路石"样改变。病程中部分患者可出现胸腔积液。慢性、反复出血最终可能导致肺纤维化。

【诊断要点】

特发性肺含铁血黄素沉积症的诊断是排他性诊断，对于肺泡出血患者，在除外其他因素后，可诊断为特发性肺含铁血黄素沉积症。因此特发性肺含铁血黄素沉积症的诊断分为 2 个层面，首先诊断肺泡出血，之后进行病因诊断。

1. 肺泡出血的诊断依据：患者有咯血、咳嗽、呼吸困难等典型临床表现；CT 提示双肺多发磨玻璃样密度改变及实变，中内带为著，随时间演变可出现间质增厚的表现；缺铁性贫血；支气管肺泡灌洗液或活检标本出现有含铁血黄素的巨噬细胞等。

2. 除外其他肺泡出血原因：血管炎、结缔组织病、感染、药物或毒物、血液系统疾病等是常见的肺泡出血原因，特别是对于成人特发性肺含铁血黄素沉积症的诊断，应通过血清学检查、活检等多种技术除外其他继发因素导致肺泡出血的可能。

3. 本病大多见于儿童，部分儿童可合并乳糜泻。

【鉴别诊断】

本病主要鉴别于其他肺泡出血相关疾病，常见的包括血管炎、自身免疫病、药物副作用等[1]。鉴别诊断主要依据胸部的其他影像学表现及临床症状。特发性肺含铁血黄素沉积症多见于儿童，肺泡出血、缺铁性贫血、发热是常见的症状，文献提到部分患者可能合并乳糜泻，但除此之外多无其他系统受累[2]。

1. 抗 GBM 抗体病　表现为肺出血 - 肾炎综合征，肺部表现为肺泡出血，单独从胸部影像学表现上与特发性肺含铁血黄素沉积症难以鉴别。但特发性肺含铁血黄素沉积症无肾脏受累，抗 GBM 抗体阴性，多见于儿童。

2. 肉芽肿性多血管炎及显微镜下多血管炎　肉芽肿性多血管炎肺内常见多发结节、空洞，显微镜下多血管炎常见肺泡出血及间质病变。肉芽肿性多血管炎和显微镜下多血管炎是 ANCA 相关系统性血管炎，而特发性肺含铁血黄素沉积症为 ANCA 阴性。

3. Churg-Strauss 综合征　临床上多有哮喘，肺内病变除气道受累外，常出现磨玻璃样密度改变，多呈游走性，且多分布于外周。

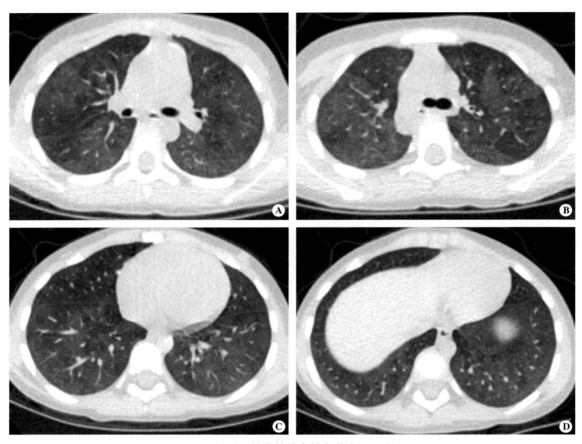

图 20-8-1 特发性肺含铁血黄素沉积症

患儿，女性，3 岁。A ～ D. CT 肺窗显示双肺弥漫性片状磨玻璃样密度改变，部分可见小叶核心结节及轻度间质增厚

4. 药物副作用 药物的抗凝作用及药物诱发血小板减少是最常见的原因，常常合并其他部位出血的症状。

【研究现状与进展】

近年来针对特发性肺含铁血黄素沉积症的研究大部分着眼于发病机制、早期诊断及治疗方法。有研究显示特发性肺含铁血黄素沉积症的发生与唐氏综合征相关 [3]。免疫介导的机制也出现了越来越多的证据 [4]。

（王　可　许玉峰）

参 考 文 献

[1] de Silva C，Mukherjee A，Jat KR，et al. Pulmonary hemorrhage in children：etiology，clinical profile and outcome. Indian J Pediatr，2019，86（1）：7-11.

[2] Khorashadi L，Wu CC，Betancourt SL，et al. Idiopathic pulmonary haemosiderosis：spectrum of thoracic imaging findings in the adult patient. Clin Radiol，2015，70（5）：459-465.

[3] Watanabe H，Ayusawa M，Kato M，et al. Idiopathic pulmonary hemosiderosis complicated by Down syndrome. Pediatr Int，2015，57（5）：1009-1012.

[4] Chen XY，Sun JM，Huang XJ. Idiopathic pulmonary hemosiderosis in adults：review of cases reported in the latest 15 years. Clin Respir J，2017，11（6）：677-681.

第二十一章　过敏性肺炎

【概述】

过敏性肺炎（hypersensitivity pneumonitis，HP）也称外源性变应性肺泡炎（extrinsic allergic alveolitis，EAA），是一组以肺弥漫性间质性改变为特征，易感的个体反复接触环境中各种致敏原而引起的非哮喘性变态反应性肺疾病。

过敏性肺炎临床表现复杂，病程各异，起病隐匿，病因多种多样，可在任何年龄发病，以中年人为主，男性发病率明显高于女性[1, 2]，男性死亡率高于女性死亡率，死亡率有随年龄增加的趋势，过敏性肺炎患者中吸烟者少见[3]。过敏性肺炎类型与病原种类、患者的生活及工作环境关系密切。

引起过敏性肺炎的抗原包括微生物抗原、动植物抗原及低分子量化合物。微生物抗原包括细菌、真菌或原生动物；动植物抗原主要有鸟类血清、粪便和羽毛中的蛋白质及花粉[4, 5]；低分子量化合物常见的有异氰酸酯等[6, 7]。过敏性肺炎最常见的抗原是禽类抗原和微生物制剂。农民肺是过敏性肺炎的一种典型类型，是农民吸入霉干草中的嗜热放线菌或热吸水链霉菌孢子所致，多发生于晚冬季节、强降雨或冬季条件恶劣的地区[8]。

【病理学表现】

病理学表现为普通型间质性肺炎样变或细支气管周边纤维化，病变主要围绕支气管分布或出现桥性纤维化，邻近肺泡可合并细支气管上皮化生，间质中伴有少量松散的肉芽肿和多核巨细胞，以淋巴细胞渗出为主，细胞性细支气管炎（气道中心炎症）和散在分布的非干酪样坏死性肉芽肿为特征性病理改变[9]。传统上过敏性肺炎分为3个阶段，即急性期、亚急性期和慢性期，长期暴露于抗原可导致疾病发展为不可逆纤维化。急性过敏性肺炎的组织学特征是肺实质内炎性细胞浸润和小血管炎所致的弥漫肺充血水肿及肺泡渗出，中性粒细胞浸润呼吸性细支气管和肺泡，可伴弥漫性肺泡损伤及慢性间质性肺炎；亚急性过敏性肺炎主要表现为细胞性细支气管炎、非干酪性肉芽肿及细支气管间质性肺炎等，部分可伴有机化性肺炎（OP）[9]。

【影像学表现】

1. X线　胸片可表现为正常，也可表现为弥漫性间质纤维化。病变常呈双侧性斑块或结节状浸润影，肺纹理增粗，或呈小的腺泡样改变。肺门淋巴结肿大、胸腔积液罕见。

2. CT　特别是HRCT，对病变类型和范围的诊断有重要价值。

（1）急性过敏性肺炎：双肺呈磨玻璃样改变或斑片状、团片状、云絮状肺实变影，边缘模糊（图21-0-1），密度及分布不均，中上肺野多见，短时间内病灶变化，大且位置具有游走性，即在短时间内可见一处病灶被吸收，他处又出现新发病灶，在脱离接触环境后致密影可被吸收，也可1个月或几个月不被吸收[10]。

（2）亚急性过敏性肺炎：双肺可见弥漫性分布的小叶中心结节[11]，中下肺野多见，大小为2～4mm，中等密度，边缘模糊（图21-0-2）；斑片状磨玻璃阴影[12]；"气体陷闭"征与肺囊性改变，即马赛克衰减和空气潴留[13]。小叶中心结节影是细支气管炎的表现；磨玻璃阴影是淋巴细胞性间质性肺炎存在的表现；"气体陷闭"征及肺囊性改变是细支气管炎症、阻塞的结果。小叶中心结节及磨玻璃阴影是过敏性肺炎的典型改变，亚急性过敏性肺炎以小叶中心结节为著。

（3）慢性过敏性肺炎：肺间质纤维化改变，但常与活动性病变共存。纤维化主要包括小叶内间质增厚、小叶间隔增厚且不规则、蜂窝状改变和牵拉性支气管扩张等（图21-0-3），纤维化多累及中下肺，但常不累及肺基底部或随机分布[14]。较严重者可出现肺不张、肺气肿及胸膜增厚等表现[15, 16]。

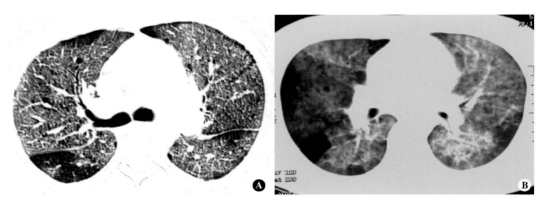

图 21-0-1 过敏性肺炎（一）
A. CT 肺窗显示双肺内大片状磨玻璃阴影，弥漫分布；B. 双肺大片状实变，边缘模糊不清

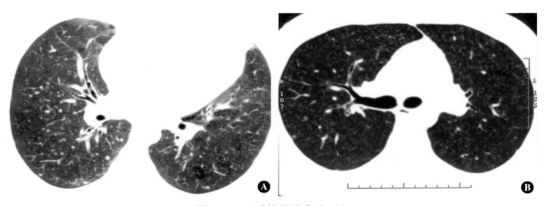

图 21-0-2 过敏性肺炎（二）
A、B. CT 肺窗显示肺内散在分布粟粒样结节、小片状磨玻璃阴影，边缘模糊

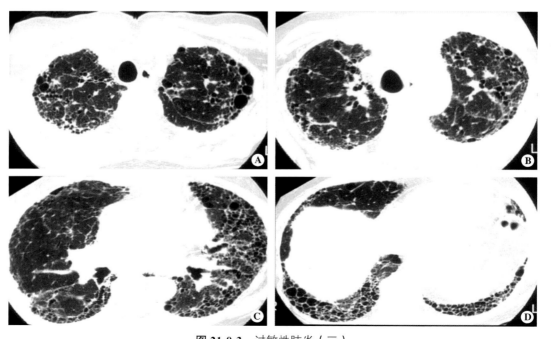

图 21-0-3 过敏性肺炎（三）
A～D. CT 肺窗显示双肺胸膜下区小叶间隔增厚及蜂窝状改变

【诊断要点】

1. 斑片状、弥漫性的磨玻璃阴影，亚急性期出现小叶中心结节、空气潴留，慢性过敏性肺炎呈纤维化表现，外周网格影、结构紊乱、牵拉性支气管扩张、蜂窝影，通常不分布于下叶，可以提示本病。

2. 体格检查提示间质性肺疾病，存在过敏性肺炎相应的症状、反复发作等临床特点，并排除其他症状类似的肺部疾病。

3. 详细询问病史，特别是环境、职业、抗原暴露史，也应重视家庭和日常居住环境中的抗原成分，甚至对疑难病例由专家进行环境调查有助于诊断。

4. 肺功能提示通气障碍，血清特异性 IgG 检测阳性，支气管肺泡灌洗液（BALF）淋巴细胞计数升高，以及纤维支气管镜检查、肺活检病理发现炎性细胞浸润、多核巨细胞及非坏死性肉芽肿、纤维组织增生。

5. 自然激发试验阳性。

【鉴别诊断】

过敏性肺炎的影像学表现与支气管炎、间质性肺炎、肺结核、特发性肺间质纤维化相似，若病变的出现与一定的工作和生活环境有关系，好发于中上肺，可见磨玻璃阴影、小叶中心结节，可考虑为过敏性肺炎。特发性肺纤维化病灶于肺基底部最严重，小叶中心性结节不常见，网格影、蜂窝影相对较多见。

【研究现状和进展】

过敏性肺炎的影像学表现复杂，但缺乏特异性，目前的研究主要集中在一些相对特异的征象，如马赛克衰减和"空气潴留"征[17, 18]，更好地进行鉴别诊断和判断预后，并通过这些征象利用数据统计方法，建立相关模型，通过分析影像学表现指导临床实践[19]。

（李　萍　张极峰）

参 考 文 献

[1] Solaymani-Dodaran M, West J, Smith C, et al. Extrinsic allergic alveolitis：incidence and mortality in the general population. QJM, 2007, 100（4）：233-237.

[2] Barber CM, Wiggans RE, Carder M, et al. Epidemiology of occupational hypersensitivity pneumonitis：reports from the SWORD scheme in the UK from1996 to 2015. Occup Environ Med, 2017, 74（7）：528-530.

[3] Costabel U, Bonella F, Guzman J. Chronic hypersensitivity pneumonitis. Clin Chest Med, 2012, 33（1）：151-163.

[4] Hirschmann JV, Pipavath SN, Godwin JD. Hypersensitivity pneumonitis：ahistorical, clinical, and radiologic review. Radiographics, 2009, 29（7）：1921-1938.

[5] Morell F, Roger A, Reyes L, et al. Bird fancier's lung：a series of 86 patients. Medicine（Baltimore）, 2008, 87（2）：110-130.

[6] Lacasse Y, Girard M, Cormier Y. Recent advances in hypersensitivity pneumonitis. Chest, 2012, 142（1）：208-217.

[7] Nogueira R, Melo N, Novais E, et al. Hypersensitivity pneumonitis：antigen diversity and disease implications. Pulmonology, 2019, 25（2）：97-108.

[8] Spagnolo P, Rossi G, Cavazza A, et al. Hypersensitivity pneumonitis：a comprehensive review. J Investig Allergol Clin Immunol, 2015, 25（4）：237-250.

[9] 方芳, 许小毛, 张伟, 等. 过敏性肺炎的临床病理特征分析. 中华医学杂志, 2012, 92（36）：2546-2549.

[10] Hanak V, Golbin JM, Ryu JH. Causes and presenting features in 85 consecutive patients with hypersensitivity pneumonitis. Mayo Clinic Proceedings, 2007, 82（7）：812-816.

[11] Lacasse Y, Selman M, Costabel U, et al. Clinical diagnosis of hypersensitivity pneumonitis. Am J Respir Crit Care Med, 2003, 168（8）：952-958.

[12] Walsh SLF, Sverzellati N, Devaraj A, et al. Chronic hypersensitivity pneumonitis：high-resolution computed tomography patterns and pulmonary function indices as prognostic determinants. Eur Radiol, 2012, 22（8）：1672-1679.

[13] Dias OM, Baldi BG, Pennati F, et al. Computed tomography in hypersensitivity pneumonitis：main findings, differential diagnosis and pitfalls. Expert Rev Respir Med, 2018, 12（1）：5-13.

[14] Patel RA, Selami D, Gotway MB, et al. Hypersensitivity pneumonitis：patterns on high-resolution CT. J Comput Assist Tomogr, 2000, 24（6）：965-970.

[15] Silva CIS, Müller NL, Lynch DA, et al. Chronic hypersensitivity pneumonitis：differentiation from idiopathic pulmonary fibrosis and nonspecific interstitial pneumonia by using thin-section CT. Radiology, 2008, 246（1）：288-297.

[16] Vasakova M, Morell F, Walsh S, et al. Hypersensitivity pneumonitis：perspectives in diagnosis and management. Am J Respir Crit Care Med, 2017, 196（6）：680-689.

[17] Salisbury ML, Gross BH, Chughtai A, et al. Development and validation of a radiologic diagnosis model for hypersensitivity pneumonitis. Eur Respir J, 2018, 52（2）：1800443.

[18] Chung JH, Zhan X, Cao MS, et al. Presence of air trapping and mosaic attenuation on chest computed tomography predicts survival in chronic hypersensitivity pneumonitis. Ann Am Thorac Soc, 2017, 14（10）：1533-1538.

[19] Salisbury ML, Gu T, Murray S, et al. Hypersensitivity pneumonitis：radiologic phenotypes are associated with distinct survival time and pulmonary function trajectory. Chest, 2019, 155（4）：699-711.

第二十二章 吸入性肺炎

【概述】

吸入性肺炎（aspiration pneumonia，AP）是肺炎的常见类型之一，是指液体、外源性颗粒物或内源性分泌物异常进入下呼吸道引起的肺部炎症。吸入性肺炎多发生于有基础疾病的老年人，且易反复发作，迁延不愈，在临床上有较高的发病率和病死率。通常认为吸入性肺炎的危险因素包括高龄（＞70岁）、酗酒、吞咽功能障碍、意识障碍、胃内容物反流增加、咳嗽反射降低等[1]。多种危险因素同时存在可增加患吸入性肺炎的可能。

误吸发生后，患者立刻出现刺激性呛咳、气急甚至哮喘，称为显性误吸。患者误吸当时（＞1分钟）不出现咳嗽等外部体征，没有刺激性呛咳、气急等症状，称为隐性误吸，常被漏诊[2]。隐性误吸指长期反复误吸鼻、咽、喉、牙周分泌物，但无咳嗽等其他症状，隐性误吸并不少见，但通常无症状，易被忽视。隐性误吸目前被认为可能与间质性肺疾病、支气管哮喘、支气管扩张症、慢性阻塞性肺疾病和慢性咳嗽等多种呼吸系统疾病有关[3]。

吸入性肺炎临床上最常见的综合征为化学性肺炎、细菌感染和气道梗阻。化学性肺炎（chemical pneumonitis）是指吸入对下呼吸道有毒性的物质，与细菌感染无关。临床上，吸入胃酸所致化学性肺炎是其原型，也称Mendelso综合征。这类吸入性肺炎的病程通常更加急剧，其可导致急性呼吸窘迫综合征（ARDS）。吸入性肺炎的最常见类型是由误吸正常存在于上呼吸道或胃部的细菌引起的细菌性肺炎，细菌所致吸入性肺炎的临床表现差异较大，取决于患者就诊时所处的感染病程、致病菌及宿主状态，常见临床表现包括咳嗽、发热、咳脓痰和呼吸困难。吸入性肺炎的吸入物也可能是液体或颗粒物，这些物质本身对肺没有毒性，但可导致气道阻塞或反射性气道关闭。

【病理学表现】

吸入性肺炎的严重程度取决于误吸量、误吸物的性质、发生误吸的频率、细菌的毒力及宿主防御能力等多种因素。当误吸量较少时，通过启动机体的自然防御功能和免疫反应，可防御吸入所致的肺损伤，通常无临床症状。如一次大量误吸或反复多次误吸，或宿主防御能力下降，则可发生不同程度、多种形式的吸入性肺炎，化学性肺炎见到的组织学异常包括局灶性和融合性水肿伴肺泡内富含蛋白质的液体、透明膜形成及肺泡上皮裸露，细菌性肺炎镜下可见水肿、出血、大量中性粒细胞及肺泡空腔内异物肉芽肿，以细支气管为中心，且可能引起严重的细支气管炎。吸入物内的细菌等病原微生物可于肺组织定植并繁殖，产生毒素，进一步加重肺部的炎症反应，并可能入血，形成肺脓毒症，继之向其他部位播散。肺部感染性炎症如持续发展，可致肺组织结构破坏、液化坏死，形成脓肿，也可形成机化性肺炎，迁延不愈。吸入脂质时可见大量的充盈于肺泡壁和肺间质且使它们增厚的富含脂质的巨噬细胞。

【影像学表现】

1. 吸入性细菌性肺炎 胸片典型表现为单侧或双侧斑片状或融合的主要累及肺坠积部的空腔实变。仰卧位，弥漫的肺实变位于上叶后段和下叶背段，直立位，实变主要见于下叶基底段。CT表现与胸片相似，通常包括单侧或双侧斑片状或融合的主要累及肺坠积部的实变和磨玻璃样密度灶（图22-0-1）。其他的常见表现包括边界模糊的小叶核心结节及坠积部气道的液体和碎片，小叶中心结节反映了细支气管炎及细支气管周围炎。

2. 吸入性化学性肺炎 胸片表现为双侧、周围分布的、边界模糊的空腔实变。CT表现包括肺坠积部的实变和磨玻璃样密度灶，常伴有边界模糊的小叶核心结节；吸入大量胃酸后导致广泛磨玻璃样密度灶、小叶及小叶内间隔增厚（图 22-0-2）。

3. 吸入水　胸片及 CT 表现为肺泡水肿，双肺出现广泛的模糊病灶，范围可从正常到亚段或段分布的融合而成的不规则状以肺门周围分布为主而周围分布较少。

4. 吸入脂质　胸片表现没有特异性，包括单发或多发实变区。CT 常显示局灶性脂肪密度区（-30 ～ 120HU）。病灶呈重力依赖性分布，初期以小叶中央（误吸较少时）或全小叶（误吸较多时）分布的磨玻璃样密度病为主；1 周内误吸的肺段看见明显实变灶；2 ～ 4 周实变灶密度降低，恢复到以磨玻璃样密度灶为主；2 ～ 4 个月磨玻璃样密度灶进展时产生肺纤维化，容积减少常见。

5. 吸入异物　异物常可直接显示，但可被忽视；肺叶远端不张或局灶性气腔实变应追踪至近端气道。

【诊断要点】

1. 存在误吸史、危险因素。

2. 影像学出现典型的重力依赖性斑片状实变灶，仰卧位时其见于上叶的后段或下叶背段，右侧较左侧更常见（右侧主支气管更为垂直）。

3. 气道腔内存在不透光物。

【鉴别诊断】

1. 肺栓塞　典型影像学表现为底面向胸膜、尖端指向肺门的楔形或圆锥形实变，肺动脉 CT 血管成像（CTPA）可显示肺动脉内充盈缺损。

2. 心源性肺水肿　具有心脏基础病变相应的临床表现，心脏增大。

3. 肺透明膜病　常见于早产儿，临床表现为进行性呼吸困难、吸气性三凹征和发绀；典型影像学表现为两肺野透亮度降低，可见均匀细小颗粒的斑点状阴影和网状阴影，严重者呈现"白肺"。

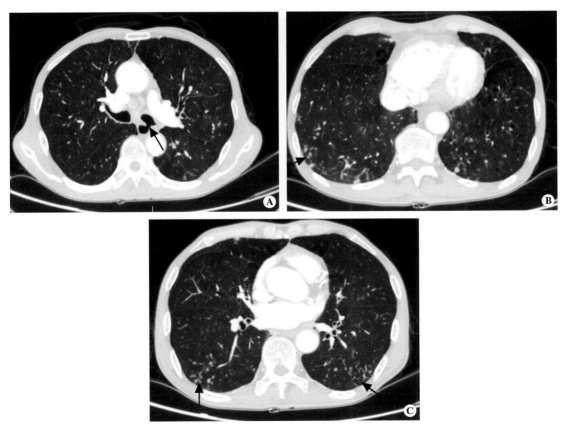

图 22-0-1　双侧吸入性肺炎

食管癌放疗后。A. CT 肺窗显示食管 - 左主支气管瘘（箭头）；B. 双肺下叶多发斑片状磨玻璃阴影（箭头）；
B、C. 及小叶核心结节（箭头）

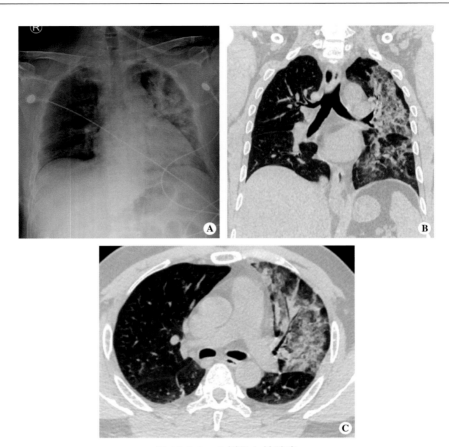

图 22-0-2　左侧吸入性肺炎

左侧卧位行全身麻醉胃镜检查时发生误吸。A. 床旁胸片显示左肺大片状实变；B、C. CT 肺窗显示左肺大片状实变和磨玻璃阴影

【研究现状与进展】

厌氧菌是上呼吸道的主要微生物，既往学者认为厌氧菌是吸入性肺炎的主要致病菌，主要包括拟杆菌属、普氏菌属、梭菌属和胃链球菌属。近年的研究发现，吸入性肺炎的病原学发生了巨大的变化，随着实验室检查手段的提高，研究者发现革兰氏阴性菌、金黄色葡萄球菌、需氧菌也是吸入性肺炎的常见致病菌，与医院获得性肺炎相似[1,4]。

（王 岑　许玉峰）

参 考 文 献

[1] Mandell LA，Niederman MS. Aspiration pneumonia. N Engl J Med，2019，380（7）：651-663.

[2] 中国吞咽障碍康复评估与治疗专家共识组 . 中国吞咽障碍评估与治疗专家共识（2017 年版）第一部分评估篇 . 中华物理医学与康复杂志，2017，39（12）：881-892.

[3] Hu X，Lee JS，Pianosi PT，et al. Aspiration-related pulmonary syndromes. Chest，2015，147（3）：815-823.

[4] 杨丽，蒋玉华，张雪，等 . 老年患者吸入性肺炎相关因素分析与预防研究 . 中华医院感染学杂志，2016，26（13）：2948-2950.

第二十三章　放射性肺炎

【概述】

放射性肺炎（radiation pneumonia，RP）是肿瘤（主要为肺癌、乳腺癌、食管癌、淋巴瘤及胸部其他恶性肿瘤）经放疗后，放射范围内正常的肺组织受到损伤而引起的炎症反应，是胸部放疗常见的并发症[1]。

放射性肺炎临床表现不一，多于放疗后 2～3 周出现症状，轻者可无症状，主要症状为刺激性干咳，多伴气急、心悸和胸痛，无发热或低热，偶有高热。气急随肺纤维化进展而加重，易于产生呼吸道感染，从而进一步加重呼吸道症状。重症者常因广泛的肺纤维化而致呼吸功能障碍甚至死亡。放射性肺炎的发生及进展与放射方法、放射量、照射面积、放射速度、个体耐受性、药物治疗和肺部基础病变等有密切关系。

放射性肺炎的发病机制一直以来有几种学说：最普遍的是细胞因子学说，包括肿瘤坏死因子-α（TNF-α）、转化生长因子-β（transforming growth factor，TGF-β）和白介素-6（IL-6）等。其中 TNF-α 是细胞因子调节的启动因子，在肺组织的炎性改变和纤维化的发生及发展进程中有着重要影响[2]。TGF-β 是与放射损伤导致的肺纤维化的发生和发展关系最密切的介导因子[3]，可以预测放射性肺损伤风险的高低[4]，血浆中 IL-6 含量能够反映肺组织的炎症状态。其他学说包括 Ⅱ 型上皮细胞损伤学说[5]、血管内皮细胞受损学说、自由基与放射性肺损伤及基因学说等。

治疗放射性肺炎的方法主要有休息及必要时吸氧、给予肾上腺皮质激素治疗。由于急性放射性肺炎常合并肺感染，故必须同时加抗生素治疗，肾上腺皮质激素应逐渐减量直至停药。放射性肺炎患者在放疗后 1 年以上均可伴有不同程度肺纤维化，目前对放射性肺纤维化无特殊治疗措施，因此重在预防[6, 7]。

【病理学表现】

放射性肺炎与 Ⅱ 型肺泡上皮细胞、血管内皮细胞的损伤有着密切联系。内皮细胞损伤引发血流灌注改变、血管通透性增加，进而肺间质充血水肿，肺泡内渗出增加，可以并发微血栓形成，使毛细血管堵塞；Ⅱ 型肺泡上皮细胞损伤导致肺泡表面的稳定性变差，引发肺泡塌陷，进而出现缺氧和呼吸困难。

病理变化主要为急性期的炎性渗出性改变、慢性期的广泛肺纤维化。早期急性肺损伤表现为肺泡腔内浆液纤维性渗出及透明膜形成、肺泡壁水肿增厚、肺泡及支气管上皮脱落等。如果肺泡表面活性物质减少，则可发生肺萎陷。肺泡壁毛细血管和肺小动脉上皮肿胀可导致管腔狭窄甚至栓塞。放射性肺炎经过 6～12 个月，肺内病变逐渐为纤维结缔组织所代替，慢性期组织病理学表现为非特异性纤维化。

【影像学表现】

1. X 线　轻者肺内可无异常表现，重者可见肺纹理增粗、模糊，范围局限于照射野，部分可伴有散在分布于增粗肺纹理间的小斑片状密度增高影；随着病变进展，表现为与照射范围一致的片状致密影，病变与肺部边界多较清晰；晚期，原照射野内病灶范围进一步缩小，密度增高，多呈索条状，可伴胸膜增厚，可牵拉邻近结构，纵隔向患侧移位，严重者可见胸廓塌陷、变形。

2. CT　病灶局限于照射范围内，通常不局限于某一肺叶，而呈跨叶分布，病灶边缘平直，与未被照射的肺正常区域分界清楚。早期可见片状高密度影，密度不均匀，以近胸膜以下分布为主者可合并细网状影；随着病变进展，纤维索条影逐渐增多，密度增高，范围扩大，病灶逐渐融合成片块影，约6个月出现同放射野相近的病灶，范围更小，但密度更高，其内多可见支气管影，逐步进展为肺纤维化病灶，表现为肿块状高密度影，边缘平直锐利，可伴支气管扩张（图23-0-1），邻近胸膜与纵隔器官之间有牵拉的改变[8]。此外，还可见胸膜增厚、胸腔积液等改变。

3. PET/CT 由于PET/CT为全身性扫描，所以其在肿瘤的诊断、治疗及疗效评估、复查等方面都有着重要的应用，一些经过放疗的患者可见放射性肺炎存在，主要表现为肺部片状、条状甚至团块状高密度影，边界清晰，放射性摄取略增高或无明确放射性摄取异常增高（图23-0-2）。如照射区内见肿瘤残留，则可表现为局部放射性摄取增高。对于伴有阻塞性肺炎、肺不张、胸膜侵犯和胸腔积液者，而单纯CT扫描对确定肿瘤边界有困难者，PET/CT有着相当大的优势，PET/CT能更好地判读淋巴结的性质，使得照射体积、照射剂量更精确，有效减小周围正常肺组织的受照射体积，进而降低放射性肺炎的发生率和严重程度[9, 10]。

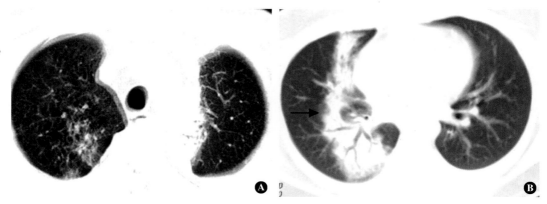

图 23-0-1　放射性肺炎（一）

A. CT肺窗显示脊柱两侧斑片状密度增高影，边缘模糊；B. 右肺前后走行条带状高密度斑片状影（箭头），跨叶分布，边缘平直，内见空气支气管征

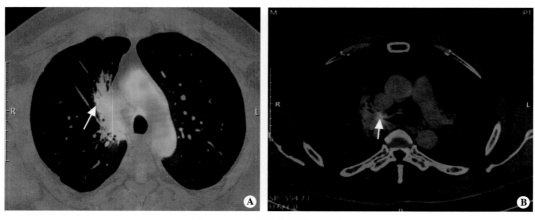

图 23-0-2　放射性肺炎（二）

患者，男性，58岁，右肺癌放疗后。A. PET/CT肺窗融合图像，右肺纵隔旁片状高密度影，边界清晰，FDG代谢略增高（箭头）；B. PET/CT纵隔窗融合图像，右肺局部支气管狭窄，右肺门片状影内见FDG代谢增高影（箭头）

【诊断要点】

1. 影像学表现为边界清楚、形状不规则的高密度影，范围与照射野一致，可牵拉邻近结构，可见并拢、扭曲含气支气管。

2. 结合病史，必需根据照射史、受照剂量情况分析。

3. 结合临床表现、实验室检查等进行综合分析，排除其他因素造成的肺部疾病。

【鉴别诊断】

1. 肺结核 好发于上叶后段、下叶背段，表现为索条影、结节、不规则高密度影，可伴空洞、钙化，多伴有卫星病灶，确诊需结合临床及相关实验室检查，抗结核治疗有效。

2. 急、慢性肺炎　条带状、片状、不规则高密度影，急性肺炎多边界不清，可伴有实变，急性病程，抗炎治疗有效，很少跨叶分布。慢性肺炎边界清晰，很少跨叶分布。

通过仔细询问放疗病史、对比原片，放射性肺炎的鉴别并不困难，中央型肺癌放疗后有时需明确有无肿瘤残留，而 CT 平扫放射性肺炎与肿瘤区别困难时，应行 CT 增强扫描或 PET/CT，根据肿瘤部分不同程度的强化及放射性摄取增高加以鉴别。

【研究现状与进展】

放射性肺炎作为胸部放疗常见的并发症，没有明显有效的治疗方法，严重限制了放疗在肿瘤中的应用，因此重在预防。对放射性肺炎影响因素的研究也在进一步深入。有学者利用影像组学，通过提取影像、临床、放射剂量学等方面的特征，建立放射性肺炎的预测模型，更好地预测放射性肺炎的发生，指导临床实践[11, 12]。

（李　萍　张极峰）

参 考 文 献

[1] 丁文，郭岩. 放射性肺损伤. 医学影像学杂志，2005，15（9）：813-816.

[2] Rübe CE，Wilfert F，Uthe D，et al. Modulation of radiation-induced tumour necrosis factor alpha（TNF-alpha）expression in the lung tissue by pentoxifylline. Radiother Oncol，2002，64（2）：177-187.

[3] Johnston CJ，Williams JP，Okunieff P，et al. Radiation-induced pulmonary fibrosis：examination of chemokine and chemokine receptor families. Radiat Res，2002，157（3）：256-265.

[4] Vujaskovic Z，Groen HJ. TGF-beta，radiation induced pulmonary injury and lung cancer. Int J Radiat Biol，2000，76（4）：511-516.

[5] Rubin P，Finkelstein J，Shapiro D，et al. Molecular biology mechanisms in the radiation Induction of pulmonary iniury syndromes：interrelationship between the alveolar macrophage and the septal fibroblast. Int J Radiat Oncol Biol Phys，1992，24（1）：93-101.

[6] 王跃珍. 放射性肺炎研究进展. 中国肿瘤，2007，16（1）：39-43.

[7] Vujaskovic Z，Angcher MS，Feng QF，et al. Radiation-induced hypoxia may perpetuate late normal tissue injury. Int J Radiat Oncol Biol Phys，2001，50（4）：851-855.

[8] 郭耿仁，应延风. 放射性肺炎的 X 线和 CT 诊断. 中国医学影像学杂志，2004，12（1）：65-66.

[9] Giraud P，Grahek D，Montravers F，et al. CT and 18F-deoxyglucose（FDG）image fusion for optimizations of conformal radiotherapy of lung cancers. Int J Radiat Oncol Biol Phys，2001，49（5）：1249-1257.

[10] Erdi YE，Rosenzweig K，Erdi AK，et al. Radiotherapy treatment planning for patients with non-small cell lung cancer using positron emission tomography（PET）. Radiother Oncol，2002，62（1）：51-60.

[11] Krafft SP，Rao A，Stingo F，et al. The utility of quantitative CT radiomics features for improved prediction of radiation pneumonitis. Med Phys，2018，45（11）：5317-5324.

[12] Anthony GJ，Cunliffe A，Castillo R，et al. Incorporation of pre-therapy（18）F-FDG uptake data with CT texture features into a radiomics model for radiation pneumonitis diagnosis. Med Phys，2017，44（7）：3686-3694.

第二十四章　药物性肺病

【概述】

药物性肺病（drug-induced pulmonary disease）也称药物性肺损害，是药物及其代谢产物通过直接细胞毒性或过敏免疫反应引起的肺部损害，是药物引起的全身不良反应的一部分，既往研究报道药物不良反应中肺损害占 6% ～ 7%[1]。超过 350 种药物可以引起肺损害，具有肺毒性的药物包括化疗药物、抗生素、心血管药物和非甾体抗炎药等，以细胞毒性化疗药物引起的药物性肺损害最常见。近年来随着生物制剂、新型抗肿瘤靶向药和程序性死亡蛋白 1（PD-1）免疫治疗的不断出现，药物性肺损害呈逐年增高的趋势。

药物性肺损害的临床表现多种多样。药物性肺损害可以是暂时的、可逆的，停药后即恢复，也可以是永久性损害。药物性肺损害呈急性、亚急性或慢性病程，典型的过敏性和非心源性肺水肿可以在用药数分钟或数小时内出现，而肺泡损伤、肺出血和机化性肺炎常呈亚急性病程，在开始治疗后数天至数周出现。慢性损害则表现为间质性肺炎，常在开始用药后数月或数年发生。最常见的临床表现为咳嗽、进行性呼吸困难和发热，严重程度可从无症状或轻度的咳嗽到呼吸衰竭甚至死亡。由于临床症状缺乏特异性，其常被漏诊或误诊。

药物性肺损害的累及部位可以从支气管、肺泡、肺间质到胸膜、纵隔和肺血管。间质性肺炎是药物性肺损害最常见的类型，包括弥漫性肺泡损伤、非特异性间质性肺炎、机化性肺炎、过敏性肺炎、闭塞性细支气管炎等。抗肿瘤药物、细胞毒性药物、心血管药物和抗生素等都是导致间质性肺炎的常见药物，其可能的主要发病机制是药物直接损伤肺泡细胞或药物导致机体免疫调节异常而发生免疫介导性肺损伤。药物导致的气道

损害包括喉头水肿、支气管痉挛和咳嗽等，胸部影像学不一定会有异常表现。常见药物：青霉素类、头孢菌素类或磺胺类等抗生素，生物制品，心血管药物和非甾体抗炎药等。弥漫性肺泡出血比较少见，除了抗凝药和溶栓药可以引起弥漫性肺泡出血外，导致肺泡上皮细胞或毛细血管内皮细胞损伤的药物如胺碘酮、可卡因等，也可引起上述症状。

除了传统的细胞毒性药物外，新型抗肿瘤靶向药物引起肺损害越来越受到临床关注，靶向药物导致的肺损害主要为间质性肺炎，其他还包括肺部感染、肺出血、肺栓塞和肺纤维化等，表现形式多样且复杂[2]。常见药物引起的肺损害见表 24-0-1。

表 24-0-1　常见药物引起的肺损害

药物	常见病理和影像类型
甲氨蝶呤	非特异性间质性肺炎，过敏性肺炎
胺碘酮	弥漫性肺泡损伤，非特异性间质性肺炎，机化性肺炎，肺部病变内可见高密度影（碘）
呋喃妥因	非特异性间质性肺炎，机化性肺炎
柳氮磺胺吡啶	嗜酸性粒细胞性肺炎，机化性肺炎，过敏性肺炎
博来霉素	弥漫性肺泡损伤，机化性肺炎，非特异性间质性肺炎
白消安	非特异性间质性肺炎，弥漫性肺泡损伤
环磷酰胺	弥漫性肺泡损伤，非特异性间质性肺炎
可卡因	肺水肿，肺出血，机化性肺炎
吉非替尼	间质性肺炎，弥漫性肺泡损伤，肺泡出血，肺纤维化
TNF 抑制剂	间质性肺炎
PD-1 抗体	机化性肺炎，非特异性间质性肺炎，过敏性肺炎，肺结节病样改变

免疫检查点阻断治疗是当今备受瞩目的肿瘤治疗方式。不同于以往其他治疗方式，免疫检查点抑制剂靶向机体免疫系统而非肿瘤细胞，旨在恢复并促进效应 T 细胞特异性识别和杀伤肿瘤细胞的功能，系统性增强全身的抗肿瘤免疫反应，

因而代表了当前肿瘤治疗模式的转变。目前已知的免疫检查点包括程序性死亡蛋白1（programmed death protein-1，PD-1）、细胞毒性T淋巴细胞抗原-4（CTLA-4）和淋巴细胞活化基因3（LAG3）等，使用CTLA-4抗体和PD-1/PD-L1阻断抗体产生的副作用称为免疫相关性不良反应（immune-related adverse event，irAE）[3]。irAE涉及多个器官或系统，包括皮肤、胃肠道、肝、内分泌系统、肺等，免疫检查点抑制剂相关性肺炎发生率不高，但可能危及生命，最常见的病理类型为机化性肺炎，其次是NSIP和过敏性肺炎等，一些重症患者还可以出现弥漫性肺泡损伤。除了肺炎一些典型表现外，还可以出现肺结节病样改变，包括胸膜下小结节和肺门淋巴结肿大[4]。

近年来，用于治疗自身免疫性疾病的生物制剂在临床上应用得越来越广泛，使用生物制剂时需警惕肺结核，特别是肿瘤坏死因子（TNF）抑制剂。使用TNF抑制剂最常见的非感染性肺部病变是间质性肺炎、原有间质性肺疾病的急性加重及类肉瘤样病变，间质性肺炎最常见的ILD类型是UIP、NSIP和机化性肺炎。主要临床表现为呼吸困难和咳嗽[5]。

药物性肺损害属于排除性诊断，一般通过用药和肺损害发病与好转之间的关系来确定，但由于不同个体和不同药物在肺损害发病时间、药量及临床表现等方面差异较大，因此临床诊断存在困难。临床确诊药物性肺损害需符合以下标准[6]：①有服用已知能导致药物性肺损害的药物史；②临床表现与文献报道一致；③已排除能引起相同临床表现的其他原因；④停药后临床表现改善；⑤再次服药后临床表现恶化。

支气管肺泡灌洗液（BALF）细胞分类有助于分析药物性肺损害的类型[6]，若淋巴细胞＞15%，提示可能为NSIP、机化性肺炎、过敏性肺炎、闭塞性细支气管炎或淋巴细胞性间质性肺炎。若中性粒细胞＞50%，提示为弥漫性肺泡损伤。若嗜酸性粒细胞＞25%，提示为嗜酸性粒细胞性肺炎。

【病理学表现】

药物性肺损害的病理组织学改变无特异性，与各种急慢性肺病相似，可表现为各种组织学类型（表24-0-2）：弥漫性肺泡损伤、弥漫性肺泡出血、非特异性间质性肺炎、过敏性肺炎、机化性肺炎（闭塞性细支气管炎伴机化性肺炎）及嗜酸性粒细胞性肺炎。弥漫性肺泡损伤可以分为早期急性渗出期和慢性修复期，急性渗出期以肺泡和间质水肿为主，慢性修复期的特点是Ⅱ型肺泡细胞增生和间质纤维化，严重时有些病例可能进展为终末期蜂窝肺。非特异性间质性肺炎的组织学特点为不同程度的间质炎症和纤维化，按照成分不同其可以分为细胞性NSIP、纤维性NSIP或两者都存在。闭塞性细支气管炎伴机化性肺炎在组织学上表现为累及肺泡管和肺泡的斑片状机化性肺炎并伴或不伴有细支气管腔内成纤维细胞肉芽肿机化闭塞。嗜酸性粒细胞性肺炎组织病理学表现为肺泡腔或肺间质内嗜酸性粒细胞、淋巴细胞和浆细胞等炎性细胞浸润。过敏性肺炎的病理学特征为细胞性细支气管炎、非干酪性肉芽肿和以淋巴细胞浸润为主的支气管中心性间质性肺炎。

表24-0-2　导致药物性肺损害不同组织病理学类型的常见药物

组织病理学类型	常见药物
弥漫性肺泡损伤	白消安、环磷酰胺、卡莫司汀（BCNU）、博来霉素、紫杉醇及多烯紫杉醇、胺碘酮、阿司匹林、麻醉药、低剂量甲氨蝶呤或可卡因、秋水仙碱、柳氮磺胺吡啶
弥漫性肺泡出血	抗凝药、两性霉素、胺碘酮、环磷酰胺、吉非替尼、卡马西平、甲氨蝶呤、丝裂霉素、呋喃妥因、青霉胺、苯妥英钠、丙硫氧嘧啶
过敏性肺炎	甲氨蝶呤、环磷酰胺、美沙拉嗪、氟西汀、阿米替林、紫杉醇及多烯紫杉醇
机化性肺炎	博来霉素、环磷酰胺、甲氨蝶呤、胺碘酮、醋丁洛尔、米诺环素、呋喃妥因、金盐、青霉胺、苯妥英、卡马西平、肼屈嗪、干扰素、美沙拉嗪
嗜酸性粒细胞性肺炎	胺碘酮、博来霉素、呋喃妥因、苯妥英钠、β-受体阻滞剂、非甾体抗炎药、抗抑郁药、氢氯噻嗪、米诺环素、磺胺类、柳氮磺胺吡啶、美沙拉嗪
非特异性间质性肺炎	博来霉素、白消安、BCNU、甲氨蝶呤等细胞毒性药、胺碘酮、柳氮磺胺吡啶、氢氯噻嗪、环磷酰胺、苯妥英钠
肺水肿	两性霉素、可卡因、氢氯噻嗪、纳洛酮、大剂量阿司匹林、氨氯地平等

【影像学表现】

药物性肺损害的影像学表现多种多样，类似于其他间质性或实质性肺病，取决于肺损害的病理组织学类型。CT是目前评价药物性肺损害的最佳无创检查，通常能反映其病理组织学类型，有些病例可能有一种以上的病理组织学类型。

1. 弥漫性肺泡损伤

（1）X线：双肺密度均匀或不均匀阴影，以中下肺分布为主，常进展为双肺弥漫性阴影。

（2）CT：双肺斑片状或融合的磨玻璃阴影，可伴有小叶间隔增厚，呈"铺路石"征；也可以伴有斑片状实变。慢性机化期可见结构扭曲和牵拉性支气管扩张，呈网织阴影和蜂窝改变（图24-0-1）。

2. 弥漫性肺泡出血

（1）X线：双肺斑片状不均匀高密度影，伴或不伴有实变。

（2）CT：广泛的双肺斑片状磨玻璃阴影，肺出血急性发作2～3天后磨玻璃阴影减少，出现边界模糊的小叶中心结节，小叶间隔增厚少见。

3. 过敏性肺炎

（1）X线：双肺磨玻璃阴影，伴或不伴边界不清的小结节。

（2）CT：急性期表现为弥漫性磨玻璃阴影或边缘模糊的小叶中心结节，慢性期双肺内可见不规则的线状和网状阴影（图24-0-2）。

4. 机化性肺炎

（1）X线：双侧或单侧肺部斑片状实变影，主要分布于胸膜下及肺野外带。

（2）CT：胸膜下或支气管周围分布的斑片状实变，常不对称分布。小叶周围分布的实变也很常见，小叶中心结节罕见（图24-0-3）。

5. 嗜酸性粒细胞性肺炎

（1）X线：双肺非肺段分布的实变，以上肺和外周分布为著。

（2）CT：双肺外周分布的实变和磨玻璃阴影，主要分布于中上肺野及外周区域。

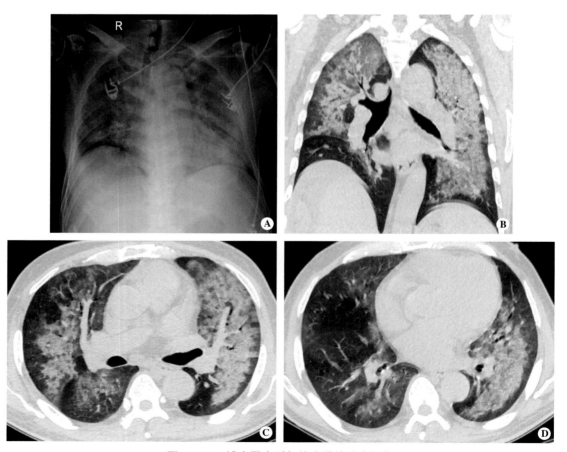

图 24-0-1　博来霉素引起的弥漫性肺泡损伤

A ～ D. CT肺窗显示双肺弥漫分布斑片状磨玻璃阴影，内可见小叶间隔增厚，呈"铺路石"征

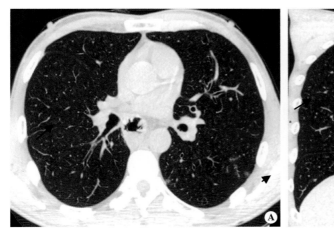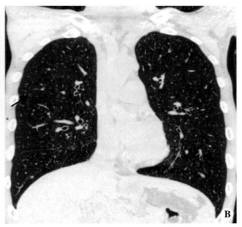

图 24-0-2　甲氨蝶呤引起的过敏性肺炎

A、B.CT 肺窗显示双肺散在边缘模糊的小叶中心结节（长箭头）及少量小片状磨玻璃阴影（短箭头）

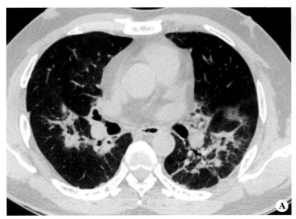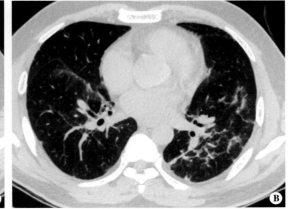

图 24-0-3　博来霉素引起的机化性肺炎

A、B.CT 肺窗显示支气管周围及胸膜下多发不对称斑片状肺实变

6. 非特异性间质性肺炎

（1）X 线：双肺不均匀斑片状影，以中下肺野及胸膜下为主。

（2）CT：双肺对称性分布的磨玻璃阴影，可伴有网格影，主要分布于中下肺野与胸膜下（图 24-0-4，图 24-0-5）。在进展期，可以看到牵拉性支气管扩张和肺实变。蜂窝状改变少见。

7. 肺水肿

（1）X 线：心源性肺水肿表现为双肺血管纹理增粗、小叶间隔增厚、胸腔积液、心影增大，严重时双肺可见实变或磨玻璃阴影。由肺毛细血管通透性增加引起的非心源性肺水肿常表现为双肺斑片状磨玻璃阴影或实变，分布于肺门周围，但无小叶间隔增厚、胸腔积液和心影增大。

（2）CT：双肺多发磨玻璃阴影或融合磨玻璃阴影，可伴有光滑小叶间隔和小叶内间隔增厚，呈"铺路石"征。

【诊断要点】

1. 有服用已知能导致药物性肺损害的药物史。

2. 常见的病理和影像类型包括非特异性间质性肺炎、弥漫性肺泡损伤、机化性肺炎、嗜酸性粒细胞性肺炎、过敏性肺炎、肺泡出血和肺水肿。

3. 已排除能引起相同临床表现的其他原因。

4. 停药后临床表现改善，再次服药后临床表现恶化。

【鉴别诊断】

1. 肺部感染　药物性肺损害的主要表现为间质性肺炎，病理及影像学改变无特异性，需要排除肺部感染，如常表现为间质性肺炎的支原体肺炎、耶氏肺孢子菌肺炎、病毒性肺炎等。结合患者临床特点、实验室检查或支气管肺泡灌洗液细胞分类有助于鉴别。

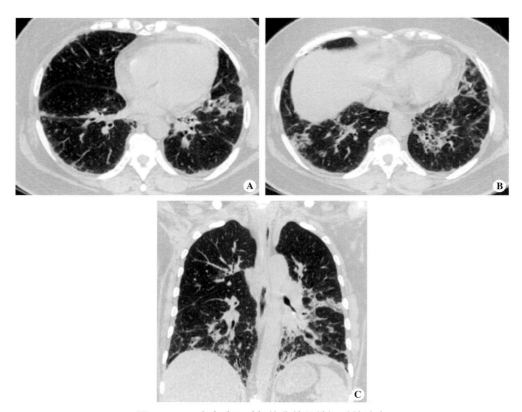

图 24-0-4　呋喃妥因引起的非特异性间质性肺炎
A ～ C. CT 肺窗显示双肺下叶胸膜下多发小叶间隔增厚及网格影，伴斑片状磨玻璃阴影

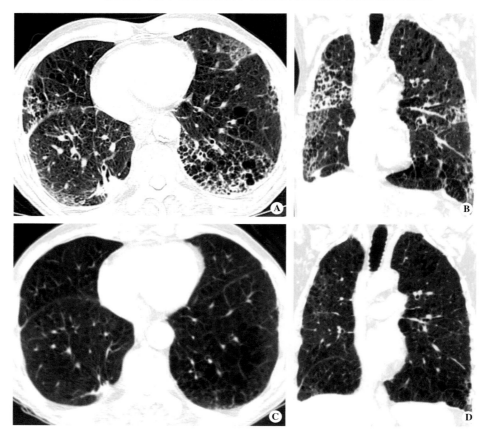

图 24-0-5　PD-1 抑制剂（信迪利单抗）引起的非特异性间质性肺炎
A、B. CT 肺窗显示胸膜下小叶间隔增厚，伴少量片状磨玻璃阴影；C、D. 激素治疗 2 周后复查，大部分病变被吸收、好转

2. 原发病进展　进行肿瘤药物治疗的患者肺部出现病变时需要与原发病进行鉴别，特别是肺部肿瘤患者。

3. 嗜酸性粒细胞性肺炎　药物反应是引起嗜酸性粒细胞性肺炎的常见原因，临床上需要与引起嗜酸性粒细胞增多的其他原因进行鉴别，如寄生虫感染、真菌感染及免疫性或系统性疾病。

【研究现状与进展】

有研究[7]报道了[18]F-FDG PET/CT对淋巴瘤化疗诱导的肺损害的诊断价值，CT可以发现双肺弥漫性磨玻璃样改变、斑片状实变、胸膜下网状阴影，FDG摄取轻度增高。

（许玉峰）

参 考 文 献

[1] 久保惠嗣，万献尧. 何谓药物性肺损害. 日本医学介绍，2007，28（3）：98-99.

[2] 孙雪林，朱翊，封宇飞，等. 靶向抗肿瘤药物致肺损伤分析. 中国药学杂志，2018，53（16）：1425-1430.

[3] 王巧红，吴霞. 免疫检查点抑制剂治疗中免疫相关不良反应的临床表现及处理. 中国免疫学杂志，2017，33（4）：615-620.

[4] Tirumani SH，Ramaiya NH，Keraliya A，et al. Radiographic profiling of immune-related adverse events in advanced melanoma patients treated with ipilimumab. Cancer Immunol Res，2015，3（10）：1185-1192.

[5] Ramos-Casals M，Perez-Alvarez R，Perez-de-Lis M，et al. Pulmonary disorders induced by monoclonal antibodies in patients with rheumatologic autoimmune diseases. Am J Med，2011，124（5）：386-394.

[6] 徐作军. 应加强对药物性肺损伤的重视和认识. 中华结核和呼吸杂志，2017，40（10）：721-723.

[7] Zhao MX，Zhang WF. Early detection value of ^{18}F-FDG-PET/CT for drug-induced lung injury in lymphoma. Ann Hematol，2019，98（4）：909-914.

第二十五章　特发性间质性肺炎

特发性间质性肺炎（idiopathic interstitial pneumonia，IIP）是一组原因不明的弥漫性的非肿瘤、非感染性肺病，累及肺间质，是以肺部炎症及纤维化为主要病理变化的疾病。1968 年 Liebow 和 Carrington 根据不同的组织学表现将慢性间质性肺炎分为 5 型：普通型（寻常型）间质性肺炎（usual interstitial pneumonia，UIP）；闭塞性细支气管炎间质性肺炎（bronchiolitis obliterans interstitial pneumonia，BIP）；脱屑性间质性肺炎（desquamative interstitial pneumonia，DIP）；淋巴细胞性间质性肺炎（lymphoid interstitial pneumonia，LIP）；巨细胞间质性肺炎（giant cell interstitial pneumonia，GIP）。这一分类方法的诊断金标准是病理学诊断，但是这 5 种慢性间质性肺炎类型并不是各自代表某一种特殊疾病，而是肺组织对各种不同致病因子的不同组织反应，也就是说每一种类型的间质性肺炎可见于多种不同疾病，而某一疾病也可以同时有一种以上的间质性肺炎存在，如类风湿关节炎患者的肺活检可同时有 UIP 或 DIP。随着时间的推移和研究的深入，对特发性间质性肺炎的组织学分类及其亚群的界定发生了一些变化。

2002 年美国胸科学会和欧洲呼吸学会组织了病理、放射、胸外科及免疫、放疗等多个学科，召开了特发性间质性肺炎的国际性协调会，本次会议达成了"特发性间质性肺炎临床 - 放射 - 病理联合分类"的共识[1]，新分类中包括 7 个亚型：特发性肺纤维化（idiopathic pulmonary fibrosis，IPF）、非特异性间质性肺炎（nonspecific interstitial pneumonia，NSIP）、隐源性机化性肺炎（cryptogenic organizing pneumonia，COP）、急性间质性肺炎（acute interstitial pneumonia）、呼吸性细支气管炎相关间质性肺疾病（respiratory bronchiolitis-associated interstitial lung disease，RB-ILD）、脱屑性间质性肺炎（DIP）和淋巴细胞性间质性肺炎（LIP）。这一分类方法的关键是上述 7 种特发性间质性肺炎为独立的疾病，同时强调在特发性间质性肺炎的诊断过程中，需要临床、影像和病理多学科紧密合作才能做出正确诊断。

2013 年美国胸科学会和欧洲呼吸学会再次对特发性间质性肺炎的分类进行了修订[2]。这次新分类把特发性间质性肺炎分为主要的、罕见的和不可分类三大类。主要的类型包括特发性肺纤维化、NSIP、RB-ILD、DIP、COP 和急性间质性肺炎；罕见的类型包括淋巴细胞性间质性肺炎和特发性胸膜肺弹力纤维增生症（idiopathic pleuroparenchymal fibroelastosis，IPPFE）。同时对不可分类的特发性间质性肺炎这一类型做了明确界定。另外，对主要的类型根据临床过程又分为慢性纤维性间质性肺炎（包括 IPF、NSIP）、吸烟相关的间质性肺炎（包括 RB-ILD 和 DIP）及急性、亚急性间质性肺炎（COP 和急性间质性肺炎）[3]。

（李　萍　张极峰）

参 考 文 献

[1] American Thoracic Society，European Respiratory Society. American Thoracic Society/European Respiratory Society International Multidisciplinary Consensus Classification of the Idiopathic Interstitial Pneumonias. Am J Respir Crit Care Med，2002，165（2）：277-304.

[2] Travis WD，Costabel U，Hansell DM，et al. An official American Thoracic Society/European Respiratory Society statement：update of the international multidisciplinary classification of the idiopathic interstitial pneumonias. Am J Respir Crit Care Med，2013，188（6）：733-748.

[3] Sverzellati N，Lynch DA，Hansell DM，et al. American Thoracic Society-European Respiratory Society classification of the idiopathic interstitial pneumonias：advances in knowledge since 2002. Radiographics，2015，35（7）：1849-1871.

第一节　急性间质性肺炎

【概述】

急性间质性肺炎（acute interstitial pneumonia，AIP）是一种病因不明的以肺间质弥漫性浸润为主要病理改变、以急进性通气功能障碍和呼吸衰竭为临床特征的重症呼吸系统疾病。临床罕见，死亡率极高，可达50%～88%，发病年龄及性别无差异[1]。发病可能与以下情况有关：①病毒（腺病毒或EB病毒）感染；②免疫因素，部分患者肺周边淋巴细胞等细胞中含有自身抗体，有免疫复合物在肺泡壁上沉积，红细胞沉降率、丙种球蛋白、抗核抗体等物质滴度上升，类风湿因子及狼疮细胞阳性，补体水平降低等；③遗传因素。

患者发病前多首先无明显诱因出现上呼吸道病毒感染样症状，持续1周到数周，半数以上可出现发热、干咳，继发感染时可有脓痰；呈急进性发展出现胸闷、乏力、发绀、喘鸣、胸部紧迫感，伴进行性加重的呼吸困难，并迅速陷入呼吸衰竭，实验室检查无明显特异性，血气分析多提示Ⅰ型呼吸衰竭[2]。初期肺内闻及湿啰音，中晚期闻及Velcro啰音。

【病理学表现】

AIP由Katzenstein于1986年总结了38例急性呼吸衰竭患者的临床资料首次提出，其组织学特点为弥漫性肺泡损伤（diffuse alveolar damage，DAD）[3]。病理过程可分为3个时期：急性渗出期、亚急性增生期、慢性纤维组织生成期[4]。各期的病理特点如下：①急性渗出期，肺泡上皮及基底膜损伤，炎性细胞浸润，Ⅱ型肺泡细胞增生，肺泡腔充满透明膜（脱落上皮和纤维蛋白）；②亚急性增生期，肺泡及间质组织机化，肺泡腔逐渐出现成纤维细胞成分，另可见肺泡间隔水肿和肺泡腔出血；③慢性纤维化组织生成期，多于发病2周后出现，表现为肺泡间隔增厚，成纤维细胞增生，出现肺泡腔及肺泡间隔纤维化。

【影像学表现】

1. X线　胸片表现为多个肺野内出现以肺门为中心、沿肺纹理走行分布的扇形淡片影，伴有不同程度的小叶间隔增厚及穿行在扇形淡片影之间的支气管血管束增粗。

2. CT　AIP的影像学改变常呈进行性发展[5]。早期（发病1～2周）主要以渗出性改变为主，表现为斑片状实变阴影及磨玻璃阴影，双侧中下肺的外周多见。中期渗出性病变迅速进展，并出现肺间质结构的广泛增厚，表现为双肺弥漫分布的磨玻璃阴影，并伴实变（图25-1-1），下肺较上肺为著，但实变影不如磨玻璃阴影常见，小叶间隔及小叶内间隔增厚，增厚的小叶间隔较光滑，呈"铺路石"样表现[6]。急进性纤维化、进行性肺组织结构破坏为晚期（3～4周后）AIP的主要特点[7]（图25-1-2）。支气管扩张和蜂窝状影是最典型的表现，牵张性串珠样支气管扩张是特异性表现[8]。蜂窝影及微囊改变代表纤维化，微囊改变与蜂窝影均为间质性肺炎预后不良的独立预测因素[9]。

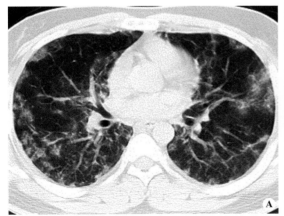
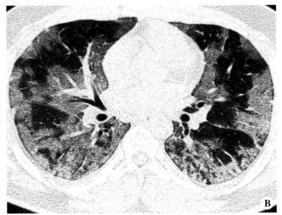

图25-1-1　急性间质性肺炎（一）

A. CT肺窗显示双侧中下肺外周散在斑片状影及磨玻璃阴影；B. 中期渗出性病变迅速进展，双肺磨玻璃阴影密度增高、范围扩大、边界清晰

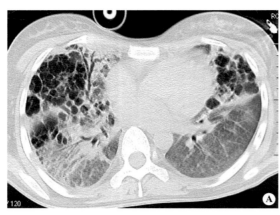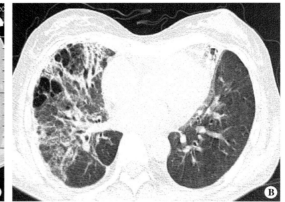

图 25-1-2 急性间质性肺炎（二）

A. CT肺窗显示双肺多发斑片状影、磨玻璃阴影、囊泡影，局部支气管受牵连略扩张；B. 治疗20天后，双肺磨玻璃阴影明显吸收，残余纤维化改变，
囊泡影、支气管扩张无明显变化

急进性进展的影像学变化过程是 AIP 的特征性表现，AIP 的诊断需要对一系列影像学资料做出认真的分析。由于 HRCT 可显示肺的微细结构，对肺间质改变的显示优于常规 CT 及胸片，可优先考虑使用，有助于 AIP 肺间质改变的早期判断及治疗。

【诊断要点】

1. 60 天内有急性下呼吸道疾病。

2. 影像学表现为弥漫的双肺浸润。

3. 肺活检显示为机化性或增殖性的弥漫性肺泡损伤。

4. 缺乏病因，如感染、全身炎症反应综合征、中毒、结缔组织病和既往肺间质性疾病等。

5. 既往影像学表现正常。

【鉴别诊断】

1. 急性呼吸窘迫综合征（ARDS） 由于 ARDS 及严重急性呼吸综合征（SARS）与 AIP 有着相似的临床表现及病理表现，临床上常需相互鉴别[10, 11]。ARDS 常继发于肺内外严重疾病，肺纤维化程度、肺结构的破坏程度不如 AIP，对糖皮质激素治疗常无效。

2. 肺水肿 患者有原发病病史，同时双肺病变分布通常是弥漫性的，病变之间不存在正常的肺组织区，融合趋势明显。

3. 其他肺内炎症 通常是双肺广泛分布的小片状和不规则的淡片状影，最大的不同点是随机散在性分布，融合趋势不明显，肺部影像学表现短期变化不明显，部分炎症还有此起彼伏的特点，

在分布上及影像学变化时相上与 AIP 明显不同。

【研究现状和进展】

AIP 的 HRCT 表现能够较好地反映其病理改变，急进性进展是特征性临床特点，临床诊断并不困难。通过一些影像学表现对其预后及转归做出预测和判断有一定意义[9]。治疗时尽早使用体外膜氧合器（ECMO）可以减缓肺损伤的程度[12]，也会使影像学表现不同，有待进一步研究。

（李　萍　张极峰）

参 考 文 献

[1] 吴爽，任锦，李艳秋，等 . 急性间质性肺炎 1 例报道及文献复习 . 中国实验诊断学，2017，21（1）：34-35.

[2] 张韬军，乔英，李健丁 . 急性间质性肺炎的 CT 表现及其病理学基础 . 中国中西医结合影像学杂志，2015，13（6）：683-685.

[3] Katzenstein AL，Myers JL，Mazur MT. Acute interstitial pneumonia：a clinic opathlogic，ultrastructural，and cell kinetic study. Am J Surg Pathol，1986，10（4）：256-267.

[4] Bouros D，Nicholson AC，Ploychronopoulos V，et al. Acute interstitial pneumonia. Eur Respir J，2000，15（2）：412-418.

[5] 雷志丹，葛英辉，文泽军，等 . 急性间质性肺炎的影像诊断 . 实用诊断与治疗学杂志，2005，19（11）：799-802.

[6] Li P，Zhang JF，Xia XD，et al. Serial evaluation of high-resolution computed tomography findings in patients with pneumonia in novel swine-origin influenza a virus infection. Br J Radiol，2012，85（1014）：729-735.

[7] 刘连荣，刘英佳，高宝义，等 . 急性间质性肺炎的 HRCT 表现 . 实用放射学杂志，2015，31（3）：405-408.

[8] 李铁一 . 急性间质性肺炎 . 实用医学影像杂志，2003，4（4）：181-182.

[9] Edey AJ，Devaraj AA，Barker RP，et al. Fibrotic idiopathic interstitial pneumonias：HRCT findings that predict mortality. Eur Radiol，2011，21（8）：1586-1593.

[10] Ichikado K. High-resolution computed tomography findings of acute respiratory distress syndrome，acute interstitial pneumonia，and acute exacerbation of idiopathic pulmonary fibrosis. Semin Ultrasound CT MR，2014，35（1）：39-46.

[11] Li P，Su DJ，Zhang JF，et al. Pneumonia in novel swine-origin influenza A virus infection：high-resolution CT findings. Eur J Radiol，2011，80（2）：e146-e152.

[12] Gonçalves-Venade G，Lacerda-Príncipe N，Roncon-Albuquerque RJ，et al. Extracorporeal membrane oxygenation for refractory severe respiratory failure in acute interstitial pneumonia. Artif Organs，2018，42（5）：569-574.

第二节　特发性肺纤维化

【概述】

特发性肺纤维化（idiopathic pulmonary fibrosis，IPF）的定义：根据 ATS/ERS 的定义，IPF 被认为是局限于肺部的不明原因的慢性纤维化性间质性肺炎，其组织病理学改变就是普通型间质性肺炎（usual interstitial pneumonia，UIP）[1]。IPF 是最常见的特发性间质性肺炎，占所有病例的 50%～60%。虽然 IPF 占 UIP 患者的大多数，但 UIP 病变也可与药物或粉尘暴露、慢性过敏性肺炎、胶原血管疾病、石棉暴露等相关。因此，在诊断 UIP 为特发性时，需首先排除上述基础疾病为原因所致的 UIP[2]。

临床表现为渐进性气促、干咳和呼吸困难。其中男性患者更常见。其在吸烟者中又更为常见；因此，吸烟似乎是 IPF 的一项危险因素。临床过程逐渐恶化。不同于其他类型间质性肺炎，皮质类固醇治疗 IPF 无效，因此预后更差。

【病理学表现】

UIP 的组织学特征表现为间质性炎症、成纤维细胞灶、纤维化及蜂窝改变等多种病变并存，上述各种改变中又夹杂着正常肺组织。这种短暂的病变多样性是 UIP 的特征，病变时相不一，新老病变并存，病变中既可见大量的胶原纤维沉积，又可见成纤维细胞灶（fibroblast foci）。肺外周和基底部是受累最严重的区域[3]。

【影像学表现】

1. X线　在发病早期,大多数患者的胸片正常。在进展期，胸片表现为肺容积减小，从肺尖到基底部有逐渐增加的网格状不透明区。

2. CT　UIP 的 CT 表现多种多样，纤维化肺区域与正常肺区域混杂。UIP 的 HRCT 特征表现是位于胸膜下及基底部的肺部网格状影、蜂窝影及牵拉性支气管扩张。UIP 另一个常见表现为肺纤维化导致的肺结构变形。在大多数 UIP 患者，蜂窝肺是最突出的表现[4]。

（1）网格状影：为小叶间隔及小叶中心结构增厚，多见于双肺下叶的胸膜下区，肺内小叶间隔增厚表现为分支状影或多边形影（图 25-2-1A）。

（2）磨玻璃阴影：也是特发性 UIP 常见的 CT 表现，但它们分布局限，不像网格状影分布那么广泛（图 25-2-1B），反映了急性呼吸道疾病患者 IPF 的急性加重的活动程度。磨玻璃阴影常位于结构变形的区域内，代表微纤维化改变，而非炎症[5]。

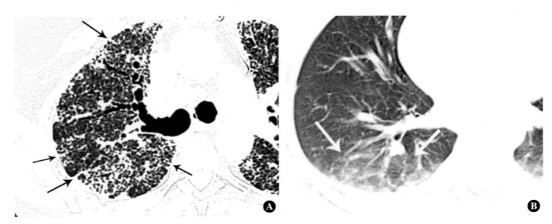

图 25-2-1　特发性肺纤维化（一）

A.CT 肺窗显示小叶间隔及小叶中心结构增厚，呈与胸膜面垂直的细线影、分支状影及网状影（箭头）；B.右肺下叶后基底段密度轻度增高，呈磨玻璃样改变，边缘模糊（箭头）

（3）蜂窝状改变：为最有特征的 CT 表现，见于病变后期。其表现为数毫米至 2cm 大小不等的圆形或椭圆形含气囊腔，壁较薄而清楚，与正常肺交界面清楚，主要分布于双肺基底部胸膜下区（图 25-2-2）。蜂窝状影表明病变已进入静止阶段。

（4）支气管扩张：发生于肺间质纤维化比较严重部位，主要为段以下或更小支气管扩张，多为柱状扩张，可伴支气管扭曲、并拢。

（5）肺气肿：病变区常见小叶中心性肺气肿或全小叶肺气肿。

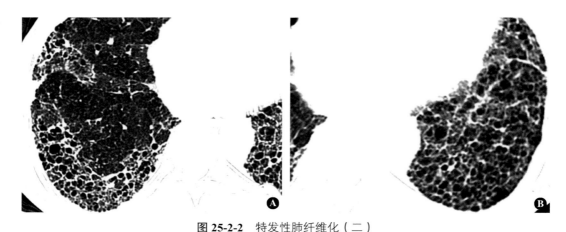

图 25-2-2 特发性肺纤维化（二）
A、B.CT 肺窗显示双肺蜂窝状改变，小叶间隔增厚，间以多发大小不等的含气囊腔

【诊断要点】

1. UIP 的特征性三联征即位于胸膜下及基底部的肺部网格状影、大囊状蜂窝影及牵拉性支气管扩张。

2. 典型的临床表现，激素及通气治疗无效，预后不良。

3. 排除其他基础疾病为原因所致的 UIP。

【鉴别诊断】

特发性肺间质纤维化影像学表现及临床表现无特异性，但病变的分布主要在双肺下部的胸膜下区，即使病变累及肺中央部，也表现为病变从胸膜下至肺门逐渐减轻的规律[6]。本病需要与以下疾病鉴别。

1. 肺类风湿性病 有广泛性肺间质纤维化，最后发展为蜂窝肺，与特发性肺间质纤维化相似。但前者有渐进性坏死结节即肉芽肿及胸腔积液表现。

2. 系统性红斑狼疮 其胸部表现以心肌炎所致的心脏增大、间质性肺炎、节段性盘状肺不张和胸腔积液等为特征，与特发性肺间质纤维化不同。

3. 硬皮病 硬皮病的肺间质纤维化发展至晚期可出现蜂窝肺，如有皮肤改变及食管造影见食管张力降低或狭窄等表现，则有助于硬皮病的诊断。

4. 石棉肺 常见胸膜反应和肺实质带状改变及胸膜下线状影，蜂窝状改变表现没有那么明显。

5. 慢性过敏性肺炎 常见空气潴留伴马赛克征及磨玻璃阴影，蜂窝状改变表现不明显。因此，特发性肺间质纤维化要排除其他原因引起的肺间质纤维化才可诊断。

【研究现状和进展】

IPF 需要综合多方面资料，需要临床医师、放射医师、病理医师共同研究，在多学科诊疗（MDT）模式下得出准确的诊断。以往认为蜂窝影是特征性影像学表现，最近牵拉性支气管扩张这一征象的价值越来越多地被重视[7]。更多的影像学特征被用来区分特发性间质性肺炎的各个细小分类，尽可能减少有创肺活检。

2017 年 Fleischner 学会成立国际多学科委员会，并于同年公布了该学会的 IPF 诊断标准白皮书[8]。2018 年美国胸科学会（ATS）、欧洲呼吸学会（ERS）、日本呼吸学会（JRS）和拉丁美洲胸科协会（ALAT）的专家回顾了 2011～2018 年关于 IPF 诊断的临床研究，在 2011 版指南的基础上制定了 2018 年 IPF 诊断指南[9]。2018 版指南将 IPF 分为 UIP 型、可能 UIP 型、不确定 UIP 型和其他诊断 4 种类型，进一步细化 IPF 的诊断，同时规范高质量 HRCT

的诊断标准。同时对于外科肺活检的适应证及操作标准都提出了相应的建议。

（李　萍　张极峰）

参 考 文 献

[1] Raghu G，Collard HR，Egan JJ，et al. An official ATS/ERS/JRS/ALAT statement：idiopathic pulmonary fibrosis：evidence-based guidelines for diagnosis and management. Am J Rrespir Crit Care Med，2011，183（6）：788-824.

[2] Hwang JH，Misumi S，Sahin H，et al. Computed tomographic features of idiopathic fibrosing interstitial pneumonia：comparison with pulmonary fibrosis related to collagen vascular disease. J Comput Assist Tomogr，2009，33（3）：410-415.

[3] Nishimura K，Kitaichi M，Izumi T，et al. Usual interstitial pneumonia：histologic correlation with high-resolution CT. Radiology，1992，182（2）：337-342.

[4] Lynch DA，Godwin JD，Safrin S，et al. High-resolution computed tomography in idiopathic pulmonary fibrosis：diagnosis and prognosis. Am J Respir Crit Care Med，2005，172（4）：488-493.

[5] 李萍，刘白鹭. 呼吸系统疾病 CT 诊断. 哈尔滨：黑龙江省科技出版社，2005.

[6] Webb WR，Muller NL，Naidich DP. High resolution CT of the lung. Philadelphia：Lippincott Williams & Wilkins，2008.

[7] Myriam A，Inmaculada H，David I，et al. Diagnosis of idiopathic pulmonary fibrosis：differential diagnosis. Basel：Medical sciences，2018.

[8] Lynch DA，Sverzellati N，Travis WD，et al. Diagnostic criteria for idiopathic pulmonary fibrosis：a Fleischner Society White Pape. Lancet Respir Med，2018，6（2）：138-153.

[9] Raghu G，Remy-Jardin M，Myers JL，et al. Diagnosis of idiopathic pulmonary fibrosis：an official ATS/ERS/JRS/ALAT clinical practice guideline. Am J Respir Crit Care Med，2018，198（5）：e44-e68.

第三节　非特异性间质性肺炎

【概述】

非特异性间质性肺炎（nonspecific interstitial pneumonia，NSIP）是特发性间质性肺炎的一种较常见类型，比普通型间质性肺炎（UIP）少见。NSIP 由 Katzenstein 等[1] 于 1994 年首次报道，因其临床、病理、影像和肺功能等改变，尤其对糖皮质激素的治疗反应和预后与 IPF 都有显著的不同，故近年将其从 IPF 中分离出来，作为一种独立的特发性肺间质性疾病。

典型的 NSIP 患者多在 40 ～ 50 岁发病，比 IPF 发病年龄要晚 10 年。症状类似，但程度相对较轻。临床主要表现为渐进性呼吸困难和咳嗽。与 UIP 相比，大部分 NSIP 患者对糖皮质激素有较好的反应。如病变仅限于肺部，找不到其他疾病为致病原因，则其为特发性非特异性间质性肺炎（INSIP），其他由结缔组织病、有机粉尘吸入、某些药物反应及急性肺损伤的机化期等致病相关因素引起者为 NSIP[2]。

【病理学表现】

NSIP 主要病理学特征为肺间质不同程度的炎症和纤维化。病灶可呈片状分布，但最重要的特征是在病变时相上的一致性，即不同部位的病变似乎都是由发生在一个狭窄的时间段内的损伤引起的，并且共处于炎症纤维化进程中的某一阶段，很少出现成纤维细胞灶，病变一致是不同于 UIP 的鉴别要点[3]。基于炎症和纤维化大小变化多样，NSIP 进一步分为细胞型和纤维化型。细胞型 NSIP 中肺泡间隔增厚主要是炎性细胞所致；纤维化型 NSIP 中可以看到间质纤维变性和轻度炎症。细胞型 NSIP 比纤维化型少见[1]。

【影像学表现】

1. X 线　在 NSIP 发病早期，患者胸片正常。双侧肺有较均匀分布的以中下肺野及胸膜下为主的间质浸润阴影，可呈磨玻璃样密度。随着病情发展出现线条状及网状或结节状阴影，但很少出现蜂窝肺，偶尔出现也为极少量。NSIP 晚期肺体积可缩小[4]。

2. CT　HRCT 最主要的表现是斑片状磨玻璃阴影、线状或网格状不透明影和散在的微小结节。HRCT 最主要的征象是呈对称性分布的磨玻璃阴影，主要分布于中下肺野与胸膜下。在进展期，可以看到牵拉性支气管扩张和肺实变（图 25-3-1）。蜂窝状改变发生率很低，即使发生囊变，也小且比较局限。同时可见支气管血管束增粗、牵拉性支气管扩张及肺组织结构扭曲，这些表现皆发生于纤维化型 NSIP[5]。

【诊断要点】

1. HRCT 典型的征象是分布于中下肺野与胸膜下的呈对称性分布的磨玻璃阴影，具有时空均质性。

2. 没有典型的临床症状和影像学表现时应争取进行肺活检，需要经外科手术肺组织活检证实。

3. 激素和免疫抑制剂治疗有效。

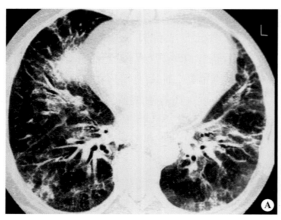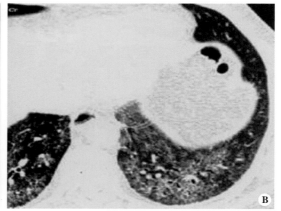

图 25-3-1　非特异性间质性肺炎
A. CT 肺窗显示双肺磨玻璃阴影，呈片状分布，多见于胸膜下区域，伴小片实变；B. 不规则线状影及牵拉性支气管扩张

【鉴别诊断】

1. UIP　NSIP 区别于 UIP 的主要 CT 表现有受累肺组织表现均一，无明显"尖基底分布倾向"，广泛的磨玻璃阴影，网状和微小结节影。CT 随访有助于两者鉴别。NSIP 患者即使有支气管扩张，磨玻璃阴影也不会进展为蜂窝状。IPF 的临床症状与影像学都有其特殊的表现，诊断不难。当临床症状及影像学表现不典型时需进行肺活检。

2. 呼吸性细支气管炎相关间质性肺疾病（RBILD）/脱屑性间质性肺炎（DIP）　绝大多数为吸烟者，男性多于女性，多见于中老年人。影像学 DIP 早期表现为双肺呈模糊阴影、磨玻璃样改变，晚期出现线条状、网状或网结节阴影，一般无蜂窝肺，RBILD 影像学表现以网状、网结节、磨玻璃阴影为主。病变分布呈斑片状，局限于细支气管周围的肺泡内，无 DIP 呈弥漫均匀一致的改变。

3. 隐源性机化性肺炎（cryptogenic organizing pneumonia，COP）　好发于 50～60 岁，男女无差异，与吸烟关系不大。发病多呈亚急性，流感样症状、运动性呼吸困难、干咳较多，较少见咳痰或咯血、胸痛、盗汗等，很少出现杵状指，影像学上双肺显示多发性斑片状浸润阴影、磨玻璃阴影或实变，实变内可见空气支气管征，以上是肺泡炎的表现。病变呈游走性是其特点。此外可见间质炎变化，表现为网状、网结节状、结节状阴影，但无蜂窝肺出现。COP 的治疗方法首选糖皮质激素，疗效非常理想，可在 24～48 小时内明显好转，肺部阴影消失常需数周。

【研究现状和进展】

NSIP 的诊断标准是不断更新的，NSIP 本身也与许多疾病相关联，以结缔组织病多见，即结缔组织病相关性非特异性间质性肺炎（NSIP associated with connective tissue disease，CTD-NSIP）。有学者[6] 通过比较特发性非特异性间质性肺炎（IN-SIP）与 CTD-NSIP 影像学表现的不同，进一步分类，提高诊断准确性。

（李　萍　张极峰）

参 考 文 献

[1] Katzenstein AL，Fiorelli RF. Nonspecific interstitial pneumonia/fibrosis：histologic features and clinical significance. Am J Surg Pathol，1994，18（2）：136-147.

[2] Kim EA，Lee KS，Johkoh T，et al. Interstitial lung diseases associated with collagen vascular diseases：radiologic and histopathologic findings. Radio Graphics，2002，22：S151-S165.

[3] Flaherty KR，Thwaite EL，Kazerooni EA，et al. Radiological versus histological diagnosis in UIP and NSIP：survival implications. Thorax，2003，58（2）：143-148.

[4] Johkoh T，Müller NL，Colby TV，et al. Nonspecific interstitial pneumonia：correlation between thin-section CT findings and pathologic subgroups in 55 patients. Radiology，2002，225（1）：199-204.

[5] Akira M，Inoue G，Yamamoto S. Non-specific interstitial pneumonia：findings on sequential CT scans of nine patients. Thorax，2000，55（10）：854-859.

[6] Tominaga J，Iwasawa T，Murota M，et al. Computed tomography findings of current nonspecific interstitial pneumonia based on the 2013 updated classification of idiopathic interstitial pneumonias：what is a characteristic of previously diagnosed nonspecific interstitial pneumonia excluded from the updated classification. Jpn J Radiol，2021，39（1）：47-55.

第四节　脱屑性间质性肺炎

【概述】

脱屑性间质性肺炎（desquamative interstitial pneumonitis，DIP）是特发性间质性肺炎的一种类型，是以气腔单核细胞浸润为特征的慢性肺部炎症。DIP是一种临床及病理上独立的疾病，累及30～40岁的吸烟者，脱屑性间质性肺炎病因不明，多数认为DIP的发生与长期吸烟有密切关系，是异物性反应，还是自身免疫现象或感染后遗症，尚不清楚。因曾检查中发现过类风湿因子、抗核抗体及红斑狼疮细胞，故曾一度认为其是一种结缔组织病。也有人认为其与肺泡性蛋白质沉积症有关。还有人报道其继发于肺部感染之后，或无任何明显诱因[1]。

本病症状颇似弥漫性肺纤维化，发病多隐匿，但也可突然起病，主要表现为呼吸加快、进行性呼吸困难、心率过速、发绀、干咳、体重减轻、无力和食欲减退、发热，体温多不超过38℃，严重者发生心力衰竭，可突然死亡。查体有时可见杵状指（趾）。肺部体征不明显，有时双下肺可听到细湿啰音，外周血嗜酸性粒细胞可见增高。戒烟和应用皮质激素治疗后，预后较好。

【病理学表现】

DIP最显著的组织学特征是肺泡腔内有含色素的巨噬细胞和少量脱屑的肺泡上皮细胞。DIP的肺部改变较弥漫和均一。通常肺间质有轻度纤维变性。Ashen等于1984年提出的病理诊断标准如下：①肺泡内可见含PAS染色阳性颗粒的巨噬细胞大量聚集；②肺泡内Ⅱ型上皮细胞肿胀及增生；③间质内有淋巴细胞、浆细胞和嗜酸性粒细胞浸润，并有轻度间质纤维化[2]。

【影像学表现】

1. X线　DIP的胸片没有特异性，或表现为模糊的不透明影，为一个三角形阴影，自肺门沿心脏向双肺基底伸展，三角形的底在侧面，阴影在心缘部增浓，在肺外围变浅和减少，这种典型阴影有时可持续4～6年不变；有时则在数月内发生变化或逐渐被吸收[3]。

2. CT　DIP肺部影像学无特异性，所有DIP患者均可见磨玻璃阴影，其是本病的特征性征象，主要位于肺外围，且中下肺更为多见。少数患者可呈灶性分布或弥漫分布。其他表现包括局限性不规则条状影和网状影，但限于病变广泛者，且一般位于下肺。蜂窝影罕见，且仅见于病变广泛者，通常较轻并局限于下肺外围。经激素治疗后磨玻璃阴影可完全消失，但少数磨玻璃阴影可进展为网状影[4]。

DIP一旦确诊，必须积极说服患者立即戒烟，并尽早使用糖皮质激素。DIP的预后良好，5年和10年生存率分别是95.2%和69.6%。大部分患者的病程比较稳定，少数患者尽管使用激素治疗，但仍然进展到肺纤维化。

【诊断要点】

1. HRCT主要表现为双肺磨玻璃阴影及不规则网格影、索条影，以肺底部及胸膜下明显。

2. 典型的临床表现，激素治疗有效。

3. 确诊主要依靠肺活检病理诊断。支气管肺泡灌洗液见大量褐色素性肺泡巨噬细胞可协助DIP诊断。

【鉴别诊断】

RBILD和DIP在临床表现、影像学及对皮质激素治疗的反应上都较为相似，鉴别两者需要病理活检。不同之处在于RBILD的病变呈斑片状分布，主要集中于呼吸性细支气管周围，远端气腔不明显，有明显的呼吸性细支气管炎及肺间质炎症，但纤维化较轻。DIP的病变弥漫分布且较为广泛，肺间质炎症和纤维化相对较重，呼吸性细支气管炎的表现较轻。

【研究现状和进展】

尽管DIP被归类为吸烟相关性疾病，但也有一部分患者是没有吸烟史的，这部分患者的影像学表现不典型，诊断主要依靠肺活检，这部分患者的影像学特点也需要进一步总结[5]。

（李　萍　张极峰）

参考文献

[1] Sung SA, Ko GJ, Kim JY, et al. Desquamative interstitial pneumonia associated with concurrent cytomegalovirus and Aspergillus pneumonia in a renal transplant recipient. Nephrol Dial Transplant, 2005, 20（3）: 635-638.

[2] Fraig M, Shreesha U, Savici D, et al. Respiratory bronchiolitis: a clinicopathologic study in current smokers, ex-smokers, and nev-

er-smokers. Am J Surg Pathol, 2002, 26（5）: 647-653.

[3] Feigin DS, Friedman PJ. Chest radiography in desquamative interstitial pneumonitis: a review of 37 patients. Am J Roentgenol, 1980, 134(1): 91-99.

[4] Akira M, Yamamoto S, Hara H, et al. Serial computed tomographic evaluation in desquamative interstitial pneumonia. Thorax, 1997, 52（4）: 333-337.

[5] 居阳, 柯会星, 钟雪锋, 等 . 脱屑性间质性肺炎一例并文献复习 . 中华结核和呼吸杂志, 2017, 40（10）: 760-765.

第五节　呼吸性细支气管炎相关间质性肺疾病

【概述】

呼吸性细支气管炎相关间质性肺疾病（respiratory bronchiolitis-associated interstitial lung disease, RBILD）是一种不明原因的与吸烟有关的间质性肺疾病，症状较明显，是呼吸性细支气管炎较常见的组织学分型。RBILD 和 DIP 的临床、影像学和组织学表现有显著的重叠，是同一疾病在发展过程中病理形态学表现出来的严重程度不同。病理组织学主要表现为在呼吸性细支气管周围的管腔内有大量含色素的巨噬细胞聚集，散在多核巨细胞，远端气腔不受累。与普通型间质性肺炎（UIP）相比，糖皮质类固醇治疗有明显的效果，预后较好 [1]。

RBILD 患者通常 30～40 岁发病，有吸烟史。男性发病率接近于女性的 2 倍，表现为轻度呼吸困难和咳嗽。治疗措施主要是戒烟，然而，大多数患者也接受类皮质激素治疗。

【病理学表现】

RBILD 的组织病理学特征是含色素的巨噬细胞聚集于呼吸性细支气管周围的管腔内。支气管周围有轻度炎症和纤维变性。RBILD 的表现在组织学上不易和不典型的呼吸性细支气管炎鉴别 [2]。

【影像学表现】

1. X 线　胸片对于诊断 RBILD 不敏感，常表现为正常，有时可以看到支气管壁增厚和网格状不透明影，肺容积正常。

2. CT　HRCT 主要表现为弥漫性分布，主要表现是小叶中心性结节 [3]、磨玻璃阴影和支气管壁增厚。磨玻璃阴影是因为巨噬细胞沉积于肺泡管和肺泡内。小叶中心性结节是由于管腔内肺气肿在支气管周围分布。有吸烟史的患者常伴有小叶中央性肺气肿 [4]。

【诊断要点】

1. RBILD 最常见的 HRCT 表现是中央支气管和周围支气管的管壁增厚，其他 HRCT 表现包括小叶中央小结节、磨玻璃阴影和伴有气体潴留的肺气肿。

2. 肺泡灌洗液内含棕褐色颗粒的巨噬细胞，同时缺乏其他病变的典型改变，可以排除其他病变。

3. 吸烟史。

【鉴别诊断】

临床上通过临床表现、实验室检查和影像学表现将 RBILD 与其他 IIP 各亚型区分开非常困难，RBILD 主要需与以下几种疾病鉴别。

1. DIP　和 RBILD 在临床表现、影像学表现及对皮质激素治疗的反应上都较为相似，鉴别两者需要病理活检。不同之处在于 RBILD 的病变呈斑片状分布，主要集中于呼吸性细支气管周围，远端气腔不明显，有明显的呼吸性细支气管炎及肺间质炎症，但纤维化较轻。DIP 的病变弥漫分布且较为广泛，肺间质炎症和纤维化相对较重，呼吸性细支气管炎的表现较轻。

2. UIP　多发生于中年人，较 RBILD 发病年龄大（平均为 50～70 岁），女性多见。HRCT 可显示位于胸膜下及基底部的肺部网格状影、大囊状蜂窝影及牵拉性支气管扩张。在组织学上，UIP 的主要病理学特征为出现片状、不均一、分布多变的间质炎症、纤维化和蜂窝肺改变，与正常肺组织呈灶性、交替分布。这些病理改变主要累及周围胸膜下肺实质。成纤维细胞灶、伴胶原沉积的瘢痕化和蜂窝变组成的不同时相病变共同构成诊断 UIP 的重要特征，也是与 RBILD 等其他 ILD 相区别的关键鉴别点。

3. NSIP　发病以中老年为主，在性别上与 RBILD 不同，女性多于男性。起病和临床表现与 RBILD 类似，可能与病因相关的因素有某些潜在的结缔组织疾病、有机粉尘吸入，某些药物反应及急性肺损伤的缓解期等。胸片表现为肺下野的网状阴影，有时表现为斑片状阴影。HRCT 显示双肺对称性磨玻璃影或双肺肺泡腔的实变影。NSIP

的主要 CT 表现为受累肺组织表现均一、广泛的磨玻璃阴影、网状和微小结节影。

【研究现状与进展】

RBILD 的相关研究较少，有研究表明 RBILD 进展可演变成 DIP，可能是疾病的不同阶段[5]。

（李　萍　张极峰）

参 考 文 献

[1] Ryu JH，Myers JL，Capizzi SA，et al. Desquamative interstitial pneumonia and respiratory bronchiolitis-associated interstitial lung disease. Chest，2005，127（1）：178-184.

[2] Myers JL，Veal CFJ，Shin MS，et al. Respiratory bronchiolitis causing interstitial lung disease：a clinicopathologic study of six cases. Am Rev Respir Dis，1987，135（4）：880-884.

[3] Sieminska A，Kuziemski K. Respiratory bronchiolitis-interstitial lung disease. Orphanet J Rare Dis，2014，9：106.

[4] Heyneman LE，Ward S，Lynch DA，et al. Respiratory bronchiolitis，respiratory bronchiolitis-associated interstitial lung disease，and desquamative interstitial pneumonia：different entities or part of the spectrum of the same disease process? Am J Roentgenol，1999，173（6）：1617-1622.

[5] Churg A，Hall R，Bilawich A. Respiratory bronchiolitis with fibrosis-interstitial lung disease：a new form of smoking-induced interstitial lung disease. Arch Pathol Lab Med，2015，139（4）：437-440.

第六节　隐源性机化性肺炎

【概述】

隐源性机化性肺炎（cryptogenic organizing pneumonia，COP）是一组病因不明的少见疾病。其相应的临床 - 放射 - 病理学定义是指没有明确的致病原（如感染）或其他临床伴随疾病（如结缔组织病）情况下出现的机化性肺炎。在 2002 年 ATS/ERS 发布的 IIP 分类的共识中，COP 属于特发性间质性肺炎（IIP）的一种类型。并要求用机化性肺炎（organizing pneumonia，OP）和 COP 分别描述其病理和临床特征。COP 的病因不明，由于起病时多数患者有类似流感样表现，推测其可能与感染有关。Elizabeth 等用呼吸道肠病毒复制出 COP 的肺部病理模型，提示呼吸道病毒感染参与 COP 的形成[1]。

发病原因尚不明确，由于多数患者发病时有流感样症状，推测其可能与感染有关。发病年龄多为 50～60 岁，平均为 55 岁，无性别差异，与吸烟无关。大多数亚急性起病，病程多在 3 个月以内。临床表现缺乏特异性，最常见的临床症状为程度不同的干咳和呼吸困难、间断发热、乏力等，酷似感染。上述临床症状在数周内进展。其对皮质激素治疗反应好，极少发展为呼吸衰竭。

【病理学表现】

机化性肺炎的组织学特征是肺泡管和肺泡内有息肉样的肉芽组织。肺泡内渗出性炎症机化导致成纤维细胞增生。典型表现为肺斑片状受累，正常结构依然存在，同期有肉芽组织和较少的炎性细胞。COP 病理与结缔组织病及药物继发的机化性肺炎表现无区别，在支气管镜肺活检组织标本中也能观察到典型的病理表现[2]。

【影像学表现】

1. X 线　胸片常表现为单侧或双侧片状肺实变，类似于肺部炎性浸润。然而，COP 的实变不是活动性的肺炎，而是肺泡内成纤维细胞增生，可能与先前呼吸道感染有关。有些患者表现为结节影，绝大多数患者的肺容积正常[3]。

2. CT　通常病变在 CT 上比在胸片上表现得更广泛。肺部病变呈典型的外周带和支气管周围分布，双肺下叶较易受累。以肺实变和磨玻璃阴影最常见（图 25-6-1），可见小结节，网格状改变及索条状改变较少见。磨玻璃阴影分布特征不具有特异性，而肺实变多具有沿支气管血管束或胸膜下分布的特点。病变具有游走性、多态性、多发性、多变性和多复发性，多双肺受累，蜂窝肺少见等特点[4]。

【诊断要点】

1. 流感样症状，亚急性起病。

2. 影像学表现为双肺游走性、多灶性、外周分布的肺泡实变。

3. 一般状况好而影像学表现重，2～3 个月病灶不被吸收。激素治疗反应良好。

【鉴别诊断】

1. 需排除各种继发性机化性肺炎　①细菌、真菌、病毒感染后引起的机化性肺炎；②药物因素引起的机化性肺炎，常见药物有胺碘酮、博来霉素、金制剂等；③在血管炎如韦格纳肉芽肿等结缔组织病、间质性肺炎如 NSIP 中也可见到机化性肺炎样改变。

2. 普通型间质性肺炎　典型 HRCT 表现为基

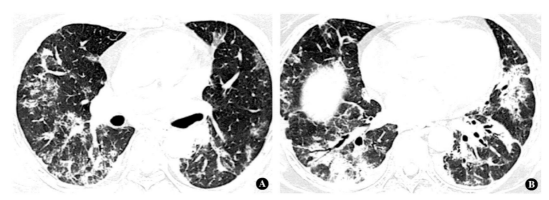

图 25-6-1 隐源性机化性肺炎
A. CT 肺窗显示双肺多发斑片状实变及磨玻璃阴影；B. 实变内见空气支气管征，支气管管壁增厚、管腔扩张

底部和外周网状影，通常伴有牵拉性支气管和细支气管扩张，蜂窝样改变常见，并且是确定诊断的关键，磨玻璃阴影虽然常见，但范围小于网状影。

3. 金黄色葡萄球菌性肺炎 ①起病急骤，寒战、高热，有显著的毒血症状；②病灶比较广泛，常双肺多个肺叶、肺段同时受累；③多发性肺浸润、肺脓肿、肺气囊肿和脓胸或脓气胸为金黄色葡萄球菌性肺炎的四大影像学征象。④病灶易变，短期内 CT 复查可见病灶的形态、部位、大小发生变化。

4. 肺癌 Drakopanagiotakis 等[5] 提出局灶性机化性肺炎区别于肺癌的影像学特征：①肿块触及胸膜或沿支气管血管束分布并见血管收缩会聚；②肿块形状为平的椭圆形、梯形或斜方形而非圆形；③存在卫星灶。

【研究现状和进展】

COP 的影像学表现多种多样，变化快，复发多见。有学者发现"反晕"征在 COP 中也是比较常见的[6]，但是不具有特异性，在结核、真菌病及部分肿瘤中也可以见到，结合分布及其他特点，对 COP 的诊断也有一定帮助。

（李　萍　张极峰）

参 考 文 献

[1] American Thoracic Society，European Respiratory Society. American Thoracic Society/European Respiratory Society International Multidisciplinary Consensus Classification of the Idiopathic Interstitial Pneumonias：this joint statement of the American Thoracic Society（ATS），and the European Respiratory Society（ERS）was adopted by the ATS board of directors，June 2001 and by the ERS Executive Committee，June 2001. Am J Respir Crit Care Med，2002，165（2）：277-304.

[2] Myers JL，Colby TV. Pathologic manifestations of bronchiolitis，constrictive bronchiolitis，cryptogenic organizing pneumonia，and diffuse panbronchiolitis. Clin Chest Med，1993，14（4）：611-622.

[3] Müller NL，Guerry-Force ML，Staples CA，et al. Differential diagnosis of bronchiolitis obliterans with organizing pneumonia and usual interstitial pneumonia：clinical，functional，and radiologic findings. Radiology，1987，162（1 Pt 1）：151-156.

[4] Lee KS，Kullnig P，Hartman TE，et al. Cryptogenic organizing pneumonia：CT findings in 43 patients. Am J Roentgenol，1994，162（3）：543-546.

[5] Drakopanagiotakis F，Paschalaki K，Abu-Hijleh M，et al. Cryptogenic and secondary organizing pneumonia：clinical presentation，radiographic findings，treatment response，and prognosis. Chest，2011，139（4）：893-900.

[6] Choo JY，Park CM，Lee HJ，et al. Sequential morphological changes in follow-up CT of pulmonary mucormycosis. Diagn Interv Radiol，2014，20（1）：42-46.

第七节　淋巴细胞性间质性肺炎

【概述】

淋巴细胞性间质性肺炎（lymphocytic interstitial pneumonia，LIP）被用来描述肺弥漫性淋巴细胞的间质性浸润[1, 2]。2012 年 ATS/ERS 将特发性 LIP 划归为少见的间质性肺炎[3]。LIP 是一种罕见的特发性疾病，临床上大多数 LIP 为继发性，如继发于血液系统肿瘤、病毒感染等，LIP 属于淋巴增殖性疾病。

本病女性多发，平均发病年龄为 50 岁。临床表现：呼吸困难、咳嗽、胸痛，偶有咯血；消瘦、发热、关节疼痛；常合并免疫球蛋白异常；肺功能表现为限制性通气功能障碍和弥散功能障碍。

【病理学表现】

LIP 的组织学特征是淋巴细胞、浆细胞和组织细胞弥漫性浸润肺间质。细支气管周围炎症反应较严重，可看到反应性增生的淋巴滤泡。虽然主要是间质性改变，但实质也有受压或含蛋白的液体和巨噬细胞浸润的继发性改变。支气管周围轻微受累。间质纤维化很少见[4]。

【影像学表现】

1. X 线　胸片无特异性表现，表现为双侧网格状影、结节或肺泡不透明影。胸片上的线状影反映的是组织学上细支气管周围的淋巴细胞浸润。

2. CT　HRCT 主要表现为双侧弥漫性分布或以一侧下肺为主分布的磨玻璃阴影，边界不清的小叶中央性结节，以及胸膜下的小结节和囊腔样改变，支气管血管束、小叶间隔增厚及淋巴结增大。LIP 的小囊主要位于整个肺野中带的肺实质内，可能与细支气管周围肺泡浸润导致的空气滞留有关。这些囊变并伴有磨玻璃阴影高度提示 DIP，有时还可以看到小叶中心性结节和间隔增厚[5-8]。

【诊断要点】

1. HRCT 典型的征象为双侧弥漫性分布或以一侧下肺为主分布的磨玻璃阴影，边界不清的小叶中央性结节，以及胸膜下的小结节和囊腔样改变。

2. 没有典型的临床症状和影像学表现时应争取进行肺活检，需要经外科手术肺组织活检证实。

3. 激素和免疫抑制剂治疗有效。

【鉴别诊断】

1. UIP　LIP 区别于 UIP 的主要 CT 表现为弥漫性分布或以一侧下肺为主分布的磨玻璃阴影，无明显"尖基底分布倾向"、广泛的磨玻璃阴影、网状和微小结节影。与 UIP 的囊性变主要位于胸膜下相反，LIP 的小囊主要位于整个肺野中带的肺实质内。

2. RBILD　绝大多数为吸烟者，男性多于女性，多见于中老年人。DIP 早期双肺呈模糊阴影、磨玻璃样改变，晚期出现线条状、网状或网结节阴影，一般无蜂窝肺。RBILD 以网状影、结节、磨玻璃阴影为主。病变分布呈斑片状，局限于细支气管周围的肺泡内。

【研究现状和进展】

LIP 是罕见的特发性间质性肺炎，与患者自身的免疫功能相关，需要对其影像学表现进行认识与总结，从而更好地与一些风湿病相关的间质性肺疾病相鉴别。

（李　萍　张极峰）

参考文献

[1] Liebow AA. Definition and classification of interstitial pneumonias in human pathology. Prog Respir Res, 1975, 8（3）: 1-33.

[2] Katzenstein AL, Myers JL. Idiopathic pulmonary fibrosis: clinical relevance of pathologic classification. Am J Respir Crit Care Med, 1998, 157（4 Pt 1）: 1301-1315.

[3] American Thoracic Society, European Respiratory Society. American Thoracic Society/European Respiratory Society International Multidisciplinary Consensus Classification of the Idiopathic Interstitial Pneumonias: this joint statement of the American Thoracic Society（ATS）, and the European Respiratory Society（ERS）was adopted by the ATS board of directors, June 2001 and by the ERS executive committee, June 2001. Am J Respir Crit Care Med, 2002, 165（2）: 277-304.

[4] Swigris JJ, Berry GJ, Raffin TA, et al. Lymphoid interstitial pneumonia: a narrative review. Chest, 2002, 122（6）: 2150-2164.

[5] Ichikawa Y, Kinoshita M, Koga T, et al. Lung cyst formation in lymphocytic interstitial pneumonia: CT features. J Comput Assist Tomogr, 1994, 18（5）: 745-748.

[6] Johkoh T, Müller NL, Pickford HA, et al. Lymphocytic interstitial pneumonia: thin-section CT findings in 22 patients. Radiology, 1999, 212（2）: 567-572.

[7] Lynch DA, Travis WD, Müller NL, et al. Idiopathic interstitial pneumonias: CT features. Radiology, 2005, 236（1）: 10-21.

[8] Mueller-Mang C, Grosse C, Schmid K, et al. What every radiologist should know about idiopathic interstitial pneumonias. Radiographics, 2007, 27（3）: 595-615.

第八节　胸膜肺弹力纤维增生症

【概述】

胸膜肺弹力纤维增生（idiopathic pleuroparenchymal fibroelastosis，IPPFE）是一种罕见的疾病，表现为累及胸膜及胸膜下肺组织的纤维化，主要分布于双肺上叶。本病常见于成人，平均发病年龄为 57 岁，无性别差异。60% 的患者表现为疾病进行性进展，40% 的患者死亡[1]。组织学上弹力纤维及肺泡内纤维化均可见。PPFE 病因不明，除部分患者为特发性之外，部分有家族性 ILD，也可能与放化疗、造血干细胞移植、肺移植等因素有关，约半数患者出现反复感染，可见非特异性自身抗体[2, 3]。主要症状为活动后气短、呼吸困难、干咳等，气胸引起的胸痛可能是部分患者的首发症状[4]。

【病理学表现】

病理学表现为肺泡腔内球形纤维素沉积同时伴有机化性肺炎，代表弥漫性肺泡损伤和机化性肺炎。胸膜显著增厚，脏胸膜及其下肺实质见弹力纤维显著增生，可见少许慢性炎性细胞浸润。

【影像学表现】

1. X 线　胸片表现为肺尖、双上肺高密度影，多对称分布，胸膜增厚，可伴胸膜钙化[5]。

2. CT　HRCT 表现为双肺上胸膜下致密实变伴牵引性支气管扩张，结构扭曲，双肺上叶容积缩小。

【诊断要点】

1. HRCT 可见胸膜增厚合并牵拉性支气管扩张，结构扭曲和双肺上叶容积缩小。

2. 病理显示胸膜和胸膜下肺实质纤维化。

3. 激素和免疫抑制剂治疗有效。

【鉴别诊断】

1. 肺结核　结核好发于双肺上叶后段、下叶背段，与 PPFE 发病部位有重叠，但抗结核治疗有效，结核分枝杆菌检测结果多为阳性。

2. 非特异性间质性肺炎（NSIP）、特发性肺纤维化　HRCT 显示病变主要以双肺下叶分布为主，常见牵拉性支气管扩张，前者可见沿支气管血管束分布或弥漫分布的网状影，后者见以基底部、胸膜下分布为主的网状影、蜂窝影等。

3. 其他病因所致肺间质纤维化　石棉肺患者有石棉接触史，病理可见石棉小体；要与结缔组织病相关性间质性纤维化鉴别。

【研究现状和进展】

PPFE 是罕见的疾病，诊断主要依靠肺活检，CT 引导下肺活检创伤小，显示清晰，可以通过染色准确定位，提高活检成功率[6]。

（李　萍　张极峰）

参 考 文 献

[1] Frankel SK, Cool CD, Lynch DA, et al. Idiopathic pleuroparenchymal fibroelastosis: description of a novel clinicopathologic entity. Chest, 2004, 126（6）: 2007-2013.

[2] Mariani F, Gatti B, Rocca A, et al. Pleuroparenchymal fibroelastosis: the prevalence of secondary forms in hematopoietic stem cell and lung transplantation recipients. Diagn Interv Radiol, 2016, 22（5）: 400-406.

[3] Okimoto T, Tsubata Y, Hamaguchi M, et al. Pleuroparenchymal fibroelastosis after haematopoietic stem cell transplantation without graft-versus-host disease findings. Respirol Case Rep, 2018, 6（3）: e00298.

[4] Portillo K, Guasch I, Becker C, et al. Pleuroparenchymal fibroelastosis: a new entity within the spectrum of rare idiopathic interstitial pneumonias. Case Rep Pulmonol, 2015, 2015: 810515.

[5] 居阳，许小毛，方芳，等．特发性胸膜肺弹力纤维增生症一例并文献复习．中华结核和呼吸杂志，2019，42（11）: 852-857.

[6] Eteves C, Costa FR, Redondo MT, et al. Pleuroparenchymal fibroelastosis: role of high-resolution computed tomography（HRCT）and CT-guided transthoracic core lung biopsy. Insights Imaging, 2016, 7（1）: 155-162.

第二十六章　结　节　病

【概述】

结节病（sarcoidosis）是一种病因不明的，以非干酪样坏死性肉芽肿形成为特征的系统性疾病，可累及全身各器官，最常见于肺和淋巴系统，其次为眼和皮肤，少数可发生于肝、心脏、神经系统、泪腺、关节和肾[1, 2]。结节病表现多样，缺乏特异性，所以其诊断比较困难。确诊结节病需结合临床病史、病理学检查，并排除其他表现类似的疾病，如结核、真菌感染、肿瘤等。

结节病可发生于任何年龄，多见于 20～40岁，结节病的患病率及发病率与年龄、性别、种族和区域都有关系，女性好发，约 70% 的患者为25～45 岁的女性[3]。该病通常为散发，但也有少数患者表现出家族聚集性。结节病的发生、发展可能与以下因素相关：①遗传因素，结节病可能为一种多基因相关遗传病，目前认为人类白细胞抗原（HLA）中的 HLA-A1、HLA-B8、HLA-DR3与结节病的发病关系密切；②环境与职业因素，结节病易在冬春发病；③感染因素，某些病毒、螺旋体、痤疮丙酸杆菌、结核分枝杆菌、非结核分枝杆菌和支原体属等均有可能诱发本病；④免疫因素，Th1/Th2 失衡可能与结节病发病相关，病变局部的辅助 T 细胞多为 Th1（CD_4^+）细胞，只有极少数以 Th2（CD_8^+）细胞为主。病灶部位细胞免疫功能增强，与之相反周围血液中细胞免疫功能降低[4]。急性起病时若伴结节红斑或无症状性双侧淋巴结肿大，其有一定的自限性；隐匿性起病或合并多发肺外损伤时，预后较差。

结节病的临床表现差异较大，其病程、受累范围、疾病程度各异。绝大多数患者症状较轻或无症状，常见的症状为咳嗽、咳少量黏痰、乏力、低热、盗汗、食欲缺乏及胸闷等。其他症状有肝脾大、皮肤结节、关节疼痛、腮腺肿大、外周淋巴结肿大及眼部病变症状等[5]。结节病若累及其他器官，可发生相应的症状和体征。

实验室检查：血常规多无异常。活动期可出现白细胞总数下降、淋巴细胞中度减少，少数出现血红蛋白和血小板减少；血清血管紧张素转化酶（SACE）水平升高，红细胞沉降率增加，部分C- 反应蛋白增高，支气管肺泡灌洗液（BALF）可出现 CD_4T 淋巴细胞增多，CD_4/CD_8 增高[6]。

【病理学表现】

结节病特征性病理改变：边界清楚的、细胞间排列紧密、无干酪样坏死的、上皮细胞性肉芽肿[4]。典型表现：类上皮细胞融合成朗格汉斯巨细胞，与多核巨细胞和少数淋巴细胞构成结节中心，周围伴有淋巴细胞浸润，外围纤维组织包绕形成结节[7]。电镜：①类上皮细胞内线粒体及内质网均丰富，多见张力原纤维，并有许多溶酶体颗粒，细胞表面有较多的杆状突起，连接清晰；②巨细胞由多个单核细胞融合而成，细胞间有残留的膜样结构；③无论是巨噬细胞、上皮样细胞及巨细胞，其胞质内均含有丰富的溶酶菌，以上皮细胞反应最强[8]。

【影像学表现】

结节病的影像学表现多样，主要表现为胸内淋巴结肿大、肺内病变、胸膜病变及支气管病变，后两者少见；肺内病变又分为肺泡结节病、肉芽肿结节及肺纤维化[8-10]。结节病的常用影像学检查手段包括胸片、CT、MRI 和 ^{18}F-FDG PET/CT[10]。

1. X线　胸片是肺结节病最常用的检查方法。双侧对称性肺门淋巴结肿大和（或）纵隔淋巴结肿大为肺结节病在胸片上的典型表现，大多边缘清楚，不融合（图 26-0-1）。肺内浸润改变表现为小结节、斑片状影、结节或肿块，以肺门周围分布为主，双肺上叶多见。结节病灶沿支气管血管束分布时，多表现为支气管血管束增粗，呈串珠状。

肺纤维化表现主要为双肺弥漫增粗索条影，支气管扭曲，局部透亮影。胸膜病变时可有胸腔积液表现，支气管内病变可引起支气管狭窄，可发生大叶肺不张。

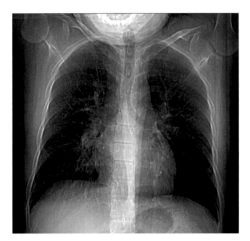

图 26-0-1　结节病（一）
胸片显示双侧肺门增大

2. CT　在诊断肺结节病方面应用广泛，尤其是 HRCT，敏感性更高一些。CT 对结节病的诊断不仅可以有效鉴别，还能够反映结节病的严重程度，而且可以及时发现肺部的感染病灶。可采用常规 CT 平扫，或 HRCT 扫描甚至 CT 增强扫描，不仅可以清楚地显示病灶的范围、大小和密度，还可以明确与邻近结构的关系。

肺结节病的典型 CT 表现为对称性肺门淋巴结肿大，边界清楚、密度均匀（图 26-0-2），部分患者以右肺门淋巴结肿大为主，可合并纵隔淋巴结肿大，主动脉弓旁、隆突下、气管前腔静脉后间隙多见。淋巴结钙化也是肺结节病的典型征象，钙化范围较大，且多为双侧。

肺内受累时多表现为双肺弥漫性小结节、线状影、磨玻璃斑片状影及团块影等（图 26-0-3）。结节为最典型的表现，典型结节直径为 1 ～ 5mm，大者可达 5 ～ 10mm，主要分布于胸膜下、叶间裂

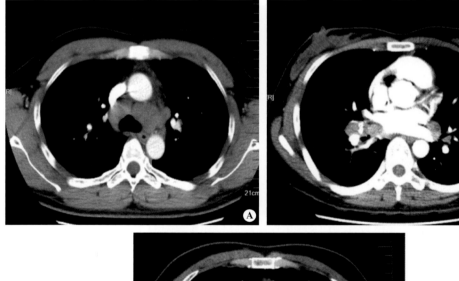

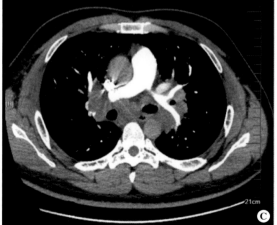

图 26-0-2　结节病（二）
A. CT 增强扫描，纵隔多发肿大淋巴结；B、C. 双肺门多发肿大淋巴结，对称性分布

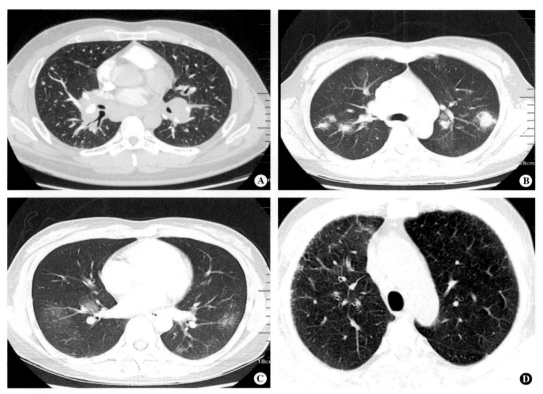

图 26-0-3　结节病（三）

A. CT 肺窗显示双肺多发小结节，散在分布于双肺各叶，沿支气管血管束分布；B. 双肺结节、斑片状影，结节较大，需与转移瘤相鉴别；C. 双肺边
缘模糊的斑片状病灶，为结节病在肺泡内浸润性病变；D. 孤立的线条影，多由小叶间隔或小叶内间隔增厚所致

旁及支气管血管束周围。线状影包含间隔线影、非间隔线影、蜂窝或囊状影、肺结构形态改变等，均提示肺纤维化，主要见于晚期，并可见由此引发的牵拉性支气管扩张[11]。磨玻璃阴影反映了局灶性肺泡炎症，以小叶分布为主，治疗后易吸收，严重者可发展为肺间质纤维化或蜂窝肺。团块影多为大于 3cm 的高密度影，主要分布于中上肺，数量不定，边缘毛糙，其内有时可见空气支气管征，团块多为肉芽肿结节进一步融合而成。"空气潴留"也是肺结节病的常见征象，为小气道狭窄所致。若出现肺纤维化，可见牵拉性支气管扩张、肺大疱、蜂窝肺等征象[12]。胸膜病变在 CT 上少见，主要表现为胸膜增厚或少量胸腔积液[9]。

3. MRI　在显示肺门及纵隔淋巴结方面较 CT有明显优势。肺结节病检查一般使用场强 1.5T 及以上的设备进行，在常规扫描基础上可加做液体衰减反转恢复（FLAIR）序列扫描，需要时可行增强扫描。纵隔、肺门肿大淋巴结在 T_1WI 上常为中等偏低信号，在 T_2WI 上呈中等偏高信号。但 MRI对结节病肺内改变显示欠佳，故不作为临床常规

检查，但 MRI 检查敏感性较好[13]。

4. PET/CT　结节病肉芽肿聚集了大量炎性细胞，葡萄糖代谢率较高，病灶对 ^{18}F-FDG 摄取率较高（图 26-0-4），多项研究表明，PET/CT 能较好地显示结节病肺部改变和淋巴结肿大[14]。PET/CT 用 SUV 值衡量淋巴结的代谢活跃程度，对结节病的各项评估都很有价值[15]。在与淋巴瘤、肿瘤等鉴别时，其也有着重要的价值。但 PET/CT 费用较高，较少作为常规检查使用。

【诊断要点】

1. 典型的影像学表现，肺门、纵隔淋巴结肿大，伴或不伴胸片、CT 双肺弥漫性病变等。

2. 呼吸道症状轻，同时伴有浅表淋巴结肿大及皮肤、眼受累。

3. 多为中青年患者，尤其女性多见；病程长。

4. 需尽可能取得组织病理学结果，方能确诊。

【鉴别诊断】

1. 淋巴结结核　肺门淋巴结结核常以一侧肺门为主，纵隔淋巴结结核多见于右侧气管旁淋巴结，多有钙化，增强扫描可有环形强化，抗结核治疗有效。

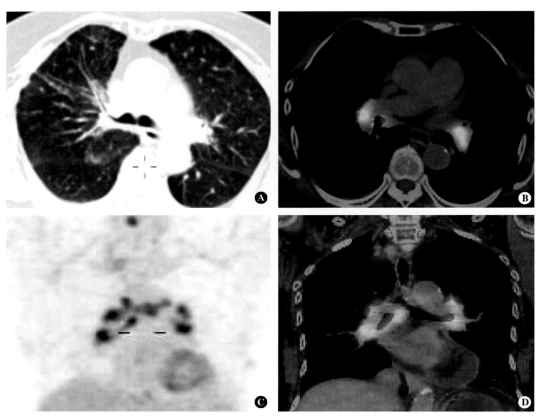

图 26-0-4　结节病（四）

A. CT 肺窗显示双肺上叶多发小结节、斑片状影；B. PET/CT 纵隔窗横断面融合图像，双肺门淋巴结肿大，伴 FDG 代谢增高；C、D. PET/CT MIP 图像和 PET/CT 纵隔窗冠状面融合图像，纵隔、双肺门淋巴结肿大，伴 FDG 代谢增高

2. 淋巴瘤　以纵隔淋巴结肿大为主，肺门淋巴结肿大较少见，胸骨后淋巴结肿大较常见，临床发展较快，合并胸腔积液，胸外淋巴结肿大多见，若出现肺内浸润，则迅速恶化，根据淋巴结活检病理可确诊。

3. 转移瘤　肺部淋巴性转移瘤表现为肺门和纵隔淋巴结肿大伴肺内纤维结节性病灶，有时需与肺部淋巴性转移瘤鉴别。淋巴性转移瘤肺门淋巴结肿大不如纵隔淋巴结肿大明显，且两侧不对称。另外癌性淋巴管炎的条状影较明显，沿淋巴管分布的癌结节双肺分布不对称、不均匀。结合患者有原发恶性肿瘤的病史及病程发展，一般不难鉴别。转移瘤表现为单纯肺门纵隔淋巴结肿大时不易鉴别，有原发肿瘤史可有助于诊断。

4. 肺癌　表现为肺内、肺门区结节或肿块，团块边缘、邻近结构有其相应的特点，如空泡征、分叶征、毛刺征、胸膜凹陷征、血管集束征多见，空气支气管征少见，肿瘤坏死可见低密度影，发生淋巴结转移时多纵隔及一侧肺门受累。支气管

镜、纵隔镜及团块穿刺活检后行病理检查有助于诊断，激素治疗后多无明显吸收或好转。

5. Castleman 病　又称血管滤泡性淋巴组织增生，是一种病因不明的慢性淋巴组织增生性疾病，以淋巴结肿大为特征，需要结合组织病理学才能鉴别。

（李　萍　张极峰）

参 考 文 献

[1] 中华医学会呼吸病学会结节病学术组. 结节病诊断及治疗方案（第三次修订稿草案）. 中华结核和呼吸杂志，1994，17（1）：9-10.

[2] Butler MW, Keane MP. Pulmonary sarcoidosis. Med Sci Direct, 2016, 44（6）：367-372.

[3] Judson MA. Extrapulmonary sarcoidosis. Semin Respir Crit Care Med, 2007, 28（1）：83-101.

[4] Munro CS, Campbell DA, Du Bois RM, et al. Dendritic cells in cutaneous, lymph node and pulmonary lesions of sarcoidosis. Scand J Immunol, 1987, 25（5）：461-467.

[5] Manika K, Kioumis I, Zarogoulidis K, et al. Pneumothorax in Sarcoidosis. J Thorac Dis, 2014, 6（Suppl 4）：S466-S469.

[6] Polverosi R, Russo R, Coran A, et al. Typical and atypical pattern of

pulmonary sarcoidosis at high-resolution CT：relation to clinical evolution and therapeutic procedures. Radiol Med，2014，119（6）：384-392.

[7] 施举红，许文兵，张竹花，等．肺结节病 46 例病理及胸部 CT 特征．中华结核和呼吸杂志，2007，30（8）：561-564.

[8] Spagnolo P，Sverzellati N，Wells AU，et al. Imagine aspects of the di-agnosis of sarcoidosis. Eur Radio1，2014，24（4）：807-816.

[9] Criado E，Sánchez M，Ramírez J，et al. Pulmonary sarcoidosis：typical and atypical manifestations at high resolution CT with pathologic correlation. Radiographics，2010，30（6）：1567-1586.

[10] 柯淑君，肖湘生．肺结节病的临床与影像研究．国际医学放射学杂志，2015，38（4）：331-334.

[11] 马骏，王余椿，孙希文，等．结节病胸部不典型表现的影像学特点分析．中华结核和呼吸杂志，2017，40（12）：925-930.

[12] Abehsera M，Valeyre D，Grenier P，et al. Sarcoidosis with pulmonary fibrosis：CT patterns and correlation with pulmonary function. Am J Roentgenol，2000，174（6）：1751-1757.

[13] Larici AR，Glaudemans AW，Del Ciello A，et al. Radiological and nuclear medicine imaging of sarcoidosis. Q J Nucl Med Mol Imaging，2018，62（1）：14-33.

[14] Guleria R，Jyothidasan A，Madan K，et al. Utility of FDG-PET-CT scanning in assessing the extent of disease activity and response to treatment in sarcoidosis. Lung India，2014，31（4）：323-330.

[15] Keijsers RG，Verzijlbergen EJ，van den Bosch JM，et al. 18F-FDG PET as a predictor of pulmonary function in sarcoidosis. Sarcoidosis Vasc Diffuse Lung Dis，2011，28（2）：123-129.

第二十七章　朗格汉斯细胞组织细胞增生症

【概述】

朗格汉斯细胞组织细胞增生症（Langerhans cell histiocytosis，LCH）是一种较罕见的，原因不明的，以朗格汉斯细胞（Langerhans cell）异常弥漫性增生浸润导致器官功能障碍为特征的疾病[1]，LCH可以累及多个器官及系统，多见于婴幼儿或青少年，成人少见，男性略高于女性，曾命名为嗜酸性肉芽肿、组织细胞增生症X、Langerhans细胞肉芽肿病等[2]。

LCH临床表现多样，以皮疹、骨受累、包块较为常见，其他表现包括淋巴结肿大、中耳炎、贫血、肝脾受累等。其可以是单一系统的孤立或多个病灶，也可同时累及多个系统，病情可自然缓解甚至消退，也可迅速恶化[3]。LCH包括3种临床综合征：①Letterer-Siwe病，多灶性，多器官、多系统受累，包括骨、皮肤、肝、脾和淋巴等；②Hand-Schuller-Christian病，多灶性，单一系统受累，即在同一系统内累及多个部位，大多为骨组织；③孤立性嗜酸性粒细胞肉芽肿，单一病灶，通常累及颅骨、股骨、盆骨或肋骨，累及淋巴结、皮肤或肺少见。

肺朗格汉斯细胞组织细胞增生症（pulmonary Langerhans cell histiocytosis，PLCH）又称肺组织细胞增生症X，属于LCH的一个分型，是弥漫性间质性肺疾病的一种。其主要发生于成年人，以20～40岁居多，其患病率受种族影响，白种人高于黑种人和亚洲人种[4]。女性患者发病较男性患者晚，绝大部分患者有长期大量吸烟史，目前观点认为此病与吸烟相关[5]，戒烟有利于延缓疾病进展[6]。PLCH一般起病较隐匿，临床表现无特异性，主要表现为咳嗽、呼吸困难及胸痛，可并发咯血。疾病进展时可出现杵状指、肺气肿等体征。肺功能检查表现为阻塞性、限制性或混合性通气功能障碍[7]。

LCH临床表现差异很大，其确诊还需结合病变位置的病理诊断。治疗方案应根据疾病范围、程度而制订。多灶及弥漫性病变时，需放疗和（或）全身化疗。LCH的预后与患者的发病年龄、病变累及范围及受累器官的功能障碍程度密切相关，极个别患者可自行缓解[8]。

【病理学表现】

PLCH在病理学上表现为朗格汉斯细胞大量增生并形成肉芽肿，朗格汉斯细胞增生、浸润，并伴有其他炎性细胞不同程度增生[7]。早期炎性病变以细支气管为中心，含嗜酸性粒细胞、淋巴细胞和中性粒细胞，常累及肺小动脉和小静脉，常见间质性肺炎和细支气管炎，部分病例可出现中心坏死的嗜酸性肉芽肿。晚期以间质纤维化和小囊性病变（蜂窝肺）为主，主要分布于肺中上野。病变进展可广泛累及支气管周围肺实质，产生所谓的"星状病变"。PLCH具有从最初富于细胞肉芽肿形态到终末纤维化的演变过程。1987年，国际组织细胞学会协作组（WGHS）提出了LCH确诊标准：病灶内浸润的组织细胞中含有病理性朗格汉斯细胞，可以形成肉芽肿。细胞核呈圆形或椭圆形，可见明显的核沟。电镜下可在细胞质内找到棒状或网球拍状的Birbeck颗粒或冰冻切片OKT抗原阳性，这被认为是该细胞特有的一种超微结构，具有重要的诊断价值，但阳性率为2%～69%；免疫组化研究发现，朗格汉斯细胞CD1a、S-100蛋白阳性表达率几乎为100%[7]。

【影像学表现】

PLCH主要表现为广泛、缺乏特征性肺实质及间质改变，临床易误诊。X线检查或CT表现为双肺弥漫分布的网状、粟粒状小结节病灶，部分可表现为弥漫性肺气肿和磨玻璃阴影。肺部表现缺乏特征性。发生骨质破坏，且伴有肺部弥漫性病变时，应考虑本病，确诊需病理活检证实。

1. X线　胸片诊断价值有限，PLCH可表现为网状结节，侵犯中上肺野，分布以结节、索条、网状影，或网状结节影、蜂窝肺等为特点。结节病变大小为1～2mm，密度较小或结节模糊。如结节性病变不被吸收，则逐步发展为肺间质纤维化。有时则结节性病变和纤维化病变共存。晚期可有支气管扩张、肺大疱和自发性气胸形成。肺门受累可以出现肺门模糊，也可有胸腔积液和胸膜增厚的表现。

2. CT　PLCH在CT上主要表现为弥漫性间质性改变。早期表现为以肺中上野为主、弥漫散在的小结节影，也可表现为片状磨玻璃阴影，随病变进展，结节影中可出现空洞，小叶间隔增厚，最后双肺可呈弥漫网状结节、薄壁囊泡影、蜂窝状改变[9-11]。结节、磨玻璃阴影、囊泡为其主要表现。

（1）结节：是PLCH的早期影像学表现，结节大小不等，直径多为1～5mm，大者可达10mm，双侧对称分布，以肺中上野为主，肺基底部分布较少[12]。结节的数量可以较少，也可以在肺野内

弥漫不可数（图27-0-1）。结节边缘不规则为其特征性表现，当结节周围邻近肺组织有慢性病变或纤维样变存在时，这一表现更加明显。结节的位置通常表现为小叶中央、支气管周围及细支气管周围，大多数结节与囊样变合并存在[13]。结节在HRCT上可以呈均一的软组织密度，也可以有中心低密度的表现，结节可以压迫肺动脉和支气管，引起肺动脉高压和阻塞性肺疾病[7]。

（2）磨玻璃阴影：PLCH肺损害以肺实质为主时，表现为磨玻璃阴影或含气间隙实变，分布多不均匀，以双下肺为著（图27-0-2）。

（3）囊样变：是PLCH最常见的HRCT表现，通常直径小于10mm，囊样变通常同结节并存，但也可以是唯一表现（图27-0-3）。囊样变主要分布于肺中上野（图27-0-4），表现为圆形或卵圆形的囊变区，受邻近结构影响也可表现为多种形状（图27-0-5）。囊壁厚薄不一，可以很薄，或者表现为厚壁或结节样[14]，囊样变不易与肺小叶中心性肺气肿、间隔旁肺气肿和肺大疱等相鉴别，病变的囊壁破裂可以产生单侧或双侧的自发性气胸[15]。

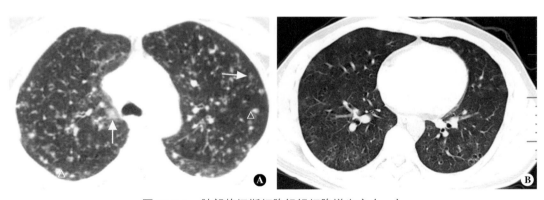

图 27-0-1　肺朗格汉斯细胞组织细胞增生症（一）
A、B. CT肺窗显示双肺多发小斑片状影（箭头）及小结节（△），边缘清楚，支气管细支气管旁分布；双肺多发不规则空腔

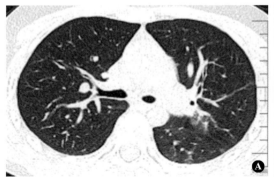

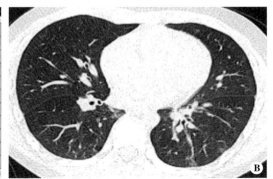

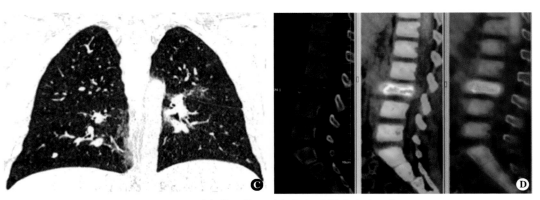

图 27-0-2　肺朗格汉斯细胞组织细胞增生症（二）

A ～ C. CT 肺窗显示双肺散在分布小片状磨玻璃阴影，边界不清，双肺下叶为著；D. ^{18}F-FDG PET/CT 显示 L$_3$ 椎体变扁，骨质破坏，FDG 代谢增高

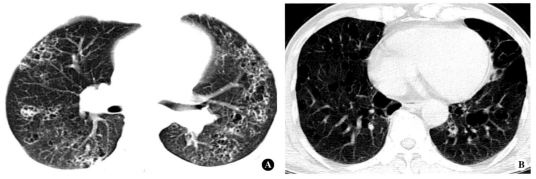

图 27-0-3　肺朗格汉斯细胞组织细胞增生症（三）

A. CT 肺窗显示肺内多发小气囊，散在分布，部分气囊聚集在一起；B. 双肺广泛分布的薄壁囊腔，壁薄，于近膈面形成肺大疱

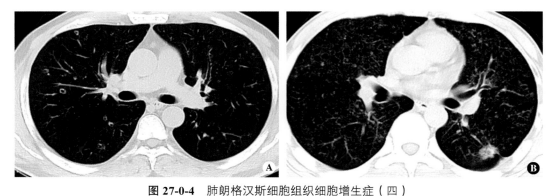

图 27-0-4　肺朗格汉斯细胞组织细胞增生症（四）

A、B. CT 肺窗显示双肺广泛分布的结节和囊壁厚薄不均的囊腔，主要分布于肺中上野

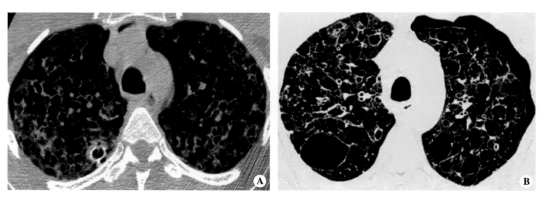

图 27-0-5　肺朗格汉斯细胞组织细胞增生症（五）

A、B. CT 肺窗显示双肺广泛分布薄壁囊腔，大小不一；双侧气胸

【诊断要点】

1. 胸部 HRCT 存在分布于肺中上野的多发结节、磨玻璃阴影或薄壁、厚壁囊腔。

2. 发病年龄、病史、临床症状，排除其他疾病，如淋巴管平滑肌瘤病、肿瘤、慢性阻塞性肺疾病。

3. 确诊常依赖于肺组织病理学检查。

4. 免疫组织化学 CD1a 抗原或 S-100 蛋白阳性。

5. 肺损伤伴有多部位的骨损害时，应考虑本病。

【鉴别诊断】

1. 结节病　肺内病变常沿淋巴管周围分布，可表现为斑片、索条、结节等，以中上肺分布明显，且双侧对称性肺门淋巴结肿大，病理活检可确诊。

2. 特发性肺纤维化　病变首先出现并集中于肺中下野外带，晚期形成蜂窝肺，临床症状及激素治疗效果也有较大差别。

3. 肺淋巴管平滑肌瘤病　好发于育龄期妇女，表现为咳嗽、呼吸困难，常呈进行性加重，双肺可见均匀分布、大小不等的薄壁囊泡，肺野不缩小，结节少见。

4. 支气管扩张及肺气肿　PLCH 的囊样病变类似于支气管囊样扩张，但是缺少分支表现。囊样变也可见于肺气肿，但肺气肿壁较薄，多不可见。

5. 耶氏肺孢子虫肺炎　可表现为肺囊肿或肺气囊，与 PLCH 的囊样病变鉴别困难，需结合病史及病理活检结果。

【研究现状与进展】

PLCH 作为朗格汉斯细胞组织细胞增生症中的一类疾病，发现及诊断依靠 HRCT，累及多系统者则需要多模态影像学检查联合诊断，特别是颅脑、骨关节及软组织需要结合 MRI 检查。随着 PET/CT 的广泛应用，对于多系统受累者，诊断整体性有较大提高，同时可以进一步排除肿瘤疾病。

（李　萍　张极峰）

参 考 文 献

[1] Vassallo R, Harari S, Tazi A. Current understanding and management of pulmonary Langerhans cell histiocytosis. Thorax, 2017, 72（10）: 937-945.

[2] Hamre M, Hedberg J, Buckley J, el al. Langerhans cell histiocytosis: an exploratory epidemiologic study of 177 cases. Med Pediatr Oncol, 1997, 28（2）: 92-97.

[3] 树叶, 曾迎红, 周斌, 等. 朗格汉斯细胞组织细胞增多症 126 例临床分析. 中华皮肤科杂志, 2013, 46（4）: 273-275.

[4] Harari S, Comel A. Pulmonary Langerhans cell histiocytosis. sarcoidosis Vasc Diffuse Lung Dis, 2001, 18（3）: 253-262.

[5] Desai SR, Ryan SM, Colby TV. Smoking-related interstitial lung diseases: histopathological and imaging perspectives. Clin Radiol, 2003, 58（4）: 259-268.

[6] Vassallo R, Ryu JH, Schroeder DR, et al. Clinical outcomes of pulmonary Langerhans'cell histiocytosis in adults. N Engl J Med, 2002, 346（7）: 484-490.

[7] 李菲, 代华平, 彭丽滢, 等. 肺朗格汉斯细胞组织细胞增多症合并肺动脉高压. 国际呼吸杂志, 2012, 32（7）: 527-531.

[8] Krooks J, Minkov M, Weatherall AG. Langerhans cell histiocytosis in children: history, classification, pathobiology, clinical manifestations, and prognosis. J Am Acad Dermatol, 2018, 78（6）: 1035-1044.

[9] Lorillon G, Meignin V, Tazi A. Adult pulmonary Langerhans cell histiocytosis. Presse Med, 2017, 46（1）: 70-78.

[10] Radzikowska E. Pulmonary Langerhans' cell histiocytosis in adults. Adv Respir Med, 2017, 85（5）: 277-289.

[11] 马晨晖, 王洁, 王静风, 等. 肺朗格罕斯细胞组织细胞增生症的 HRCT 表现及随访观察. 医学影像学杂志, 2017, 27（7）: 1249-1253.

[12] Bano S, Chaudhary V, Narula MK, et al. Pulmonary Langerhans cell histiocytosis in children: a spectrum of radiologic findings. Eur J Radiol, 2014, 83（1）: 47-56.

[13] Kambouchner M, Basset F, Marchal J, et al. Three-dimensional characterization of pathologic lesions in pulmonary langerhans cell histiocytosis. Am J Respir Crit Care Med, 2002, 166（11）: 1483-1490.

[14] Castoldi MC, Verrioli A, de Juli E, et al. Pulmonary Langerhans cell histiocytosis: the many faces of presentation at initial CT scan. Insights Imaging, 2014, 5（4）: 483-492.

[15] Mason RH, Foley NM, Branley HM, et al. Pulmonary Langerhans cell histiocytosis（PLCH）: a new UK register. Thorax, 2014, 69（8）: 766-767.

第二十八章　闭塞性细支气管炎伴机化性肺炎

【概述】

闭塞性细支气管炎伴机化性肺炎（bronchiolitis obliterans with organizing pneumonia，BOOP）是一类少见的以间质性改变为病理特征的综合征，主要表现为闭塞性细支气管炎、机化性肺炎、间质性肺炎及肺纤维化等。其于 1985 年由 Epler 等正式命名[1]，绝大多数 BOOP 患者病因不明，故又称隐源性机化性肺炎（见第二十五章第六节），少部分与感染、结缔组织病、放疗、药物不良反应、吸入有害物质等因素相关[2]。

发病年龄多见于 50 ～ 60 岁，平均 55 岁，无性别差异，与吸烟无关。大多数亚急性起病，病程多在 3 个月以内。临床主要表现为干咳、呼吸困难、发热等，听诊常可闻及爆裂音，杵状指罕见。临床上其多继发于上呼吸道感染，病程短、进展快。肺功能以限制性通气障碍为主，多数患者弥散功能降低，并伴有低氧血症[3]。BOOP 确诊依赖于肺活检，但应密切结合临床资料和影像学表现，即临床放射病理诊断（CRP 诊断）。HRCT 可以有效评估病变的类型及分布，指出活检的最佳部位，同时 HRCT 和肺功能检查可作为治疗效果的评价手段。BOOP 对皮质激素治疗反应好，极少发展为呼吸衰竭。

【病理学表现】

病理学特征主要为终末及呼吸性细支气管、肺泡囊、肺泡内成纤维细胞肉芽肿机化闭塞，其他病理改变包括细支气管阻塞、病变区肺间质出现以单核细胞和淋巴细胞为主的炎性浸润改变、纤维性肺泡隔增厚、病变周围肺组织 Ⅱ 型上皮增生、肺泡腔内见泡沫细胞聚集、出现 Masson 小体

等[4-7]。病理与结缔组织病及药物继发的机化性肺炎表现无区别，经支气管肺活检也能观察到典型的病理学表现。

【影像学表现】

1. X 线　胸片常表现为单侧或双侧片状肺实变，类似于肺部炎症浸润。然而，BOOP 的实变不是活动性肺炎，而是肺泡内成纤维细胞增生，可能与先前呼吸道感染有关。有些患者表现为结节影，绝大多数患者的肺容积正常[8]。胸片对 BOOP 诊断价值有限[9]。

2. CT　胸部 CT 在显示 BOOP 病变密度、范围、分布特点等方面与胸片比较有明显优势，有助于 BOOP 的确诊。肺部病变呈典型的外周带和支气管周围分布，双肺下叶较易受累。以肺实变和磨玻璃阴影最常见，可见小结节影，网格状改变及索条状改变较少见[10-12]。肺实变多具有沿支气管血管束或胸膜下分布的特点，肺实变阴影中可见空气支气管征（图 28-0-1），而磨玻璃密度改变分布特征不具有特异性，有学者发现 BOOP 患者的一些少见但有一定特征的表现：在磨玻璃阴影的周围有实变密度的线状影，即"反晕"征或"环礁"征[13]。双侧分布的小结节影（图 28-0-2），直径大多为 3 ～ 5mm，少数可达 10mm。结节多数边缘较光滑，而较大的结节边缘较模糊，在 HRCT 上呈气腔结节的特征，沿支气管血管束排列，位于小叶中央。病变具有游走性、多态性、多发性、多变性和多复发性，多双肺受累，蜂窝肺少见等特点[14]。

【诊断要点】

1.流感样症状，亚急性起病。

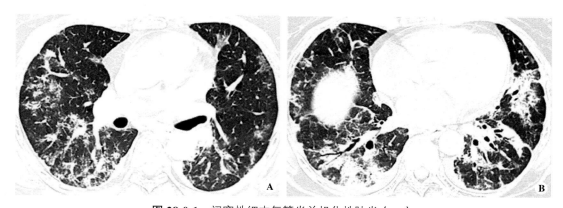

图 28-0-1　闭塞性细支气管炎并机化性肺炎（一）
A. CT 肺窗示双肺多发斑片状实变及磨玻璃阴影；B. 实变内见空气支气管征，支气管管壁增厚、管腔扩张

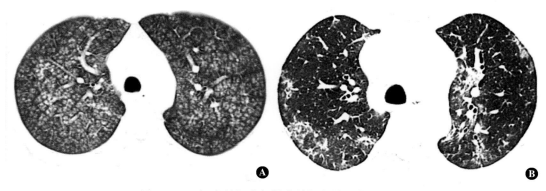

图 28-0-2　闭塞性细支气管炎并机化性肺炎（二）
A. CT 肺窗示双肺弥漫分布小结节影，边缘清楚，沿支气管血管束分布，并可见支气管管壁增厚，管腔扩张形成的小环状影；B. 双侧多发斑片状实变阴影、磨玻璃阴影及小结节

2. 影像学表现为双肺胸膜下多发片状、不规则实变影，累及多叶、多段，可伴有磨玻璃影、结节或肿块、空气支气管征，胸部影像学变化进展快，病变常呈游走性。

3. 一般状况好而影像学表现重，病程 2～3 个月病灶不吸收。激素治疗反应良好。

【鉴别诊断】
参见第二十五章第六节。

（李　萍　张极峰）

参 考 文 献

[1] Epler GR. Bronchiolitis obliterans organizing pneumonia. N Engl J Med, 2001, 161（2）: 158-164.

[2] Epler GR. Drug-induced bronchiolitis obliterans organizing pneumonia. Clin Chest Med, 2004, 1（1）: 89-94.

[3] Zhou Y, Wang L, Huang M, et al. A long-term retrospective study of patients with biopsy-proven cryptogenic organizing pneumonia. Chron Respir Dis, 2019, 16: 1479973119853829.

[4] American Thoracic Society, European Respiratory Society. American Thoracic Society/European Respiratory Society International Multidisciplinary Consensus Classification of the Idiopathic Interstitial Pneumonias. Amer J Respir Crit Care Med, 2002, 165（2）: 277-304.

[5] Myers JL, Colby TV. Pathologic manifestations of bronchiolitis, constrictive bronchiolitis, cryptogenic organizing pneumonia, and diffuse panbronchiolitis. Clin Chest Med, 1993, 14（4）: 611-622.

[6] Nedelcu RE, Kiss E, Ciorba M, et al. Mediastinal fibrosis and Hodgkin lymphoma mimicking bronchiolitis obliterans organizing pneumonia. Pneumologia, 2015, 64（1）: 40-45.

[7] 刘彤华. 诊断病理学. 2 版. 北京：人民卫生出版社，2006.

[8] Muller NL, Guerry-Force ML, Staples CA, et al. Differential diagnosis of bronchiolitis obliterans with organizing pneumonia and usual interstitial pneumonia: clinical, functional, and radiologic findings. Radiology, 1987, 162（1 Pt 1）: 151-156.

[9] Raghu G, Lynch D, Godwin JD, et al. Diagnosis of idiopathic pulmonary fibrosis with high-resolution CT inpatients with little or no radiological evidence of honeycombing: secondary analysis of a randomised, controlled trial. Lancet Respir Med, 2014, 2（4）: 277-284.

[10] Lazor R, Vandevenne A, Pelletier A. Cryptogenic organizing pneumonia: evolution of morphological patterns assessed by HRCT. Am J Respir Crit Care Med, 2020, 162（2）: 571-577.

[11] Mehrian P, Doroudinia A, Rashti A, et al. High-resolution comput-

ed tomography findings in chronic eosinophilic vs. cryptogenic organising pneumonia. Int J Tuberc Lung Dis，2017，21（11）：1181-1186+i.

[12] Zare Mehrjardi M，Kahkouee S，Pourabdollah M. Radio-pathological correlation of organizing pneumonia（OP）：a pictorial review. Br J Radiol，2017，90（1071）：20160723.

[13] Choo JY，Park CM，Lee HJ，et al. Sequential morphological changes in follow-up CT of pulmonary mucormycosis. Diagn Interv Radiol，2014，20（1）：42-46.

[14] Lee KS，Kullnig P，Hartman TE，Muller NL. Cryptogenic organizing pneumonia：CT findings in 43 patients. Am J Roentgenol，1994，162（3）：543-546.

第二十九章 嗜酸性粒细胞性肺病

嗜酸性粒细胞性肺病（eosinophilic lung disease，ELD）是指以气道和（或）肺实质嗜酸性粒细胞增多为特征的一组异质性临床疾病，伴或不伴有外周血嗜酸性粒细胞增多[1]。ELD 并非一个独立的疾病，其诊断标准如下：①胸片伴外周血嗜酸性粒细胞增多或 CT 肺异常表现；②肺活检证实肺组织中嗜酸性粒细胞增多；③支气管肺泡灌洗液（BALF）嗜酸性粒细胞增多[1, 2]。ELD 的临床分类目前尚缺乏统一标准，总体上可以分为未知病因 ELD、已知病因 ELD 和嗜酸性粒细胞性血管炎（嗜酸性肉芽肿性多血管炎）（详见第二十章第三节）。已知病因 ELD 包括气道病变（如支气管哮喘、变应性过敏性支气管肺曲霉病、支气管中心性肉芽肿）、自身免疫性疾病、寄生虫感染、药物源性嗜酸性粒细胞性肺炎等。未知病因 ELD 即特发性 ELD，包括单纯性嗜酸性粒细胞增多症、急性嗜酸性粒细胞性肺炎、慢性嗜酸性粒细胞性肺炎和嗜酸性粒细胞增多综合征[1-4]。

第一节　单纯性肺嗜酸性粒细胞增多症

【概述】

单纯性肺嗜酸性粒细胞增多症（simple pulmonary eosinophilia，SPE）是由 Loffler 于 1932 年首先报道的，故又称莱夫勒综合征（Loeffler syndrome）。特点为血嗜酸性粒细胞增多，X 线检查或 CT 呈一过性、局灶性肺部实变，病程 2～4 周，影像学异常改变常在 1 个月内消失。

单纯性肺嗜酸性粒细胞增多症可无症状，仅在 X 线检查时偶然被发现；如有症状，也很轻微，最常见的症状为咳嗽、咳少量黏痰或少量柠檬色痰，偶有痰血，痰中含嗜酸性粒细胞，此外尚有头痛、乏力、上呼吸道卡他症状、夜间盗汗、胸痛等，一般不发热，如发热，则为低热。临床体检可无任何体征，极少听到少量干湿啰音，偶可听到叩诊浊音，症状和体征多在短期内消失，很少超过 2 周。实验室检查时白细胞总数正常或轻至中度升高，血嗜酸性粒细胞比例升高到 10%～70%[2]，在痰和支气管肺泡灌洗液（BALF）中嗜酸性粒细胞可增高，血 IgE、IgM 高于正常值。需要注意的是，一过性游走性实变和肺嗜酸性粒细胞浸润常继发于寄生虫感染和药物反应，而单纯性肺嗜酸性粒细胞增多症仅限于病因不明的病例。

【病理学表现】

主要病理改变为肺泡间隔与间质组织内嗜酸性粒细胞积聚和水肿，主要累及中肺和上肺的周围部位。

【影像学表现】

1. X 线　表现为一过性和游走性斑片状实变，病变不呈肺段性分布，可以多发或单发，边界模糊，多分布于周围肺野，1 个月内自行消散。

2. CT　主要表现为斑片状肺实变和磨玻璃阴影，同样为一过性和游走性，主要累及双肺中上叶周围部分（图 29-1-1）。有时表现为肺结节伴周围磨玻璃阴影[4, 5]。

【诊断要点】

1. 临床表现轻微，外周血嗜酸性粒细胞增多。

2. 胸片或 CT 上一过性和游走性肺实变，以周围分布为著，1 个月内病变自行消散。

3. 临床上需要排除寄生虫感染和药物反应。

【鉴别诊断】

1. 肺实变　在单一次影像上肺实变无特异性，常见于肺感染、肺出血或肺水肿等，在一系列胸片检查时存在一过性和游走性实变区，需要与肺

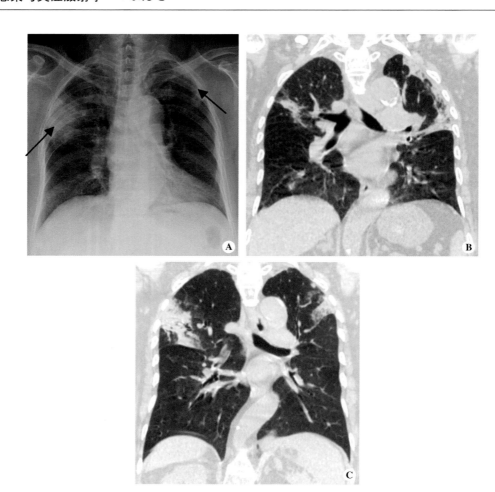

图 29-1-1 单纯性肺嗜酸性粒细胞增多症

A、B. 正位胸片（A）和 CT 肺窗（B）显示双肺上叶斑片状实变（箭头）；C. 1 周后复查，右肺上叶实变明显减少，左肺上叶新发斑片状实变，提示为一过性和游走性肺实变

出血和血管炎等鉴别，临床上症状轻微和血中嗜酸性粒细胞增多有助于单纯性肺嗜酸性粒细胞增多症的诊断。

2. 已知病因嗜酸性粒细胞性肺炎 寄生虫感染或药物常引起一过性和游走性嗜酸性粒细胞性肺炎，需要结合临床病史进行鉴别。

3. 慢性嗜酸性粒细胞性肺炎 单纯性肺嗜酸性粒细胞增多症临床症状轻微，且病程短于 4 周，而慢性嗜酸性粒细胞性肺炎临床症状重，且病程更长。

【研究现状与进展】

尽管组织活检是诊断 ELD 的金标准，但由于外科肺活检创伤较大，目前其已不作为常规诊断方法，主要适用于临床表现不典型、经肺泡灌洗液检查等综合检查仍不能明确诊断者。检测肺泡灌洗液中嗜酸性粒细胞含量是目前公认的诊断方法，正常情况下肺泡灌洗液中嗜酸性粒细胞不超过 1%，超过 5% 被定义为嗜酸性粒细胞增多，但 5% ～ 25% 常是非特异性的，除 ELD 外，也可见于其他间质性肺疾病（如特发性肺纤维化）。外周血嗜酸性粒细胞计数是诊断 ELD 最常用的血清学指标，多采用嗜酸性粒细胞绝对值。通常将其绝对值计数（0.5 ～ 1.5）×10⁹/L 定为轻度增多，（1.5 ～ 5.0）×10⁹/L 定为中度增多，超过 5.0×10⁹/L 定为重度增多。有学者提出诊断 ELD 的外周血嗜酸性粒细胞计数界值为 > 1×10⁹/L，肺泡灌洗液嗜酸性粒细胞界值为 > 25%，慢性嗜酸性粒细胞性肺炎肺泡灌洗液诊断标准为 > 40%[6]。但一些急性嗜酸性粒细胞性肺炎早期可不伴有外周血嗜酸性粒细胞升高，因此对于疑诊该类疾病患者，应该行肺泡灌洗液检查以明确诊断。

（马明明　许玉峰）

参 考 文 献

[1] 张德平.嗜酸粒细胞性肺病：亟待澄清认识.中华结核和呼吸杂志，2011，34（7）：537-539.

[2] 张旭东，巩海红，高金明.北京协和医院嗜酸性粒细胞性肺病40例临床分析.中国医学科学院学报，2018，40（2）：170-177.

[3] 蒋捍东.嗜酸性粒细胞性肺病的诊断与治疗.中华结核和呼吸杂志，2016，39（6）：417-418.

[4] Jeong YJ，Kim KI，Seo IJ，et al. Eosinophilic lung diseases：a clinical，radiologic，and pathologic overview. Radiographics，2007，27（3）：617-637.

[5] Rose DM，Hrncir DE. Primary eosinophilic lung diseases. Allergy Asthma Proc，2013，34（1）：19-25.

[6] Price M，Gilman MD，Carter BW，et al. Imaging of eosinophilic lung diseases. Radiol Clin North Am，2016，54（6）：1151-1164.

第二节　急性嗜酸性粒细胞性肺炎

【概述】

急性嗜酸性粒细胞性肺炎（acute eosinophilic pneumonia，AEP）是一种急性发热性疾病，伴有迅速进展的气短和低血氧性呼吸衰竭。诊断依据为急性呼吸衰竭和肺泡灌洗液中嗜酸性粒细胞明显增多，而早期外周血嗜酸性粒细胞可不增多，疾病后期外周血嗜酸性粒细胞可出现增多[1]。

AEP无性别差异，所有年龄均可发生，但多见于青年人。大多数病例是特发性的，少数由感染、药物或烟雾吸入，尤其是香烟烟雾吸入引起。典型临床表现为发热和迅速加重的呼吸困难，部分患者可出现胸痛和肌肉痛[2]。AEP特征是急性

发热和呼吸衰竭，不被认识和未适当治疗会导致较高的发病率和死亡率。但AEP对皮质激素治疗反应迅速，并且不会复发，通过适当的及时治疗，生存率接近100%[3]。

【病理学表现】

AEP组织病理学特征为肺间质中有大量的嗜酸性粒细胞浸润，急性弥漫性肺泡损伤（DAD），肺泡腔内渗出和水肿，伴透明膜形成，一般不伴有肉芽肿和肺泡出血。

【影像学表现】

1. X 线　与静脉性肺水肿表现相似，早期表现为双肺弥漫网状影，间隔增厚（Kerley B 线），进一步发展为双肺弥漫性肺实变，大多数患者伴有胸腔积液。

2. CT　双肺弥漫性分布的磨玻璃阴影和少量实变，小叶间隔平滑增厚，少量胸腔积液（图 29-2-1）。大多数患者的磨玻璃阴影和实变随机分布，与慢性嗜酸性粒细胞性肺炎不同，很少见到周围性分布[4-6]。

【诊断要点】

1. 快速进展的发热和呼吸困难。

2. 肺泡灌洗液中出现大量嗜酸性粒细胞（＞25%）。

3. 胸片或CT表现为双肺弥漫性磨玻璃阴影或实变，小叶间隔平滑增厚，少量胸腔积液。

4. 激素治疗效果好。

【鉴别诊断】

1. 心源性肺水肿　影像学表现相似，心源性肺水肿常伴有心脏增大，肺水肿分布更倾向重力

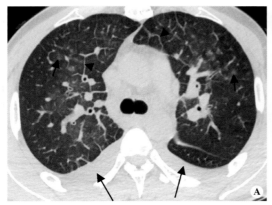
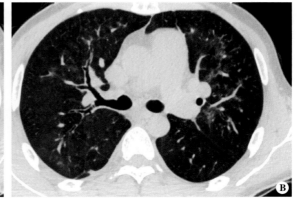

图 29-2-1　急性嗜酸性粒细胞性肺炎

A、B.CT 肺窗显示双肺散在分布的斑片状磨玻璃阴影（短箭头），小叶间隔平滑增厚（无尾箭头），少量胸腔积液（长箭头）

分布区，与 AEP 分布不同。

2. 急性间质性肺炎（AIP） AIP 早期与肺泡弥漫损伤影像学表现相似，但 AIP 晚期常伴肺结构破坏和纤维化改变。

3. 弥漫性肺泡出血 双肺弥漫性磨玻璃样病变，与 AEP 影像学表现相似，但一般不伴有胸腔积液。临床表现与 AEP 不同，肺泡出血常伴有肾病和咯血等。

4. 其他类型嗜酸性粒细胞性肺病 需要除外继发性嗜酸性粒细胞性肺病，如药物损害或寄生虫感染。引起嗜酸性粒细胞性肺病的常见药物包括胺碘酮、抗抑郁药、β- 受体阻滞剂、博来霉素、可卡因和柳氮磺胺吡啶等，药物引起的嗜酸性粒细胞性肺炎与慢性嗜酸性粒细胞性肺炎相似，双肺实变和磨玻璃样改变倾向分布于外周和上肺。慢性嗜酸性粒细胞性肺炎的病程较长，肺部表现以外周和上肺分布为主。

（马明明　许玉峰）

参 考 文 献

[1] Buelow BJ, Kelly BT, Zafra HT, et al. Absence of peripheral eosinophilia on initial clinical presentation does not rule out the diagnosis of acute eosinophilic pneumonia. J Allergy Clin Immunol Pract, 2015, 3（4）: 597-598.

[2] Rose DM, Hrncir DE. Primary eosinophilic lung diseases. Allergy Asthma Proc, 2013, 34（1）: 19-25.

[3] 杨杰, 蔡后荣. 急性嗜酸粒细胞性肺炎的研究进展. 中国呼吸与危重监护杂志, 2015, 14（3）: 313-316.

[4] Daimon T, Johkoh T, Sumikawa H, et al. Acute eosinophilic pneumonia: thin-section CT findings in 29 patients. Eur J Radiol, 2008, 65（3）: 462-467.

[5] Jeong YJ, Kim KI, Seo IJ, et al. Eosinophilic lung diseases: a clinical, radiologic, and pathologic overview. Radiographics, 2007, 27（3）: 617-637.

[6] Price M, Gilman MD, Carter BW, et al. Imaging of eosinophilic lung diseases. Radiol Clin North Am, 2016, 54（6）: 1151-1164.

第三节　慢性嗜酸性粒细胞性肺炎

【概述】

慢性嗜酸性粒细胞性肺炎（chronic eosinophilic pneumonia，CEP）是一种以肺泡腔包含嗜酸性粒细胞的混合性炎性渗出物的大量充盈为特征的特发性疾病。CEP 确切发病率和流行率还不清楚，以女性多见，女性患病率是男性的 2 倍。以不吸烟患者居多，各年龄段均可发病，发病高峰在 50 多岁，儿童少见[1, 2]。患者常常有哮喘和过敏性鼻炎病史。本病逐渐起病，在确诊前症状往往已经持续至少 1 个月，典型症状包括干咳、气短，往往伴有发热、体重下降和精神萎靡等。CEP 一般无明显肺外浸润表现。

CEP 患者总是伴有肺泡灌洗液和外周血嗜酸性粒细胞增多，肺泡灌洗液中嗜酸性粒细胞的比例通常很高，有的达 40% 以上[2]。

CEP 临床表现缺乏特异性，如长时间抗感染效果不佳的"肺炎"，对吸入糖皮质激素反应差的"哮喘"，若胸部 CT 表现为肺内阴影、外周血嗜酸性粒细胞增高，要考虑 CEP 可能，应进一步行肺泡灌洗液检查及肺活检等以证实肺部嗜酸性粒细胞浸润，此外还需排除已知病因和系统性疾病后方可诊断 CEP。

【病理学表现】

CEP 的发病机制仍未完全清楚，嗜酸性粒细胞在肺内聚集、活化是造成肺损害的关键。CEP 的组织病理学特征为高比例的嗜酸性粒细胞的炎性渗出充盈肺泡腔。间质通常也有炎症细胞浸润，但纤维化表现较轻。肺血管壁内也可有嗜酸性粒细胞与其他炎症细胞浸润，但不伴有坏死和血栓形成。

【影像学表现】

1. X 线 主要表现为双肺非肺段分布的实变，以上肺和外周分布为著，称为"肺水肿反转"征[3]。

2. CT 典型 CEP 的影像特征为双肺上叶、外周分布的斑片状实变和磨玻璃阴影，有时实变可表现为边界不清的团片状。可伴有小叶间隔增厚，呈"铺路石"征表现（图 29-3-1）[3-5]。少数可伴有少量胸腔积液和纵隔处轻度肿大的淋巴结。空洞和肺气肿少见。CEP 对激素治疗效果好，病灶在激素治疗后 7～10 天可被吸收，但也可以再复发。

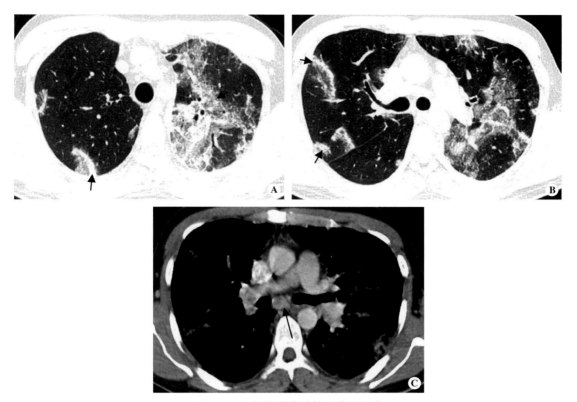

图 29-3-1　慢性嗜酸性粒细胞性肺炎

A、B. CT 肺窗示双肺散在分布的斑片状磨玻璃阴影和实变（箭头），以上肺分布为著；C. CT 纵隔窗示肿大的淋巴结（箭头）

【诊断要点】

1. 起病呈亚急性或慢性，半数患者有过敏史和（或）哮喘史。

2. 外周血和肺泡灌洗液中嗜酸性粒细胞明显增高。

3. 典型的 X 线和 CT 表现为双肺上叶外周分布的斑片状实变和磨玻璃阴影。

4. 激素治疗效果好。

【鉴别诊断】

1. 隐源性机化性肺炎（cryptogenic organizing pneumonia，COP）　COP 也表现为胸膜下斑片状实变，影像学表现与 CEP 相似，但分布上 COP 倾向于下肺分布；COP 中更常见结节、网状影、支气管扩张和支气管血管束周围的实变。COP 没有外周血和肺泡灌洗液中嗜酸性粒细胞增多。

2. 其他类型嗜酸性粒细胞性肺病　单纯性肺嗜酸性粒细胞增多症的临床表现常较轻，有自限性，肺内实变多为一过性。CSS 患者往往有全身表现，如皮肤和周围神经系统病变。

3. 肺感染　临床上 CEP 可能会和感染引起的肺实变混淆，临床上呈慢性病程，外周血嗜酸性粒细胞增多及影像学上外周分布的肺实变等特征有助于与肺感染相鉴别。

（马明明　许玉峰）

参 考 文 献

[1] Alam M，Burki NK. Chronic eosinophilic pneumonia：a review. South Med J，2007，100（1）：49-53.

[2] Cottin V，Cordier JF. Eosinophilic lung diseases. Immunol Allergy Clin North Am，2012，32（4）：557-586.

[3] 靳建军，施举红，陆慰萱. 慢性嗜酸粒细胞性肺炎 10 例临床分析. 国际呼吸杂志，2011，31（24）：1841-1844.

[4] Mehrian P，Doroudinia A，Rashti A，et al. High-resolution computed tomography findings in chronic eosinophilic vs. cryptogenic organising pneumonia. Int J Tuberc Lung Dis，2017，21（11）：1181-1186.

[5] 韩华，王静，范岩明. X 线与 CT 表现对慢性嗜酸细胞性肺炎的诊断. 中华医院感染学杂志，2012，22（15）：3256.

第四节　嗜酸性粒细胞增多综合征

【概述】

嗜酸性粒细胞增多综合征（hypereosinophilic

syndrome，HES）也称为高嗜酸性粒细胞综合征，是以外周血嗜酸性粒细胞持续增多并伴有组织中嗜酸性粒细胞浸润引起的器官损害或功能障碍为主要临床表现的一组疾病。Chusid 等[1]于 1975 年首次提出 HES 的诊断标准：①外周血中嗜酸性粒细胞计数＞1.5×10⁹/L，并持续 6 个月以上；②排除导致嗜酸性粒细胞增多的其他原因；③出现多系统、多器官损害的表现。2011 年嗜酸性粒细胞疾病及综合征工作会议专家组将 HES 诊断标准更新如下[2]：① 2 次检查（间隔超过 1 个月）外周血中嗜酸性粒细胞计数＞1.5×10⁹/L，伴或不伴组织型 HE［组织型 HE 定义：骨髓嗜酸性粒细胞大于全部有核细胞的 20%，和（或）病理医师认为嗜酸性粒细胞广泛浸润组织，和（或）明显的嗜酸性粒细胞颗粒蛋白沉积，伴或不伴嗜酸性粒细胞组织浸润］；②存在高嗜酸性粒细胞引起的器官损伤；③除外引起器官损伤的其他疾病。

HES 可发生于任何年龄阶段，以 20～50 岁者居多，男性远多于女性[3]。HES 嗜酸性粒细胞增多可累及多器官、多系统，常见的受累器官或系统有心脏、皮肤、神经、肺脏和脾脏[4, 5]。由于受累器官与受累程度的不同，患者的临床表现也多种多样，HES 的主要临床表现包括发热、疲乏、食欲减退、盗汗、体重下降等全身症状；湿疹、斑丘疹、红皮病、瘙痒症、血管性水肿等皮肤异常；心脏受累是 HES 患者主要的死亡原因，可引起心肌炎、心肌病、心脏瓣膜病变、心血管血栓形成。呼吸系统受累主要表现为咳嗽、胸痛、气短、胸

腔积液等，部分可有肺梗死。

【病理学表现】

HES 组织病理学表现为肺内嗜酸性粒细胞浸润。肺小动脉壁内嗜酸性粒细胞浸润，相关血管闭塞引起肺梗死，可有纤维化。

【影像学表现】

1. X 线 表现无特异性，初期表现为一过性模糊影和实变，心脏受累可以出现心脏扩大、肺水肿及胸腔积液。

2. CT CT 表现包括小结节和斑片状磨玻璃阴影。最常见的 CT 表现为双侧磨玻璃阴影，可伴或不伴有实变（图 29-4-1）。其他表现包括多发小结节，直径从数毫米到 1cm，大部分结节可见"晕"征，倾向于外周分布[6]。一部分患者可伴胸腔积液。

【诊断要点】

1. 2 次检查（间隔超过 1 个月）外周血中嗜酸性粒细胞计数＞1.5×10⁹/L。

2. 出现肺部受累症状，如咳嗽、喘息和气短等。

3. 胸片表现为模糊影和斑片状实变，CT 表现为斑片状磨玻璃阴影及小结节。

4. 心脏受累者可见心影扩大、胸腔积液。

【鉴别诊断】

1. 嗜酸性粒细胞性肺炎 表现为外周血嗜酸性粒细胞增多，但不符合嗜酸性粒细胞增多综合征的诊断标准，没有肺外器官的受累。

2. 心源性肺水肿 常常由缺血性心脏病引起，不伴有外周血嗜酸性细胞增高。肺水肿主要表现为双肺对称性磨玻璃阴影和小叶间隔增厚，小结

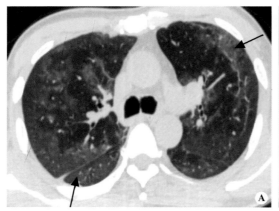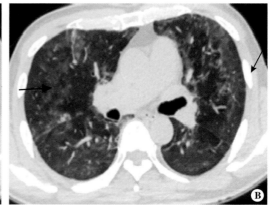

图 29-4-1 嗜酸性粒细胞增多综合征

CT 肺窗示双肺多发斑片状磨玻璃阴影，以外周分布为著（箭头）

节少见。

（马明明　许玉峰）

参 考 文 献

[1] Chusid MJ，Dale DC，West BC，et al. The hypereosinophilic syndrome: analysis of fourteen cases with review of the literature. Medicine（Baltimore），1975，54（1）：1-27.

[2] Valent P，Klion AD，Horny HP，et al. Contemporary consensus proposal on criteria and classification of eosinophilic disorders and related syndromes. J Allergy Clin Immunol, 2012, 130（3）：607-612.e9.

[3] Weller PF，Bubley GJ. The idiopathic hypereosinophilic syndrome. Blood，1994，83（10）：2759-2779.

[4] Noh HR，Magpantay GG. Hypereosinophilic syndrome. Allergy Asthma Proc，2017，38（1）：78-81.

[5] 王荣欣，胡水清. 嗜酸性粒细胞增多综合征的临床特征及诊疗进展. 重庆医学，2014，43（21）：2818-2820.

[6] Dulohery MM，Patel RR，Schneider F，et al. Lung involvement in hypereosinophilic syndromes. Respir Med，2011，105（1）：114-121.

第三十章　纵隔感染与炎症疾病

第一节　急性纵隔炎

【概述】

纵隔炎是指位于胸腔中部组织的局灶性或弥漫性炎症，纵隔炎有多种感染性和非感染性病因，大多数纵隔炎由感染引起。急性纵隔炎是指急性发作的累及纵隔内结缔组织和（或）纵隔内脏器的严重感染，通常由细菌感染引起。

原发急性纵隔炎罕见，通常为继发性，常见原因有食管穿孔或破裂、胸部外伤或手术、纵隔肿瘤继发感染、纵隔邻近组织化脓性炎症蔓延至纵隔、其他部位感染灶血行播散等[1-4]。食管穿孔通常发生在生理性狭窄的区域，如在环咽肌或食管胃交界处[5]。大多数食管穿孔是医源性的，大多数发生在内镜手术中。单纯内镜检查时食管穿孔的发生率较低，内镜引导下气压扩张治疗可导致食管穿孔的发生率增加。食管穿孔也可以继发于食管癌坏死、放射性食管炎和食管裂孔疝引起的溃疡破裂。自发性穿孔（Boerhaave综合征）比较少见，约占食管破裂的15%，是由于食管内压力突然快速增高而造成食管透壁破裂或全层裂开，通常发生在暴饮暴食及大量饮酒引起剧烈呕吐后，破裂位置通常位于远端贲门上食管水平，左侧往往受影响更大[6, 7]。食管异物引起食管破裂约占食管穿孔的12%，在环咽肌水平更为常见。食管穿孔的预后与损伤病因、食管疾病及治疗是否及时有很大的关系。从解剖位置上看，颈段食管穿孔的死亡率最低（6%），而胸段和腹段食管穿孔的死亡率明显较高，分别为27%和21%。自发性食管穿孔由于被发现得比较晚，死亡率较高，而创伤性食管穿孔通常被发现得较早而预后较好[6, 7]。

急性纵隔炎可以发生在心胸外科术后，肥胖、糖尿病、长时间手术或内乳动脉-冠状动脉移植术（特别是双侧）和再次手术等均会增加术后感染的风险。

纵隔内有丰富的淋巴组织和疏松结缔组织。前上纵隔与颈部气管前间隙相连续，后纵隔与椎前间隙及咽周间隙相连续。下纵隔的椎前间隙与上腹部后腹膜间隙相交通。邻近区域的感染易蔓延至纵隔引起纵隔感染。牙周感染、扁桃体感染、咽周脓肿及颈部术后感染等可因重力作用及胸腔负压迅速扩散至纵隔内而引起急性纵隔炎，即急性下行性坏死性纵隔炎（acute descending necrotizing mediastinitis，ADNS）[8]。纵隔感染也可为胸壁感染直接蔓延所致。腹膜后炎症也可以从后腹膜间隙蔓延至下纵隔引起急性纵隔炎。

急性纵隔炎的临床表现与病因、病变范围及病程相关，常见临床症状包括突发寒战、高热，胸骨后疼痛伴颈部或肩胛骨放射和呼吸困难等。如脓肿压迫可致吞咽、呼吸困难，严重时出现窒息；压迫胸腔大血管可造成循环障碍。临床查体常表现为呼吸急促，心动过速，面部及颈部水肿，胸腔及颈部皮下气肿，以及心脏听诊时伴有"嘎吱嘎吱"声的哈曼征。

急性纵隔炎的病死率高，治疗的成功取决于早期诊断、及早的抗感染治疗和及时的外科引流。对于怀疑急性纵隔炎的患者，CT是首选的影像学检查方法[9]。手术治疗原则包括引流术、一期缝合术、食管剥脱术、食管造口术和胃造口术、内镜下真空创面辅助治疗穿孔及相关食管纵隔旁引流术、内镜下支架置入联合引流术。

最常见的微生物是上消化道微生物定植菌，不同病因导致的纵隔感染致病菌有所不同。需氧菌和厌氧菌的混合感染常见于食管破裂及口咽部下行性纵隔感染，心胸外科术后纵隔感染致病菌包括表皮葡萄球菌和金黄色葡萄球菌、革兰氏阴性菌、真菌和分枝杆菌。随着病情的进展，有可能出现纵隔脓肿或发生严重的脓毒血症。

【影像学表现】

1. X 线 常表现为纵隔增宽和上纵隔边缘模糊。急性纵隔炎常由食管穿孔导致，食管穿孔在 X 线的间接征象包括纵隔气肿、左侧气胸和胸腔积液。纵隔气肿表现为纵隔两侧及颈部软组织内线状透亮影。口服对比剂外渗入纵隔或胸腔是食管穿孔的可靠征象。急性下行性坏死性纵隔炎行颈部软组织 X 线检查时可见颈前及咽喉软组织增宽或颈部软组织积气。

2. CT 是显示纵隔炎症和纵隔气肿的最佳检查方法（图 30-1-1）。CT 表现包括局限性纵隔积液、纵隔内积气、纵隔脂肪密度增高、纵隔增宽、胸腔积液、心包积液及纵隔淋巴结肿大。此外，口服对比剂可以显示食管穿孔的程度，对于后续治疗方法的选择非常重要。

急性下行性坏死性纵隔炎是一种急性快速进行性纵隔感染，感染的传播被归因于从颈部到纵隔的重力引流、胸内负压及协同细菌生长。CT 表现为颈部相邻组织单发或多发积液 / 筋膜炎、蜂窝织炎或肌炎导致的正常脂肪间隙消失，其他相关征象包括胸腔积液、心包积液、颈静脉血栓形成或淋巴结增大。

【诊断要点】

1. 纵隔感染的诊断 至少需符合以下标准中的一项：①离体纵隔组织或渗液中培养出微生物；②术中见纵隔感染的证据；③有以下情况之一：胸痛、胸骨不稳定或发热（体温高于 38℃）并同时伴有纵隔脓性分泌物或微生物血培养阳性或纵隔引流液中培养出微生物。

2. 急性纵隔炎典型的 CT 表现 ①局限性纵隔积液和积气；②其他辅助征象：纵隔脂肪密度增高、纵隔增宽、胸腔积液、心包积液、纵隔淋巴结肿大。

【鉴别诊断】

1. 纵隔术后水肿或积液 心胸外科手术后 2～3 周局部组织可以出现组织水肿或积液等非特

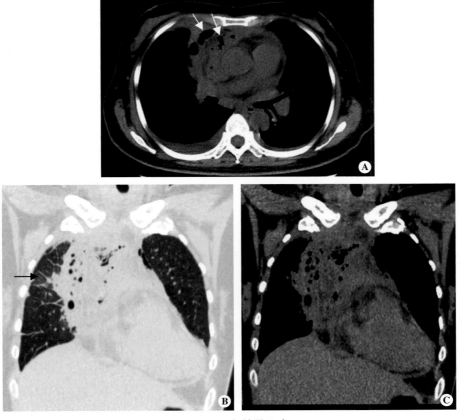

图 30-1-1 急性纵隔炎

A. CT 纵隔窗示前纵隔多发游离气体（箭头），局部脂肪密度增高，双侧胸腔积液；B、C. 冠状面重建示纵隔病变范围较大，急性纵隔水肿压迫肺静脉引起右肺小叶间隔增厚（箭头）

异性改变，与术后急性纵隔炎的鉴别困难，因此必须与临床表现相结合才能明确有无纵隔感染，必要时可进行穿刺活检以确诊。

2. 纵隔血肿或出血 外伤可引起纵隔局部出血，出血在平扫CT上表现为高密度，此有助于鉴别诊断。

3. 纤维素性纵隔炎 纤维素性纵隔炎为亚急性或慢性病程，在CT上纵隔软组织密度较高，或局部出现软组织肿块或钙化，一般无纵隔积液或积气。

【研究现状与进展】

在MRI上纵隔炎症表现为T_1WI低信号，T_2WI高信号，与正常纵隔脂肪对比明显，因此MRI可以很好地评估纵隔炎症的范围，以及纵隔内血管和淋巴结的情况。由于MRI无X线辐射，MRI为儿童提供了另一种选择，并可用于CT检查后仍存在不确定性的病例。但由于MRI扫描层厚较大，而且对于食管穿孔和纵隔内气体敏感性低于CT，因此目前仅作为CT检查的补充检查选择。

（田靖一 许玉峰）

参考文献

[1] Exarhos DN, Malagari K, Tsatalou EG, et al. Acute mediastinitis: spectrum of computed tomography findings. Eur Radiol, 2005, 15(8): 1569-1574.

[2] Salehi OA, Karimi A, Ahmadi SH, et al. Superficial and deep sternal wound infection after more than 9000 coronary artery bypass graft (CABG): incidence, risk factors and mortality. BMC Infect Dis, 2007, 7: 112.

[3] 周晓明, 冯学威, 李世煜, 等. 急性纵隔炎临床与影像学特征分析. 医学临床研究, 2012, 29(1): 33-35.

[4] Almorza T, Herrera-Juárez M, Lalueza A. Spontaneous mediastinitis with multiple oesophageal abscess in the esophagus. Respir Med Case Rep, 2018, 25: 196-198.

[5] Chirica M, Champault A, Dray X, et al. Esophageal perforations. J Visc Surg, 2010, 147(3): e117-e128.

[6] Wahed S, Dent B, Jones R, Griffin SM. Spectrum of oesophageal perforations and their influence on management. Br J Surg, 2014, 101(1): e156-e162.

[7] Sepesi B, Raymond DP, Peters JH. Esophageal perforation: surgical, endoscopic and medical management strategies. Curr Opin Gastroenterol, 2010, 26(4): 379-383.

[8] Razafimanjato NNM, Ralaizafindraibe TH, Ramarolahy AR, et al. Acute descending necrotising mediastinitis: four years of experience at a hospital centre in Madagascar. Med Sante Trop, 2018, 28(3): 297-301.

[9] 文正青, 黄穗乔, 梁碧玲. 急性纵隔炎一例. 临床放射学杂志, 2001, 20(2): 153.

第二节 纤维素性纵隔炎

【概述】

纤维素性纵隔炎（fibrosing mediastinitis，FM）也称为纵隔纤维化或硬化性纵隔炎，是一类少见的、以纵隔内纤维组织过度增生为特征的疾病。目前认为是一种慢性纵隔炎症。虽然FM是一种良性疾病，但它通常是进行性的，并导致纵隔内气管支气管树、食管、上腔静脉和肺血管的压迫和闭塞，从而引起相关临床症状。

FM可能代表一种临床病理综合征，而不是单一的疾病，其确切病因和发病机制尚不清楚，根据病因可以分为特发性和继发性，特发性可能与IgG4疾病相关。继发性可能与感染、结缔组织病、结节病、纵隔放疗和药物有关。目前大部分FM被认为是由先前的肉芽肿性感染导致的宿主免疫反应过度引起的，荚膜组织胞浆菌和结核分枝杆菌感染是最常见的致病菌。其他感染，如曲霉病、芽孢菌病和隐球菌病等也可引起FM。另外也有学者证实，一部分FM可能与自身免疫性疾病，如白塞病、腹膜后纤维化、眼眶假瘤和Riedel（纤维性）甲状腺炎等相关[1]。人类白细胞抗原A2（HLA-A2）与纵隔纤维化的关系已被报道，提示异常的免疫反应与FM发病相关[2]。CD20阳性B淋巴细胞可能参与了该病的发病机制。

目前没有纤维素性纵隔炎流行病学的准确数据，美国有研究报道表明，FM以青年（20～40岁）男性居多，平均诊断年龄为33岁。虽然组织胞浆菌病是FM的主要病因，但不到1%的组织胞浆菌病患者会发生纤维素性纵隔炎[3]。我国组织胞浆菌病罕见，而结核病高发，我国12例FM患者的研究报道[4]表明患者多为中老年女性，而且50%的患者与肺结核有关，因此在我国结核分枝杆菌感染与FM的关系可能更为密切。

FM的临床表现取决于纵隔结构受损及受压程度。最常见的临床表现为中央气道受累引起的呼吸困难、咳嗽和咯血。而钙化的淋巴结侵蚀支气管可导致支气管结石。这些并发症最常见于右肺上叶。食管压迫可导致吞咽困难和（或）吞咽痛，也可能形成气管食管瘘。一侧或双侧膈神经受累可表现为膈肌麻痹。一侧或双侧主肺动脉梗阻可引起肺动脉高压、肺心病和右心衰竭。上腔静脉受压可出现上腔静脉综合征，表现为颈部肿胀、上肢肿胀、呼吸困难和胸壁静脉丛扩张等。胸导管受累可以出现乳糜胸和乳糜性心包积液。

【病理学表现】

纤维素性纵隔炎主要表现为肉芽肿性纵隔炎，目前大多种数情况下由组织胞浆菌或结核分枝杆菌感染引起，目前感染来源尚不完全清楚，推测可能起源于肺，然后蔓延至纵隔淋巴结，并导致纵隔淋巴结炎，少数患者纵隔淋巴结肉芽肿扩大并破裂，向纵隔内释放抗原，刺激纵隔发生纤维炎性反应并形成局限或浸润性肿块，引起纵隔纤维化。组织学上纤维素性纵隔炎可以分为 3 期：Ⅰ期显示水肿样的纤维黏液组织含有众多的梭形细胞、嗜酸性粒细胞、肥大细胞、淋巴细胞、浆细胞及薄壁血管；Ⅱ期显示厚玻璃样的随机排列的胶原伴有局灶性间质性梭形细胞、淋巴细胞和浆细胞；Ⅲ期显示致密的无细胞胶原蛋白的散在淋巴滤泡和偶见的营养不良性钙化。

【影像学表现】

1. X 线　胸片表现为非特异性，而且通常低估病变范围。通常表现为纵隔增宽，肺门或纵隔淋巴结肿大，常继发于组织胞浆菌病或肺结核，表现为局限性钙化。胸片也可表现为气管或主支气管受压变窄、上腔静脉梗阻或食管狭窄。

2. CT　纤维素性纵隔炎分为局灶型和弥漫型[5]。局灶型的典型表现为局限性软组织肿块，60%～90% 的病灶出现钙化，常位于气管旁、隆嵴下或肺门区，引起邻近血管或气道狭窄。弥漫型表现为弥漫非钙化性软组织浸润性肿块，累及纵隔多个区域，脂肪组织模糊，包绕和侵犯邻近结构。CT 增强扫描示纵隔纤维化组织有不同程度的强化（图 30-2-1）。MSCT 多平面重组有助于显示气道狭窄情况，最常见的为右侧主支气管，其次为左侧主支气管、中间段支气管、右肺上叶支气管等，支气管阻塞常伴有阻塞性肺炎和肺膨胀不全。CTA 可以评估纵隔血管闭塞的程度，显示阻塞血管周围的侧支血管。肺动脉狭窄或阻塞可引起相应区域纹理模糊，体积缩小或血栓。肺静脉阻塞通常可见肺水肿、小叶间隔增厚和支气管袖套征。

3. MRI　显示信号强度不均匀的肿块。T_2WI上的信号强度降低提示纤维化。与 CT 相比，MRI 能够更好地确定病变范围，特别是血管受累的程度，但发现病灶内钙化的作用较小。MRI 与 CT 在鉴别纵隔淋巴结病变和肺门淋巴结病变方面结果是一致的，MR 血管造影可以在 CT 检查提供的结果的基础上增加血管损害的信息。肉芽肿性纤维化纵隔炎在 T_1WI 上表现为中等强度信号，在 T_2WI 上表现为不均匀强度信号；对比度增强强化程度是可变的。在 T_1WI 和 T_2WI 上均可见相对低信号病灶，其原因可能是钙化或纤维瘢痕。

【诊断要点】

1. CT 和 MRI 的特征性表现，即纵隔或肺门的局限性包块 / 浸润性软组织病变，伴气道和血管狭窄等。

2. 纵隔软组织肿块伴有钙化时，提示继发于组织胞浆菌病或结核分枝杆菌感染，有助于诊断。

3. 纤维素性纵隔炎的确诊需除外原发性肺癌、纵隔或肺门淋巴结转移和淋巴瘤等肿瘤性疾病。

【鉴别诊断】

1. 淋巴瘤　淋巴瘤表现为多发肿大淋巴结，多发结节常合并而形成大的软组织肿块，未经治疗的淋巴瘤通常不含钙化。

2. 其他纵隔肿瘤　不同类型的纵隔肿瘤表现为纵隔局部软组织占位，需要与局灶型纤维素性纵隔炎进行鉴别，临床背景和组织内钙化有助于鉴别。

3. 急性纵隔炎　一般病程急，往往有明确的食管穿孔或心胸手术病史，急性纵隔炎 CT 可显示纵隔积气或积液，而纤维素性纵隔炎一般无积气或积液。

【研究现状与进展】

纵隔纤维化是一种病因复杂，以纵隔内纤维组织过度增生导致肺血管、支气管等器官受压狭窄，引起肺动脉高压及阻塞性通气功能障碍的一种疾病。其临床表现多慢性起病，以呼吸困难、咳嗽、咳痰为主要表现，诊断主要依靠增强 CT 和 MRI 的典型影像学表现。但 CT 或 MRI 仅能显示纵隔结构受压情况，无法显示肺内通气及血流灌注损伤的部位、范围及程度。肺通气 / 灌注（ventilation/perfusion，V/Q）显像能通过显示肺内放射

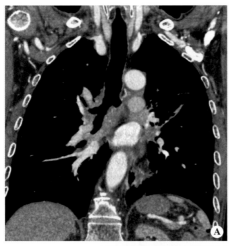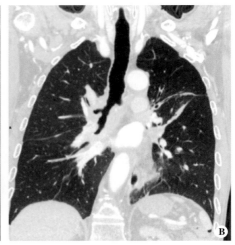

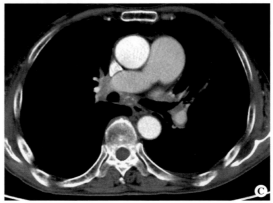

图 30-2-1 纤维素性纵隔炎

A. CT 增强扫描，纵隔窗示纵隔及双侧肺门软组织增厚伴钙化；B. 肺窗示支气管受压变窄，左肺可见局部肺不张；C. 肺动脉增宽，提示肺动脉高压，可能与双侧肺动脉分支受压有关

性分布情况反映肺的灌注及通气功能，无创性评价肺功能[6]。

（田靖一　许玉峰）

参 考 文 献

[1] Peikert T，Colby TV，Midthun DE，et al. Fibrosing mediastinitis：clinical presentation，therapeutic outcomes，and adaptive immune response. Medicine（Baltimore），2011，90（6）：412-423.

[2] Hu Y，Qiu JX，Liao JP，et al. Clinical manifestations of fibrosing mediastinitis in Chinese patients. Chin Med J（Engl），2016，129（22）：2697-2702.

[3] Loyd JE，Tillman BF，Atkinson JB，et al. Mediastinal fibrosis complicating histoplasmosis. Medicine（Baltimore），1988，67（5）：295-310.

[4] 廖纪萍，胡艳，邱建星，等. 纵隔纤维化患者的临床特点及预后分析. 中华结核和呼吸杂志，2017，40（3）：199-204.

[5] McNeeley MF，Chung JH，Bhalla S，et al. Imaging of granulomatous fibrosing mediastinitis. Am J Roentgenol，2012，199（2）：319-327.

[6] 尹立杰，刘杰，刘晓建，等. 肺 V/Q SPECT 显像在纤维素性纵隔炎中的应用. 中华核医学与分子影像杂志，2019，38（6）：356-359.

第四篇

心脏大血管感染性疾病

第三十一章　感染性心内膜炎

【概述】

感染性心内膜炎（infective endocarditis，IE）是指因细菌、真菌和其他微生物（如病毒、立克次体、衣原体和螺旋体）直接感染而产生心瓣膜或心室壁内膜、腱索、人工瓣、植入物等的炎症。根据受累瓣膜的类型，感染性心内膜炎可分为自体瓣膜心内膜炎和人工瓣膜心内膜炎（prosthetic valve endocarditis，PVE）。但由于近年来侵入性医疗操作的增多及静脉药瘾人群的增加，旧的分类方式已不足以满足要求，因此欧洲心脏病学会（European Society of Cardiology，ESC）在2009年公布的新版《感染性心内膜炎预防、诊治指南》中提出新的分类[1]：①左心自体瓣膜 IE；②左心人工瓣膜 IE（瓣膜置换术后＜1年发生称为早期 PVE，术后＞1年发生称为晚期 PVE）；③右心 IE；④器械相关性 IE（包括发生在起搏器或除颤器导线上的 IE，可伴或不伴有瓣膜受累）。IE 也可根据感染来源分为社区获得性 IE、医疗相关性 IE（院内感染和非院内感染）和经静脉吸毒性 IE。

近十多年，随着我国人口的老龄化，老年退行性心瓣膜病患者增加，人工心瓣膜置换术、植入器械术及各种血管内检查操作的增加，IE 呈显著增长趋势。近些年多项临床流行病学调查显示 IE 的流行病学正在不断地发生变化[2-4]：IE 发病的平均年龄显著增大；引发 IE 的基础心脏病中，风湿性心脏病已经逐步减少，取而代之的是先天性心脏病，已超越风湿性心脏病成为 IE 最常见的基础心脏疾病；静脉用药等导致右心 IE 患病率增加。

IE 临床表现差异很大，最常见的表现是发热，多伴寒战、食欲减退和消瘦等，其次为心脏杂音，其他表现包括血管和免疫学异常，脑、肺或脾栓塞等。老年患者及免疫抑制患者的临床表现常不典型。IE 患者并发症很常见，以充血性心力衰竭最为常见，其次是栓塞事件，其中又以脑栓塞最为常见。近年来，在 IE 患者中肺栓塞发生率明显提高，尤其是静脉药瘾性 IE 患者更常见，常以肺部感染或其他并发症起病，呼吸系统症状早而突出，以感染性栓子脱落所致的肺梗死及化脓性肺炎为其特征。

目前临床上最常用的 IE 诊断标准是改良 Duke 诊断标准，但改良 Duke 诊断标准在 IE 早期诊断中诊断率偏低，尤其是对 PVE 和心内起搏器相关性 IE。2015 年 ESC 在改良 Duke 诊断标准的基础上提出了 3 点补充[5]：①心脏 CT 发现瓣膜周围病变为主要标准；②经 ^{18}F-FDG PET/CT（仅当假体植入超过 3 个月时）或放射性标记白细胞 SPECT/CT 发现人工瓣膜植入物周围不正常的核素浓聚为主要标准；③影像学检查发现的近期无症状栓塞或感染性动脉瘤为次要标准（表 31-0-1）。

表 31-0-1　2015 年欧洲心脏病学会感染性心内膜炎诊断标准

主要标准

1. IE 血培养阳性

（1）2 次独立血培养检测出 IE 典型致病微生物：草绿色链球菌、牛链球菌、HACEK 细菌群、金黄色葡萄球菌、无原发灶的社区获得性肠球菌

（2）持续血培养阳性时检测出 IE 致病微生物：间隔 12h 以上取样时，至少 2 次血培养阳性；至少 4 次独立培养中大多数为阳性或全部 3 次培养均为阳性（首末次取样时间间隔至少 1h）

（3）单次血培养伯纳特立克次体阳性或 I 期 IgG 抗体滴度＞1：800

2. 影像检查提示心内膜感染

（1）心脏超声表现：赘生物、脓肿或新出现的人工瓣膜裂隙

（2）经 ^{18}F-FDG PET/CT（仅当假体植入超过 3 个月时）或放射性标记 SPECT/CT 发现人工瓣膜植入物周围异常核素浓聚

（3）心脏 CT 发现瓣膜周围病变

次要标准

1. 易发因素：易于患病的心脏状况、静脉药瘾者

2. 发热：体温＞38℃

续表

3. 血管征象（包括仅通过影像检查发现的血管栓塞）：重要动脉栓塞、脓毒性肺梗死、真菌性动脉瘤、颅内出血、结膜出血或 Janeway 损害

4. 免疫学表现：肾小球肾炎、Osier 结节、Roth 斑或类风湿因子阳性

5. 微生物学证据：血培养阳性但不满足主要标准或缺乏感染性心内膜炎病原体感染的血清学证据

明确诊断需满足下列 3 条之一：①符合 2 条主要标准；②符合 1 条主要标准和 3 条次要标准；③符合 5 条次要标准

疑似诊断需满足下列 2 条之一：①符合 1 条主要标准和 1 条次要标准；②符合 3 条次要标准

　　近年来已有多项新的感染性心内膜炎诊断、治疗及预防指南发表，但内容不尽相同。单纯内科治疗死亡率高达 56% ～ 86%，积极的外科手术治疗可能降低感染性心内膜炎的病死率，内外科联合治疗时该病的死亡率可降至 11% ～ 35%[6]。

【病理学表现】

　　感染性心内膜炎的致病菌中，草绿色链球菌是感染性心内膜炎的最主要致病菌，在抗菌药物问世前，该菌引起的感染性心内膜炎占总数的 90% ～ 95%，近年来草绿色链球菌在感染性心内膜炎患者血培养阳性的比例已显著下降，但其仍是感染性心内膜炎患者的首要致病菌。同时葡萄球菌（如金黄色葡萄球菌、表皮葡萄球菌）及革兰氏阴性菌等感染率明显上升，但是致病菌的种类分布存在着地区差异。肠球菌在感染性心内膜炎中占 5% ～ 10%，多发生于接受泌尿生殖道检查的老年人和刚分娩的产妇等。真菌引起的感染性心内膜炎的报道也逐渐增多，瓣膜置换和静脉内给药是真菌感染性心内膜炎的危险因素。革兰氏阴性杆菌还时常成为感染性心内膜炎的致病菌，多发生于静脉药瘾者，其特征为亚急性起病伴有巨大的赘生物形成，并发症较多，包括大血管栓塞和充血性心力衰竭。

　　感染性心内膜炎的特征性病理改变表现为心内膜、瓣膜、外源植入物或周围组织形成赘生物，赘生物表现为大小不一（几百微米至十几毫米）的非晶体形团块，主要由活化的血小板结合纤维素包含病原微生物及少量炎症细胞形成，赘生物最常见于心脏瓣膜，以主动脉瓣和二尖瓣、三尖瓣多见。赘生物也可以发生在基础心脏病患者原本缺损的室间隔肌腱索或腔室内膜等部位，造成各瓣叶的破坏、穿孔和腱索断裂等。瓣膜感染向瓣周蔓延，局部组织坏死及脓液聚集，可形成瓣周或心肌脓肿。感染可导致心血管壁薄弱，组织夹层样撕裂形成空腔，腔壁破坏形成假性动脉瘤。真性脓肿或假性动脉瘤通过破裂穿孔连接相邻心血管腔导致瘘道产生及分流。

　　早期 PVE，如在围术期感染的病例中，感染常累及缝线环和瓣环的连接处，形成瓣周脓肿，导致缝合处开裂、假性动脉瘤和瘘管等；晚期 PVE 如晚期生物瓣 PVE，感染经常位于人工瓣的瓣叶，形成赘生物，导致瓣尖破裂和穿孔。发生在起搏器或除颤器导线上的感染性心内膜炎，表现为植入物导线表面及瓣膜上大小不等赘生物。

　　右心感染性心内膜炎受累瓣膜多为三尖瓣和肺动脉瓣，三尖瓣受累比较常见，也见于右心室室壁内膜或肺动脉瓣瓣膜，赘生物破碎脱落导致肺部感染，形成败血症性肺动脉炎、细菌性肺动脉梗死、金黄色葡萄球菌梗死性肺脓肿等。

【影像学表现】

　　1. 超声　经胸超声心动图（TTE）检查简单便捷、无创，是感染性心内膜炎的首选影像学检查方法，在感染性心内膜炎的诊断中有重要价值。主要有 3 点超声表现：赘生物、瓣周脓肿或假性动脉瘤、新出现的人工瓣膜裂隙。赘生物是感染性心内膜炎的特异性表现，赘生物通常表现为松软的团块或索条状声影，大小不一，形态不规则，中强回声，可单发或多发。TTE 对赘生物的显示有很高的灵敏度，经食管超声心动图（TEE）检查可使瓣膜赘生物的检出率明显提高。据报道，TTE 检查对自体瓣膜和人工瓣膜赘生物的灵敏度分别为 70% 和 50%，而 TEE 检查的灵敏度更高，为 96% 和 92%，TTE 和 TEE 对瓣膜赘生物的特异度约为 90%。超声能直接提供心脏瓣膜赘生物的附着部位、数目、大小、形态、活动情况及相应的血流动力学变化，以及对感染性心内膜炎心脏瓣膜赘生物进行定性和定量的测量。但是，由于赘生物可与血栓、瓣膜纤维化和钙化、瓣膜增厚、其他占位性病变显示出类似的超声表现，需仔细观察，并结合临床和其他辅助检查，必要时做出鉴别诊断。

　　瓣周脓肿常表现为包绕瓣环的无回声液性暗区或瓣周组织增厚。TTE 对瓣周脓肿的灵敏度为 50%，TEE 检查的灵敏度为 90%，特异度均高达 90%。疾病早期一些微小脓肿可能很难发现而出

现漏诊，特别是在心脏术后或存在人工瓣膜时。在临床高度怀疑感染性心内膜炎时，建议 7～10 天后复查超声心动图检查，或者采用增强 CT 或 PET/CT 行进一步检查。

超声心动图检查还可以探测感染性心内膜炎瓣膜病变引起的心脏血流动力学异常，包括瓣膜损害甚至穿孔造成的瓣膜反流；瓣膜腱索和乳头肌断裂引起的瓣膜脱垂或连枷样运动和人工瓣膜感染引起的瓣周瘘等。

2. CT　MSCT 扫描速度快，空间分辨率高，利用心电门控技术及对比增强能清晰显示心脏的腔室、乳头肌、心室壁、房室间隔、瓣膜、大血管等。多排螺旋 CT 是超声心动图检查的重要补充，特别对于 PVE。感染性心内膜炎在 CT 上的主要影像学表现为瓣膜赘生物、瓣周脓肿、假性动脉瘤和瘘道，以及感染性心内膜炎引起的各系统血管栓塞病变，如脑梗死、肺栓塞和腹部脏器栓塞等。

（1）瓣膜赘生物：心电门控增强 CT 能够显示瓣膜形态异常，赘生物表现为瓣膜上或瓣膜周围结构上不规则软组织密度小结节（图 31-0-1）。目前大部分研究结果表明 CT 显示瓣膜赘生物的价值比 TEE 检查低，CT 对赘生物的显示能力与赘生物的大小密切相关，有研究表明，CT 对于微小赘生物（直径 < 10mm）有比较明显的漏诊[7]。有时可出现瓣膜穿孔，在 CT 上表现为瓣膜不连续，CT 对于瓣膜穿孔的显示率不如 TEE 检查。

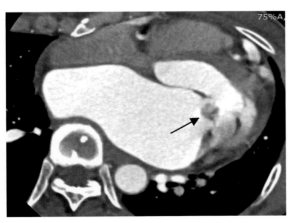

图 31-0-1　感染性心内膜炎（瓣膜赘生物）
心脏 CT 增强扫描，二尖瓣瓣膜软组织密度小结节（箭头）

（2）瓣周脓肿、假性动脉瘤和瘘道：瓣周脓肿在 CT 上表现为瓣膜周围局限性低密度液体（0～40HU）聚集，周围可伴有环形强化或不规则软组织包绕。假性动脉瘤表现为与心腔或主动脉相连续的局限性囊状突起，病灶多位于瓣膜或瓣环周围，可能突向心肌或心包。瓣膜周围多发生瓣膜周围瘘脓肿，形成不同腔之间相通的通道（图 31-0-2）。CT 显示脓肿、假性动脉瘤和瘘道的能力优于 TEE 检查，而且对于评估病变的位置、累及范围等更有价值[8]。

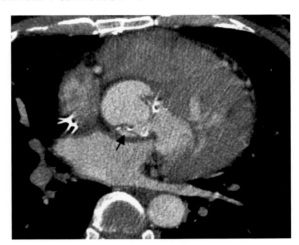

图 31-0-2　感染性心内膜炎（瓣膜周围瘘脓肿）
心脏增强 CT 扫描示主动脉瓣置换术后，瓣环周围出现瓣膜周围瘘脓肿（箭头）

（3）各系统血管栓塞病变：CT 对于显示感染性心内膜炎伴发的各系统栓塞具有很高的价值，胸部或心脏增强 CT 检查可以发现包括肺栓塞、脾梗死或脓肿，以及感染性动脉瘤等血管栓塞病变，有助于感染性心内膜炎的诊断。

3. MRI　随着 MRI 技术的发展，MRI 在心血管疾病中的应用越来越多，但由于受到空间分辨率的限制，心脏 MRI 在感染性心内膜炎中的研究较少。感染性心内膜炎的 MRI 表现主要为瓣膜或心腔赘生物、瓣周脓肿、假性动脉瘤和瘘道。瓣膜赘生物一般表现为瓣膜结节状增厚或不规则等信号结节，心脏 MRI 对于赘生物的显示能力不如 TEE 检查，MRI 显示赘生物的灵敏度约为 85%。增强 MRI 发现瓣膜周围组织强化，代表瓣周感染；瓣周脓肿表现为环形强化的局限性囊性病变。

MRI 对于感染性心内膜炎患者最大的价值在于发现神经系统血管栓塞并发症，头颅 MRI 常见的表现为脑梗死、脑出血、脑脓肿、感染性动脉瘤和微小皮层出血等，病灶常为多发，多位于灰白质交界处（图 31-0-3）。一项研究结果表明，

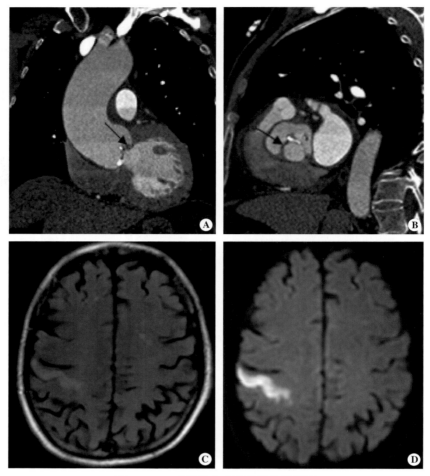

图 31-0-3　感染性心内膜炎并发脑梗死

A、B. 心脏增强 CT 扫描，主动脉瓣瓣膜不规则增厚伴多发小结节（箭头），符合感染性心内膜炎改变；C、D. 颅脑 MRI 示右侧顶叶急性脑梗死，表现为 T_2 FLAIR 高信号（C）和 DWI 高信号（D）

80% 以上的感染性心内膜炎患者可以出现神经系统并发症[9]，2015 年 ESC 指南则认为所有的感染性心内膜炎患者都应常规行头部影像学检查，MRI 是最佳的影像检查方法。约 1/3 的感染性心内膜炎患者行腹部 MRI 可以发现异常，脾脏最常受累，梗死为最常见，其次为脓肿和出血。

4. PET/CT ^{18}F-FDG PET/CT 是一种无创的全身代谢性显像技术，集功能影像和解剖影像于一体，既能反映病灶的葡萄糖代谢情况，又可以进行精确的解剖定位。越来越多的研究表明，其不仅能够显示感染性心内膜炎心脏内部的感染病灶，还可以通过全身显像快速排查心外栓塞事件及迁徙病灶，因此具备独特的优势。

感染性心内膜炎赘生物由细菌和坏死物质组成，炎症细胞数量较少，PET/CT 并不表现为浓聚，因此赘生物在 PET/CT 上不易发现。而人工瓣膜或植入物周围感染，主动脉感染等均表现为 FDG 摄取增高、浓聚。由于自体瓣膜心内膜炎患者中更倾向于形成瓣膜赘生物，同时 TEE 对于赘生物的灵敏度很高，而 PET/CT 对赘生物的诊断效果差，因此 PET/CT 对于自体瓣膜心内膜炎的诊断价值低。PVE 瓣膜周围更易形成脓肿，超声和 CT 受到人工瓣膜伪影的影响，部分患者可能会出现漏诊，因此 PET/CT 对于 PVE 的早期诊断价值更大，具有很高的灵敏性和特异性[10]。

全身各系统栓塞是感染性心内膜炎常见的并发症，而其中一部分患者没有明显的临床症状，而外周血管栓塞、感染迁徙病灶的发生对制订抗感染疗程及手术方案均至关重要。PET/CT 可以通过一次快速的全身扫描定位外周血管栓塞、脓肿、感染性动脉瘤等。

感染性心内膜炎不同影像检查的主要表现和

优缺点详见表 31-0-2。

【诊断要点】

1. 心内膜感染证据。①心脏超声表现：赘生物、脓肿或新出现的人工瓣膜裂隙；②心脏 CT 检查发现瓣膜周围病变为主要标准；③经 ^{18}F-FDG PET/CT（仅当假体植入超过 3 个月时）或放射性标记白细胞 SPECT/CT 检查发现人工瓣膜植入物周围不正常的核素浓聚为主要标准。

表 31-0-2　感染性心内膜炎不同影像检查的主要表现和优缺点对比

影像检查	主要影像表现	优点	缺点
TTE/TEE	①赘生物；②脓肿或假性动脉瘤；③新出现的人工瓣膜裂隙	简单、方便，无放射性辐射的首选筛查手段自体瓣膜赘生物诊断价值高	对于 PVE 和医疗相关性 IE 价值受限；早期会有假阴性；不能区分感染赘生物和非感染赘生物
MSCT	①瓣膜赘生物；②瓣周脓肿、假性动脉瘤和瘘道；③IE 引起的各系统血管栓塞病变	能清楚显示瓣周病变和假性动脉瘤；其他系统血管栓塞病变；同时评估冠状动脉情况	有辐射，需要注入对比剂；微小赘生物不敏感；无法评估血流动力学异常
PET/CT	人工瓣膜及金属植入物周围 FDG 摄取增高、浓聚	对人工瓣膜及金属植入物 IE 显示效果好，全身感染灶探查	对自体瓣膜赘生物不敏感，有辐射，价格高
MRI	瓣膜或心腔赘生物，瓣周脓肿，假性动脉瘤和瘘道	发现神经系统血管栓塞并发症的最佳方法	临床应用少，可漏诊微小赘生物

2. 影像学检查发现的近期无症状栓塞或感染性动脉瘤是诊断感染性心内膜炎的次要标准。

【鉴别诊断】

1. 瓣膜血栓　瓣膜血栓也可表现为赘生物，血栓一般体积较小，不伴有感染全身反应。

2. 心脏肿瘤　感染性心内膜炎还应与一些心脏小肿瘤相鉴别，小肿瘤一般形态规则，对瓣膜侵蚀性小，而感染性心内膜炎赘生物形态不规则，比较松散，对瓣膜损害严重。

3. 风湿性瓣膜疾病　风湿性瓣膜疾病通常引起严重的瓣膜损伤，从而出现瓣膜狭窄或关闭不全，以二尖瓣和主动脉瓣最常见。由于病程较长，通常引起心腔大小变化。而感染性心内膜炎引起的瓣膜破损通常不如瓣膜本身病变所造成的破损明显，这是感染性心内膜炎与其他瓣膜病的一个鉴别点。

4. 心脏黏液瘤　感染性心内膜炎较大的赘生物应与黏液瘤相鉴别，黏液瘤常附着于房间隔上，而赘生物附着在瓣膜上，且在治疗过程中动态观察发现，赘生物变小，甚至消失。

【研究现状与进展】

2015 年 ESC 发布了治疗感染性心内膜炎的指南，即《2015 ESC 感染性心内膜炎指南》（以下简称《ESC 指南》），感染性心内膜炎小组由《ESC 指南》首次提出，主要基于以下原因：①感染性心内膜炎不是单一疾病，可累及多系统，不是单学科医师能独立治疗的；②需要各专业较高水平的医师；③约半数感染性心内膜炎患者住院期间需要手术治疗，早期与外科小组讨论病情十分必要。《ESC 指南》指出感染性心内膜炎小组承担的任务如下：①按期共同讨论病例、做出外科决策、安排随访的患者；②根据现有指南，制订抗生素治疗方案；③参加国内和国际注册，汇报本中心的发病率和死亡率；④按期随访患者。

（刘晶哲）

参 考 文 献

[1] Habib G，Hoen B，Tornos P，et al. Guidelines on the prevention，diagnosis，and treatment of infective endocarditis（new version 2009）：the Task Force on the Prevention，Diagnosis，and Treatment of Infective Endocarditis of the European Society of Cardiology（ESC）. Endorsed by the European Society of Clinical Microbiology and Infectious Diseases（ESCMID）and the International Society of Chemotherapy（ISC）for Infection and Cancer. Eur Heart J，2009，30（19）：2369-2413.

[2] Duval X，Delahaye F，Alla F，et al. Temporal trends in infective endocarditis in the context of prophylaxis guideline modification. J Am Coll Cardiol，2012，59（22）：1968-1976.

[3] Heiro M，Helenius H，Mäkilä S，et al. Infective endocarditisin a Finnish teaching hospital a study on 326 episodes treated during 1980-2004. Heart，2006，92（10）：1457-1462.

[4] 何东权，张尔永，肖锡俊，等. 感染性心内膜炎的流行病学变迁. 中国心血管病研究杂志，2008，6（9）：647-649.

[5] Habib G，Lancellotti P，Antunes MJ，et al.2015 ESC Guidelines for the management of infective endocarditis：The Task Force for the Management of Infective Endocarditis of the European Society of Cardiology（ESC）. Endorsed by：European Association for Cardio-Thoracic Surgery（EACTS），the European Association of Nuclear Medicine（EANM）. Eur Heart J，2015，36（44）：3075-3128.

[6] Alexion C，Longley S M，Stafford H，et al. Surgery for active culture-positive endocarditis：determinants of early and late outcome. Am Thorac Srug，2000，69（5）：1448-1554.

[7] Koo HJ，Yang DH，Kang JW，et al. Demonstration of infective endocarditis by cardiac CT and transoesophageal echocardiography：comparison with intra-operative findings. Eur Heart J Cardiovasc Imaging，2018，19（2）：199-207.

[8] Feuchtner GM，Stolzmann P，Dicht W，et al. Multislice computed tomography in infective endocarditis：comparison with transesophageal echocardiography and intraoperative findings. J Am Coll Cardiol，2009，53（5）：436-444.

[9] Hess A，Klein I，Iung B，Lavallee P，et al. Brain MRI findings in neurologically asymptomatic patients with infective endocarditis. Am J Neuroradiol，2013，34（8）：1579-1584.

[10] Saby L，Laas O，Habib G，et al. Positron emission tomography/computed tomography for diagnosis of prosthetic valve endocarditis：increased valvular 18F-fluorodeoxyglucose uptake as a novel major criterion. J Am Coll Cardiol 2013，61（23）：2374-2382.

第三十二章 病毒性心肌炎

【概述】

心肌炎（myocarditis）是心肌局限性或弥漫性的急性或慢性炎症病变。心肌炎的病因学尚未明确，心肌炎的病因可分为感染性心肌炎、免疫介导性心肌炎和中毒性心肌炎。感染性心肌炎最常见的病原体是病毒。免疫介导性心肌炎可继发于一些自身免疫性疾病，如系统性红斑狼疮、类风湿关节炎等。除此之外，一些外源性理化因素也可引起心肌炎，如药物、重金属、放射性因素导致的损伤及蛇咬伤、电击伤等。在心肌炎中，病毒性心肌炎最常见。

病毒性心肌炎是指一种由病毒感染引起的心肌局限性或弥漫性炎性疾病，属于感染性心肌疾病。目前发现大约有 20 种病毒与心肌炎有关，最常见的病毒为肠道病毒，特别是柯萨奇 B 组病毒，其他常见的病毒包括腺病毒、流感病毒、EB 病毒、巨细胞病毒及细小病毒 B19 等。病毒性心肌炎可以呈急性、亚急性或慢性病程，部分患者起病前数日至数周有呼吸道或肠道感染病史，其临床表现取决于病变的广泛程度和部位，轻者可无症状，

常见症状包括胸闷、胸痛、心悸、呼吸困难、疲乏无力、全身不适等。重者可出现心力衰竭、心源性休克和猝死。大多数患者经适当治疗后痊愈，极少数患者在急性期因严重心律失常、急性心力衰竭和心源性休克而死亡[1]。

确诊心肌炎：心内膜心肌活检（endomyocardial biopsy，EMB）是确诊心肌炎的金标准，包括常规镜检、免疫组化染色和病毒 PCR 检测 3 个方面。但由于 EMB 是侵入性检查，采样误差又导致其灵敏度较低，因此临床上并不作为一线检查。EMB 被更多用于评估病情，从而为治疗做出指导，或怀疑患者有特殊类型心肌炎（如巨细胞病毒性心肌炎）时采用。

心肌炎的临床诊断：虽然组织学仍是心肌炎确诊的金标准，但目前临床上根据患者临床表现结合无创诊断性检查（包括典型的心脏磁共振异常）可做出临床疑似心肌炎的诊断。2013 年欧洲心脏病学会（ESC）提出了临床疑似心肌炎诊断标准[2]（表 32-0-1）。

表 32-0-1　临床疑似心肌炎诊断标准

临床表现

—急性胸痛

—新发（数日至 3 个月）或加重的静息 / 运动时呼吸困难和（或）乏力，可伴有左心衰竭和（或）右心衰竭征象

—亚急性 / 慢性（大于 3 个月）或加重的静息 / 运动时呼吸困难和（或）乏力，可伴有左心衰竭和（或）右心衰竭征象

—心悸和（或）原因不明的心律失常性症状和（或）晕厥，和（或）心脏性猝死未遂

—原因不明的心源性休克

诊断标准

Ⅰ. 心电图 /Holter 负荷试验特征：12 导联心电图 /Holter 负荷试验新出现以下任何异常：一度至三度房室传导阻滞或束支传导阻滞、ST/T 改变（ST 段抬高或 T 波倒置）、窦性停搏、室性心动过速或心室颤动、心搏停止、心房颤动、R 波的波幅显著降低、室内传导延迟（QRS 波增宽）、异常 Q 波、低电压、频繁期前收缩或室上性心动过速

Ⅱ. 血清肌钙蛋白 T 或 I（TnT/TnI）升高

续表

Ⅲ.心脏成像（超声心动图、血管造影或心脏磁共振）显示有功能性和结构性异常：新出现的不明原因左室和（或）右室功能异常（节段性室壁运动异常、全面性收缩或舒张功能障碍）；还可能伴发心室扩大、室壁增厚、心包积液和（或）腔内血栓形成

Ⅳ.心脏磁共振（CMR）显示的组织特征：心肌水肿和（或）钆剂延迟增强（late gadolinium enhancement，LGE）

当有这些表现时应该怀疑心肌炎

1项或以上临床表现和1项或以上不同类别的诊断标准（Ⅰ～Ⅳ）

或患者无症状，2项或以上不同类别的诊断标准（Ⅰ～Ⅳ）

病原学确诊指标：自心内膜、心肌、心包（活体组织检查、病理）或心包穿刺液检查发现以下之一者可确诊。①分离到病毒；②病毒核酸探针查到病毒核酸。

病原学参考指标：有以下之一者结合临床表现可考虑心肌炎由病毒引起。①自粪便、咽拭子或血液中分离到病毒，且恢复期血清同型抗体滴度较第1份血清升高或降低4倍以上；②病程早期血清中特异性IgM抗体阳性；③用病毒核酸探针从血液中查到病毒核酸。在符合心肌炎诊断的基础上：①具备病原学确诊指标之一，可确诊为病毒性心肌炎；②具备病原学参考指标之一，可临床诊断为病毒性心肌炎。

【病理学表现】

病毒感染心肌后对心肌产生的直接损伤或通过自身免疫反应引起心肌纤维多种形态的变性、坏死和间质淋巴细胞、单核细胞浸润。目前认为病毒性心肌炎的发病过程主要包括2个阶段：感染后第1周以病毒对心肌的直接损伤为主，第2周开始以病毒感染后引起的免疫反应介导的心肌细胞损害为主。心肌炎的病理改变主要包括炎症细胞浸润和心肌损伤。按照病理特点可以将心肌炎分为活动性心肌炎和边缘性心肌炎。活动性心肌炎的病理表现为心肌炎症性浸润伴邻近心肌细胞坏死和（或）变性，没有冠状动脉疾病相关缺血性损伤的典型表现。浸润细胞常为单核细胞，但也可能为中性粒细胞，偶尔为嗜酸性粒细胞。边缘性心肌炎指只有少量炎症细胞浸润，不伴有心肌细胞坏死。

亚急性和慢性心肌炎时，间质纤维化可能取代心肌细胞，也可能存在心肌纤维肥大。

【影像学表现】

1. 超声心动图 是检测疑似心肌炎（甚至亚临床心肌炎）患者心室功能受损的重要方法，心肌炎患者可表现为左心室扩大、左心室结构改变

和室壁运动异常。暴发性心肌炎常由于强烈的炎症反应导致心肌间质水肿、收缩功能丧失，表现为左心室并不扩大，但室壁增厚，伴收缩功能减低；而急性心肌炎有显著的左心室扩大，室壁厚度正常或轻度增厚，左心室收缩功能减低。超声心动图还可发现同时存在心包受累、无症状心内血栓和功能性二尖瓣或三尖瓣反流等。

2. X线和CT 大部分病毒性心肌炎患者心影未增大或稍增大。因左心功能不全而有肺淤血或肺水肿征象，如肺门血管影增强、上肺血管影增多、肺野模糊等。急性肺泡性肺水肿时肺门呈蝴蝶状，肺野可见大片融合的阴影。合并有病毒性肺炎可出现严重弥漫性病变或整个肺部炎症浸润，加上严重心力衰竭、肺淤血实变而表现为所谓"白肺"，此时患者会表现为呼吸窘迫、ARDS。部分患者还可见胸腔积液和叶间胸膜增厚。

3. MRI 心脏MRI（CMR）成像无辐射、无创伤，是诊断心肌炎最重要的无创性检查方法。CMR不仅能评估心脏形态和功能异常，而且能定位、定量、定性分析心肌炎组织病理学的一些特征，如心肌水肿、充血、坏死或纤维化。目前主要有3种CMR技术用于心肌炎成像：① T_2WI 用于评估心肌水肿；②钆对比剂增强 T_1WI 可早期评估心肌充血；③延迟强化（LGE）评估心肌坏死和纤维化。2009年发表于JACC的心肌炎磁共振诊断白皮书上提出了《路易斯湖诊断标准》（Lake Louise Criteria）[3]：① T_2WI 中，心肌信号节段性或弥漫性增高（心肌 T_2WI 信号/骨骼肌 T_2WI 信号 ≥ 2.0）。②钆对比剂增强 T_1WI 示心肌/骨骼肌早期强化率增高[心肌信号强化率/骨骼肌信号强化率 ≥ 4.0或心肌强化率 ≥ 45%，信号强化率（%）=（SI增强后 -SI增强前)/SI增强前]。③钆对比剂 T_1WI 延迟强化示至少1处延迟强化灶，且病变分布与典型缺血性改变不符，通常累及心外膜下或心肌中层，较少累及心内膜下。根据该标准，

临床上至少满足以上 2 项标准时，即可诊断为心肌炎（图 32-0-1）。如果上述标准不超过 1 个，但临床高度怀疑心肌炎，且初始 CMR 检查是在症状发生后不久进行的，则应在 1 ～ 2 周后复查 CMR。

形态学异常：急性或亚急性心肌炎可出现一过性室壁增厚、左心室扩大和左心室质量增加。

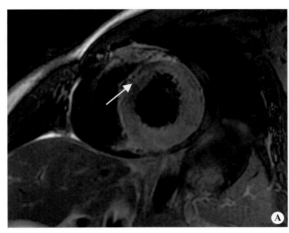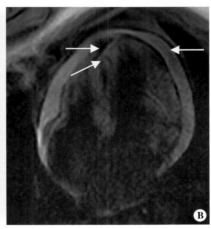

图 32-0-1　病毒性心肌炎

A. 心脏 MRI 增强扫描，T_2WI 黑血技术示左心室心肌弥漫高信号（箭头）；B. 钆对比剂 T_1WI 延迟强化示左心室心肌斑片状延迟强化（箭头）

【诊断要点】

1. 心内膜心肌活检是确诊心肌炎诊断的金标准。

2. 在符合心肌炎诊断的基础上：①具备病原学确诊指标之一，可确诊为病毒性心肌炎；②具备病原学参考指标之一，可临床诊断为病毒性心肌炎。

3. 心脏 MRI 是临床诊断心肌炎的最重要的无创性检查方法，典型表现为在 T_2WI 上心肌呈节段性或弥漫性高信号；钆对比剂增强 T_1WI 示心肌早期强化；钆对比剂 T_1WI 示延迟强化灶，且病变通常累及心外膜下或心肌中层。其他征象有一过性室壁增厚、左心室扩大、左心室重量增加、心包积液等。

【鉴别诊断】

1. 心肌梗死　与心肌炎不同，心肌梗死性心肌损伤主要侵犯心内膜下心肌，并不同程度地延伸至中层心肌和心外膜。

2. 其他类型心肌炎　如免疫性心肌炎的影像学表现与感染性心肌炎相近，单纯依靠影像学检查鉴别困难，需要结合临床特点和血清学检查综合考虑，必要时需要行心内膜心肌活检来寻找病原学证据。

【研究现状与进展】

心肌炎临床表现形式复杂多样，轻重不一，轻者表现为流感样，重者出现急性心肌梗死、严重心律失常、心力衰竭等表现。很多研究表明，心肌炎是造成扩张型心肌病（dilated cardiomyopathy，DCM）和致心律失常性右心室心肌病（arrhythmogenic right ventricular cardiomyopathy，ARVC）的重要诱因。

MRI 技术发展迅速，随着硬件、线圈技术及后处理软件的发展，图像质量改善，心肌炎 CMR 诊断的准确率、灵敏度进一步提高，但目前临床上 T_2WI 易受到心律失常、运动伪影干扰，一些新的反映组织特征的成像方法，如 T_1-mapping、T_2-mapping 等能在一定程度上克服这些局限，提高诊断准确率，逐渐应用于心肌炎磁共振成像研究。综合应用这些成像检查方法有利于发挥 CMR 的潜在巨大价值 [4, 5]。

（刘晶哲）

参 考 文 献

[1] 张军平，吕仕超，朱亚萍，等 . 成人急性病毒性心肌炎诊断标准评价与建议 . 中国医学科学院学报，2011，33（4）：449-451.

[2] Caforio AL，Pankuweit S，Arbustini E，et al. Current state of knowl-

edge on aetiology, diagnosis, management, and therapy of myocarditis: a position statement of the European Society of Cardiology Working Group on Myocardial and Pericardial Diseases. Eur Heart J, 2013, 34 (33): 2636-2648.

[3] Friedrich MG, Sechtem U, Schulz-Menger J, et al. International Consensus Group on Cardiovascular Magnetic Resonance in Myocarditis. Cardiovascular magnetic resonancein myocarditis: a JACC white paper. J Am Coll Cardiol, 2009, 53 (17): 1475-1487.

[4] Lurz P, Eitel I, Adam J, et al. Diagnostic performance of CMR imaging compared with EMB in patients with suspected myocarditis. JACC Cardiovasc Imaging, 2012, 5 (5): 513-524.

[5] 刘春晓, 黄美容. 心肌炎的磁共振诊断进展. 国际心血管病杂志, 2013, 40 (5): 305-308.

第三十三章　感染性心包炎

【概述】

心包炎（pericarditis）可以分为感染性心包炎和非感染性心包炎（表 33-0-1）。感染性心包炎（infective pericarditis）可以由病毒和细菌（如结核分枝杆菌）等多种病原体侵犯心包引起。在美国及西欧等发达国家，病毒是感染性心包炎最常见的病因，而在发展中国家，结核性心包炎最常见，结核性心包炎多伴有 HIV 感染[1]。一项针对 140 例中国汉族人中大量心包积液病因分析研究结果显示，结核杆菌感染约占 28%[2]，其他不常见细菌感染包括肺炎球菌、脑膜炎球菌、淋球菌、链球菌和葡萄球菌等。真菌、寄生虫感染少见。

表 33-0-1　心包炎的病因

分类	病因
感染性	
病毒（常见）	肠道病毒（柯萨奇、Echo），疱疹病毒（EBV、CMV、HHV6），腺病毒，微小病毒 B19 等
细菌	结核分枝杆菌（常见）、立克次体、肺炎球菌、链球菌等
真菌（罕见）	组织胞浆菌（在免疫缺陷患者中常见）、曲霉菌
寄生虫（罕见）	棘球绦虫、弓形虫
非感染性	
免疫（常见）	SLE、类风湿关节炎、血管炎
肿瘤	转移瘤（常见，肺癌/乳腺癌/淋巴瘤）；原发肿瘤（少见，间皮瘤）
代谢	尿毒症、黏液性水肿、神经性厌食
创伤和医源性	早发性（直接或间接，少见） 迟发性（心包损伤常见，如心肌梗死后、创伤后、开胸或介入术后）
药物相关	狼疮样综合征（普鲁卡因胺等）；抗肿瘤药（常合并心肌病）：阿霉素、柔红霉素、阿糖胞苷等
其他（常见）	淀粉样变性、主动脉夹层、肺动脉高压、心力衰竭
其他（不常见）	先天性部分或完全心包缺失

心包炎根据症状持续时间分为急性心包炎、持续性心包炎、慢性心包炎和复发性心包炎（recurrent pericarditis，RP）（表 33-0-2）。急性心包炎是一种炎症性心包综合征，可伴或不伴心包积液。急性心包炎的典型表现为胸痛，通常为胸膜炎性锐痛，取坐位且身体前倾可减轻；有心包摩擦音，心电图异常，表现为新发广泛 ST 段抬高或 PR 段压低和心包积液。感染性心包炎可能表现出全身性感染的症状和体征，如发热和白细胞总数增多。病毒性心包炎可能会有流感样呼吸道或消化道前驱症状。

复发性心包炎：急性心包炎首次发作后，发生复发性心包炎的概率通常为 15% ～ 30%[3]，复发性心包炎的病因尚未完全明确，普遍认为免疫介导的机制在发病中可能起主要作用。大多数患者并没有明确的病原学依据，血清中存在非特异性心肌抗体，称为特发性复发性心包炎，是复发性心包炎中最主要的一种类型，占 60% ～ 70%。另外，20% ～ 30% 的复发性心包炎患者存在感染，尤其是病毒感染，如肠道病毒（柯萨奇病毒、埃可病毒）、疱疹病毒、细小病毒 B19 常见。

表 33-0-2　心包炎分类及诊断标准

分类	诊断标准
急性	符合 4 项中的至少 2 项可诊断为炎症性心包综合征： ①与心包炎性质一致的胸痛（尖锐，坐位且身体前倾可减轻） ②心包摩擦音 ③心电图上新出现的广泛 ST 段抬高或 PR 段压低 ④心包积液（新出现或恶化） 附加证据： ·炎症标志物升高 [C- 反应蛋白（CRP），红细胞沉降率（ESR），白细胞总数（WBC）] ·心包炎症的影像学证据（CT、CMR）
持续性	持续超过 4 ～ 6 周但＜ 3 个月没有缓解
复发性	首次记录的急性心包炎复发，且无症状间隔期为 4 ～ 6 周或更长
慢性	持续＞ 3 个月

缩窄性心包炎：是指顺应性下降的心包（纤维化或钙化）压迫心脏，导致心腔舒张压升高、舒张功能受限所致的一系列循环障碍的疾病。缩窄是指心脏的病理生理性受压，心包炎是引起心包缩窄的常见病因。急性心包炎中，最容易进展为缩窄性心包炎的是细菌性心包炎，特别是化脓性心包炎（20% ～ 30%），其次是免疫介导的心包炎和肿瘤相关性心包炎（2% ～ 5%），病毒性和特发性心包炎最少（＜ 1%）[4]。多数缩窄性心包炎的生理过程并无活动性心包炎或明确的心包炎病史，但由于缩窄常发生在心包炎期间或紧随之后（尤其是结核性心包炎），所以缩窄性心包炎仍很常用。缩窄性心包炎常表现为低心排血量综合征，包括乏力、呼吸困难、尿少、颈静脉充盈、肝大、双下肢水肿、腹水等。

【病理学表现】

心包是包裹心脏和大血管根部的纤维性囊，分为脏（浆膜）层和壁（纤维）层。脏层是一单层纤毛间皮细胞层，覆盖整个心包腔内面，正常脏层非常薄，不能被超声、CT 和 MRI 显示。壁层是心包的外侧层，构成心包腔的外侧面，壁层主要由胶原纤维构成，很坚韧，形成了一道生理屏障。正常壁层大约 1mm 厚，构成一般影像上描述的"正常心包"厚度，由于成像条件的局限性，CT 和 MRI 定义的心包厚度（≤ 3mm）高于正常心包厚度。正常的心包囊内有 10 ～ 50ml 的液体，

在心包膜间充当润滑剂。任何病理过程引起炎症时都能增加心包积液的产生（渗出液）。

急性心包炎常有纤维素性渗出，一般病程较短，有些能自愈，但有些转变成慢性心包炎。慢性心包炎主要表现为心包纤维组织增生，纤维化使心脏舒张困难，造成缩窄的称为缩窄性心包炎。纤维性增厚的心包间有钙化及浆细胞和淋巴细胞的浸润灶。慢性心包炎的常见病因包括病毒和结核。

病毒性心包炎一般有草黄色甚至血色心包积液，急性期多数短暂（1 ～ 2 周），在开始阶段心包有多形核白细胞浸润，接着有淋巴细胞围绕小血管浸润，心包腔内可有浆液性渗出。

结核性心包炎最初 2 周表现为心包腔内纤维蛋白渗出，中等量的血性心包积液，以中性粒细胞为主，2 周后以单核细胞为主，尤其是淋巴细胞。随后心包积液吸收伴典型的结核肉芽肿形成，后期出现心包增厚及纤维化，心包腔融合收缩，心包可能出现钙化，形成阻碍心脏舒张充盈的缩窄性心包炎。

【影像学表现】

1. 急性心包炎

（1）超声心动图：是急性心包炎最常用的影像学检查方法，能够敏感地发现心包积液，并能够评价由此引起的心脏压塞或心脏活动受限。但部分心包炎并不伴有心包积液，因此超声心动图检查对于急性心包炎的灵敏性和特异性不足。与 CT 和 MRI 相比，超声心动图检查对心包的观察视野有限，对心包增厚和炎症的诊断受限，因此一部分急性心包炎需要行进一步的影像学检查，主要是 MRI 检查。

（2）X 线：对于急性心包炎诊断价值不大，X 线对少量心包积液不敏感，在较大量心包积液时表现为心脏扩大，可见心影向两侧增大，呈烧瓶状，甚至呈球形。

（3）CT：作为超声心动图检查的补充，可以显示心包增厚和心包积液。CT 观察心包增厚不如心脏磁共振（CMR）可靠，正常心包厚度在 CT 上仅 1 ～ 2mm（图 33-0-1），以小于 3mm 作为正常心包的诊断标准可能会漏诊心包轻度增厚的病例。CT 对于心包钙化非常敏感，心包钙化常见于结核性心包炎。CT 可以评估心包积液的量，并且还可以通过测量心包积液的 CT 值以初步判断心包

积液的性质：漏出液（0～20HU）、蛋白/出血性积液（＞20HU）、乳糜样心包积液（＜0HU）。

（4）心脏磁共振（CMR）：与超声心动图检查和CT相比，CMR是评估心包疾病最好的影像学检查方法。正常心包很薄，解剖学上心包厚度约＜1mm，心包两侧分别存在心外膜脂肪和心包外脂肪，脂肪在CT和MRI上明显与心包壁层不同，所以能清晰显示心包壁层与相邻的脂肪呈"三明治"样改变，绝大部分心外膜脂肪和心包外脂肪存在于右心室游离壁、房间沟和室间沟，因此常在这些部位观察和测量心包厚度（图33-0-1）。受运动和化学位移伪影影响，CMR可能会高估心包厚度，因此在CMR上正常心包厚度≤3mm，一般以≥4mm作为诊断心包增厚的标准。部分急性心包炎表现为心包增厚，但对诊断急性心包炎并不具有特征性。心包水肿表现为脂肪抑制序列 T_2WI（STIR）高信号，是急性心包炎的特征

性改变，但需要与心包积液相鉴别。静脉注射钆对比剂后，心包延迟强化提示心包炎症（图33-0-2）。此外，CMR可以清楚地显示心包积液。

2. 缩窄性心包炎

（1）超声心动图：缩窄性心包炎典型的超声心动图表现包括心包增厚，以房室环为著，可有钙化；室间隔运动异常；双心房增大，心室相对减小；上腔静脉和下腔静脉扩张。

（2）X线：缩窄性心包炎表现为心影增大，以左心房增大为著（由于左心房存在心包裸区）。心包钙化，钙化可以从无到广泛，好发部位为右心室前缘及膈面，广泛的心包钙化是缩窄性心包炎的特征性改变（图33-0-3），还可以表现为心脏边缘僵直、上腔静脉扩张和肺动脉膨出等。

（3）CT：缩窄性心包炎的直接征象是心包增厚，部分伴有钙化；间接征象包括心室正常或缩小，心室舒张受限，心房轻度扩大（图33-0-3）。

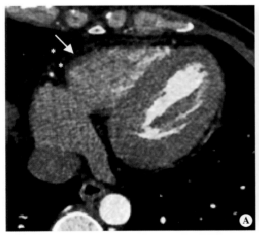
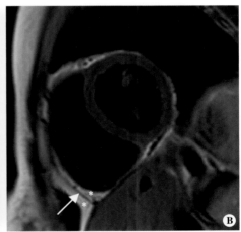

图 33-0-1　正常心包

CT和MRI示右心室游离壁正常心包（箭头）与相邻脂肪（*号）呈"三明治"样改变，正常心包厚度不超过3mm

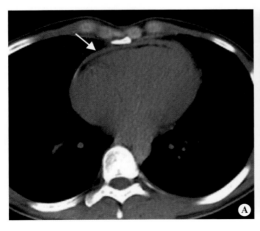
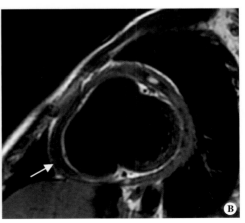

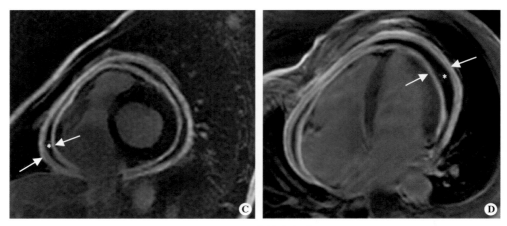

图 33-0-2 急性心包炎

A. CT 平扫示心包弥漫增厚（箭头），受到成像条件限制，少量心包积液在 CT 上显示不明确；B. 心脏 MRI 平扫（黑血技术）清晰地显示心包弥漫增厚（箭头），增厚心包两侧条状高信号为相邻脂肪；C、D. MRI 增强扫描可清楚显示增厚及明显强化的脏层和壁层心包（箭头），无强化的心包积液（＊号）

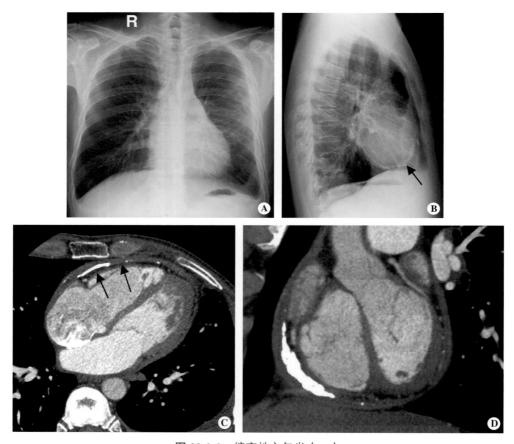

图 33-0-3 缩窄性心包炎（一）

A、B. 胸片正侧位示心包弥漫增厚（箭头）；C、D. 心脏 CT 增强扫描，心包增厚伴条状钙化（箭头），右心房轻度扩大

（4）MRI：可以准确地显示心包增厚，但对心包钙化不敏感。钆对比剂增强 MR 上缩窄性心包炎的心包表现为延迟强化，提示成纤维细胞增生、慢性炎症和新生血管形成，表明局部存在活动性炎症反应；如不表现为延迟强化，表明局部存在更多的纤维化和钙化，对于选择药物治疗有一定的提示作用（图 33-0-4）。MRI 对心脏各房室形态和心脏收缩、舒张功能评价有较高的价值。MRI 还可显示缩窄性心包炎的血流动力学特征。

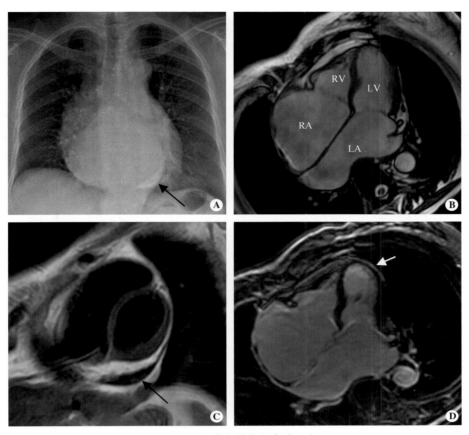

图 33-0-4 缩窄性心包炎（二）

A. 胸片示心包下缘弧形钙化（箭头）；B. 心脏 MRI 电影序列示左、右心室（LV、RV）舒张受限，体积缩小，左、右心房（LA、RA）明显扩张；
C. 黑血序列示心包不均匀增厚，下缘弧形低信号钙化（箭头）；D. 钆对比剂 T_1WI 延迟强化示心包局部可见延迟强化（箭头）

【诊断要点】

1. 急性心包炎

（1）超声心动图检查：是急性心包炎最常用的影像学检查方法。

（2）CT 检查：心包增厚和心包积液，心包厚度＞3mm 作为诊断心包增厚的标准。

（3）MRI 检查：心包增厚（≥4mm）；心包水肿；静脉注射钆对比剂后，心包延迟强化；心包积液。

2. 缩窄性心包炎

（1）超声心动图检查：心包增厚，可有钙化；室间隔运动异常；双心房增大，心室相对减小；上腔静脉和下腔静脉扩张。

（2）X 线检查：心影增大，以左心房增大为著；心包钙化；心脏边缘僵直，上腔静脉扩张和肺动脉膨出等。

（3）CT 检查：心包增厚，部分伴有钙化；心室正常或缩小，心室舒张受限，心房轻度扩大。

（4）MRI 检查：心包增厚，但对心包钙化不敏感；钆对比剂增强，心包延迟强化，提示局部存在活动性炎症反应。

【鉴别诊断】

1. 非感染性心包炎 结核性心包炎的鉴别诊断包括其他感染性病因（如病毒、细菌、真菌病原体）及非感染性病因（包括结节病、恶性肿瘤、辐射损伤、创伤和心包积血）所致心包炎。

2. 限制型心肌病 以双侧心室或某一心室充盈、舒张受限，而室壁厚度和收缩功能正常或轻度受损为主要特征的一类非缺血性心肌病，需要与缩窄性心包炎相鉴别，其鉴别点主要在于心包是否增厚，缩窄性心包炎常伴有明显心包增厚。

【研究现状与进展】

多模态影像学诊断模式对心包炎的诊断、随访和指导治疗非常关键，目前多模态影像学主要包括超声心动图检查、心脏磁共振和 CT。超声心动图检查是急性心包炎的首选影像学检查方法，有助于急性心包炎的诊断和鉴别诊断，更重要的是能发现心脏压塞、心肌炎和心包缩窄等不良后果。临床上大部分急性心包炎预后较好，少部分可能会发展为慢性或复发性心包炎，这部分患者可能会受益于进一步的影像学检查。心脏磁共振能更好地评估心包炎分期和严重程度，有利于更好地指导复杂性心包炎患者的治疗，复发性心包炎如果伴有心包钆对比剂增强延迟强化，提示临床上需要强化或延长抗炎治疗，如果不伴有钆对比剂增强延迟强化，则支持可以减少或停止抗炎治疗[5]。心脏磁共振也有助于缩窄性心包炎患者的管理，心包存在钆对比剂增强延迟强化，提示心包存在活动性炎症，抗炎治疗后炎症消退，心包缩窄也可能是可逆的；相反，如果缩窄性心包炎患者的心包没有延迟强化，提示抗炎治疗可能效果不好，可能需要手术治疗[6, 7]。终末期缩窄性心包炎患者进行手术治疗前，CT 检查有助于评估心包增厚及钙化程度，有助于心包切除术前制订外科手术计划。

（刘晶哲）

参 考 文 献

[1] Imazio M，Gaita F，LeWinter M. Evaluation and treatment of pericarditis：a systematic review. JAMA，2015，314（14）：1498-1506.

[2] Ma W，Liu J，Zeng Y，et al. Causes of moderate to large pericardial effusion requiring pericardiocentesis in 140 Han Chinese patients. Herz，2012，37（2）：183-187.

[3] Adler Y，Charron P，Imazio M，et al. 2015 ESC Guidelines for the diagnosis and management of pericardial diseases：the Task Force for the Diagnosis and Management of Pericardial Diseases of the European Society of Cardiology（ESC）Endorsed by：The European Association for Cardio-Thoracic Surgery（EACTS）. Eur Heart J，2015，36（42）：2921-2964.

[4] Cremer PC，Kumar A，Kontzias A，et al. Complicated pericarditis：understanding risk factors and pathophysiology to inform imaging and treatment. J Am Coll Cardiol，2016，68（21）：2311-2328.

[5] Alraies MC，AlJaroudi W，Yarmohammadi H，et al. Usefulness of cardiac magnetic resonance-guided management in patients with recurrent pericarditis. Am J Cardiol，2015，115（4）：542-547.

[6] Xu B，Harb SC，Cremer PC. New insights into pericarditis：mechanisms of injury and therapeutic targets. Curr Cardiol Rep，2017，19（7）：60.

[7] Zurick AO，Bolen MA，Kwon DH，et al. Pericardial delayed hyperenhancement with CMR imaging in patients with constrictive pericarditis undergoing surgical pericardiectomy：a case series with histopathological correlation. JACC Cardiovasc Imaging，2011，4（11）：1180-1191.

第三十四章　感染性主动脉炎

【概述】

感染性主动脉炎（infectious aortitis）在临床少见，其临床表现多样，且缺少特异性，容易导致漏诊或无法早期诊断，易危及生命。Osier 在 1885 年首先描述了细菌性内膜炎赘生物脱落引起动脉感染而发生感染性动脉瘤，并用"霉菌性动脉内膜炎"（mycotic endarteritis）一词来描述本病[1]。该疾病特指由于各种病原微生物感染所致主动脉壁局部破坏管腔局限性扩张而形成的假性动脉瘤，目前临床上常称为感染性主动脉炎或感染性动脉瘤（infected aneurysm）。感染性动脉瘤占所有主动脉瘤的 0.7% ~ 2.6%，该病临床误诊率高、并发症多、预后差，主要致死原因为感染所致的动脉瘤破裂出血及全身性感染并发症[2,3]。

感染性主动脉炎的典型表现为疼痛、搏动且不断增大的肿块，伴有发热等全身感染的特征，较深处的动脉瘤可能无法触及，只能在影像学检查中查见。感染性主动脉炎可以出现实验室检查异常，如红细胞沉降率加快、白细胞总数升高等。

主动脉感染的途径：邻近组织或间隙感染直接扩散；血行播散至主动脉壁；栓塞感染，由脱落的菌栓（如细菌性心内膜炎）随血流移动至主动脉壁引起感染；外伤感染，过去多由动脉壁穿通性外伤引起，近年来血管腔内治疗增多，操作过程造成动脉壁损伤，同时带入病原微生物也可引起感染性主动脉炎。主动脉感染好发于既往有病变的主动脉壁，如主动脉瘤、动脉粥样硬化和慢性主动脉夹层等，因此感染性主动脉炎好发于腹主动脉。

影响主动脉感染的预后最关键的是早期诊断和及时的抗生素治疗，主动脉替换是处理感染性假性动脉瘤的首选处理方法[3,4]。

【病理学表现】

感染性主动脉炎的致病病原体以细菌最为多见，其中金黄色葡萄球菌和沙门菌最为常见，其他病原微生物还有梅毒螺旋体、分枝杆菌和真菌等。血源性细菌先定植于主动脉内膜，数天后，定植的细菌生长、分泌的酶引起内膜及中层溶解，引发主动脉炎形成。

近年来，梅毒感染患者有增多趋势，临床上应警惕梅毒性主动脉炎，其是梅毒螺旋体感染导致的滋养血管炎。病理表现为主动脉滋养血管周围淋巴细胞和浆细胞为主的炎症细胞浸润，滋养血管内膜纤维化增生，管腔狭窄或闭塞。主动脉中膜因营养不良而使平滑肌组织坏死，结构破坏，累及动脉可整体扩张为梭形主动脉瘤或局部扩张为囊状主动脉瘤。

【影像学表现】

1. 超声　临床上彩色多普勒超声是大动脉病变的首选影像学检查，感染性主动脉炎在超声上可表现为受累动脉旁不规则低无回声区，边界欠清晰，形态尚规则。彩色多普勒检查可见瘤体内彩色漩涡状血流。超声上怀疑感染性动脉瘤时往往需要行断层扫描影像学检查以进一步明确诊断。

2. X线　对感染性主动脉炎的诊断价值不高，病变严重时可发现主动脉局部扩张。

3. CT/CTA　断层影像学检查可以明确主动脉病变的位置、形态及瘤周组织结构，CT 增强多期扫描可以作为感染性主动脉炎的诊断标准，主要表现[5,6]包括受累动脉局部囊性、偏心性动脉瘤或多分叶状动脉瘤；动脉炎血管壁水肿增厚伴强化；动脉周围软组织炎症或血管周围肿块；动脉管壁内含气或血管周围积气；血管周围积液等，尤其是气泡的出现可以明确感染的存在（图 34-0-1）。另外，感染性主动脉炎进展常常较快，常在 1 ~ 3 个月有明显变化。感染性主动脉炎附近可以伴发增大的淋巴结。

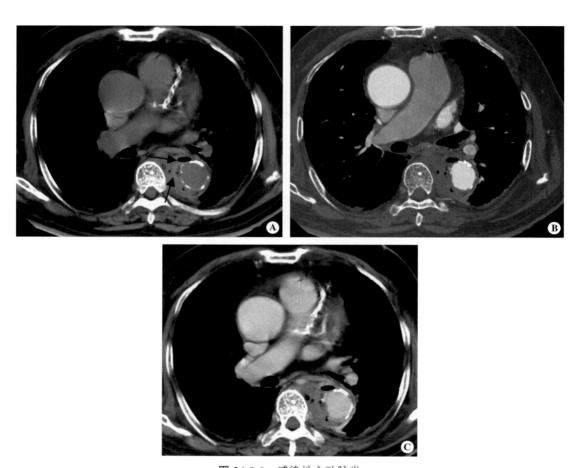

图 34-0-1　感染性主动脉炎

CT 增强扫描，胸主动脉右侧管壁模糊，动脉周围软组织炎症伴少量积气（箭头）

4. MRI/MRA　MRI/MRA 的基本影像学表现与 CT/CTA 相似，主要表现为动脉偏心性囊状或分叶状动脉瘤；动脉炎血管壁水肿增厚，动脉周围组织炎性，脂肪抑制序列 T_2WI 表现为高信号，增强后可见明显强化，MRI 对局部管壁水肿和动脉周围组织水肿更敏感，但对局部气体不如 CT 敏感（图 34-0-2）。

【诊断要点】

1. CT/CTA 检查示局部偏心性囊状或分叶状动脉瘤；管壁水肿增厚伴强化；动脉周围软组织炎症；动脉管壁内含气或血管周围积气；血管周围积液等。

2. 感染性动脉瘤进展较快。

3. MRI/MRA 检查对动脉局部管壁和周围组织水肿更敏感，但对气体不如 CT 敏感。

【鉴别诊断】

1. 炎性动脉瘤　炎性动脉瘤以显著炎症引起的血管外膜增厚为特征，CT 或 MRI 上表现为主动脉周围环绕大小 ≥ 1cm 的炎性组织，增强后可以有强化，病变边界模糊。炎性动脉瘤的主动脉周围纤维化可导致邻近组织粘连，如输尿管和十二指肠与主动脉粘连，使腹膜后组织界限不清。炎性动脉瘤不伴有主动脉周围积气和积液。另外，炎性动脉瘤常为局部梭形扩张，而感染性主动脉炎多表现为结节状的囊性动脉瘤，形状不规则。炎性动脉瘤中瘤壁常有不同程度的钙化，感染性动脉炎中管壁的钙化比较少见。

2. 非感染性或炎性主动脉瘤　动脉瘤指的是血管直径扩张超过正常动脉管径 50% 的永久性局限性扩张。其中最常见的为腹主动脉瘤，腹主动脉的直径超过 3cm 即可认为是腹主动脉瘤。由于治疗方法不同，临床上典型的主动脉瘤必须与感染性主动脉炎和炎性动脉瘤相鉴别。典型的腹主动脉瘤大多为起病隐匿，无症状，甚至有不少患者直至瘤体破裂才出现症状。非特异性腹痛伴全身症状（如发热、不适）和腹部搏动性包块可能提

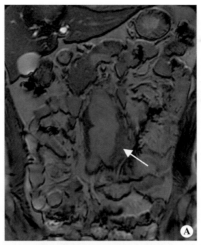

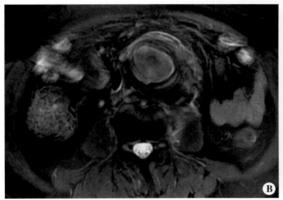
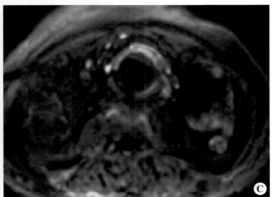

图 34-0-2　感染性主动脉瘤

A. MRI 示腹主动脉局部瘤样扩大，左前壁动脉周围软组织增厚，边界不清（箭头）；B、C. T_2WI 和 DWI 呈高信号

示炎性主动脉瘤或感染性动脉炎的诊断。感染性动脉炎可见管壁周围软组织炎症，血管壁内或周围积气或积液。

【研究现状与进展】

　　放射性核素标记的白细胞扫描可以用来查找感染的部位，此种方法对确定主动脉瘤的性质也很有帮助[7]。当非感染性主动脉炎伴有新鲜血栓形成时也会出现假阳性结果，所以不能通过单一的核素检查来明确感染性主动脉炎的诊断，需要综合分析各种检查结果。

（刘晶哲）

参 考 文 献

[1] Deipolyi AR，Czaplicki CD，Oklu R. Inflammatory and infectious aor-

tic diseases. Cardiovasc Diagn Ther，2018，8（Suppl 1）：S61-S70.

[2] Maeda H，Umezawa H，Goshima M，et al. Primary infected abdominal aortic aneurysm：surgical procedures，early mortality rates，and a survey of the prevalence of infectious organisms over a 30-year period. Surg Today，2011，41（3）：346-351.

[3] Deipolyi AR，Bailin A，Khademhosseini A，et al. Imaging findings，diagnosis，and clinical outcomes in patients with mycotic aneurysms：single center experience. Clin Imaging，2016，40（3）：512-516.

[4] 张薇，周修适，王利新. 感染性主动脉瘤的腔内治疗进展. 中华普通外科杂志，2019，34（6）：554-556.

[5] Lee WK，Mossop PJ，Little AF，et al. Infected（mycotic）aneurysms：spectrum of imaging appearances and management. Radiographics，2008，28（7）：1853-1868.

[6] 李宇，张楠，孙立忠，等. 感染性主动脉炎 CT 血管成像特点分析. 心肺血管病杂志，2019，38（9）：962-966.

[7] Murakami M，Morikage N，Samura M，et al. Fluorine-18-Fluorodeoxyglucose positron emission tomography–computed tomography for diagnosis of infected aortic aneurysms. Ann Vasc Surg，2014，28（3）：575-578.

第三十五章　心脏大血管术后感染并发症

【概述】

心脏植入物感染主要表现为常见植入物感染（钢丝、瓣膜、支架等）及继发的感染性心内膜炎，包含在欧洲心脏病学会（ESC）2009年公布的新版《感染性心内膜炎预防、诊治指南》中（详见第三十一章）。人工血管或血管置入物感染并不常见，被认为是血管外科手术最严重和致命的并发症之一。人工血管和血管置入物感染可以出现在大血管术后数天或数年，临床表现多样，与感染发生的部位及病原菌毒力有关，症状可以很轻微或很严重。浅表的人工血管和血管置入感染表现为局部红肿、疼痛、搏动性肿块，偶尔可见窦道引流。腹主动脉等深部人工血管和大血管置入物感染可以出现发热、全身乏力、腹痛或胃肠道症状，严重者可以出现主动脉肠瘘或主动脉输尿管瘘等严重并发症。血管置入物感染有时可以因为局部血管闭塞导致远端缺血或坏死，或者局部也可以出现假性动脉瘤。

人工血管和主动脉置入物感染可以在手术过程中产生，也可以来自邻近软组织病灶的直接感染，也可以是血行或淋巴道蔓延而感染。引起人工血管和血管置入物感染的病原微生物很多，包括细菌、真菌、支原体等，细菌最为多见，主要为金黄色葡萄球菌和表皮葡萄球菌，近年来革兰氏阴性菌逐渐增多。

对于怀疑大血管术后感染的患者，早期和及时诊断非常重要，这将决定进一步的处理方法。人工血管和血管置入物感染一旦发生，最佳的治疗原则是外科手术移除血管置入物，清除感染坏死组织和原位重建或解剖外旁路。如果不能进行外科手术，可以采用经皮感染腔引流与冲洗、移植物周围组织清创、局部应用抗生素及终身应用抗生素等保守治疗方法[1]。

【病理学表现】

人工血管和血管置入物感染病原菌后，病原菌释放毒素引起局部炎性反应并引起相应的临床症状，人工血管和血管置入物周围软组织增厚或出现渗液。金黄色葡萄球菌与革兰氏阴性菌属对血管的破坏作用大，分泌的活性酶可破坏血管弹力纤维，致血管壁/吻合口破裂，置入物周围形成假性动脉瘤等。

【影像学表现】

1. 超声　超声方便快捷，可以用来评估浅表血管置入物及其周围情况，正常血管置入物表现为边界清楚的无回声血管管腔和有回声的血管壁，血管置入物感染时超声有助于发现血管置入物周围异常的无回声积液或异常积气，多普勒超声还可以探测血管置入物、吻合口及邻近血管的形态，同时评估血管及置入物局部血流情况。由于受到肠道内空气和体位影响，超声对腹部动脉血管置入物的评估受到一定限制。同样，超声对于胸部主动脉血管置入物感染的评估价值更低一些，通常对于胸腹部动脉血管置入物的评估需要采用CT和MRI[2]。

2. X线　对于血管置入物感染的诊断价值不大，一般用来评估金属血管置入物的位置和完整性，但非金属血管置入物在X线平片上不能显影。

3. CT　CT可以准确评估人工血管和血管置入物的全貌，人工血管多为尼龙、涤纶、聚四氟乙烯（PTFE）等合成材料制造的血管代用品，在CT上显示为与正常血管壁相等或略高密度影。血管置入物一般由金属和高分子材料制成，通常在CT上表现为管状高密度影。人工血管和血管置入物感染的典型CT表现（图35-0-1，图35-0-2）如下：①人工血管和血管置入物周围软组织密度灶，增强扫描可见强化；②人工血管和血管置入物周围积液和异常气体；③假性动脉瘤形成。

需要注意的是，在血管术后的前3个月，置入物周围软组织密度和积液也可能是术后反应（图35-0-3），这个时期仅仅依靠影像上显示血管置入物周围软组织增厚或积液来诊断置入物感染比较困难，必须结合临床或其他检查才能做出诊断。

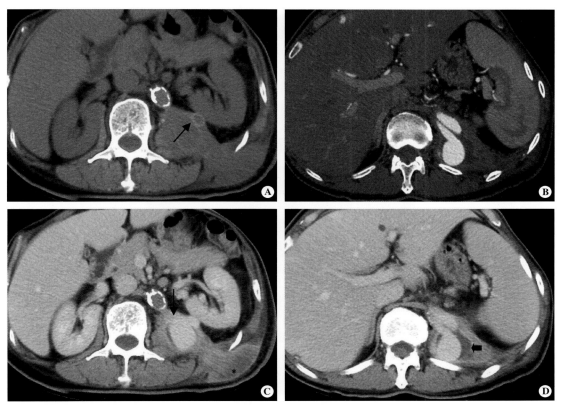

图 35-0-1　腹主动脉人工血管置换术后感染

A. CT 示管状高密度人工血管管壁（箭头）；B ～ D. 增强扫描，人工血管周围可见不规则软组织密度灶，增强后可见强化（箭头），并可见新月形积液（粗箭头）；左侧腰背部可见皮下脓肿（＊）

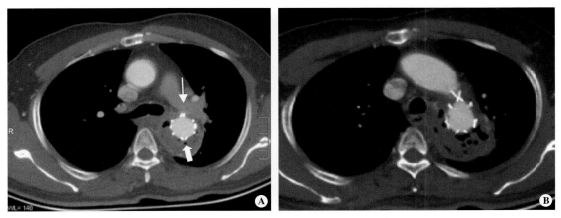

图 35-0-2　胸主动脉支架置入术后感染

CT 增强扫描，可见高密度环形金属支架（箭头），支架周围可见软组织密度灶及少量气体（粗箭头）

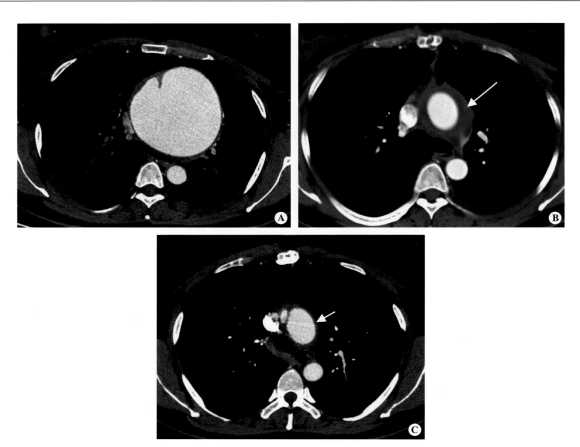

图 35-0-3　升主动脉瘤人工血管置换术后随访

A～C. 升主动脉瘤术前（A）和术后（B 和 C）对比，术后 2 周复查增强 CT（B），人工血管与正常血管的血管壁呈等密度信号，人工血管周围软组织增厚（长箭头）；术后 4 个月随访增强 CT（C），原人工血管周围增厚软组织较前明显被吸收（短箭头）

4. MRI　可以用来评估血管置入物的情况，血管置入物在 MRI 上常表现为条状 T_1WI 低信号和 T_2WI 低信号，由于金属置入物的顺磁性，局部会产生明显的磁敏感伪影，有时会影响对血管置入物的评估。血管置入物周围软组织及积液常表现为 T_1WI 低信号和 T_2WI 高信号，MRI 对于显示管壁周围软组织感染有一定优势。但由于 MR 成像时间较长，搏动伪影和磁敏感伪影较多，降低了 MRI 对于血管置入物感染的诊断价值。MRI 的另一个局限性是对钙化和气体不敏感[3]。

【诊断要点】

1. CT 是最主要的无创影像学检查方法，典型的影像学表现包括血管置入物周围软组织密度灶，血管置入物周围积液和积气，以及形成假性动脉瘤。

2. 术后前 3 个月，置入物周围软组织密度灶和积液也可能是术后反应，这个时期仅仅依靠影像学表现来诊断血管置入物感染导致容易误诊或漏诊，需要结合临床表现和其他检查。

【鉴别诊断】

血管手术后非感染性并发症：主动脉外科手术及导管介入可能导致严重并发症，包括主动脉夹层、主动脉破裂或血栓栓塞等，这些并发症往往不伴有全身发热症状，血管周围软组织增厚、积液和积气不明显。

【研究现状与进展】

核素检查：怀疑血管置入物感染时，CT 是目前临床上应用最广泛的无创影像学检查，提示血管置入物感染的 CT 征象包括周围软组织增厚，周围积液或异常积气，但 CT 仅仅反映了解剖学信息，有时特异度和灵敏度较低。因此，结合功能性和代谢性的核素检查能提高血管置入物感染的诊断准确性。标记白细胞的 SPECT 成像可用于检测血管置入物感染，标记白细胞的常用核素包括 ^{99m}Tc 和 ^{111}In[4]。^{18}F-FDG PET/CT 是一种无创的反映物质代谢的影像学检查方法，可以同时反映人体解剖和代谢信息，血管置入物发生感染时局部代谢活性增高，PET/CT 表现为高摄取[5]。但 FDG 高摄取也存在一定的假阳性，需要结合临床或其他影像学检查进行综合分析。

（刘晶哲）

参 考 文 献

[1] Li HL，Chan YC，Cheng SW. Current evidence on management of aortic stent-graft infection：a systematic review and meta-analysis. Ann Vasc Surg，2018，51：306-313.

[2] Reinders FEI，Von Meijenfeldt GCI，Van der Laan MJ，et al. Diagnostic imaging in vascular graft infection：a systematic review and meta-analysis. Eur J Vasc Endovasc Surg，2018，56（5）：719-729.

[3] Bruggink JL，Slart RH，Pol JA，et al. Current role of imaging in diagnosing aortic graft infections. Semin Vasc Surg，2011，24（4）：182-190.

[4] Husmann L，Ledergerber B，Anagnostopoulos A，et al. The role of FDG PET/CT in therapy control of aortic graft infection. Eur J Nucl Med Mol Imaging，2018，45（11）：1987-1997.

[5] García-Arribas D，Vilacosta I，Candil AO，et al. Usefulness of positron emission tomography/computed tomography in patients with valve-tube graft infection. Heart，2018，104（17）：1447-1454.

第五篇

心脏大血管炎症性疾病

第三十六章　风湿性心脏病

风湿性心脏病（rheumatic heart disease，RHD）是由 A 组乙型链球菌感染的自身免疫反应引发心脏炎症和瘢痕形成。急性期的风湿性心脏炎（rheumatic carditis，RC）表现为心内膜炎、心肌炎和心外膜炎。慢性期主要表现为风湿性心瓣膜病，是风湿热活动累及心脏瓣膜而造成的后遗病变，表现为二尖瓣、三尖瓣、主动脉瓣中有单个或几个瓣膜狭窄和（或）关闭不全，以二尖瓣狭窄（mitral stenosis，MS）最为常见，并常伴有关闭不全，其次为主动脉瓣。本病多发于冬春季节，在寒冷、潮湿环境下，男女发病率相当，初发年龄多在 5 ～ 15 岁，复发多在初发后 3 ～ 5 年[1]。

【概述】

风湿性心脏炎的发病率和严重程度随发病年龄增加而逐渐减低，轻者无症状，常为全心炎，但可以心肌、心内膜或心包炎其中一种或两种为主。心肌炎患者可有心悸及心前区不适，严重者并发心力衰竭，出现咳嗽、呼吸困难、出汗等，常是急性期患者死亡的主要原因。心内膜炎急性期可无明显体征，也可由于瓣膜水肿、炎症反应而产生心脏杂音。心包炎为风湿性全心炎或浆膜炎的一部分，常先有纤维蛋白的渗出，患者有胸痛，可闻及心包摩擦音，继之可有浆液渗出形成心包积液。

据统计，约 1/3 的心脏炎患者无明显自觉症状，最终发展为慢性心瓣膜病，多见于成年人。心瓣膜病变导致心脏在运送血液的过程中出现问题，瓣膜狭窄使血流阻力加大，为了吸入和射出足够多血液，心脏更加费力地舒张和收缩，导致心脏工作强度增加，效率减低，心脏易疲劳。以二尖瓣狭窄或关闭不全为例，二尖瓣狭窄时，左心房的血液进入左心室发生障碍，左心房压力升高，使肺静脉和肺毛细血管压增高，肺动脉压随之上升保证有效的肺循环，导致左心房扩大、慢性肺淤血及右心室逐渐肥厚。当合并有关闭不全时，左心室收缩将大部分血推入主动脉，另外有部分血液回流到左心房，使左心房压力升高，而左心室也因接受额外的左心房回流血液，左心房负荷增加，从而导致左心室也扩张。二尖瓣狭窄的临床症状以劳累后心悸为主，患者可出现呼吸困难、咳嗽、咯血等，重者出现端坐呼吸、肝大、下肢水肿等右心衰竭症状及体征，心尖区舒张期闻及隆隆样杂音。当合并二尖瓣关闭不全时，后期患者可出现左心衰竭症状，泵血减少导致患者气体交换不足，常感觉呼吸困难，小儿患者可表现为氧气不足、生长发育不良等。

实验室检查：抗链球菌抗体测定包括血清抗链球菌溶血素 O（anti-streptolysin O，ASO）、血清抗链球菌激酶、血清透明质酸酶，同时测定这 3 项中有 1 项增高者约占 95%。抗链球菌抗体滴度增高提示可能近期有链球菌感染。血清脂蛋白（a）[apolipoprotein a，Lp（a）] 在急性风湿热患儿的活动期血清中明显增高，作为风湿活动的参考指标。特异性免疫指标对诊断风湿性心脏炎有重要意义，包括抗心肌抗体（anti-heart autoantibodies，AHRA）A 组多糖类、抗 A 组链球菌菌壁多糖抗体（antibody to group A streptococcal polysaccharide，ASP）、外周血淋巴细胞促凝血活性（procoagulant activity，PCA）、白蛋白（albumin，ALB）和免疫球蛋白（immunoglobulin，Ig），在许多发热患儿尿液中其含量均增高。肌钙蛋白可成为风湿性心脏炎心肌损伤的检测指标[2]。

【病理学表现】

急性期的风湿性心内膜炎可见瓣膜肿胀，间质有黏液性变性和纤维素样坏死，偶可见风湿小体，病变瓣膜表面易形成白色血栓赘生物；病变后期，赘生物发生机化，瓣膜发生纤维化及瘢痕形成，病变反复发生导致瓣膜增厚、变硬、卷曲、短缩及粘连，导致瓣膜病。发生于成人的风湿性心肌炎表现为灶性间质性心肌炎，以肌间质内小血管附件出现风湿小体为特征，风湿小体多见于室间隔和左心室后壁上部，发生于儿童的风湿性心脏炎表现为弥漫性间质性心肌炎，心肌间质明显水肿，有大量的淋巴细胞、嗜酸性粒细胞和中性粒细胞浸润，以及心肌细胞水肿及脂肪变性，患儿心脏扩大呈球形。风湿性心包炎可见心包间皮细胞的脱落或增生，间皮细胞下间质充血、炎症细胞浸润，偶有风湿小体。当以浆液渗出为主时，形成心包积液，以纤维蛋白渗出为主时形成绒毛心。

【影像学表现】

1. 急性风湿性心脏炎 X 线及 CT 的应用较局限，MRI 可用于辅助诊断急性风湿性心脏炎。CMR 用于诊断心脏炎的标准，满足以下标准的 2 条可怀疑心脏炎：①区域或整体心肌在 T_2WI 上信号增高；②钆增强早期扫描心肌与骨骼肌信号比升高；③钆增强延迟扫描（late gadolinium enhancement，LGE）至少有一处非缺血性区域分布的局灶性延迟强化[3]。需要注意的是，上述标准在对于亚急性或慢性心肌病患者有很多假阳性和假阴性，原因如下：①有些风湿性心脏炎患者只表现为 T_2WI 上的信号增高；② T_2WI 上运动伪影较大或者血池信号抑制不好；③对于弥漫性心肌受累的风湿性心脏炎患者，由于缺乏正常对比，LGE 在检测延迟强化异常病变时出现问题。

2. 慢性风湿性心瓣膜病

（1）二尖瓣狭窄

1）X 线：后前位双侧肺淤血，上肺静脉扩张，下肺静脉变细，肺纹理模糊，重者出现肺静脉高压，可见间质性肺水肿（Kerley 线）或肺泡性肺水肿。左心房增大可见右心缘双房影或心影中央密度增高，左心房增大使左主支气管受压、上抬，气管分叉角增大。右心室大伴肺动脉段隆起，主动脉结变小，左心缘可出现第三心弓（左心耳），左下心缘平直，心尖圆隆上翘（图 36-0-1）。当有关闭不全时则左心室增大，左下心缘长径与横径均增大。右前斜位可见心前间隙缩小，肺动脉段隆起，左心房增大向后压迫食管。左前斜位可见心前间隙缩小，肺动脉段隆起，左主支气管受压上抬。侧位可见胸骨后心脏接触面增加，食管受压改变，合并关闭不全时心后透亮三角区缩小或消失[4]。

2）CT：可显示风湿性心脏病所致的继发性心脏房室大小的改变，可显示瓣膜增厚及钙化（图 36-0-2），应用回顾性心电门控的多层螺旋心脏 CT 增强扫描时，可通过对容积数据进行多期相重建，多角度、动态观察瓣膜形态及功能，同时还可以测量左心室射血分数等心功能指标。

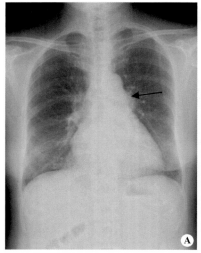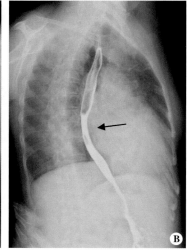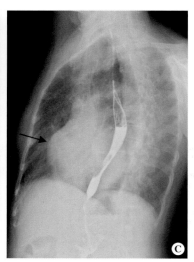

图 36-0-1 风湿性二尖瓣狭窄（一）

A. X 线正位片示心影增大，肺动脉突出，心尖圆钝，双肺纹理模糊，双肺静脉淤血；B. 右前斜位示食管受压改变，右心室增大，心前间隙缩小；C. 左前斜位，右心室前突，心前间隙缩小，肺动脉段隆起

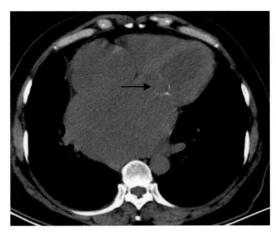

图 36-0-2　风湿性二尖瓣狭窄（二）
CT 平扫示二尖瓣瓣膜钙化，左心房明显增大，食管受压

3）MRI：诊断价值较大，可以多方位显示心脏形态，常用二腔心、四腔心及左心室短轴位，二尖瓣狭窄患者可以清晰地显示左心房增大、右心室增大等房室形态改变，合并二尖瓣关闭不全时，左心室也可见增大，左心室壁厚度常在正常范围。MRI 电影可以观察二尖瓣狭窄的形态及严重程度，收缩期可见左心室侧的低信号血流束，在伴发二尖瓣关闭不全时可见收缩期的反流信号。左心房附壁血栓在电影序列上呈中、低信号，增强扫描无强化。

（2）二尖瓣关闭不全

1）X 线：主要表现为左心容量负荷增大，心影呈"普大"型或"二尖瓣"型，左心房、左心室均有增大，二者程度相称。若存在肺循环高压，右心房、右心室亦可增大，主动脉结正常或缩小

（图 36-0-3）。

2）CT：可显示继发性心腔形态改变，但不能直接显示二尖瓣关闭不全。

3）MRI：左心房、左心室增大，MR 电影可显示收缩期二尖瓣口左心房侧线状低信号影，提示血液反流，其形态与二尖瓣关闭不全的程度相关。

（3）主动脉瓣狭窄

1）X 线：左心室增大和升主动脉狭窄后扩张是其基本征象，心影不大或轻 - 中度增大，左心室有不同程度增大，呈"主动脉型"心。心功能不全时，左心房亦可见轻度增大，同时可伴有肺静脉高压征象。重度主动脉瓣狭窄可见左心室及心脏明显增大。

2）CT：主动脉瓣增厚、钙化，左心室增厚及升主动脉扩张（图 36-0-4）。

3）MRI：电影成像可观察收缩期升主动脉根部快速喷射血流所致的无信号区，严重者无信号区延伸至近段升主动脉，自旋回波序列可显示升主动脉狭窄后扩张、左心室肥厚及主动脉瓣钙化所致无信号影。

（4）主动脉瓣关闭不全

1）X 线：心影呈"主动脉型"，心脏增大较明显，与主动脉狭窄相比，左心室增大更明显，主动脉扩张，左心房可增大伴肺静脉高压。透视下，主动脉及左心室搏动明显增强。

2）CT：可显示升主动脉根部扩张、左心室扩张等间接征象，不能直接显示瓣口反流[5]（图 36-0-5）。

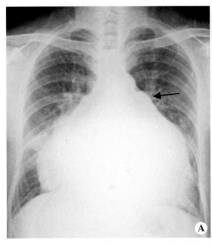
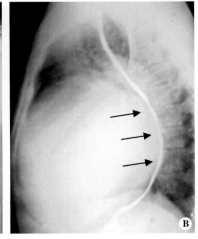

图 36-0-3　风湿性二尖瓣狭窄伴关闭不全
A. X 线正位片示心影增大、主动脉结小，肺动脉凸出，心尖圆钝、上翘，双肺淤血；B. 左侧位示心影增大，左心房增大，食管受压移位变窄（箭头），心前间隙缩小

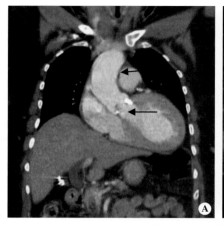
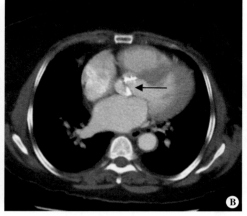

图 36-0-4 风湿性主动脉瓣狭窄
CT 增强扫描冠状面和横断面，升主动脉增宽，主动脉瓣钙化（箭头），主动脉流出道狭窄，左心室增大

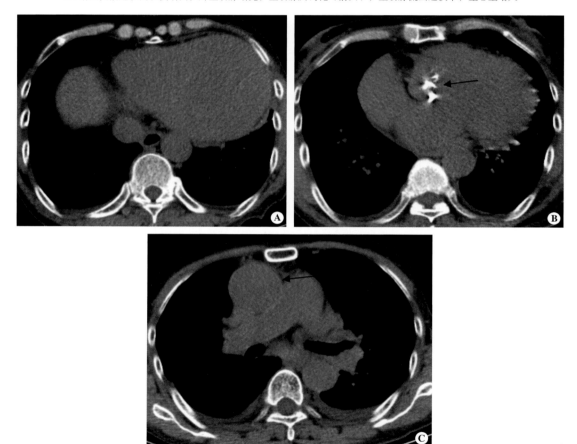

图 36-0-5 风湿性主动脉瓣狭窄伴关闭不全
A、B.CT 平扫示主动脉瓣钙化（箭头），主动脉流出道狭窄，左心室增大；C.升主动脉增宽，双侧胸腔积液

　　3）MRI：电影序列可显示心脏舒张期主动脉瓣反流所致的无信号区，无信号区范围大小与血流反流的严重程度相关，可评估主动脉瓣关闭不全的严重程度[6]。

　　（5）联合瓣膜损伤

　　1）X线：病变可同时累及二尖瓣、主动脉瓣和三尖瓣，可以狭窄，也可以关闭不全。二尖瓣与主动脉瓣同时损害最常见。瓣膜受损轻重程度不一时，X线征象表现出病变较重的受损瓣膜特点，如肺循环高压、主动脉狭窄后扩张；若多个瓣膜均严重受损时，可同时出现多个X线征象，心脏明显增大。

2）CT：可显示瓣膜增厚、钙化，清晰显示继发性房室改变（图 36-0-6）。

3）MRI：电影序列无须注射对比剂，可显示各瓣膜形态及受损所致的血流动力学改变，对瓣膜狭窄和关闭不全的诊断相当可靠[7]。

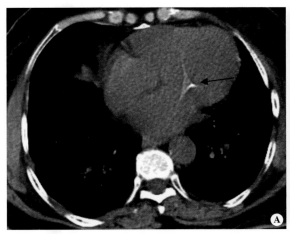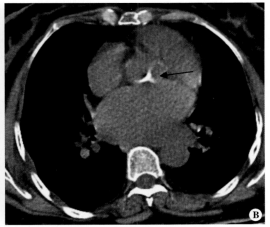

图 36-0-6　风湿性联合瓣膜损伤

A. CT 平扫示二尖瓣钙化（箭头）；B. 主动脉钙化（箭头），主动脉流出道狭窄，左心房明显增大，食管受压

【诊断要点】

1. 急性风湿性心脏炎

（1）急性风湿性心脏炎是风湿热系统性免疫性疾病的表现之一。

（2）风湿热缺乏特异的诊断方法，主要参考修订的 Jones 标准：有链球菌感染的依据同时有两个主要标准表现或一个主要加两个次要标准表现，则风湿热可能性很大。主要标准：心脏炎 [临床和（或）亚临床]、多关节炎、舞蹈病、边缘性红斑和皮下结节。次要标准：多关节痛，发热（≥38.5℃），红细胞沉降率≥60mm 和（或）C- 反应蛋白含量≥3.0mg/dl，且 PR 间期延长（当心脏炎是一个主要标准时不作为次要参考标准）。

（3）心脏放射性核素检查或 MRI 延迟强化提示心肌异常改变时有助于诊断。

2. 慢性风湿性心瓣膜病

（1）风湿热病史。

（2）劳累后气喘，右心衰竭症状。

（3）相应瓣膜异常体征，如二尖瓣狭窄者有舒张期隆隆样杂音。

（4）综合超声和 MRI 等影像学检查全面观察心脏形态及瓣膜的改变。

【鉴别诊断】

1. 病毒性心肌炎　以心肌炎为主要临床表现时，若没有明显的杂音，需注意与病毒性心肌炎相鉴别。风湿性心脏炎作为风湿热系统性免疫性多器官病变之一，诊断需结合临床相关检查。病毒性心肌炎与风湿性心脏炎在影像学表现中没有明确的不同，病毒学检查有助于鉴别[8]。

2. 感染性心内膜炎　指因细菌、真菌和其他微生物（如病毒、立克次体、衣原体、螺旋体等）直接感染而产生心瓣膜或心室壁内膜的炎症，有别于风湿热引起的非感染性心内膜炎，结合感染性心内膜炎典型的临床检查及表现，如发热、杂音、贫血、栓塞、皮肤病损、脾大和血培养阳性等相鉴别。

3. 左心房黏液瘤　临床症状和体征与二尖瓣狭窄相似，但呈间歇性，随体位而变更，一般无开瓣音而可听到肿瘤扑落音，影像学检查有助于鉴别。

【研究现状与进展】

1. 心脏 MRI（CMR）　T_1-mapping、T_2-mapping 及细胞外容积（extracellular volume，ECV）这 3 种技术可以可靠和客观地检测并监测心肌水肿和（或）弥漫性纤维化心肌炎症，可以克服《路易斯湖诊断标准》中对心肌炎的局限性，可以补充提供关于炎症性风湿性疾病心脏受累信息[9]。T_1-mapping 和 ECV 被认为是心肌炎症、结节病、淀粉样变、脂肪浸润及弥漫性或局灶性纤维化的敏感指标。T$_2$-mapping 被认为对心肌水肿有特异性[10]。

2. ^{18}F-FDG PET 患有二尖瓣反流的慢性 RHD 儿童可见弥漫性心肌摄取，但是在同等年龄正常的对照受试者中也观察到这种摄取，急性风湿性心脏炎患者可能或不会表现出正常的摄取模式[11]。PET 扫描对于风湿性心脏炎的诊断不提供额外的诊断信息，并且费用高昂，PET 扫描不作为诊断急性风湿性心脏炎的常规诊断工具。

（侯　阳　马全美）

参 考 文 献

[1] 韩燕燕，孙景辉. 风湿热诊治进展. 临床儿科杂志，2012，30（7）：697-700.

[2] Carapetis JR，Beaton A，Cunningham MW，et al. Acute rheumatic fever and rheumatic heart disease. Nature Reviews Disease Primers，2016，2：15084.

[3] Mavrogeni S，Schwitter J，van Rossum A，et al. Cardiac magnetic resonance imaging in myocardial inflammation in autoimmune rheumatic diseases：an appraisal of the diagnostic strengths and limitations of the Lake Louise criteria. Int J Cardiol，2018，252：216-219.

[4] 吴恩惠. 医学影像诊断学. 3 版. 北京：人民卫生出版社，2000.

[5] 郭启勇. 实用放射学. 3 版. 北京：人民卫生出版社，2007.

[6] Morris MF，Maleszewski JJ，Suri RM，et al. CT and MR imaging of the mitral valve：radiologic-pathologic correlation. Radiographics，2010，30（6）：1603-1620.

[7] Mutnuru PC，Singh SN，D'Souza J，et al. Cardiac MR imaging in the evaluation of rheumatic valvular heart diseases. J Clin Diagn Res，2016，10（3）：TC06-TC09.

[8] Friedrich MG，Marcotte F. Cardiac magnetic resonance assessment of myocarditis. Circ Cardiovasc Imaging，2013，6（5）：833-839.

[9] Luetkens JA，Doerner J，Thomas DK，et al. Acute myocarditis：multiparametric cardiac MR imaging. Radiology，2014，273（2）：383-392.

[10] Baeßler B，Emrich T. The role of cardiovascular magnetic resonance imaging in rheumatic heart disease. Clin Exp Rheumatol，2018，36（5）：171-176.

[11] Nagesh CM，Saxena A，Patel C，et al. The role of ^{18}F fluorodeoxyglucose positron emission tomography（^{18}F-FDG-PET）in children with rheumatic carditis and chronic rheumatic heart disease. Nuclear Medicine Review，2015，18（1）：25-28.

第三十七章　免疫性心肌炎

系统性免疫介导性疾病（systemic immune-mediated disease，SID）包括至少累及 2 个系统的自身免疫性和自身炎症性疾病[1]。自身免疫性疾病以 B、T 淋巴细胞和树突状细胞异常反应为特征，是机体对自身抗原发生免疫反应而导致自身组织损害所引起的疾病。而自身炎症性疾病是由固有免疫介导，以异常增高的炎症反应为特征的一组疾病，缺乏高滴度自身抗体或自身反应性 T 淋巴细胞。

心血管系统，特别是心肌通常是 SID 中的关键目标，即使在无症状患者中也是如此。SID 若累及心肌，可由心肌炎演变为扩张型心肌病或运动功能减退的非扩张型心肌病，预后往往不良。

较常累及心肌的 SID 包括[2]系统性红斑狼疮（SLE）、类风湿关节炎（RA）、系统性硬化病（SSc）、混合性结缔组织病、炎症性肌病、结节病、嗜酸性肉芽肿性多血管炎（EGPA）和肉芽肿性多血管炎等。自身炎症性疾病（autoinflammatory disease，AD）通常不会影响心脏，但在一些非遗传性 AD 中，如 Still 病和 Behcet 病，如果出现 SID 的心脏受损征象，应该怀疑伴有心肌炎的可能。

【概述】

免疫性心肌炎是由 SID 累及心脏所致，其心肌炎的临床表现并无特异性且难以识别，以下表现高度提示心脏受累：不明原因的呼吸困难、心悸、伴或不伴肌钙蛋白升高的胸痛、晕厥、心律失常、急性或慢性充血性心力衰竭、心脏性猝死和暴发性心源性休克。

实验室检查肌钙蛋白和（或）NT-pro BNP 的增加可提示心肌受累。心内膜活检（EMB）是 SID 患者是否合并心肌炎诊断的金标准，其结合组织学、免疫学、组织化学和分子学方法可明确诊断 SID 的背景疾病，特别是在嗜酸性粒细胞性心肌炎、结节病和巨细胞性心肌炎（giant cell myocarditis，GCM）中。

免疫性心肌炎可出现心律失常，标准 12 导联心电图或 24h 动态心电图监测中的任何无法解释的异常可与之相关。

【病理学表现】

心肌出现免疫性炎症反应时可见炎症细胞及免疫复合物的沉积[1]，免疫细胞和体内的其他免疫物质都参与此过程，通过影响细胞外基质降解、胶原沉积、心肌细胞肥大、凋亡及引起血管损伤，致使心肌细胞缺血、纤维化，或直接影响心肌细胞的收缩功能，最终可引起心脏的病理性重构。

【影像学表现】

心脏磁共振（CMR）是目前诊断心肌炎的有效方法，能够在亚临床和临床阶段检测出心肌早期细微组织变化。SID 患者在怀疑有心肌炎或心肌浸润的情况下，均应进行 CMR 检查，通过 T_1WI、T_2WI 和钆增强扫描评估 SID 中心脏受累情况，对免疫性心肌炎的诊断、预后评估和疗效评价起关键作用。

正电子发射断层成像（PET）特别适用于检测特定环境中的炎症，如结节病累及心肌发生炎症改变时，可以帮助评估心肌炎症严重程度，是重要的预后指标。

1. CMR

（1）急性期：受累心肌呈急性炎症性水肿和充血，CMR 电影序列表现为局灶性室壁增厚和区域性室壁运动减弱或异常，T_2WI 可见心肌内斑片状或结节状信号增高区，相应部位可呈早期钆增强（early gadolinium enhancement，EGE）及延迟钆增强（late gadolinium enhancement，LGE）[3]强化。病变可累及心肌的任何部位，最易受累部位为室间隔基底段和左心室游离壁，而右心室受累罕见，在室间隔受累的情况下可见右心室连接部受累。病变常为透壁性，非透壁性病变通常位于心外膜下或心肌中间部分，心内膜下受累少见。在病变严重的情况下，CMR可以显示出弥漫性心肌增厚，伴有显著心室收缩异常和心功能减低。

（2）慢性期：心肌进一步损害导致不可逆损伤，主要表现为心肌纤维化和瘢痕形成，CMR可见局灶性或弥漫性心肌壁变薄、心室壁运动功能减退或运动障碍，可伴有心室扩张及射血分数减低，心肌 T_2WI 高信号或早期钆增强多可消失，LGE强化可持续存在[4]。LGE强化被认为是SID不良事件的独立危险因素。此外，还可出现瓣膜功能障碍、乳头肌受累及心包积液。

（3）不同SID累及心肌CMR表现：不同SID心肌受累的部位及表现有所不同[3-5]，主要表现：①系统性红斑狼疮（SLE），常引起左心室全局或节段性运动减低，活动性SLE以 T_2WI 信号增高和EGE阳性为主要特征，LGE阳性仅在少数SLE患者中出现。②系统性硬化病（SSc），引起心肌受累的标志为左心室收缩功能障碍（LSVD），16%的患者表现为左束支传导阻滞，腺苷负荷CMR可检测出早期无症状时左心室心肌灌注缺损。③结节病，常累及左心室游离壁、后室间隔、乳头肌、右心室和心房，CMR钆增强时可在肉芽肿性心肌浸润区域显示斑片状或灶性LGE强化，晚期可表现为心肌壁变薄、心室壁运动功能减退或运动障碍、心室扩张、射血分数减低或动脉瘤。④嗜酸性肉芽肿性多血管炎（EGPA），累及心肌时超过60%的病例表现为心内膜炎或心内膜纤维化，与嗜酸性粒细胞浸润所致的毒性有关，CMR可表现为左心室舒张受限及心内膜下区条带状LGE阳性，长期预后较差，最终导致限制型心肌病或扩张型心肌病，是死亡的独立危险因素，约20%的病例可出现心包积液。⑤类风湿关节炎（RA），累及心肌可呈局灶性和弥漫性心肌纤维化，CMR可表现为 T_1 值弥漫性增高，并于心室肌壁中层出现非特异性LGE阳性。

2. PET ^{18}F-FDG PET使用放射性葡萄糖来检测活动性炎症区域，局灶性摄取模式（斑片状）和弥漫性基础上局灶性摄取模式（较强的斑片状摄取和较弱的弥散性摄取）被认为是活动性心肌

炎的指征，而弥漫性摄取、无摄取和游离侧壁摄取被认为是正常的生理变异。在症状性SID患者中，PET可检测到心肌葡萄糖代谢异常与灌注正常的不匹配状态[6]，提示活动性心肌炎。特别是评价结节病累及心肌时，PET敏感度为89%，特异度为78%，特征性表现为斑片状、局灶性心肌摄取 ^{18}F-FDG增加，最常见于室间隔基底部和左心室外侧壁。

【诊断要点】

1. 本病诊断缺乏特异性，需结合SID病史和临床表现疑似心肌炎的症状。

2. CMR及PET显示心肌炎表现，T_2WI 区域或弥漫性心肌信号增加，EGE及LGE阳性，PET局灶性 ^{18}F-FDG摄取增多等。左心室功能不全或心包积液的存在为心肌炎提供了额外的支持性证据。

3. 若影像学未能确诊，可行心内膜活检。

【鉴别诊断】

1. 缺血性心肌病 很多SID患者可能出现冠状动脉疾病和冠状动脉微循环障碍，因此临床上怀疑免疫性心肌炎时首先应排除缺血性心肌病的可能，缺血性心肌病LGE阳性病变主要位于心内膜下，而心肌炎特征性表现为LGE阳性，位于心外膜下或心肌壁间，由此可进行鉴别。此外，还可通过冠状动脉造影排除冠状动脉异常，结合临床病史及实验室检查有助于鉴别。

2. 感染性心脏炎 SID患者由于疾病本身和免疫抑制治疗导致继发性免疫缺陷，其发生感染的概率很高，且感染性心脏炎与免疫性心肌炎出现心脏受累的临床症状相似，影像学表现均无明显特异性，此时需要进行心内膜心肌活检，通过组织学、免疫学、组织化学及分子生物学手段排除感染性心脏炎可能，并结合临床SID病史，明确心肌炎的诊断。

3. 致心律失常性右心室心肌病（arrhythmogenic right ventricular cardiomyopathy，ARVC） 需要与引起心律失常的免疫性心肌炎相鉴别，如系统性硬化症及结节病时心肌炎可表现为传导阻滞。ARVC典型的CMR表现为右心室扩张，右心室游离壁及流出道脂肪浸润，T_1WI 及 T_2WI 呈高信号、LGE阳性，伴有右心室局部无运动或运动减低、运动不协调，而免疫性心肌炎以左心室病变为主，结合临床SID病史可明确诊断。

【研究现状与进展】

1. CMR　CMR中的细胞外容积（extracellular volume，ECV）可对组织特征进行定量评估，能够识别早期心肌纤维化，也可以检测持续炎症引起的细胞外间隙扩张，ECV的主要优点是能够评估纤维化病灶区域以外的弥漫性纤维化和炎症。与T_1-mapping相比，ECV的测量对场强相对不敏感，Radunski等[7]研究表明ECV可与LGE联合使用，将诊断心肌炎的准确率提高到90%，同时ECV可通过检测LGE阴性患者的弥漫性心肌损伤来提高灵敏度。

2. PET/MR　心脏MR被广泛用于心肌炎的诊断，对于急性心肌炎，其总体可接受的灵敏度为67%，特异度为91%，但对慢性心肌炎的准确性较低。FDG PET能够通过提供炎症的代谢信息来评估潜在的心肌炎。PET/MR整合了两者优点，基于目前研究[8]发现心肌异常增加的FDG摄取与心脏MR生物标志物相关，PET/MR可以通过提高CMR对轻度或临界心肌炎的敏感性来增加其对慢性心肌炎的诊断。

（侯　阳　马　跃）

参 考 文 献

[1] Caforio ALP，Adler Y，Agostini C，et al. Diagnosis and management of myocardial involvement in systemic immune-mediated diseases：a position statement of the European Society of Cardiology Working Group on Myocardial and Pericardial Disease. Eur Heart J，2017，38（35）：2649-2662.

[2] Mavrogeni SI，Sfikakis PP，Koutsogeorgopoulou L，et al. Cardiac tissue characterization and imaging in autoimmune rheumatic diseases. JACC Cardiovasc Imaging，2017，10（11）：1387-1396.

[3] Shikhare SN，Chawla A，Khoo RN，et al. Clinics in diagnostic imaging（189）：acute phase cardiac sarcoidosis（CS）. Singapore Med J，2018，59（8）：407-412.

[4] Mavrogeni SI，Schwitter J，Gargani L，et al. Cardiovascular magnetic resonance in systemic sclerosis："pearls and pitfalls". Semin Arthritis Rheum，2017，47（1）：79-85.

[5] Peretto G，Sala S，De Luca G，et al. Impact of systemic immune-mediated diseases on clinical features and prognosis of patients with biopsy-proved myocarditis. Int J Cardiol，2019，280：110-116.

[6] Kusano KF，Satomi K. Diagnosis and treatment of cardiac sarcoidosis. Heart，2016，102（3）：184-190.

[7] Radunski UK，Lund GK，Stehning C，et al. CMR in patients with severe myocarditis：diagnostic value of quantitative tissue markers including extracellular volume imaging. JACCC ardiovasc Imaging，2014，7（7）：667-675.

[8] Chen W，Jeudy J. Assessment of myocarditis：cardiac MR，PET/CT，or PET/MRI? Curr Cardiol Rep，2019，21（8）：76.

第三十八章　心　包　炎

【概述】

心包炎（pericarditis）是由多种因素引起的心包脏、壁层的炎性病变。根据病因可分为感染性及非感染性，根据病程可分为急性（病程<6周）、亚急性（病程6周～3个月）和慢性（病程>3个月）[1]。形态学上可表现为心包积液（pericardial effusion）、缩窄性心包炎（constrictive pericarditis）或两者并存。

心包炎大部分为感染性病因所致，少部分为非感染性病因所致。急性心包炎常由病毒、结核和自身免疫等原因引起；慢性心包炎则多为急性心包炎迁延所致，在我国最主要的病因是结核。急性心包炎常伴有心包积液，慢性心包炎可见心包粘连、缩窄，增厚的心包包绕心脏，常伴有钙化，形似盔甲，称为"盔甲心"，导致心脏舒缩活动受限。

急性心包积液由于短时间内心包内压力急剧升高，引起心脏压塞，静脉回流受阻，心排血量明显降低，进而引起呼吸困难、休克。慢性者心包内积液增加缓慢，直至大量积液才会出现心脏压塞的临床表现。患者可有乏力、发热、心前区疼痛等症状，仰卧时疼痛加重，坐位或侧卧时减轻。查体可见心界向两侧扩大，心音遥远，颈静脉怒张，静脉压升高，血压和脉压均降低。

实验室检查结果与原发病有关，如感染性心包炎常有白细胞总数及中性粒细胞计数升高、C-反应蛋白升高、红细胞沉降率增加等。自身免疫病可有免疫指标阳性，尿毒症患者可见肌酐明显升高等。多数患者可出现心电图异常[1]。

【病理学表现】

急性心包炎通常为急性渗出性炎症，根据渗出的主要成分可分为4种类型，即浆液性心包炎、纤维素性心包炎、化脓性心包炎和出血性心包炎。

慢性心包炎在病理上分为非特殊型及特殊型2种。非特殊型慢性心包炎仅局限于心包本身，常见病因有结核病、尿毒症、变态反应性疾病等。特殊型慢性心包炎包括粘连性纵隔心包炎及缩窄性心包炎[2]。结核性心包炎病理学表现为心包的结核病变（干酪样坏死、上皮样肉芽肿，多核巨细胞或抗酸染色阳性），心包积液内可发现结核分枝杆菌。

急性心包炎时，在积液进展缓慢、量相对少时，由于心包的伸展，心包内压力可无明显上升，对血流动力学无明显影响。若积液迅速增多，心包腔内压力急剧上升，心室舒张期充盈受限，机体通过升高静脉压以增加心室的充盈，增加心肌收缩力，加快心率使心排血量增加。如心包渗液继续增加，上述代偿机制衰竭而出现急性心脏压塞表现[3]。

慢性心包炎时，脏、壁两层心包粘连增厚，包裹在心脏及大血管根部，心室舒张充盈受限，心房排血受限，导致体、肺循环回流障碍和淤血[3]。

【影像学表现】

1. 急性心包炎

（1）X线：X线摄影对少量心包内液体不敏感，因而干性或积液较少的心包炎X线可无异常发现。当积液量较大时，可见心影向两侧增大，呈"烧瓶"状（图38-0-1），甚至呈球形；心包积液如分布不均，在局部形成包裹，心影增大可呈非对称性。部分病例X线片表现不典型，仅见心影增大、心尖圆钝等征象。

（2）CT：心包内液体区宽度>4mm被认为异常。一般将心包积液分为3度：I度为少量积液，积液量小于100ml，积液多位于左心室后侧壁外方或右心房侧壁外方，个别患者位于左心室下壁，以左心室后侧壁外方最为常见。II度为中等量积液，积液量为100～500ml；此时除上述部位外，右心室前壁外方，左心室心尖部外方亦出现积液。

Ⅲ度为大量积液，积液量＞500ml，积液累及心包腔各部位，积液厚度进一步增加（图38-0-2A、B）。

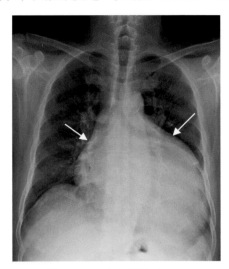

图38-0-1 心包积液（一）
患者，男性，55岁。气短、乏力3年，加重半个月。胸片示心影向两侧增大，呈"烧瓶"状（箭头）

不同性质的积液CT值不同，漏出液CT值为0～20HU；蛋白/出血性积液CT值＞20HU；乳糜样心包炎积液CT值＜0HU[4]。

（3）MRI：不同量心包积液的分布部位、形态表现与CT检查所述相同。MRI可以显示心包内液体成分，有助于判定心包积液的性质。在SE序列的T_1WI上浆液性积液多呈低信号，渗出性积液多呈高信号，血性积液呈中或高信号。在T_2WI上，积液多为高信号。延迟增强扫描可见心包强化，对诊断心包炎较敏感。同时可显示伴随的其他病理改变（图38-0-2C、D）。

2. 缩窄性心包炎

（1）X线：缩窄性心包炎的特征性表现是心包钙化，表现为累及整个心缘，或包绕大部分心脏的高密度影；也可累及局部，呈小片状、索条状或线状。钙化的好发部位为右心室前缘及隔面，少数位于房室沟区（图38-0-3）。

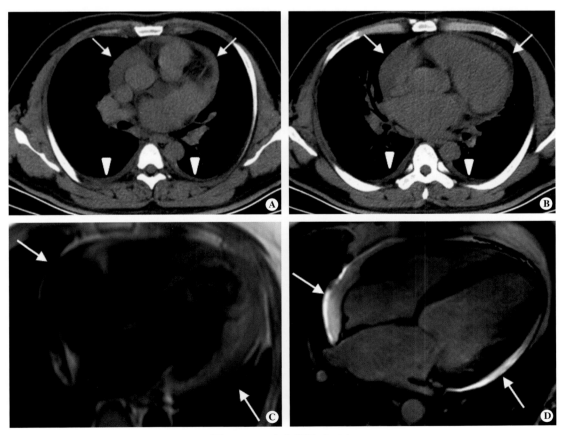

图38-0-2 心包积液（二）
患者，男性，34岁，胸闷气短4天。A、B.CT平扫示心包内可见液性密度影（箭头）；双侧胸腔背侧可见液性密度影（无尾箭头）；
C、D.MRI示心包积液呈T_1WI低信号、T_2WI高信号影（箭头）

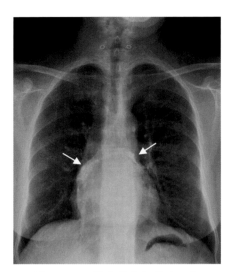

图 38-0-3 缩窄性心包炎（一）

患者，女性，59 岁。间断咳嗽 2 年，气促半个月。胸片示心影上部不规则斑片状钙化（箭头）

（2）CT：心包增厚表现为心包厚度＞4mm，

部分病例可伴有少量积液，心包增厚可分为普遍性和局限性。局限性者多见于心脏前壁、房室沟，也见于大血管开口处。部分缩窄性心包炎可见不同程度的钙化。脏、壁层心包均可发生，脏层心包钙化多位于房室沟、室间沟、交叉沟等，壁层心包钙化多见于右心室腹侧面及隔面，二者在 CT 上通常不能区分。当心包腔内尚残留少量积液时，可以分辨出增厚或钙化的脏、壁层（图 38-0-4）。

右心室受压、僵直变形，严重者心室腔变形呈管状狭窄。心室缩窄使心房排血受阻，引起心房增大，多见于右心房。正常的室间隔呈一条直的或浅弧形条状结构，而缩窄性心包炎时室间隔僵硬、扭曲成角。房室沟部位的心包增厚和钙化可造成心房排血障碍，导致心房明显增大。心脏充盈受限可引起上、下腔静脉增宽。

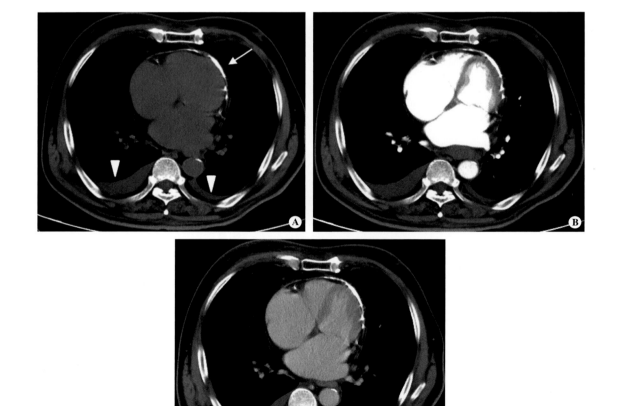

图 38-0-4 缩窄性心包炎（二）

患者，男性，79 岁，发热伴乏力 4 天。CT 平扫（A）、CT 增强扫描动脉期（B）和静脉期（C），右心室前壁及左心室前壁、心尖部心包增厚伴广泛钙化（箭头），双侧心室受压变小，右心室为著，双侧心房增大，双侧胸腔少量积液

（3）MRI：对于缩窄性心包炎诊断不如CT，因其对钙化不敏感。钙化表现为线状或斑片状低信号至无信号。MRI在鉴别少量心包积液及心包增厚方面优于CT。MRI对心脏各房室形态和心脏收缩、舒张功能评价有较高的价值（图38-0-5）。MRI还可显示缩窄性心包炎的血流动力学特征。缩窄性心包炎可表现为室间隔舒张早期异常运动，即先向左心室移动，而后向远离左心室移动，即所谓室间隔抖动。此征在深吸气时更为明显[5]。钆对比剂增强扫描时，缩窄性心包炎可表现为增厚心包延迟强化，提示成纤维细胞增生、新生血管形成。

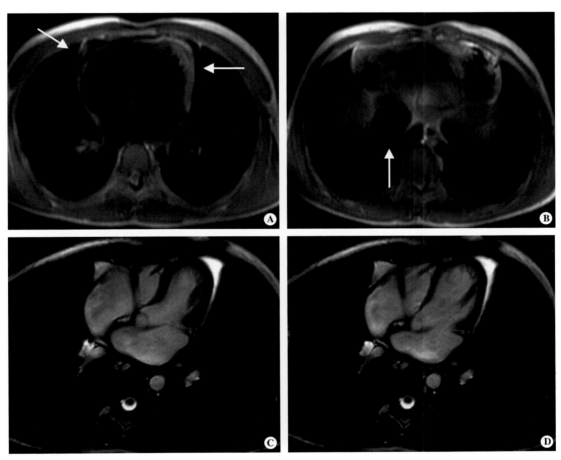

图 38-0-5　缩窄性心包炎（三）

患者，男性，14岁，反复晕厥半年。A、B. MRI T₁WI黑血序列示心包积液呈低信号（箭头），下腔静脉增宽（箭头）；C、D. 收缩末期及舒张末期图像。MR心脏电影示心包呈不均匀增厚，心包腔内见局限性液体信号影。双侧心房扩大，左心室各节段厚度偏薄（室间隔7～8mm，左心室侧壁5～6mm）。左心室整体收缩舒张运动受限，室间隔运动不协调，可见舒张期摆动

【诊断要点】

影像学检查对急性心包炎和心包积液的病因学和性质判断有一定局限性，需结合临床资料、实验室检查结果等。

在缩窄性心包炎的影像学表现中，心包增厚、室间隔扭曲、下腔静脉扩张最具有特征性。3种征象同时出现，或心包增厚伴下腔静脉扩张或室间隔扭曲，即可明确诊断。

【鉴别诊断】

缩窄性心包炎主要应与慢性心包积液、粘连性心包炎、限制型心肌病相鉴别。

1. 慢性心包积液　缺乏钙化的缩窄性心包炎在胸片与CT上与慢性心包积液不易鉴别。但在MRI上，积液为长T₁长T₂信号，增厚的心包则均为长T₁短T₂信号。

2. 粘连性心包炎　本病可有心包增厚、心包钙化，但不出现缩窄性心包炎的血流动力学改变，不伴有下腔静脉扩张。

3. 限制型心肌病　本病没有心包增厚及钙化。在MRI电影序列中，由于心肌顺应性的下降，可

表现为室间隔左右移动距离的缩短。对比增强 MR 扫描可表现为心肌异常强化。

【研究现状与进展】

1. 心脏磁共振成像特征性追踪技术 可用于缩窄性心包炎与限制型心肌病的鉴别。MRI 可获得整体纵向应变（global longitudinal strain，GLS）参数，缩窄性心包炎的 GLS 参数明显高于限制型心肌病（$P < 0.001$）。与常规心功能参数联合应用，有助于提高心脏 MRI 对上述疾病的鉴别诊断效能[6]。

2. PET/CT ^{18}F-FDG 可以作为一种具有很高灵敏度的炎症显像剂。在伴有心包积液的急性心包炎患者中，心包 ^{18}F-FDG 摄取增加与复发风险增高有关[7]。此外，基线条件下心包 ^{18}F-FDG 的摄取能够预测缩窄性心包炎患者对类固醇治疗的反应[8]。

（侯 阳 隋 时）

参 考 文 献

[1] 葛均波，徐永健，王辰. 内科学. 9 版. 北京：人民卫生出版社，2018.

[2] 步宏，李一雷. 病理学. 9 版. 北京：人民卫生出版社，2018.

[3] Hoit BD. Pathophysiology of the pericardium. Prog Cardiovasc Dis，2017，59（4）：341-348.

[4] Adler Y，Charron P，Imazio M，et al. 2015 ESC Guidelines for the diagnosis and management of pericardial diseases：The Task Force for the Diagnosis and Management of Pericardial Diseases of the European Society of Cardiology（ESC）Endorsed by：The European Association for Cardio-Thoracic Surgery（EACTS）. Eur Heart J，2015，36（42）：2921-2964.

[5] Groves R，Chan D，Zagurovskaya M，et al. MR imaging evaluation of pericardial constriction. Magn Reson Imaging Clin N Am，2015，23（1）：81-87.

[6] Amaki M，Savino J，Ain DL，et al. Diagnostic concordance of echo-cardiography and cardiac magnetic resonance-based tissue tracking for differentiating constrictive pericarditis from restrictive cardiomyopathy. Circ Cardiovasc Imaging，2014，7（5）：819-827.

[7] Gerardin C，Mageau A，Benali K，et al. Increased FDG-PET/CT pericardial uptake identifies acute pericarditis patients at high risk for relapse. Int J Cardiol，2018，271：192-194.

[8] Chang SA，Choi JY，Kim E K，et al. ^{18}F-Fluorodeoxyglucose PET/CT predicts response to steroid therapy in constrictive pericarditis. J Am Coll Cardiol，2017，69（6）：750-752.

第三十九章 血 管 炎

第一节 大动脉炎

【概述】

大动脉炎（takayasu arteritis，TAK）是一种罕见的全身炎症性肉芽肿性血管炎，主要累及主动脉及其主要分支和肺动脉，这种炎症反应最初可导致相应部位的动脉壁增厚，最终可引起血管的狭窄、闭塞、扩张或动脉瘤形成。该病多发生于亚洲地区，女性发病率高于男性（9：1），好发于40岁以下的年轻女性，包括儿童。血管性肠系膜缺血和主动脉瘤破裂是导致死亡的主要原因[1, 2]。其病因和发病机制目前仍未明确，一般认为可能是一种自身免疫性疾病。

TAK进展的不同时期，临床表现有较大差异，通常可分为2个阶段。第一阶段是炎症的活跃期，患者可出现非特异性全身症状，如发热、厌食、身体不适、乏力、肌肉或关节疼痛、体重减轻、贫血等，可持续数周或数月，在此阶段，由于机体出现的这些症状不典型，通常会被忽视掉或当作其他病症处理。第二阶段是炎症反应的慢性期，患者会出现缺血和一些继发于动脉狭窄、闭塞的症状。通常认为实验室检查中红细胞沉降率加快是反映本病活动的一项重要指标，同时还可有C-反应蛋白和高敏C-反应蛋白的升高。但是随着研究的深入，证实上述指标缺乏特异性及敏感性，目前认为基质金属蛋白酶（MMP）[3]、IL-6[4]等指标能更好地反映TAK的病变状态和病变活动。

【病理】

TAK的核心特征为大动脉的炎性肉芽肿性血管炎，早期病变首先侵犯受累动脉的外膜及中膜层，大量淋巴细胞、浆细胞浸润，偶尔可见多形核白细胞，管壁水肿。随着病程进展，炎症细胞会逐渐向大动脉内膜迁入，致使内膜增生水肿，局部肉芽组织增生，同时管腔内可有血栓形成，动脉壁中层发生弹力纤维退化，使动脉壁不规则增厚，进而导致管腔狭窄，直至血管闭塞。在少数患者中，由于炎症破坏动脉壁中层的弹力纤维及平滑肌的程度较重，管壁的修复不足以抵挡血压的牵拉，导致动脉扩张、动脉瘤或夹层形成。

【影像学表现】

根据疾病的活动程度可将TAK分为活动期和非活动期，影像学表现有所不同。常规血管造影或数字减影血管造影（digital subtraction angiography，DSA）是目前公认的诊断TAK的"金标准"，可以准确显示病变部位和累及范围，但是由于只能检测出管腔的改变，而不能反映出血管壁的受累情况，而且是侵入性的检查，这就限制了其在临床上的应用。由于CTA和MRA能清楚显示受累血管的狭窄程度，因此在临床被广泛应用，并据此做出临床分型（Lupi-Herrea分型）[5]：Ⅰ型，头臂动脉型（主动脉弓综合征），主要累及主动脉弓及分支；Ⅱ型，胸-腹主动脉型，主要累及降主动脉和腹主动脉；Ⅲ型，广泛型，同时累及Ⅰ型和Ⅱ型；Ⅳ型，肺动脉型，仅肺动脉受累。临床上以Ⅰ型和Ⅲ型最为多见，大部分患者通常有两个部位以上的动脉受累。

1. CT/CTA CT可清晰显示受累动脉的血管壁及管腔的异常改变。血管壁增厚为主要征象（图39-1-1A、B）。通常主动脉管壁厚度＞1.5mm，分支血管管壁＞1.0mm即可评定为异常增厚。后期可导致相应血管腔狭窄或闭塞，部分伴有狭窄后扩张或者形成动脉瘤。活动期时，CT平扫表现为受累动脉血管壁均匀增厚，呈环形低密度影；增强扫描管壁均匀强化，呈"双环"征。"内环"

呈现低密度，为动脉内膜水肿；"外环"呈高密度，为动脉中膜和外膜血管增生等炎性改变所致。非活动期时，CT 平扫表现为管壁密度增厚或存在钙化，增强扫描时血管壁未见明显强化。通常，非活动期的血管壁增厚程度不如活动期明显。有研究表明单纯主动脉壁的厚度可提示疾病的活动性[6]，急性期或慢性期活动性的 TAK 患者主动脉壁的厚度为 5～7mm，而非活动期的主动脉壁厚度＜4mm。

CTA 可更加立体、直观地了解受累血管部位和程度，当血管重度狭窄或闭塞时还可见到侧支循环形成，部分病例可合并动脉瘤形成（图 39-1-1C、D）。

2. MRI MRI 的基本特征为受累大血管管壁的向心性增厚及其信号改变。

活动期：受累动脉血管壁呈不同程度的向心性增厚，T₂WI 呈"多环"状信号改变，中央血管腔为圆形流空低信号区；血管内膜紧贴血管管腔，呈环形等、高信号影；周围环绕血管中膜，呈环形低信号影；最外层为血管外膜，呈等、高信号影，增强扫描血管内壁呈明显环形强化，血管外周脂肪间隙模糊不清，呈斑片状不均匀混杂信号影。

非活动期：受累动脉的血管壁呈均匀一致的环形增厚，T₁WI 呈均匀等信号，T₂WI 呈均匀高信号，周围可见不规则低信号影环绕（纤维增殖的管壁和管壁外结构），相应管腔狭窄或闭塞，管腔内的血流速度减慢而呈现高信号影。增强扫描示管壁无明显强化，外周脂肪间隙清晰。

MRA 同 CTA 一样，可更加全面、直观地显示血管受累部位和程度，对受累动脉的局部狭窄和扩张的显示一目了然，并且根据此能进行准确分型。

【诊断要点】

TAK 通常需要结合临床表现和影像学检查进行诊断。一般采用 1990 年美国风湿病学会提出的 TAK 诊断标准[7]（表 39-1-1）。

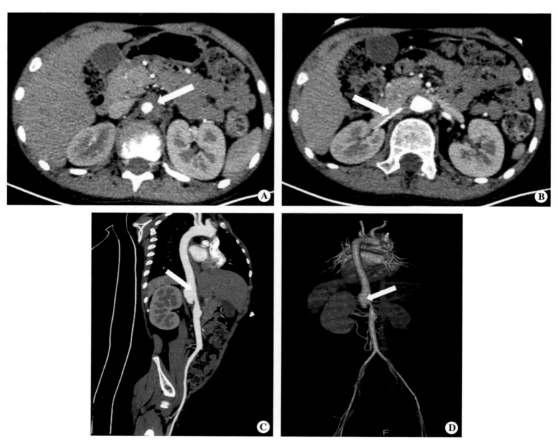

图 39-1-1 大动脉炎

患者，女性，12 岁。发现血压增高 2 年，血压可高达 170/110mmHg。A. 主动脉增强动脉期横断面图像，腹主动脉上段管壁偏心性增厚，管腔略狭窄（箭头）；B. 右肾动脉近端管壁不规则增厚（箭头），开口部显著狭窄，右肾灌注较对侧显著减低；C. 主动脉 CTA 多平面重组图像；D. 主动脉 CTA 容积再现重组图像；C、D. 腹主动脉上段狭窄和扩张交替存在，局部动脉瘤形成（箭头）

表 39-1-1　美国风湿病学会 TAK 诊断标准（1990 年）

诊断条目	内容
发病年龄＜40 岁	TAK 相关症状出现年龄＜40 岁
四肢跛行	活动时单个或多个肢体出现逐渐加重的乏力和肌肉不适，尤以上肢明显
肱动脉搏动减弱	一侧或双侧肱动脉搏动减弱
血压差＞10mmHg	双侧上肢收缩压差＞10mmHg
锁骨下动脉或主动脉闻及杂音	一侧或双侧锁骨下动脉或腹主动脉闻及杂音
血管造影异常	主动脉及其主要分支或上下肢近端的大动脉狭窄或闭塞，病变常为局灶或节段性，且不是由动脉粥样硬化、纤维肌性发育不良或其他原因引起

注：符合表中诊断条目 6 项中的 3 项者即可诊断为 TAK。

邹玉宝等[8] 汇总、分析了目前国内外的 TAK 诊断标准，同时结合作者所在医院病例，认为同时满足：①发病年龄＜40 岁；②血管受累部位出现相应的症状或体征；③ CT、MRI 或 DSA 表现出大动脉及其分支受累（如受累血管局部狭窄或闭塞，动脉壁外膜明显肿胀等）即可明确诊断。

【鉴别诊断】

1. 动脉粥样硬化　发病年龄较大，50 岁以上男性多见，通常伴有动脉粥样硬化的临床症状和相应的危险因素，病变主要累及动脉的内膜和内膜下，影像学检查显示多以钙化病变为主，动脉管壁不均匀增厚，相应管腔不规则狭窄，局部可有溃疡形成。腹主动脉的主要分支很少受累，在我国尤其是肾动脉受累较少见。

2. 巨细胞动脉炎　多见于 50 岁以上人群，不同于 TAK 造成管壁均匀、光滑地增厚，巨细胞动脉炎所致的动脉壁增厚通常不规则，以节段性血管受累为主要特点，通常继发于动脉粥样硬化，多累及颈动脉颅外分支，以颞动脉受累最为常见。

3. 血栓闭塞性动脉炎　多见于有吸烟史的年轻男性，主要累及下肢中小动脉及静脉，表现为肢体缺血、间歇性跛行，足背动脉搏动减弱或消失，游走性表浅动脉炎，重症时可有肢端溃疡或坏死等。

4. 先天性主动脉缩窄　男性多见，无急性炎症期反应，CTA/MRA 显示特定部位的主动脉局限狭窄，婴儿发病多位于主动脉峡部，成人发病多位于动脉导管相接处。

【研究现状与进展】

1. 对比增强超声造影（contrast-enhanced ultra-sound，CEUS）　是一种方便快捷的非侵入性技术，可用于评估 TAK 受累颈动脉壁的炎症反应和新生血管[9, 10]。研究[9] 还表明，与实验室检测的相关指标（如红细胞沉降率、C- 反应蛋白）相比较，颈动脉 CEUS 可以更敏感地反映血管和炎症的变化。

2. PET　近年来 ^{18}F-FDG PET/CT 成像技术被越来越广泛地应用于 TAK 的早期诊断、活动性评估及疗效监测[11]。由于 TAK 本身是一种血管炎性病变，局部炎性反应可导致炎症细胞聚集，糖代谢加快，PET/CT 表现为血管壁高代谢，尤其是对处于活动期的 TAK 患者灵敏度和特异度更高。同时 PET 结合 CT 可提供血管最大标准摄取值（max standard uptake value，SUV_{max}）定量评估 TAK 的活动程度。此外，TAK 通常需要进行系统和有效的激素及免疫抑制剂治疗，治疗后 ^{18}F-FDG 摄取率下降，因而 PET/CT 也能在 TAK 疗效评价中起到重要作用。同传统 CTA/MRA 相比较，^{18}F-FDG PET/CT 成像能够在动脉血管壁结构发生改变前发现炎症反应，以利于 TAK 的早期诊断，以便临床医师及时做出诊疗计划。然而，PET/CT 的使用也存在着局限性，费用高昂，患者会受到一定剂量的辐射，空间分辨率较低。另外，TAK 患者经免疫抑制治疗后残存的动脉壁炎症或因动脉损伤引发的成纤维细胞增殖、血管重构等也可因代谢增高导致 ^{18}F-FDG 摄取率增加，干扰疾病的诊断。

PET/MR 技术是继 PET/CT 之后出现的又一联合成像系统，目前已有研究进行了 ^{18}F-FDG PET/MR 与 ^{18}F-FDG PET/CT 在 TAK 诊断价值的比较中，其定量结果一致，但 PET/MR 技术明显改善了软组织分辨率，能更为精确地进行解剖定位，同时降低了辐射剂量[12]。这就克服了 PET/CT 的一些成像限制，相信随着研究的进一步深入，^{18}F-FDG PET/MR 将在诊断 TAK 及其他血管疾病中发挥更大的价值。

（侯　阳　党玉雪）

参考文献

[1] Mirouse A，Biard L，Comarmond C，et al. Overall survival and mortality risk factors in Takayasu's arteritis：a multicenter study of 318 patients. J Autoimmun，2019，96：35-39.

[2] Espinoza JL，Ai S，Matsumura I. New insights on the pathogenesis of Takayasu arteritis：revisiting the microbial theory. Pathogens，2018，7（3）：73.

[3] Ishihara T，Haraguchi G，Tezuka D，et al. Diagnosis and assessment of Takayasu arteritis by multiple biomarkers. Cir J，2013，77（2）：477-483.

[4] Savioli B，Abdulahad WH，Brouwer E，et al. Are cytokines and chemokines suitable biomarkers for Takayasu arteritis? Autoimmun Rev，2017，16（10）：1071-1078.

[5] Lupi E，Sánchez G，Horwitz S，et al. Pulmonary artery involvement in Takayasu's arteritis. Chest，1975，67（1）：69-74.

[6] Choe YH，Han BK，Koh EM，et al. Takayasu's arteritis：assessment of disease activity with contrast-enhanced MR imaging. Am J Roentgenol，2000，175（2）：505-511.

[7] Arend WP，Michel BA，Bloch DA，et al. The American College of Rheumatology 1990 criteria for the classification of Takayasu arteritis. Arthritis Rheum，1990，33（8）：1129-1134.

[8] 邹玉宝，宋雷，蒋雄京. 大动脉炎诊断标准研究进展. 中国循环杂志，2017，32（1）：90-92.

[9] Ma LY，Li CL，Ma LL，et al. Value of contrast-enhanced ultrasonography of the carotid artery for evaluating disease activity in Takayasu arteritis. Arthritis Res Ther，2019，21（1）：24.

[10] Li ZQ，Zheng ZH，Ding J，et al. Contrast-enhanced ultrasonography for monitoring arterial inflammation in Takayasu arteritis. J Rheumatol，2019，46（6）：616-622.

[11] Slart RHJA，Writing group，Reviewer group，et al. FDG-PET/CT（A）imaging in large vessel vasculitis and polymyalgia rheumatica：joint procedural recommendation of the EANM，SNMMI，and the PET Interest Group（PIG），and endorsed by the ASNC. Eur J Nucl Med Mol Imaging，2018，45（7）：1250-1269.

[12] Einspieler I，Thürmel K，Pyka T，et al. Imaging large vessel vasculitis with fully integrated PET/MRI：a pilot study. Eur J Nucl Med Mol Imaging，2015，42（7）：1012-1024.

第二节　结节性多动脉炎

【概述】

结节性多动脉炎（polyarteritis nodosa，PAN）是一种非肉芽肿性血管炎，以中小动脉的炎症及坏死为特征，累及任何系统脏器的中小动脉全层，呈节段性分布，不累及微小动脉、静脉及毛细血管，不包括肾小球肾炎（微小血管炎的特征性表现）。结节性多动脉炎的病因不明，其发病与免疫失调有关，可能与感染、药物及血清注射等有一定关系，尤其是乙型肝炎病毒（hepatitis B virus，HBV）感染被认为在结节性多动脉炎中起重要作用。

PAN 在任何年龄均可发生，20～50 岁好发，且男性多于女性，比例约为 4 : 1。临床上易受累的器官依次为皮肤、腹腔的脏器（如肾脏、胃肠、肝脏、脾脏）、肌肉、神经及心脏等[1]。临床可分为皮肤型和系统型，表现为四肢和躯干出现网状青斑、发热、体重减轻、多发性单神经炎或多神经炎、高血压、胃肠道受累症状、睾丸疼痛等。冠状动脉炎轻者引起心绞痛，重者可引起心肌梗死、心力衰竭，也可引起各种心律失常，以室上性心动过速常见。

实验室检查缺乏特异性，红细胞沉降率多增高，中性粒细胞及白细胞计数轻度增高，尿液检查蛋白尿、血尿和管型尿常见；免疫学检查见丙种球蛋白增高，类风湿因子及抗核抗体呈阳性或低度阳性，部分病例可测得乙型肝炎病毒表面抗原（hepatitis B virus surface antigen，HBsAg）阳性，抗中性粒细胞胞质抗体（anti-neutrophil cytoplasmic antibodies，ANCA）偶可阳性，核周型 ANCA 阳性。

【病理学表现】

PAN 表现为中、小动脉的局灶性及节段性累及全层的坏死性血管炎，主要表现为血管壁的中性粒细胞及淋巴细胞浸润。急性期表现为血管壁的全层坏死、血管周围组织出现水肿及多种炎症细胞浸润。亚急性和慢性过程由于纤维蛋白原的渗出和纤维素样坏死，可致血管的内膜增生，血管壁出现退行性改变，管腔内血栓形成，重者致血管闭塞[2]。

【影像学表现】

早期 PAN 的典型影像学表现为发生于内脏血管的微动脉瘤，超声、CT 平扫、MRI 常规检查不易发现病变。对 PAN 的评估主要依赖于 CT 增强扫描、CTA、MRA 和 DSA。

1. CT　CT 增强扫描及 CTA 的最常见表现为肾动脉、肠系膜动脉的局限性异常扩张（图 39-2-1）。其次是肝动脉和脾动脉，冠状动脉受累在近年报道中相对增多，表现为冠状动脉 3 支多发动脉瘤，最常见部位是右冠状动脉近段、中段；中小动脉的多发动脉瘤在很大程度上已被认可为结节性多动脉炎诊断的重要标准[3]。其次的表现为受累血管狭窄、闭塞，最常见于肾动脉、脾动脉，可导致肾梗死、脾梗死。肠系膜中、小动脉受累可表现为肠壁水肿增厚，微动脉瘤破裂还可造成局部血肿[4]。冠状动脉夹层也偶可发生[5]。CTA可反映血管腔结构改变信息、血管壁的增厚及钙化等情况。

2. MRI　MRA表现为受累中小动脉呈囊状、梭形或不规则形局限性扩张。相对CTA而言，MRA在空间分辨率上没有优势，微小的动脉瘤不能被MRA显示。

3. DSA　可见中、小动脉的多发微小动脉瘤、动脉瘤合并血栓形成、节段性狭窄，甚至闭塞，病变广泛，甚至累及中小动脉的分支血管。DSA被认为是影像学诊断的"金标准"，可显示CTA和MRA不能完全显示清楚的更为微小的动脉瘤。

如果无创性的影像学技术已经发现病变，DSA作为一种有创性的检查则不是必需的。

【诊断要点】

1. 皮肤型主要依据皮肤破损表现，尤其是沿表浅动脉分布的皮下结节及多形性损害，明确诊断需行皮肤活组织检查。

2. 系统型因病变累及多个系统，临床表现多样，可参考1990年美国风湿病学会提出的标准：①体重从发病以来减轻≥4kg（除外节食或其他原因所致）；②皮肤出现网状青斑；③睾丸疼痛或压痛（除外由感染、外伤或其他原因所致）；④肌肉痛、乏力或下肢触痛；⑤多发性单神经炎或多神经炎；⑥舒张压≥12.0kPa（90mmHg）；⑦肌酐＞1.5mg/dl（非肾前因素）或尿素氮＞40mg/dl；⑧HBsAg或HBsAb阳性；⑨动脉造影显示内脏动脉瘤形成或血管闭塞（除外动脉硬化、肌纤维发育不良或其他非炎症性原因）；⑩中小动脉活检显示动脉

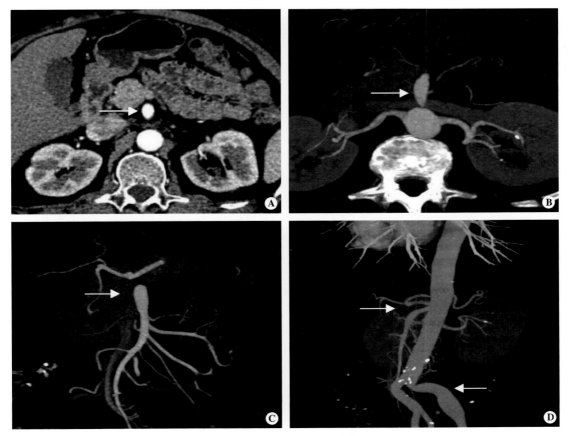

图39-2-1　结节性多动脉炎

患者，男性，53岁。慢性病程，全身散在皮疹伴溃疡，双下肢、膝关节疼痛，四肢末端麻木感。A. 主动脉CT增强动脉期横断面图像，肠系膜上动脉起始部瘤样扩张（箭头）；B～D. 主动脉CTA多平面重组横断面及冠状面图像，肠系膜上动脉起始部重度狭窄，远端瘤样扩张（箭头）；层面内左髂总动脉瘤样扩张（箭头）

壁有中性粒细胞或伴单核细胞浸润。如果以上 10 条中至少具备 3 条者，可诊断为结节性多动脉炎[2]。

3. CTA 和 MRA 表现为肾动脉、肠系膜动脉或冠状动脉等中小动脉多发局限性异常扩张则有助于确立诊断。

4. 若无创影像学不能确诊，必要时可行 DSA 检查或病理活检。

【鉴别诊断】

川崎病（KD）是一种常累及冠状动脉的急性特发性儿童血管炎。如未经治疗的 KD 患者，多达 25% 会出现冠状动脉异常[6]。对于儿童，尤其是婴幼儿，KD 是最常见累及冠状动脉的血管炎，在成人则是 PAN。在病理上，川崎病与婴儿型结节性多动脉炎非常相似，除冠状动脉或肺动脉瘤和血栓形成外，主动脉、回肠动脉及肺动脉等血管内膜也有相应改变[7]。但 PAN 极少累及肺动脉。评估 KD 患儿的首选方法是二维经胸超声心动图。因此拟诊川崎病时，应首先考虑行超声心动图检查。

【研究现状与进展】

PET/CT 因检查的费用昂贵，在诊断血管炎上的应用极少。[18]F-FDG PET/CT 可以选择性识别全身部位的局部炎症，主要表现为受累血管广泛的均匀性 FDG 浓聚，这有助于 PAN 的早期诊断和治疗[8]。

腺苷脱氨酶 2 缺乏症（deficiency of adenosine deaminase 2，ADA2）是近年来发现的由猫眼综合征染色体区候选基因 1（cat eye syndrome chromosome region 1，CECR1）功能纯合性缺失或复合杂合突变引起的自身炎症性疾病。研究表明 CECR1 基因可能导致许多儿童出现结节性多动脉炎疾病，可被用于诊断结节性多动脉炎[9]。

（侯　阳　朱晓龙）

参 考 文 献

[1] de Boysson H，Guillevin L. Polyarteritis nodosa neurologic manifestations. Neurol Clin，2019，37（2）：345-357.

[2] 中华医学会风湿病学分会. 结节性多动脉炎诊断和治疗指南. 中华风湿病学杂志，2011，15（3）：192-193.

[3] Islam N，Sinha D，Ghosh P，et al. Orchitis：an unusual presentation of polyarteritis nodosa. Indian J Pathol Microbiol，2018，61（4）：600-603.

[4] Singhal M，Gupta P，Sharma A，et al. Role of multidetector abdom-inal CT in the evaluation of abnormalities in polyarteritis nodosa. Clin Radiol，2016，71（3）：222-227.

[5] David J，Rücklova K，Urbanova V，et al. Case report：unexpected benefit of echocardiography in childhood polyarteritis nodosa. Klin Padiatr，2019，231（2）：96-98.

[6] Singhal M，Gupta P，Sharma A. Imaging in small and medium vessel vasculitis. Int J Rheum Dis，2019，22（1）：78-85.

[7] Singhal M，Singh S，Gupta P，et al. Computed tomography coronary angiography for evaluation of children with Kawasaki disease. Curr Probl Diagn Radiol，2018，47（4）：238-244.

[8] Watanabe TT，Shiojiri T. PET-CT and polyarteritis nodosa-associated artery aneurysms. QJM，2019，112（3）：219-220.

[9] Caorsi R，Penco F，Grossi A，et al. ADA2 deficiency（DADA2）as an unrecognised cause of early onset polyarteritis nodosa and stroke：a multicentre national study. Ann Rheum Dis，2017，76（10）：1648-1656.

第三节　川　崎　病

【概述】

川崎病（KD）又称为皮肤黏膜淋巴结综合征（mucocutaneouslymphnode syndrome，MCLS），是一种急性、自限性的全身血管炎性疾病，由日本的儿科医生川崎富作（Tomisaku Kawasaki）于 1967 年首次报道，好发于 5 岁以下的婴幼儿，男女发病比例约为 1.5∶1。近年来，KD 发病率呈直线上升趋势，对儿童影响较大，是引发儿童获得性心脏病的主要病因。发病机制尚不清楚，但它被认为是遗传、感染和免疫因素的复杂相互作用所致。15%～25% 的未经治疗的患儿发生冠状动脉损害，晚期可出现冠状动脉狭窄或血栓形成，甚至导致猝死[1,2]。

KD 的临床病程主要分为 3 个阶段：急性期、亚急性期和恢复期。①急性期（1～10 天）：心肌炎是 KD 最常见的非冠状动脉并发症；部分 KD 患者可出现伴有主动脉扩张的主动脉炎、主动脉瓣关闭不全、心内膜炎伴瓣膜炎、心包炎伴轻度心包积液等。②亚急性期（11～20 天）：15%～25% 的未经治疗的患儿可出现冠状动脉瘤，部分 KD 患者可出现冠状动脉扩张、狭窄或血栓形成[3]。冠状动脉瘤是亚急性期导致 KD 患者心脏病发病的主要原因。冠状动脉瘤通常发生在冠状动脉近端节段或近分叉处，呈囊状或纺锤形，根据其大小进行分类：小（＜5mm），中（5～8mm），大（＞8mm）。③恢复期（21～60 天）：临床症状基本缓解，部分实验室检查指标恢复正常。本病大多数患儿预后良好，但部分患儿的冠状动脉病变可继续发展，出现冠状动脉瘤破裂、心肌梗死或心肌炎等严重并发症而导致死亡。

KD可侵犯全身多个系统，临床表现呈多样化，主要临床表现包括[4]：①发热，39～40℃，持续7～14天或更长，抗生素治疗无效；②口唇皲裂，草莓舌，口腔和咽部黏膜红斑；③双侧球结膜充血，不伴有渗出；④皮疹，斑丘疹，弥漫性红皮病或多形性红斑；⑤四肢变化，急性期掌跖红斑和手足硬性水肿，亚急性期指（趾）端膜状脱屑；⑥颈部淋巴结肿大，直径≥1.5cm，常发生于单侧。

相关实验室检查无特异性指标，常出现外周血白细胞总数正常或升高（以中性粒细胞为主），红细胞沉降率加快，急性期C-反应蛋白升高，血清钠和白蛋白水平降低，血清氨基转移酶升高，血循环免疫复合物升高等。同时，需注意是否伴有肝肾损害及D-二聚体升高。

【病理学表现】

KD作为一种全身性血管炎性疾病，主要累及肌性中、小动脉，以冠状动脉为著，最近提出的KD病理变化以3个相关过程为主要特征：①小动脉周围炎症，冠状动脉主要分支血管壁上的小营养动脉和静脉受累，心内膜、心肌及心包炎症浸润；②亚急性/慢性血管炎，冠状动脉主要分支管壁全层血管炎，血管内皮细胞水肿，血管平滑肌及外膜炎症细胞浸润，弹力纤维和平滑肌层断裂，可伴有血栓和动脉瘤形成；③管腔内肌成纤维细胞增生（luminal myofibroblastic proliferation，LMP），

动脉壁炎症逐渐消退，纤维组织增生，肉芽组织和血栓形成，内膜显著增厚，冠状动脉部分或完全阻塞[4, 5]。

【影像学表现】

1. 超声 超声心动图作为评估KD冠状动脉病变的基本影像学检查方法，简单方便，无创伤、可重复，可对冠状动脉近段的病变迅速做出诊断。典型KD表现为冠状动脉迂曲扩张（图39-3-1），呈串珠样改变，内径增宽，内膜增厚，管腔严重狭窄、闭塞甚至血栓形成，急性期可见心包积液及瓣膜反流；少数发生瘤体破裂，部分患者出现节段性或整体心肌收缩功能减弱，心脏射血分数减低。不完全性KD表现为受累的冠状动脉内径正常、内膜对称或不对称性增厚、管壁增厚及回声异常等形态学改变[6]。

2. X线 胸部X线检查一般不作为常规诊断及随访KD的影像学诊断方法，胸片可显示肺纹理增多、模糊或有片状阴影，心影可增大，偶见冠状动脉瘤伴钙化[5]。

3. CT 冠状动脉CTA作为一种无创性影像学检查方法，其扫描速度快，空间分辨率较高，被广泛应用于KD冠状动脉病变诊断。冠状动脉CTA及血管重建可以清晰显示冠状动脉的扩张及狭窄、冠状动脉瘤的大小及形态、冠状动脉壁钙化及血栓、室壁瘤形成；通过多方位、多角度综合分析，对各支冠状动脉进行多时相观察能更清晰地显示冠状动脉远端分支的病变情况。典型KD冠状动脉病变表现为冠状动脉内壁不光滑，内径局限性增宽，呈瘤样扩张（图39-3-2），伴或

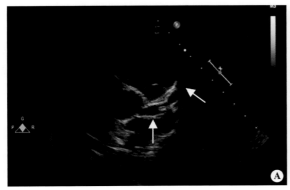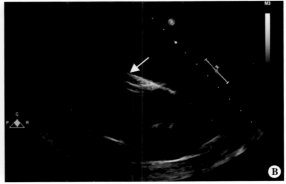

图 39-3-1 川崎病冠状动脉改变超声心动图

患者，男性，11岁。发热1个月，临床诊断为川崎病。A、B. 超声心动图，左冠状动脉主干局限性瘤样扩张（箭头），内径约6.7mm；左冠状动脉前降支局限性瘤样扩张（箭头），内径约7.7mm，管壁略增厚（A）；右冠状动脉局限性扩张（箭头），内径约3.9mm（B）

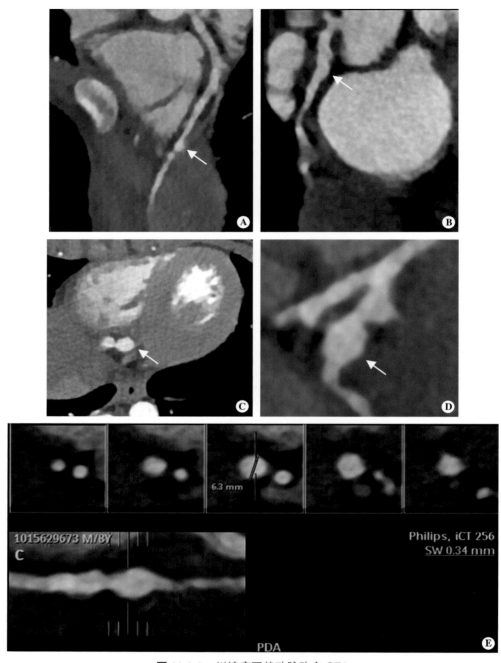

图 39-3-2 川崎病冠状动脉改变 CTA

患者，男性，8 岁。持续发热 15 天。A、B. 冠状动脉 CTA 多平面重组图像，左冠状动脉前降支中远段管腔不规则，呈串珠状改变，局部小动脉瘤形成（箭头），直径约为 4.4mm（A）；左旋支呈串珠状改变，近端小动脉瘤形成（箭头），直径约为 4.7mm（B）；C ～ E. 冠状动脉 CTA 横断面及多平面重组图像，后降支动脉瘤形成（箭头），直径约为 6.3mm

不伴有附壁血栓，部分患者合并室壁瘤[7]。但CTA 由于辐射剂量问题，不宜作为首选成像方法，较适宜在心脏超声提示存在冠状动脉受累的情况下进一步显示冠状动脉被累及的整体情况。

4. MRI　可用于评估在 KD 各个阶段中冠状动脉近端病变、冠脉血流情况及心肌受累程度，

可清晰显示异常扩张的冠状动脉、冠状动脉瘤及冠状动脉狭窄；通过黑血显影技术更好地显示冠状动脉壁和内膜增厚、动脉瘤内血栓等。MRI 检查避免了 X 线辐射，但幼儿进行 MRI 检查常需要镇静，耗时较长，且目前 MRA 受限于空间分辨率，对冠状动脉远端病变（通常直径＜ 2mm）显示尚

不够理想[7, 8]。

5. 冠状动脉造影（CAG） 选择性冠状动脉造影属于有创性检查，目前仍是评价 KD 冠状动脉病变的金标准，价格比较高，患者受辐射剂量较大。冠状动脉造影可清晰显示冠状动脉中远段分支，特别是对冠状动脉狭窄、闭塞及侧支循环的形成情况可做出准确评估并可在造影基础上进行干预治疗[8]。

【诊断要点】

1. 主要临床特征表现为发热持续 5 天以上、多形性皮疹、双侧无痛性球结膜充血、口唇和口腔的变化、四肢的改变及颈部淋巴结肿大[4]。

2. 典型 KD 诊断标准，发热 ≥ 5 天和上述主要临床表现 ≥ 4 项可以确诊 KD；对于 > 4 项主要临床表现的患者，当出现手足红肿时，发热 4 天即可诊断 KD；对于症状典型的患者，有经验的医生在发热 3 天即可做出诊断[4]。当超声心动图或冠状动脉造影显示冠状动脉瘤样扩张、狭窄和（或）血栓形成时，提示 KD 冠状动脉受累。

3. 不完全 KD 诊断标准，任何婴幼儿出现长期不明原因发热，上述主要临床表现少于 4 项，结合实验室或超声心动图检查结果，应考虑 KD 的可能[4]。

【鉴别诊断】

1. 结节性多动脉炎（PAN） 是一种累及中、小型动脉的全层坏死性血管炎，呈局灶、节段性分布，以内脏血管受累为主要特征，亦可出现冠状动脉受累；但 PAN 多发生于成人，小儿结节性多动脉炎和（或）出现冠状动脉狭窄、闭塞或冠状动脉瘤形成时，需与川崎病进行鉴别。PAN 的特征性影像学表现为中、小型动脉的微动脉瘤，通常累及肾动脉[9, 10]。

2. 其他可引起冠状动脉扩张的疾病 先天性冠状动脉瘘、系统性红斑狼疮等亦可引起冠状动脉扩张。对发热、超声心动图及冠状动脉造影发现冠状动脉病变的患者在诊断川崎病之前，一定要注意排除上述疾病的可能。

【研究现状与进展】

超声心动图仍然是诊断 KD 冠状动脉病变首选的影像学检查方法，但对于冠状动脉远端分支及左旋支动脉的评估存在一定的局限性；此外，它在显示腔内血栓、管壁增厚及钙化方面的敏感性较差。冠状动脉造影被认为是诊断 KD 冠状动脉病变的金标准，它对冠状动脉管腔内变化非常敏感，但在检测管壁变化方面特异性不高；而且为有创检查，且有辐射剂量的潜在危害，在对 KD 儿童进行连续随访方面应用有限。

近年来，随着 CT 及 MR 成像技术的不断发展，低剂量冠状动脉 CTA 和 MRA 作为非侵入性的成像技术手段，在评估 KD 冠状动脉异常方面发挥着重要作用。MRA 在评估心肌灌注和心肌纤维化方面具备一定的诊断优势，受检查时间和检查条件的影响，目前在临床应用上受到一定的限制。CTA 由于具备较高的空间分辨率和时间分辨率，对冠状动脉病变的评估具备较高的灵敏度和特异度，不仅可以准确诊断冠状动脉主干及分支的病变进展程度，还可以评价冠状动脉壁增厚、钙化情况及斑块特征等，被公认为是用于评估 KD 冠状动脉异常较为理想的一种无创性的影像学检查方法，现被广泛被用于辅助临床诊断、定期随访及指导治疗。相关研究报道指出，在 CT 剂量 < 1mSv 的情况下，冠状动脉 CTA 有望被重复用于评估 KD 急性期和慢性期的病变进展情况；在不久的将来，低剂量 CTA 很可能被纳入 KD 儿童的管理指南中[11]。

（侯 阳 尚 靳）

参 考 文 献

[1] Salehzadeh F，Mirzarahimi M，HosseiniAsl S，et al. Kawasaki disease and familial mediterranean fever gene mutations，is there any link? Open Access Rheumatol，2019，11：127-131.

[2] Agarwal S，Agrawal DK. Kawasaki disease：etiopathogenesis and novel treatment strategies. Expert Rev ClinImmunol，2017，13（3）：247-258.

[3] Broncano J，Vargas D，Bhalla S，et al. CT and MR imaging of cardiothoracic vasculitis. RadioGraphics，2018，38（4）：997-1021.

[4] McCrindle BW，Rowley AH，Newburger JW，et al. Diagnosis，treatment，and long-term management of Kawasaki disease：a scientific statement for health professionals from the American Heart Association. Circulation，2017，135（17）：e927-e999.

[5] 李廷玉，李秋，符州. 儿科学. 北京：人民卫生出版社，2016.

[6] Singh S，Jindal AK，Pilania RK. Diagnosis of Kawasaki disease. Int J Rheum Dis. 2018，21（1）：36-44.

[7] Kim JW，Goo HW. Coronary artery abnormalities in Kawasaki disease：comparison between CT and MR coronary angiography. Acta Radiol，2013，54（2）：156-163.

[8] Tsuda E，Singhal M. Role of imaging studies in Kawasaki disease. Int J Rheum Dis，2018，21（1）：56-63.

[9] Hur JH, Chun EJ, Kwag HJ, et al. CT features of vasculitides based on the 2012 International Chapel Hill Consensus Conference Revised Classification. Korean J Radiol, 2017, 18 (5): 786-798.

[10] ElGuindy MS, ElGuindy AM. Aneurysmal coronary artery disease: an overview. Glob Cardiol Sci Pract, 2017, 2017 (3): e201726.

[11] Singhal M, Gupta P, Singh S, et al. Computed tomography coronary angiography is the way forward for evaluation of children with Kawasaki disease. Glob Cardiol Sci Pract, 2017, 2017 (3): e201728.

第四节　ANCA 相关性血管炎

【概述】

抗中性粒细胞胞质抗体（ANCA）相关性血管炎是一组以小血管壁的炎症和纤维素样坏死为特征、反复发作并逐渐加重的系统性自身免疫性疾病[1]。目前 ANCA 相关性血管炎的病因不明确，其发病机制尚未阐明。近年来大量研究发现其可能与遗传倾向、环境污染、感染等因素有关，也与药物相关，如长期服用丙硫氧嘧啶可导致 ANCA 相关性血管炎[2]。

根据 2012 年美国 Chapel Hill 共识会议提供的血管炎分类命名修正方案[3]，ANCA 相关性血管炎分为显微镜下多血管炎（microscopic polyangiitis，MPA）、肉芽肿性多血管炎（granulomatosis with polyangiitis，GPA）和嗜酸性肉芽肿性多血管炎（eosinophilic granulomatosis with polyangiitis，EGPA）。其中，GPA 取代了原来的"Wegener 肉芽肿"，EGPA 取代了原来的"变应性肉芽肿性血管炎"（又称 Churg-Strauss 综合征）。

ANCA 相关性血管炎的发病率为 10/100 万左右[4]，好发于中老年人，女性较男性更易受累[5]，可急性起病，也可慢性进展，常累及多系统。临床表现：①全身症状或前驱症状，如厌食、体重减轻、游走性关节痛、长期发热等；②呼吸系统症状，咳嗽、胸闷、呼吸困难、难治性哮喘是 EGPA 患者的主要症状；③泌尿系统症状，如血尿、蛋白尿、管型尿；④耳鼻喉症状，如脓性或血性鼻分泌物、口腔和（或）鼻溃疡、鼻窦炎、鼻息肉、中耳炎、传导性听力损失和感音神经性听力损失；⑤皮肤或肢端血管炎，如皮下结节、红斑、紫癜、皮肤缺血坏死、溃疡；⑥神经系统症状，如脑梗死、脱髓鞘改变、视神经炎；⑦消化道症状，如假性肠梗阻、腹泻等。

实验室检查示大部分患者血清 ANCA、髓过氧化物酶（MPO）或蛋白酶 3（PR3）阳性，红细胞沉降率增高，C- 反应蛋白水平升高，外周血白细胞计数增多，其中 EGPA 患者外周血嗜酸性粒细胞计数增多。除此之外，受累器官功能损伤时会有相应实验室检查结果，但多不具有特异性。

【病理学表现】

ANCA 相关性血管炎的病理学特征为小血管（包括小动脉、小静脉和毛细血管）壁的节段性炎症及纤维素样坏死，血管壁有白细胞浸润，无或有极少量免疫沉淀复合物沉积。MPA 镜下特点为小血管炎，无肉芽肿形成，可有血栓形成。GPA 表现为坏死性血管炎伴血管外肉芽肿形成。EGPA 的典型表现为坏死性血管炎、伴周围组织嗜酸性粒细胞浸润和血管外肉芽肿形成。ANCA 相关性血管炎累及肾脏而导致肾小球肾炎，病理类型主要为局灶性、新月体性、硬化性、混合性肾小球肾炎，肾穿刺活检对患者肾功能具有预测价值。

【影像学表现】

ANCA 相关性血管炎可累及全身脏器，影像学检查可发现受累脏器，有助于评估病情严重程度，指导临床治疗。由于肺脏毛细血管丰富，肺部是 ANCA 相关性血管炎最常受累部位之一，主要表现为肺内炎症、肺泡出血及间质纤维化。ANCA 相关性血管炎还可累及其他系统，如泌尿系统、上呼吸系统、消化系统、神经系统及心血管系统，表现为相应器官的慢性炎症、出血或缺血性改变，但影像学表现缺乏特异性。

1.肺部影像学表现

（1）MPA 累及肺部主要表现为弥漫性肺泡出血和间质性肺炎，胸部 CT 可见磨玻璃密度影及实变影、肺气肿、纤维索条影及肺纤维化，可伴牵拉性支气管扩张（图 39-4-1，图 39-4-2）。

（2）GPA 患者的肺部受累表现：几乎所有 GPA 患者都有呼吸道病变，主要表现为肺内多发结节及肿块，位置较表浅，可见短毛刺及分叶，结节及肿块内常形成厚壁空洞，空洞内缘光滑或不规则，合并感染时空洞内形成气 - 液平面。部分病变周围肺组织可见磨玻璃样密度影，简称"晕环"征，与病灶周围肺组织感染或出血有关；部分病变内见血管强化影，即"血管包埋"征；多数病灶近心侧可见增粗血管影，称"供养血管"征，为血管本身的炎性反应及肉芽肿炎性反应引起的血供增加所致[6]（图39-4-3）。

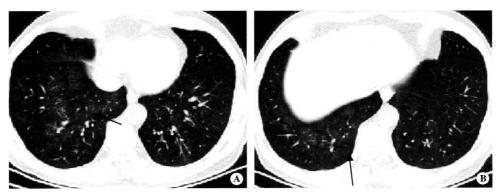

图 39-4-1　MPA（肺泡内出血）

患者，男性，45岁。1天前咯血，呈鲜红色，约200ml。CT肺窗示双肺散在小斑片状磨玻璃样密度影，呈"铺路石"样分布（箭头）

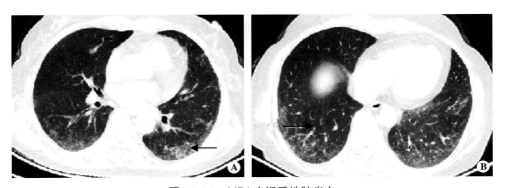

图 39-4-2　MPA（间质性肺炎）

患者，女性，53岁。间断咳嗽1个月余，多为干咳。CT肺窗示双肺散在模糊斑片状影，主要位于胸膜下，伴小叶间隔增厚形成网格状影（箭头）

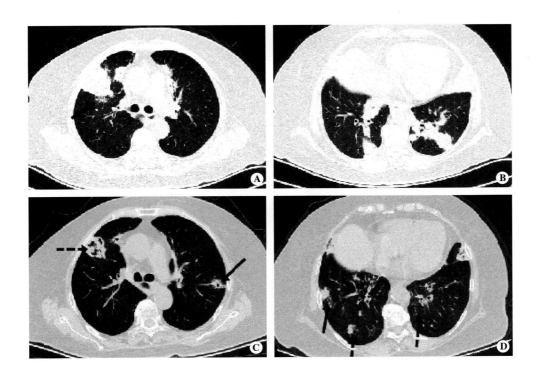

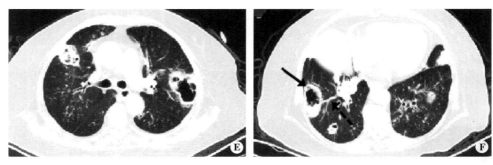

图 39-4-3 GPA

患者，女性，48岁。咳嗽、低热、乏力1个月，伴胸闷、气短，以夜间为著。A、B. 首次CT检查，双肺多发肿块影，部分病灶周围见"晕环"征（A中箭头）；C、D. 专科治疗1周后复查，原肺内病灶缩小（D中虚箭头），部分病灶内形成空洞（C中虚箭头），左肺上叶尖后段新增空洞样病变，周围见"晕环"征（C中实箭头），右肺下叶外侧底段新增斑片状影及小结节（D中实箭头）；E、F. 2周后复查，双肺模糊斑片状影、小结节增多，部分结节、空洞样病变较前增大，空洞内壁欠光滑，右肺下叶外侧底段结节增大，内见空洞（F中实箭头），近心侧可见"供养血管"征（F中虚箭头）

（3）EGPA：主要表现为肺部非固定性浸润性病变，多样性、游走性磨玻璃样密度影，实变，结节（无空洞及坏死），小叶间隔增厚，支气管扩张/管壁增厚，可能为长期哮喘所致（图 39-4-4）。

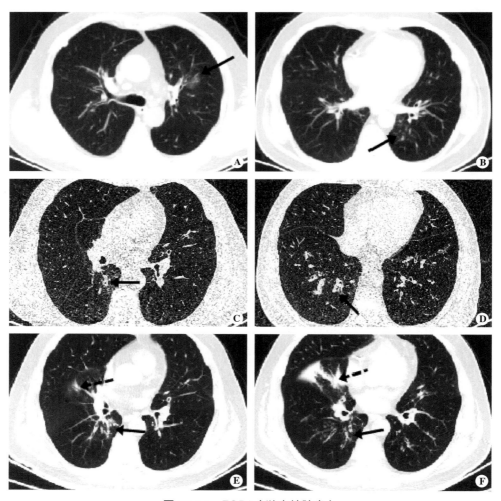

图 39-4-4 EGPA（游走性肺炎）

患者，男性，42岁。反复活动后气喘、胸闷3年，干咳1周，诊断为EGPA。A、B. 首次胸部CT检查，左肺上叶前段及下叶后底段见模糊斑片状影（箭头）；C、D. 2周后复查，原左肺炎症吸收，右肺下叶上段新增模糊斑片状影（C中箭头），下叶基底段支气管壁增厚（D中箭头）；E、F. 1个月后复查，右肺下叶上段炎症仍存在（E中实箭头），局部支气管轻度扩张、壁增厚（为长期哮喘、咳嗽所致），部分支气管内见痰栓；右肺中叶新增炎症，局部实变（F中虚箭头）

2. 肺外影像学表现　ANCA 相关性血管炎常同时累及多系统、多器官，表现为相应器官的慢性炎症、出血及缺血性改变。神经系统受累表现为脑梗死、脑出血；肾脏受累即肾小球肾炎表现为肾周渗出；上呼吸道受累常表现为鼻窦炎、鼻息肉；

消化系统受累表现为胃肠壁增厚及渗出等。少数 ANCA 相关性血管炎可累及心脏，导致冠状动脉炎、心内膜炎、心肌梗死、心肌纤维化、心包炎等（图 39-4-5，图 39-4-6）。

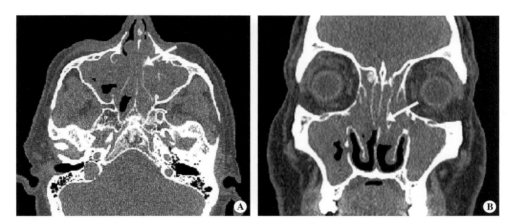

图 39-4-5　EGPA（鼻息肉、鼻窦炎）

患者，男性，42 岁。鼻塞 2 个月，近 1 周流涕加重。鼻旁窦 CT 横断面及冠状面图像，双侧上颌窦、筛窦、蝶窦黏膜增厚，窦腔内见软组织密度影充填，双侧鼻腔内见软组织密度影（箭头）

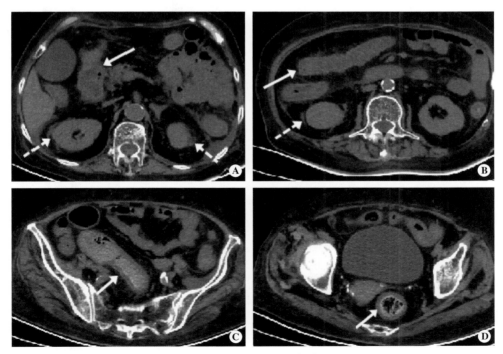

图 39-4-6　GPA（消化道、肾脏受累）

患者，女性，48 岁。发热、浑身乏力 2 天。腹部 CT 示胃窦壁、结肠、直肠壁水肿增厚，周围脂肪间隙模糊（实箭头），双侧肾周脂肪间隙模糊，见条絮状渗出影（虚箭头）

【诊断要点】

1. ANCA 相关性血管炎主要见于中老年人，常累及多系统，临床表现隐匿且复杂，多系统受累时应高度怀疑本病，临床上难治性哮喘应注意

EGPA 可能。

2. 实验室检查示血清 ANCA、MPO 或 PR3 阳性，外周血白细胞总数增多，EGPA 患者外周血嗜酸性粒细胞计数增多。目前，组织活检是诊断

ANCA 相关性血管炎的金标准。

3.影像学检查缺乏特异性，主要用于发现受累器官及病变范围，有助于病情评估。部分表现典型的患者胸部 CT 具有提示意义，MPA 患者胸部 CT 提示间质性炎症或肺泡内出血；GPA 患者胸部 CT 提示肺部结节、混合性浸润或肺部空洞，且大部分患者耳、鼻、喉受累[7]；EGPA 患者胸部 CT 表现为游走性肺部浸润，常伴鼻窦炎。

【鉴别诊断】

ANCA 相关性血管炎影像学表现特异性不高，需要结合临床表现、病史及病理检查与其他疾病相鉴别。需要注意的是，GPA 肺内肿块易被误诊为周围型肺癌，二者均位置表浅，周围可见短毛刺，但 GPA 肺内肿块常多发，专科治疗后肿块可吸收变小，变化明显，"晕环"征、"供养血管"征及"血管包埋"征可支持 GPA 的诊断。

【研究现状与进展】

1. MRI 少数 ANCA 相关性血管炎可累及心脏，导致冠状动脉炎、心内膜炎、心肌梗死、心肌纤维化、心包炎等。心脏受累是该类患者心血管事件风险的独立预测因子，早期发现心脏受累至关重要。文献报道表明，心脏 MRI 可以无创检测到心脏受累情况，尤其是无症状的亚临床期心脏受累患者，对该类患者的危险分层及进一步治疗具有指导意义[8]。

2. PET/CT ANCA 相关性血管炎可累及多系统，受累部位表现为 ^{18}F-FDG 高摄取，PET/CT 有助于判断全身累及范围，有利于病情评估、危险分层，并有助于评估治疗效果。此外，近年来有文献报道 ANCA 相关性血管炎可合并无临床症状的大动脉炎，主动脉的炎性反应与未来主要心血管不良事件相关，PET/CT 可准确判断大血管受累情况，对该类患者疾病的综合评价及预后评估具有重要意义[9]。

（侯　阳　陈旭妏）

参考文献

[1] Hutton HL, Holdsworth SR, Kitching AR. ANCA-associated vasculitis: pathogenesis, models and preclinical testing. Semin Nephrol, 2017, 37（5）：418-435.

[2] Pendergraft WF, Niles JL. Trojan horses: drug culprits associated with antineutrophil cytoplasmic autoantibody（ANCA）vasculitis. Curr Opin Rheumatol, 2014, 26（1）：42-49.

[3] Jennette JC, Falk RJ, Bacon PA, et al. 2012 revised International Chapel Hill Consensus Conference Nomenclature of Vasculitides. Arthritis Rheum, 2013, 65（1）：1-11.

[4] Weiner M, Segelmark M. The clinical presentation and therapy of diseases related to anti-neutrophil cytoplasmic antibodies（ANCA）. Autoimmun Rev, 2016, 15（10）：978-982.

[5] Chen M, Kallenberg CG. The environment, geoepidemiology and ANCA-associated vasculitides. Autoimmun Rev, 2010, 9（5）：A293-A298.

[6] 李登维, 何晓鹏, 黄新文, 等. 肺肉芽肿性多血管炎的 MSCT 特征及其动态分析. 临床放射学杂志, 2014, 33（12）：1855-1858.

[7] Kühn D, Hospowsky C, Both M, et al. Manifestation of granulomatosis with polyangiitis in head and neck. Clin Exp Rheumatol, 2018, 111（2）：78-84.

[8] Hazebroek MR, Kemna MJ, Schalla S, et al. Prevalence and prognostic relevance of cardiac involvement in ANCA-associated vasculitis: eosinophilic granulomatosis with polyangiitis and granulomatosis with polyangiitis. Int J Cardiol, 2015, 199：170-179.

[9] Kemna MJ, Vandergheynst F, Vöö S, et al. Positron emission tomography scanning in anti-neutrophil cytoplasmic antibodies-associated vasculitis. Medicine（Baltimore）, 2015, 94（20）：e747.

第五节　IgG4 相关性疾病

免疫球蛋白 G4 相关性疾病（immunoglobulin G4-related disease, IgG4-RD）属于免疫系统相关性疾病，是一系列具有某些共同临床特征、病理学和血清学表现的疾病[1]，IgG4-RD 通常涉及身体各部位，如中枢神经系统、泪腺、唾液腺、甲状腺、肺、肝、胰腺、胆管、胃肠道、肾、前列腺、腹膜后、动脉、淋巴结、皮肤和乳房[1, 2]，主动脉为常受累器官之一。

【概述】

IgG4-RD 常见的共有特征包括受累器官的肿瘤样增生、IgG4 阳性浆细胞的淋巴浆细胞浸润，以及不同程度的纤维化。另外，糖皮质激素治疗对绝大多数患者有效，特别是在疾病早期。糖皮质激素治疗效果持续时间不一，但大部分患者在逐渐减药期间或减药后出现疾病反复。研究提示 IgG4-RD 是非感染性主动脉炎的病因之一[2]，多项对已行主动脉瘤切除术患者的回顾性病理研究中发现，存在一系列淋巴浆细胞性胸主动脉炎、腹主动脉炎性动脉瘤和腹主动脉周围炎的患者[3]。IgG4 相关的血管周围病变在男性中多见，好发于老年人，较其他 IgG4-RD 如泪腺炎和唾液腺炎好发年龄更大[4]。血管周围病变在 IgG4-RD 患者中表现出广泛的分布，膈下方血管更易受累。大多数 IgG4 相关性血管周围病变患者常伴有其他组织或器官受累，包括淋巴结、泪腺、唾液腺、肾、眼、胰腺、脑神经和椎旁软组织。

对于 IgG4 相关性主动脉改变，部分患者无症状，表现出的症状可包括背部疼痛、下肢水肿或左侧喉返神经麻痹引起的声音嘶哑，部分出现与其他 IgG4-RD 相关的症状，如颌下肿胀和梗阻性黄疸。60% ~ 70% 的 IgG4-RD 患者血清 IgG4 浓度升高。与其他血管炎综合征如 KD 主动脉炎和巨细胞动脉炎相比，IgG4 相关性血管周围病变患者的血清 CRP 水平不一定升高[5]。

【病理学表现】

动脉壁中存在严重的炎症细胞浸润和不规则纤维化。Elastic-van Gieson 染色显示炎症主要位于外膜。动脉外膜严重增厚，这与硬化性炎症有关，炎症细胞主要由淋巴细胞和浆细胞组成，此外，可见嗜酸性粒细胞浸润。Elastic-van Gieson 染色在外膜小静脉中可见闭塞性静脉炎。与外膜的实质性变化相反，内膜的组织学变化是轻微的，仅有轻微的动脉粥样硬化改变，如胆固醇沉积或泡沫细胞浸润，在进行活组织检查的标本中可见淋巴浆细胞浸润和不规则纤维化的病变，坏死、钙化或非典型细胞少见。IgG 的免疫染色显示所有样本中有许多 IgG+ 浆细胞浸润，此外，在 IgG4 免疫染色的炎症区域内观察到许多 IgG4+ 细胞，IgG4/IgG+ 浆细胞的比例均超过 40%[6]。

【影像学表现】

1. CT　IgG4 相关性主动脉炎表现为主动脉管壁增厚，增厚明显处呈软组织肿块（图 39-5-1），对比增强后表现为均匀强化，边界相对清楚，注意与动脉管壁粥样硬化区分。IgG4 相关性主动脉周围炎表现为主动脉周围软组织病变，主动脉管壁相对轻度增厚，增强扫描可见主动脉旁或周围轻度强化软组织影，管腔变窄少见，部分可见小血管穿行于病变内。IgG4 相关性主动脉病变继发腹主动脉瘤表现为动脉局部扩张超过正常大小的 50%，升主动脉瘤表现为管腔扩张大于 5cm，降主动脉瘤表现为管腔扩张大于 4cm，同时可见血管壁增厚及血管周围软组织影，增强扫描可见强化。

2. MRI　IgG4 相关性主动脉炎表现为管壁增厚，呈 T_1WI 低信号、T_2WI 稍高信号改变，严重的可见软组织肿块形成，增强扫描均匀强化。IgG4 相关主动脉周围炎表现为主动脉周围 T_1WI 低信号、T_2WI 稍高信号软组织影，主动脉管壁轻度增厚改变，主动脉旁或周围软组织轻度强化；部分患者可见主动脉管腔瘤样扩张或小血管穿行于病变内。

3. ^{18}F-FDG PET　IgG4 相关性主动脉炎表现为受累主动脉管壁 FDG 高摄取。IgG4 相关性主动脉周围炎表现为主动脉旁或周围软组织病变内 FDG 高摄取。多器官受累表现为全身多处 FDG 高

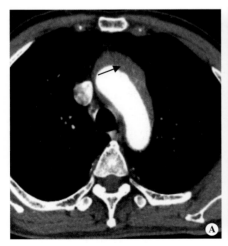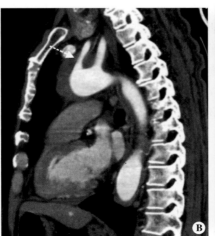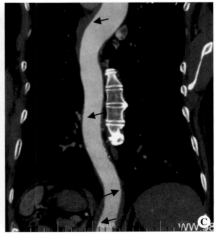

图 39-5-1　IgG4 相关性主动脉炎及主动脉周围炎

患者，男性，58 岁。背部疼痛半个月。主动脉增强 CT 横断面（A）、矢状面（B）和主动脉 CTA 曲面重组图像（C），主动脉弓 - 腹主动脉管壁多发增厚（箭头），累及主动脉弓分支（白色虚箭头），增厚明显处呈软组织肿块，边界清晰，增强呈轻度均匀强化

摄取病灶。

【诊断要点】

1. IgG4 相关性疾病的综合诊断标准

（1）一个或多个器官出现弥漫性 / 局限性肿胀或肿块的临床表现。

（2）血清 IgG4 浓度≥ 135mg/dl。

（3）组织病理学检查示显著的淋巴细胞、浆细胞浸润和纤维化；IgG4+ 浆细胞浸润：IgG4+/IgG+ 细胞＞ 40%，且 IgG4+ 浆细胞＞ 10/HPF（高倍视野）。

确定诊断，（1）+（2）+（3）；很可能诊断，（1）+（3）；可能诊断，（1）+（2）。

2. IgG4 相关性主动脉病变的诊断要点

（1）典型的放射学特征，动脉壁增厚，对比增强示均匀强化。

（2）血清 IgG4 水平升高有助于诊断。

（3）其他器官受累有助于诊断。

【鉴别诊断】

1. 腹膜后纤维化 可以分为 IgG4 相关性血管周围炎和 IgG4 非相关性血管周围炎[7]。IgG4 相关性血管周围炎和腹膜后纤维化之间存在重叠，其区分多取决于病变的主要位置。主动脉周围的病变多诊断为主动脉周围炎，输尿管周围或斑块样病变多诊断为腹膜后纤维化。

2. 恶性淋巴瘤 IgG4 相关性动脉炎和动脉周围炎的最重要的放射学鉴别诊断为恶性淋巴瘤，其他器官中 IgG4-RD 的存在与否对诊断最有帮助，因为大部分患者伴有其他 IgG4-RD，包括自身免疫性胰腺炎、肾脏病变和肺部病变等。如果怀疑 IgG4 相关性主动脉炎，IgG4 的血清学检查将有助于诊断，然而，对于在其他器官中没有典型 IgG4-RD 或 IgG4 浓度正常的患者，病理活检是必要的[8]。

【研究现状与进展】

^{18}F-FDG PET 是高度有效的、能确定 IgG4-RD 严重程度的检查方法，并且可以考虑作为初步诊断 IgG4-RD 后的常规检查。此外，PET/CT 可用于监测治疗后疾病活性及长期监测 IgG4-RD 的复发情况，糖皮质激素治疗后，可通过 SUV_{max} 的数值变化监测疾病的活性变化[9]。

（侯　阳　马全美）

参 考 文 献

[1] Kamisawa T, Zen Y, Pillai S, et al. IgG4-related disease. Lancet, 2015, 385 (9976): 1460-1471.

[2] Stone JR. Aortitis, periaortitis, and retroperitoneal fibrosis, as manifestations of IgG4-related systemic disease. Curr Opin Rheumatol, 2011, 23 (1): 88-94.

[3] Ozawa M, Fujinaga Y, Asano J, et al. Clinical features of IgG4-related periaortitis/periarteritis based on the analysis of 179 patients with IgG4-related disease: a case-control study. Arthritis Res Ther, 2017, 19 (1): 223.

[4] Della-Torre E, Lanzillotta M, Doglioni C. Immunology of IgG4-related disease. Clin Exp Immunol, 2015, 181 (2): 191-206.

[5] Ebe H, Tsuboi H, Hagiya C, et al. Clinical features of patients with IgG4-related disease complicated with perivascular lesions. Mod Rheumatol, 2015, 25 (1): 105-109.

[6] Inoue D, Zen Y, Abo H, et al. Immunoglobulin G4-related periaortitis and periarteritis: CT findings in 17 patients. Radiology, 2011, 261 (2): 625-633.

[7] Vaglio A, Maritati F. Idiopathic retroperitoneal fibrosis. J Am Soc Nephrol, 2016, 27 (7): 1880-1889.

[8] Inoue D, Yoshida K, Yoneda N, et al. IgG4-related disease: dataset of 235 consecutive patients. Medicine, 2015, 94 (15): e680.

[9] Mittal BR, Parihar AS, Basher RK, et al. IgG4 related disease spectrum and ^{18}F-FDG PET/CT: where does it fit in the management algorithm? J Nuclear Med, 2018, 59 (suppl 1): 603.